자기주도 학습으로 완성하는

치공구 형상설계

실전편 1

홍준희 지음

GS인터비전

머리말

기존 기술의 융복합을 통해 새로운 변화를 추구해가는 4차 산업혁명 시대에 우리에게 중요한 것은 유연하고 비판적인 사고, 창의적 발상을 통해 복합적 문제를 해결하는 능력일 것이다.

공학에서는 창의적 발상을 통해 복합적 문제를 해결하는 능력을 발휘할 수 있는 교과목으로 설계 교과목을 들 수 있다. 이러한 설계는 대학의 공학 지식과 현장의 실무 지식이 융합되어야 그 가치가 충분히 발휘되고 산업 현장에서 직무를 수행하는데 그 기본 자질을 갖출 수 있다. 공학교육인증에서는 이러한 시대적 흐름을 따라 창의적 인력 양성을 위한 설계 기초과목과 종합설계를 비롯한 설계 교과목을 반드시 수료하도록 하고 있다.

그러나 이러한 설계 교과목이 산업 현장에서 필요로 하는 직무와 연결되지 않으면 그 효과를 충분히 발휘할 수 없다. 따라서 4년제 대학을 졸업하는 기계공학 기술자가 갖추어야 할 직무를 분석하고 작업을 분류하여 DACUM (Developing A Curriculum) 차트를 만들었으며, 그 가운데 기계관련 제품 설계/해석의 직무를 수행하기 위해 기계관련 제품 설계에서 필요한 작업을 간추려 이 책의 주요 내용으로 꾸며 보았다.

책의 전체 구성은 크게 2부로 꾸며져 형상설계 이해편과 형상설계 실전편으로 이루어졌다. 1부는 형상설계를 위한 기초적인 기능과 도구들을 이해하는데 목표를 두고, 형상모델링의 이해, 투상도의 이해, 단면도의 이해, 공차의 이해 및 형상설계의 이해로 구성하였다. 2부는 기계 또는 장치를 설계하는데 목표를 두고, 미니 바이스, 리밍 지그, 동력 전달장치 및 편심 왕복장치 등의 실제적인 기계관련 제품의 형상설계로 구성하였다.

이 책은 형상설계 실전편으로 치공구 형상설계의 예로서 미니 바이스와 리밍 지그 형상설계를 다루었다. 형상설계 이해편과 마찬가지로 저자는 이 책에 형상모델링과 도면작성의 기술적 수행에 앞서 먼저 생각해 볼 수 있는 지식과 상황에 적합한 방법의 내용을 담았다. 또한 앞서 한 학습 활동을 통해 충분히 이해한 후에 스스로 진단 평가하여 부족한 부분들을 채워 나갈 수 있는 자기 주도적 능력 향상에 대한 태도를 강조하였다. 특히 설계 변경에 따른 형상설계를 해야 하는 기계기사의 출제 경향에 맞춰 이를 대비할 수도 있도록 구성하였다.

저자는 이 책에 많은 내용을 담고자 노력하였으나 부족한 부분이 많을 것으로 생각된다. 이런 부분들을 채워줄 다른 많은 책들이 출판되길 기대하여, 끝으로 이 책의 출판에 많은 도움을 주신 출판사 관계자 여러분께 진심으로 감사드린다.

2020년 새해에

저자 홍 준 희

차 례

CHAPTER 2. 리밍지그 형상설계

치공구 형상설계 실전편 | 부록

CHAPTER 1

치공구 형상설계 실전편 1

미니 바이스 형상설계

1. 부품 형상모델링
2. 조립 및 분해 형상모델링
3. 도면작성

학습 개요

미니 바이스 형상설계는 구조 특징, 형상 특징 및 정보를 바탕으로 작업 조건에 맞춰 실제로 부품을 3D 모델링하고 조립하여 미니 바이스가 잘 조립되었는지를 간섭 체크하여 최상의 형상모델링을 하는 것이다. 또한 각 부품들의 가공 조건 및 부품 상호간의 끼워 맞춤 및 기하 공차 등을 KS규격에 따라 2D 부품 도면을 작성하는 것이다. 여기서는 이러한 능력을 기르는 학습 내용으로 이루어졌다.

학습 목표

본 학습을 마친 학습자는 미니 바이스 설계에 대해

- 부품 설계 변경에 따른 부품 형상 모델링을 하고 그 과정을 설명할 수 있다.
- 부품 설계 변경에 따른 부품 형상모델로부터 조립 및 분해 형상모델링을 하고 그 과정을 설명할 수 있다.
- 부품 설계 변경에 따른 조립도와 분해도 및 부품도를 작성하고 그 과정을 설명할 수 있다.

학습 성과와 수행 준거

(1) 공학의 지식과 정보기술을 공학문제 해결에 응용할 수 있는 능력

- ✓ KS 규격에 따른 체결 부품을 미니 바이스의 적정 체결 조립에 응용할 수 있다.
- ✓ KS 규격의 재질 정보를 미니 바이스의 부품 재질 설정하는데 응용할 수 있다.
- ✓ KS 규격의 공차 규정을 미니 바이스 부품의 공차 규정하는데 응용할 수 있다.

(2) 공학문제를 해결하기 위해 CAD의 도구를 활용할 수 있는 능력

- ✓ 미니 바이스의 정확한 부품 형상모델링을 위해 CAD의 파트 및 도면에 대한 도구를 활용할 수 있다.
- ✓ 미니 바이스의 정확한 조립 완성을 위해 CAD의 조립부품 사이의 간섭체크 도구를 활용할 수 있다.

✓ 미니 바이스의 정확한 치수 및 재질의 사용을 위해 CAD의 물성치 계산 도구를 활용할 수 있다.

(3) 현실적 제한조건을 고려하여 기계를 설계할 수 있는 능력

✓ 설계 조건 및 가공 조건에 따른 미니 바이스 가공 부품 간의 끼워 맞춤을 고려하여 치수 공차를 선정할 수 있다.

✓ 설계 조건 및 가공 조건에 따른 미니 바이스 가공 부품의 기하학적 관계를 고려하여 기하 공차를 선정할 수 있다.

(4) 설계 변경에 따른 자기계발의 필요성을 인식하고 자기 주도적으로 학습할 수 있는 능력

✓ 자기 주도적으로 학습한 것을 바탕으로 설계 변경을 반영한 자율 평가문제를 스스로 해결한 후에 평가하고 판단하여 자신의 부족한 점을 파악함으로써 자기 스스로 설계 변경된 미니 바이스를 형상 설계할 수 있다.

1 부품 형상모델링

1-1 학습준비

1-1-1 관련 지식

1-1-1-1 클램핑의 정의

클램핑은 치공구의 중요한 요소 중의 하나로서 공작물을 주어진 위치에서 고정(clamping), 처킹(chucking) 홀딩(holding) 및 구속(gripping) 등을 하는 것을 말하며 공작물은 치공구의 위치결정면에 장착된 후에 절삭가공 및 기타 작업 이루어지게 된다. 그러나 공작물은 주어진 위치에 고정이 이루어지지 않게 되면 절삭력이나 진동 등의 외력에 의하여 이탈되어 절삭이 불가능할 것이다. 그러므로 공작물은 작업이 완료될 때까지 위치변화가 발생되어서는 안 되며 공작물의 주어진 위치를 계속 유지하기 위하여 클램핑이 필요하게 된다. 위치결정구 및 지지구에 의하여 정확히 위치결정 된 공작물에는 기계작업 시 공구력(tooling force)에 충분히 견딜 수 있도록 고정을 해 주어야 한다. 이때 여러 가지 방법에 따라 공작물을 고정하게 되는데 이들 고정용 요소를 클램프라 한다. 이 클램프의 적절한 선정 사용은 제품의 품질과 생산성 향상 원가절감과 관련되므로 치공구의 제작 시 이의 감가상각비를 고려하여 가장 경제적으로 제품을 생산할 수 있도록 경제성을 고려하여 선정 사용토록 한다. 또한 장착과 장탈 시간의 과대 소요는 생산 능률 저하를 가져오며 소량 생산 시 고가의 클램프 선정 시는 치공구 비용의 원가 상승의 요인이 되게 한다.

1-1-1-2 클램핑의 원칙

클램핑 장치는 공작물 또는 치공구의 종류에 관계없이 원하는 위치에서 고정하고 가공에 의한 마찰력이나 진동 절삭에 충분히 견딜 수 있고 작업 가능한 기능을 가져야 한다.

(1) 마찰 클램프와 충돌 클램프

공작물은 외력에 대하여 충분히 저항할 수 있게 고정되어야 한다. 마찰 클램프의 경우에는 절삭력이 클램핑 되는 방향에 직각으로 작용하는 형태로 절삭력의 5~10배 힘으로 고정되지 않으면 안 된다. 충돌 클램프의 경우는 절삭력이 클램핑 방향과 같으므로 클램핑에 요하는 힘은 적어도 좋다. 여기서 절삭력은 위치결정 고정면에 주는 것이 원칙이므로 되도록 마찰력을 주지 않는 것이 바람직하다.

(2) 클램핑 부위의 강성 불평등의 원칙

그림 1-1-1(a)와 같은 충돌 클램프의 경우는 체결할 고정면의 강성이 이동면보다 커야한다. 그림 1-1-1 (b)는 고정면의 강성이 이동면보다 작은 결과이다.

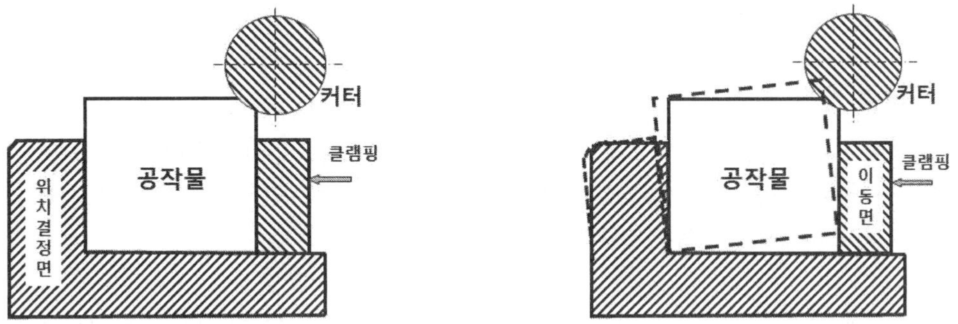

(a) (b)

그림 1-1-1 충돌 클램프 이후의 강성

(3) 클램핑력의 안정평행의 원칙

많은 클램핑력과 그 반력이 서로 작용하여 공작물의 변위가 없고 안정 상태로 있는 것을 평형 클램핑이라고 한다. 그림 1-1-2의 (a)와 같이 평형 클램핑 한 상태에서 절삭력이 작용하여 약간 변형을 한 뒤 원 위치로 돌아갈 수 있는 경우를 안전한 평형이라고 한다. 또 그림 1-1-2의 (b)와 같이 반대로 위쪽을 클램핑력이 크게 작용하여 공작물이 들어 올려져 변위하면 원 위치에서 멀어지는 상태를 불안전한 평형이라고 한다.

클램프 방법으로서 공작물이 안정한 평형상태를 얻기 위해서는 다음과 같은 경우를 적용한다.

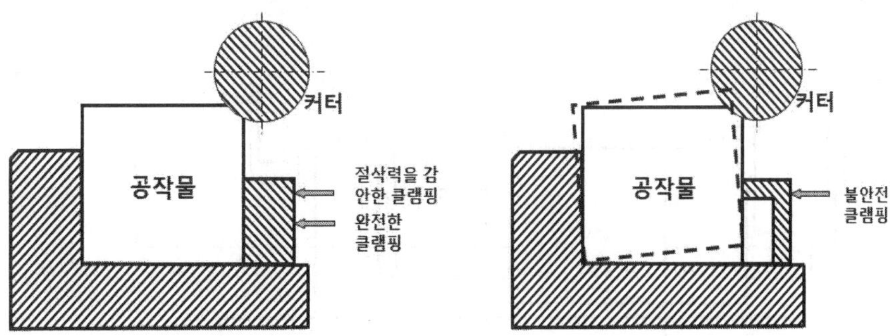

(a) 완전 평행 클램핑 (b) 불안전 평행 클램핑

그림 1-1-2 클램핑 위치에 따른 안정

(가) **대향 클램프**: 클램핑력은 면과 직각으로 더구나 반력과 일직선상에 있어야 한다.

(나) **대상 체결**: 두 군데 이상의 클램프에서 가공에 지장이 없는 한 동일 조건이 되도록 체결한다.

(다) **3점 접촉의 원칙**: 두 물체가 접촉할 때는 3점 접촉할 때가 한층 더 안정하다.

(4) 클램프로 인한 변형

클램프에 의하여 접촉부의 국부적 변형이나 뒤틀림 휨이 생겨 치수나 형태의 오차가 일어난다. 또 공작물이 손상될 때는 안전성의 문제도 함께 일어날 수도 있으므로 클램핑으로 인하여 변형이 일어나지 않도록 대책을 강구하여야 한다.

(가) **클램프 자국**: 선 접촉 또는 점접촉에 가까운 상태로 클램핑하면 접촉 받는데에는 국부적인 변형이 일어나기 쉽고 이것이 강성영역을 지나면 영구변형을 일으켜 클램프 자국이 생기기 때문에 기계 가공된 부분을 클램핑할 때는 접촉 부분 압력을 받는 면은 되도록 넓게 하여 공작물이 손상되지 않도록 한다.

(나) **강성 변형**: 충돌 클램핑의 경우에는 약간의 변형이 반드시 일어나기 마련이다. 표 1-1-1은 일반적인 기계 바이스를 핸들로 공작물을 클램프 할 때에 고정면에서 공작물이 변형의 정도를 측정한 값이다. 이러한 변형을 일으키는 데는 고정면 조를 어떤 각도 θ로 만들어 연마하여 두는 것이 좋다. 또 고정밀도의 가공을 하는 데는 클램핑력의 크고 작음에 따라서 변형 δ가 변화하지 않도록 일정한 조정으로 클램핑하는 훈련을 해 두어야 한다.

(다) **공작물의 위치결정 변화** : 그림 1-1-3과 같이 클램핑 하면 공작물이 위치결정 면에서 들뜬다. 표 1-1-2는 그 원인과 대책을 나타낸 것이다.

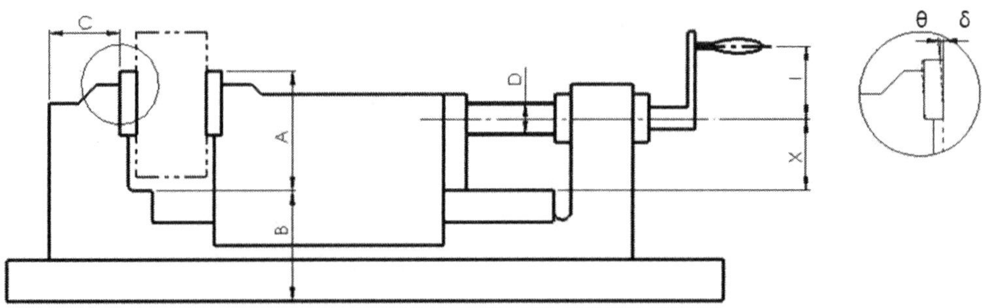

표 1-1-1 클램핑에 의한 기계 바이스의 변형량

번호	치수							변형량	
	범위	A	B	C	D	I	X	δ	θ
1	110	40	50	20	20	150	13	0.09	0.017
2	140	40	50	25	25	230	20	0.07	0.018
3	170	50	70	25	25	180	20	0.03	0.007

δ: 체결에 의한 물림쇠에서 윗면의 이동량
θ: 같은 경사면(10 ㎜에 대하여)

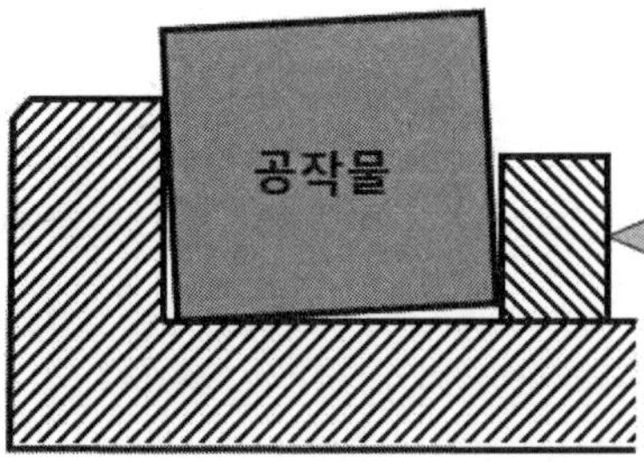

그림 1-1-3 바이스에 의한 공작물의 위치변화

표 1-1-2 클램핑으로 인한 공작물의 불안정 원인과 대책 리스트

	원인	대책
공작물의 재질 형상	(1) 공작물의 두께가 얇을 때 (2) 탄성 계수가 적은 것 (3) 변형하기 쉬운 형상 (4) 직각도는 나쁘다	(ㄱ), (ㄷ), (ㅇ) (ㄱ), (ㄷ), (ㄹ), (ㅇ) (ㄱ), (ㄷ), (ㅇ) (ㄱ), (ㄴ), (ㄷ), (ㅁ), (ㅂ)
치공구의 형상	(1) 클램핑력의 불평형 (2) 공작물이 들떠 위로 올라감 (3) 강성이 부족 (4) 직각도는 나쁘다	(ㄱ), (ㄷ), (ㅇ) (ㄱ), (ㄷ), (ㄹ), (ㅇ) (ㄱ), (ㄷ), (ㅇ) (ㄱ), (ㄴ), (ㄷ), (ㅁ), (ㅂ)

대책으로는 다음과 같다.

(ㄱ) 두께 방향에 클램핑하는 방법을 생각한다.

(ㄴ) 아래쪽 방향으로 분력을 발생하는 클램핑 방법

(ㄷ) 공작물의 중간부위를 클램핑을 하는 것이다.

(ㄹ) 치공구의 보강대를 추가하여 강성을 높인다.

(ㅁ) 클램핑 부위의 접촉면을 적게 한다.

(ㅂ) 받침판을 사용한다.

(ㅅ) 치공구를 교정 및 수리한다.

(ㅇ) 공작물의 고정측에 쐐기를 붙인다.

1-1-1-3 클램프 기구의 조건

(1) 대부분이 인력(10 ~ 20 kgf 정도)에 의함으로써 그 힘을 확대하여 클램핑력을 그 수 배, 수백 배로 할 수 있어야 한다.

(2) 절삭력에 따라서 저항력을 자동적으로 높이는 것이 바람직하다.

(3) 힘을 가할 때뿐 만 아니라 손을 뗐을 때도 충분한 힘으로 클램핑이 되도록 해야 한다. 즉 손으로 잡지 말아야 한다.

(4) 클램핑 한 것을 풀 때는 체결할 때 보다 작은 힘으로 행하는 것이 좋다.

(5) 반복 사용하여도 역시 수명이 길어야 한다.

1-1-2 미니 바이스 사양과 구성 요소

(1) 미니 바이스 사양

바이스란 기계 가공에 있어서 공작 기계의 테이블에 설치, 공작물을 끼워 고정하는 기구를 말하며 수직 드릴 가공을 위해 공작물을 정확하게 장착하는데 필요한 조의 역할이 무엇보다도 중요하다. 이 조의 경우 공작물을 직선 평형으로 고정시켜야만 정확한 수직 드릴 가공을 할 수 있으므로 평형이론에 근거하여 조의 형상을 그림 1-1-4와 같이 직선 평형에 의한 공작물의 평형을 유지하는 형상이 가장 안정적이며 위치결정이 편리하다. 따라서 미니 바이스는 공작물을 장착하는 부분에 대한 고정조와 이동조의 형상을 ㄴ자 형상으로 한다.

미니 바이스의 최소 고정 폭에서 관통한 드릴링 가공 칩이 빠져나갈 공간을 생각하여 공작물을 파악했을 때 고정 조와 이동 조의 최소 간격을 2 ㎜로 하고 미니 바이스를 벌렸을 때 이동 조가 이동할 수 있는 최대 스트로크는 12 ㎜로 한다.

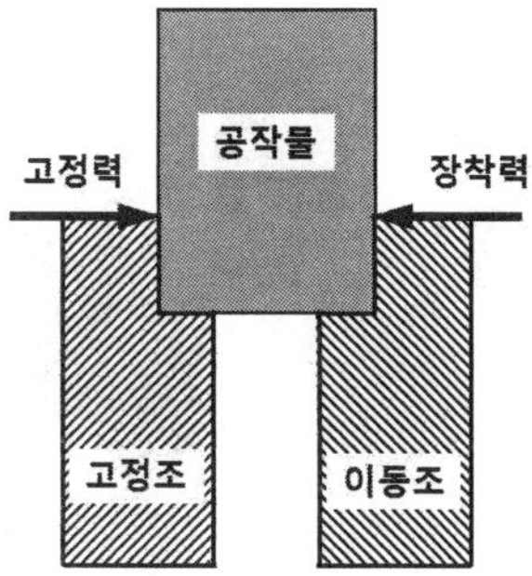

그림 1-1-4 직선 평형에 의한 공작물의 평형 유지 형상

가공 제품(SM45C)은 직육면체이며 그림 1-1-5 (a)와 같은 수직 드릴 머신에 의한 직렬 다수 탭 구멍 깊이 5 ㎜ 가공을 하며, 사용 최대 드릴 직경은 Ø7 ㎜, 최소 드릴 직경은 Ø1 ㎜라고 가정한다. 왼쪽을 정면으로 할 때 최대 및 최소 크기는 그림 1-1-5 (b)와 같다고 가정한다.

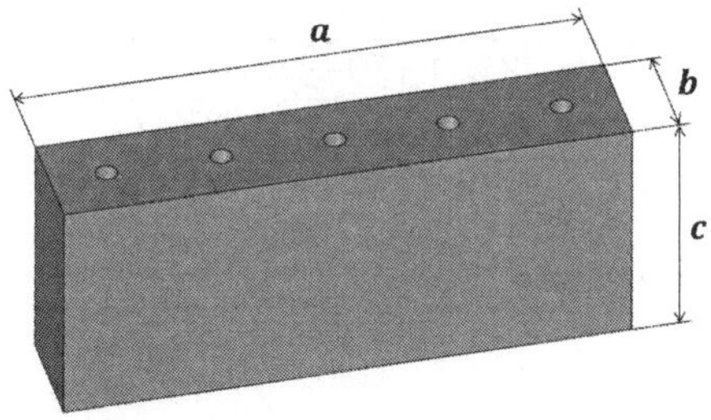

(a) 제품 형상

	최대	최소
크기 (a×b×c)	50×20×20	30×8×18

(b) 제품 크기

그림 1-1-5 가공 제품 형상과 크기

(2) 미니 바이스 구성 요소

- 그림 1-1-6 (a)은 가공 대상물(그림 1-1-5)을 파악하고 있는 미니 바이스 외관이다.
- 미니 바이스 모두 6개의 부품들로 조립(assembly)되며 그림 1-1-6 (b)는 조립 부품들의 부품 번호를 표시한 것이며 그림 1-1-6 (c)는 부품 명칭 및 재질이다.
- 가이드 플레이트(①번 부품), 고정조(②번 부품), 이동조(③번 부품), 조절나사(④번 부품), 평행핀(⑤번 부품), 소켓머리 캡 나사(⑥번 부품) 가운데 체결부품인 ⑤번 부품과 ⑥번 부품은 KS규격품이다.

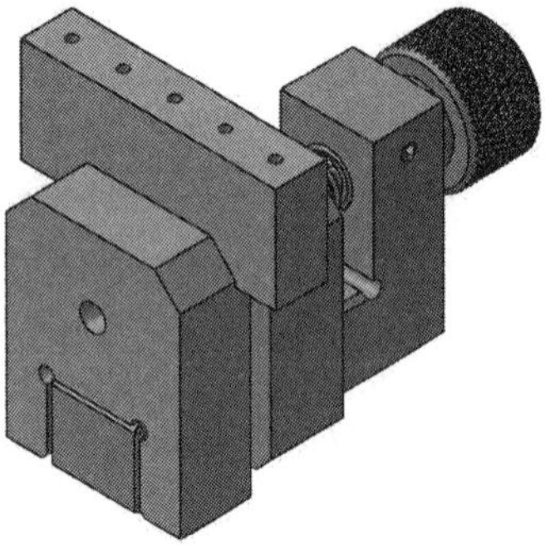

(a) 미니 바이스 외관

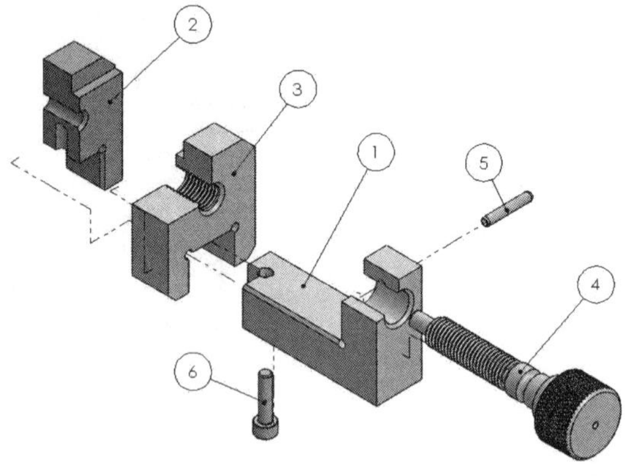

(b) 부품 번호

품번	품명	재질	비고
1	가이드 플레이트	SCM415	
2	고정조	SCM415	
3	이동조	SCM415	
4	조절나사	SCM415	
5	평행핀		KS 1339-3×18
6	소켓 머리 캡 나사		KS 1003-M4×16×16-C

(c) 부품 명칭

그림 1-1-6 미니 바이스 조립 부품 번호 및 부품 명칭

1-1-3 작업 과제

그림 1-1-6 (b)의 부품 가운데 주요 요소 부품에 대해 형상모델링 하는 것이 작업 과제이다. 각 부품에 대한 형상 특징과 정보는 다음과 같다.

(1) 가이드 플레이트(Guide Plate; ① 부품)의 형상 특징과 정보

(가) 형상 특징

전체 구조에서 하부에 위치하며 고정조와 결합하며 조절 나사에 의해 이동조를 안내하는 역할을 한다. 가이드 플레이트의 외관과 주요 형상 부분은 그림 1-1-7과 같다. 즉, 주요 형상은 다음과 같이 크게 4부분으로 나뉜다.

- 조절 나사 관통 구멍이 있다.
- 조절 나사 고정핀 구멍이 있다.

- 고정조의 고정 나사구멍이 있다.
- 이동 가이드 면이 있다.

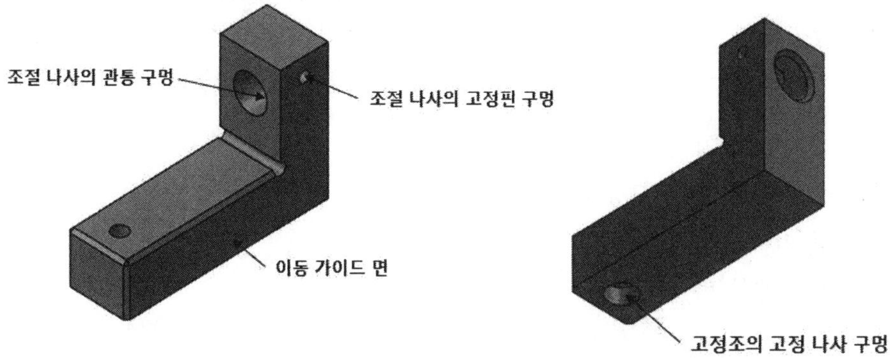

(a) 좌측 위 등각 보기　　(b) 우측 아래 등각 보기

그림 1-1-7 가이드 플레이트의 외관과 주요 형상 부분

(나) 형상 정보

가이드 플레이트에 대한 투상도 및 치수는 그림 1-1-8과 같다.

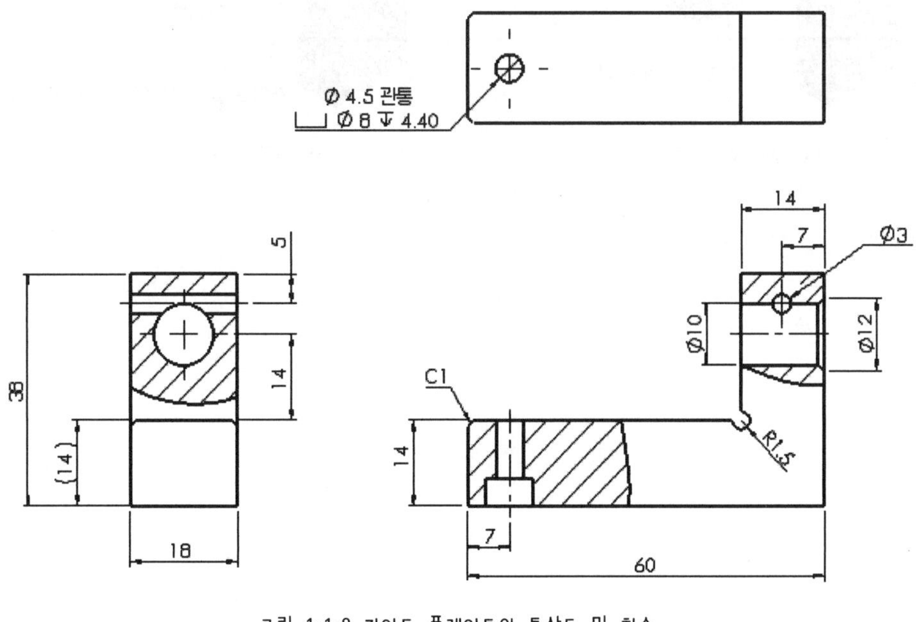

그림 1-1-8 가이드 플레이트의 투상도 및 치수

(2) 고정조(Fixed Jaw ; ②번 부품)의 형상 특징과 정보

(가) 형상 특징

가이드 플레이트에 고정되는 턱(jaw)을 말하며 이동 조의 조절에 의해 공작물을 파악하는 역할을 한다. 따라서 공작물의 폭이 중요한 인자가 된다. 고정 조의 외관과 주요 형상 부분은 그림 1-1-9와 같다. 즉, 주요 형상은 다음과 같이 크게 4부분으로 나뉜다.

- 조절 나사 거치 구멍이 있다.
- 가이드 플레이트와 고정 나사구멍이 있다.
- 이동 가이드 면이 있다.
- 공작물 장착 턱 면이 있다.

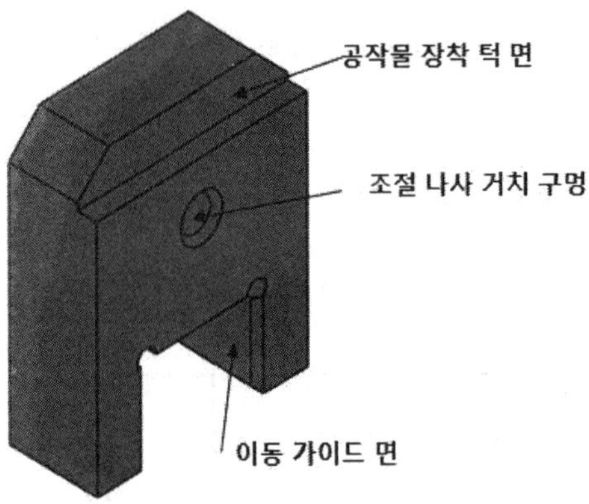

(a) 좌측 위 등각 보기

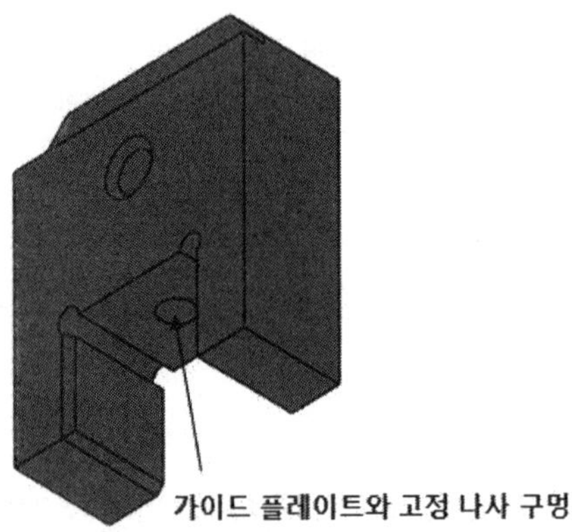

(b) 우측 아래 등각 보기

그림 1-1-9 고정 조의 외관과 주요 형상 부분

(나) 형상 정보

고정 조에 대한 투상도 및 치수는 그림 1-1-10과 같다.

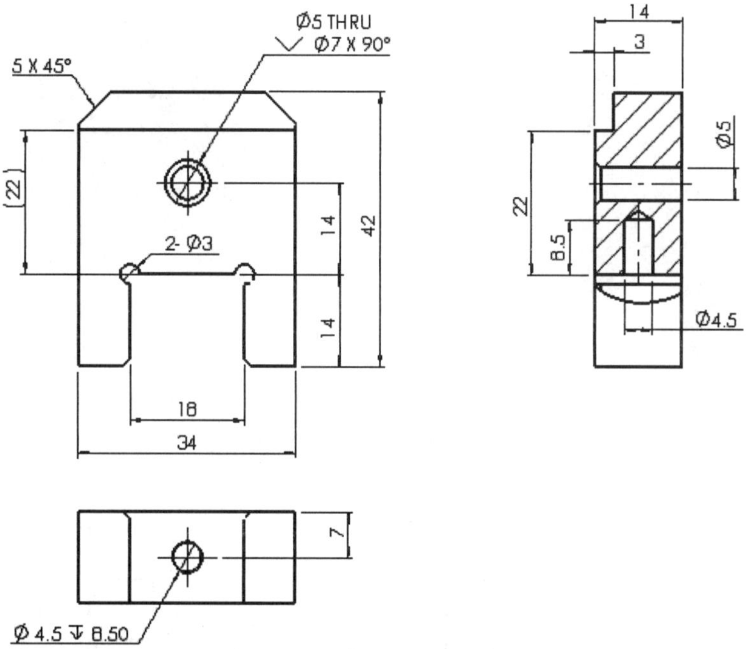

그림 1-1-10 고정 조의 투상도 및 치수

(3) 이동조(Movable Jaw; ③번 부품)의 형상 특징과 정보

(가) 형상 특징

조절 나사에 의해 이동하여 공작물을 파악하는 역할을 한다. 형상 치수는 다음 조건을 만족하는 것으로 한다. 이동조의 외관과 주요 형상 부분은 그림 1-1-11과 같다. 즉, 주요 형상은 다음과 같이 크게 3부분으로 나뉜다.

- 조절 나사의 이동 나사면이 있다.
- 이동 가이드 면이 있다.
- 공작물 장착 턱 면이 있다.

(나) 형상 정보

이동 조에 대한 투상도 및 치수는 그림 1-1-12와 같다.

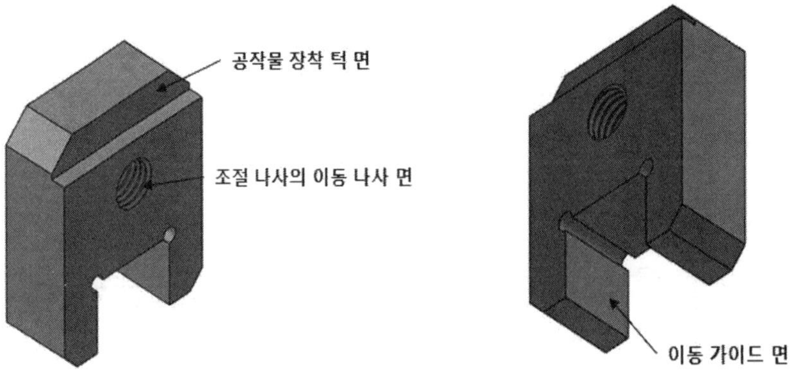

(a) 좌측 위 등각 보기　　(b) 우측 아래 등각 보기

그림 1-1-11 이동 조 외관과 주요 형상 부분

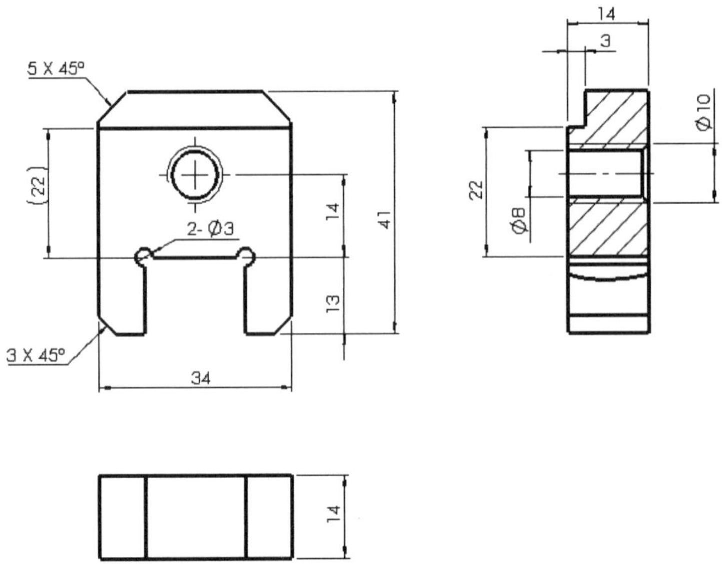

그림 1-1-12 이동 조의 투상도 및 치수

(4) 조절나사(Adjusting Screw; ④번 부품)의 형상 특징과 정보

(가) 형상 특징

회전을 조절하는 나사산이 있는 봉으로 손으로 돌릴 수 있는 손잡이 부분이 있다. 손잡이를 돌려 이동조를 고정할 공작물 쪽으로 이동시켜 공작물을 고정하거나 공작물의 고정으로부터 벗어나게 고정과 반대 방향으로 이동시킨다. 공작물의 크기에 따라 조절 거리가 다르다. 이동조의 외관과 주요 형상 부분은 그림 1-1-13과 같다. 즉, 주요 형상은 다음과 같이 크게 6부분으로 나뉜다.

- 조절 나사 고정 홈이 있다.
- 이동조 조립 나사면이 있다.
- 고정조 거치 원통이 있다.
- 가이드 플레이트 조립 원통이 있다.
- 센터 구멍이 있다.
- 널링이 있다.

(나) 형상 정보

조절나사에 대한 투상도 및 치수는 그림 1-1-14와 같다.

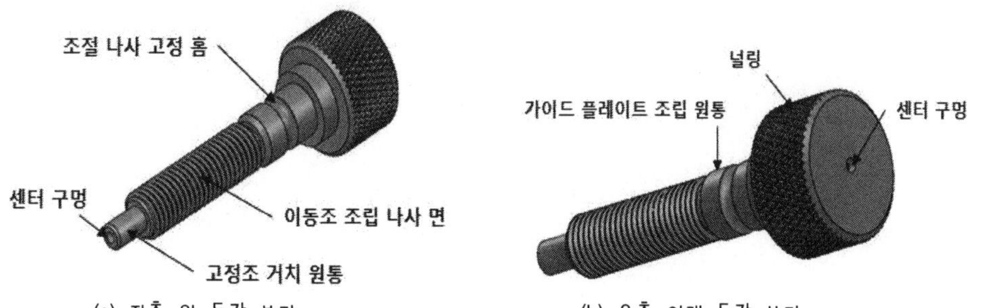

(a) 좌측 위 등각 보기 (b) 우측 아래 등각 보기

그림 1-1-13 조절나사의 외관과 주요 형상 부분

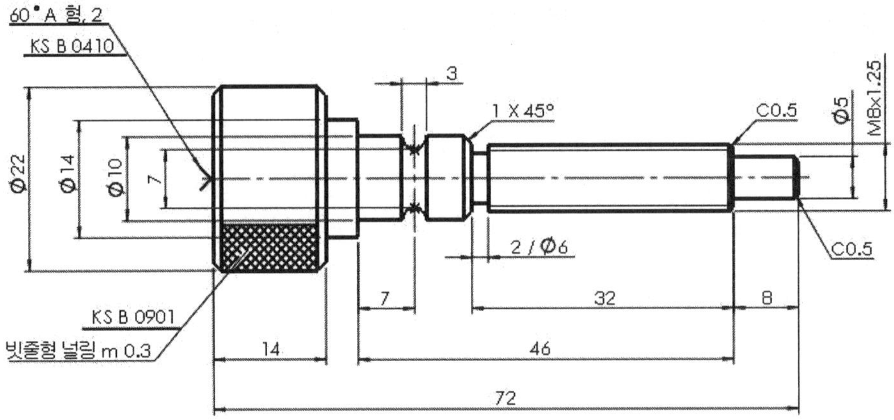

그림 1-1-14 조절나사의 투상도 및 치수

1-1-4 작업 조건

(1) 3D 모델링도 작업을 한다.

(2) 부품들의 3D 모델링도에 대해 흑백으로 출력 시 잘 나타나도록 렌더링 작업을 한다(배경 처리는 생략한다).

(3) 부품마다 실물의 특징이 가장 잘 나타나는 등각 축을 2개 선택하여 등각 이미지를 2개씩 나타낸다(단, 부품은 단면으로 나타내지 않는다).

1-2 학습 활동

1-2-1 가이드 플레이트 형상모델링

(1) 기초 형상모델링

수행 : 스케치 화면 설정하기

① 초기 화면의 풀다운 메뉴에서 (새 문서 아이콘)을 선택한다.
② 기본 모듈 가운데 파트를 선택한다.
③ 스케치 탭을 클릭하고 기준 평면을 정면으로 한다.
④ 스케치( ) 실행을 클릭하여 스케치 화면을 설정한다.

수행 : 스케치 도구에 의한 스케치

① 선 도구에서 선을 선택한다.
② 외곽 단면 스케치한다.
③ 다음은 원 도구를 선택한다.
④ 지름 3인 원을 스케치한다.
⑤ 요소 잘라내기를 사용하여 ㄴ자의 모서리 부분을 나타낸다.
⑥ 그림 1-1-15 (a)와 같이 치수를 수정하고 완료를 클릭한다.

수행 : 돌출 보스/베이스 도구에 의한 스케치 돌출하기

① 피처 탭에서 돌출 베이스/베이스 도구를 클릭한다.
② 유형은 중간평면으로 한다.
③ 돌출 깊이는 18 ㎜로 입력한다.
④ 확인을 체크한다(그림 1-1-15 (b)).

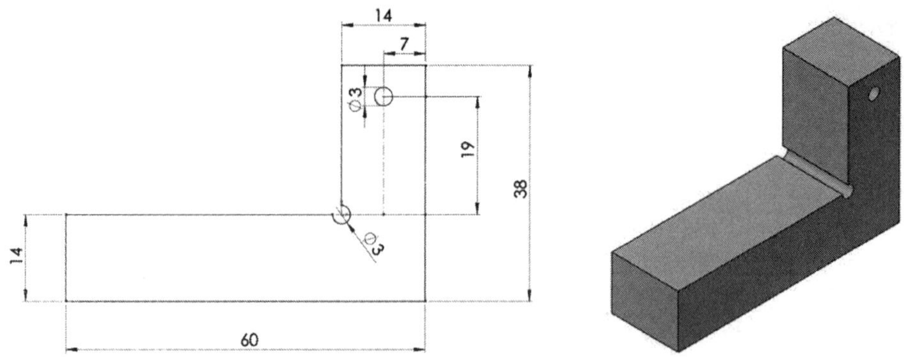

(a) 단면 스케치 (b) 양쪽 돌출 형상

그림 1-1-15 가이드 플레이트 기초 형상모델링

(2) 조절나사 위치고정 부분 형상모델링

생각하기 : 조절나사 위치고정 부분은 어떻게 하는지?

가이드 플레이트에서 조절나사 위치고정 부분은 공작물에 따라 바이스의 폭을 조절할 때 조절나사를 돌려 조정하는데 이 때 조절나사가 좌우로 움직이지 않도록 위치고정하는 부분을 말한다. 이 조절나사 위치 고정 부분은 조절나사가 원통형이므로 단면을 원 구멍 형태로 하면 된다.

수행 : 단면 스케치

① 기초 형상의 우측 옆면을 스케치 면으로 선택한다.
② 원 도구를 이용하여 그림 1-1-16 (a)와 같이 지름 10인 원을 스케치한다.
③ 완료를 클릭한다.

수행 : 컷 돌출하기

① 돌출 컷 도구를 선택한다.
② 스케치 평면에 대해 방향1은 '관통'을 선택한다.
③ 완료를 클릭하여 컷 돌출을 마친다(그림 1-1-16 (b)).

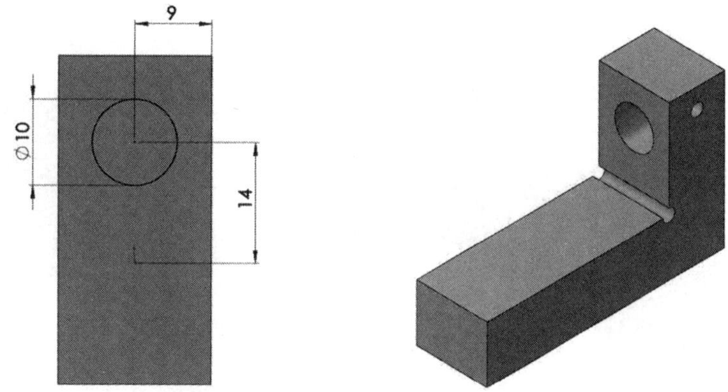

(a) 단면 스케치　　(b) 원 구멍 형상

그림 1-1-16 가이드 형상 모델링

(3) 카운터 보어 생성하기

생각하기 : 카운터 보어는 어떻게 생성하는지?

고정조를 고정하는 카운터 보어의 크기는 4.5 드릴, 8깊은 자리파기, 깊이 4.4로 한다고 하였으므로 구멍가공마법사에서 카운터 보어를 선택하고 구멍붙이 볼트 KS B 1003의 표준 규격을 따라 구멍은 M4로, 카운터 보어 깊이는 4.4로 한다.

수행 : 구멍가공마법사를 이용한 카운터 보어 구멍 만들기

① 피처 탭에서 구멍가공마법사를 선택한다.
② 구멍유형은 '카운터 보어', 표준규격은 KS 유형은 '구멍붙이 볼트 KS B 1003'으로 한다.
③ 구멍 스팩은 크기 'M4'로, 사용자 크기 표시를 체크하고 카운터보어 깊이를 '4.4'로 수정한다.
④ 마침 조건은 관통으로 설정한다.
⑤ 위치로 가서 구멍이 위치할 면을 선택하고 클릭한다.
⑥ 커서를 원점에서 수평이 되도록 유지하면서 적절위치에 배치하고 지능형 치수를 사용하여 그림 1-1-17 (a)와 같이 옆면으로부터 7 ㎜가 되도록 치수를 수정한다.
⑦ 완료를 클릭한다(그림 1-1-17 (b)).

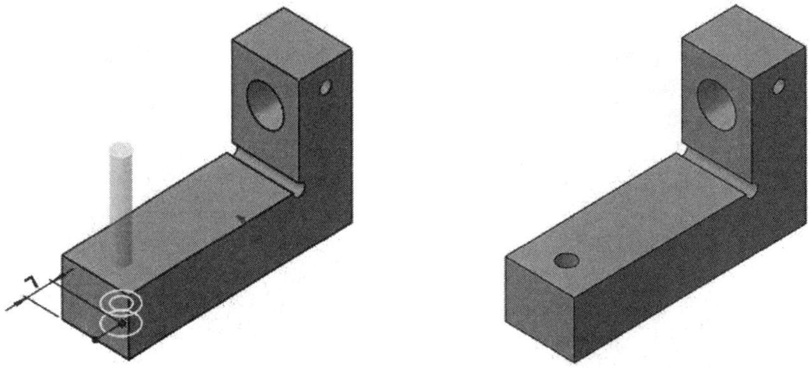

(a) 카운터보어 위치 (b) 카운터보어 생성 결과

그림 1-1-17 카운터보어 형상 모델링

(4) 모따기

수행 : 모따기

① 피처 도구에서 필렛 도구 가운데 모따기 도구를 클릭한다.

② 기본적으로 회전은 360도 설정되어 있으므로 360도 회전의 경우는 그대로 하면 된다.

③ 그림 1-1-18 (a)와 같이 모서리를 클릭한다.

④ 확인을 클릭한다(그림 1-1-18 (b)).

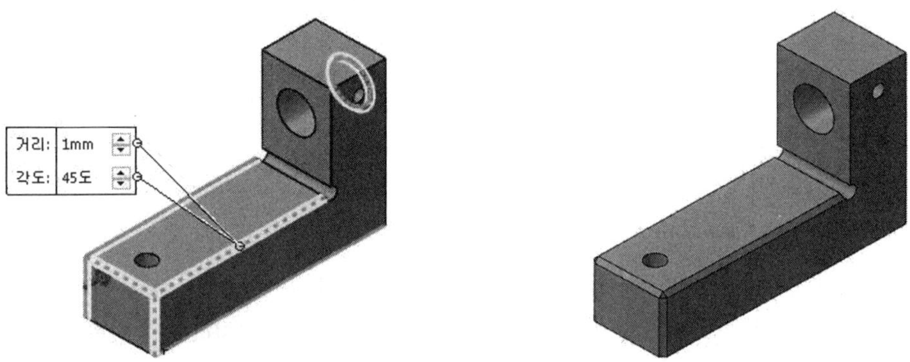

(a) 모따기 설정값 (b) 모따기 결과

그림 1-1-18 모따기 형상 모델링

(5) 재질 선택하기

생각하기 : 가이드 플레이트의 SCM415 재질은 어떤 것인지?

가이드 플레이트는 밀링 가공과 드릴링 가공을 해야 하므로 재질은 가공성이 좋은 합금강인 SCM415가 많이 사용되고 있다. SCM415는 크롬과 몰리브덴이 합금으로 들어가고 탄소가 0.15%인 강종이다. 이것은 비싼 니켈을 절약하기 위해 Ni-Cr 대용 강으로 사용된다. SolidWorks에는 이와 같은 재질이 없으므로 새로 생성한 재질 파일에서 기입해야 한다.

수행 : 가이드 플레이트의 재질 설정하기

① 디자인 트리의 재질 항목에 커서를 갖고 간다.
② 마우스 오른쪽 버튼을 클릭하여 재질편집을 선택한다.
③ 합금강에서 'SCM415'을 선택한다.
④ 적용을 클릭하고 닫기를 클릭한다.

(6) 질량 파악하기

생각하기 : 가이드 플레이트의 질량은 왜 파악하는지?

가이드 플레이트의 재질은 SCM415 합금강을 선정하기로 앞에서 결정했다. 그런데 가이드 플레이트의 재질은 질량과 연결되고 이러한 질량은 장치나 기구 등을 제작할 때 제작비와 직결될 때가 많으므로 부품의 재질이나 치수의 최적화를 통해 질량을 최적화할 필요가 있으므로 질량을 알아야 할 필요성이 있다.

수행 : SCM415 재질의 부품 물성치 확인

① 풀다운 메뉴의 도구에서 계산 탭을 클릭한다.
② 물성치( )를 클릭한다.
③ 그림 1-1-19처럼 결과에서 질량이 151.36 그램으로 나타났다.

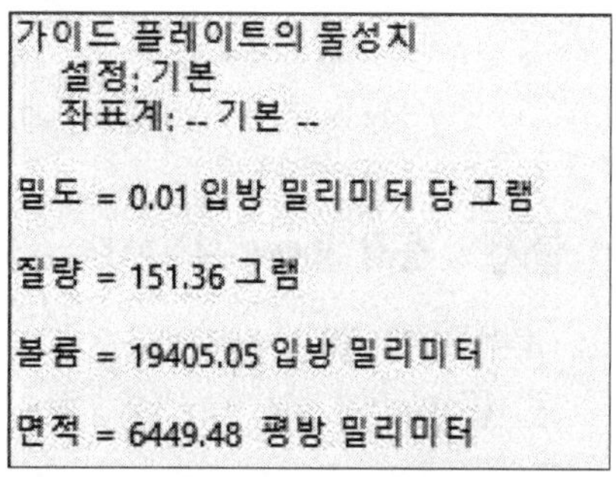

그림 1-1-19 가이드 플레이트의 물성치(질량)

(7) 등각 보기

생각하기 : 부품을 명확하게 보여기 위해서는 어떻게 하면 좋을까?

부품을 형상모델링 하였지만 부분적으로 가려져 명확하게 부품을 전달하지 못하는 경우가 있다. 그렇다면 부품을 명확하게 전달 표현하기 위해서는 등각으로 표현하되 두 방향에 대해 표현해야 명확할 경우가 많기 때문에 두 방향에 대해 표현한다. 다시 말하면 좌측 위 등각방향과 등각 우측 위 등각방향으로 표현해야 명확한 전달이 될 수도 있고, 좌측 위 등각방향과 등각 우측 아래 등각방향으로 표현해야 명확한 전달이 될 수도 있다. 상황에 맞춰 두 방향으로 나타내면 거의 부품의 형상 전달 표현은 가능할 것으로 본다.

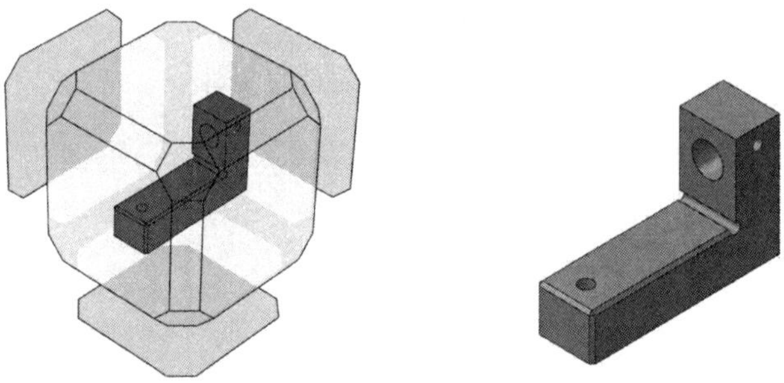

(a) 좌측 위 등각 보기

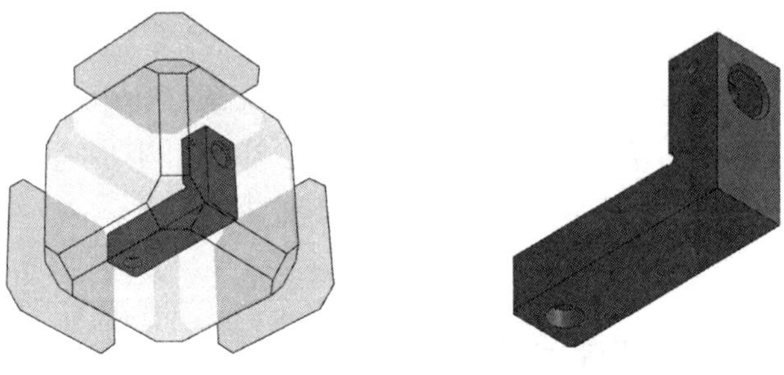

(b) 우측 아래 등각 보기

그림 1-1-20 가이드 플레이트의 재질 선택 모습

수행 : 등각 View 설정하기

① 뷰 방향()을 클릭한다.

② 첫 번째는 그림 1-1-20 (a)와 같이 등각 보기를 선택한다.

③ 두 번째는 그림 1-1-20 (b)와 같이 등각 보기를 선택한다.

(8) 렌더링 하기

생각하기 : 렌더링이란 무엇이며 도구에는 어떤 것들이 있는지?

3차원 컴퓨터그래픽에서 화면에 그려지는 물체의 각 면에 색깔이나 효과를 넣어 입체감과 사실감을 주는 것을 말한다. SolidWorks에서는 렌더링 도구가 그림 1-1-21과 같이 준비되어 있다. 이 도구를 잘 사용하면 실물과 같은 효과를 볼 수 있다.

수행 : 렌더링 도구 설정하기

① 렌더링 도구를 사용하기 위해 옵션의 애드인을 클릭한다.
② 애드인 메뉴가운데 그림 1-1-22 (a)와 같은 PhotoView 360을 체크한다.
③ 렌더링 도구가 활성화 된다.

수행 : 표현 편집하기

① 부품 편집 화면의 표현 편집( )을 선택한다.
② 새 스와치 작성에서 그림 1-1-22 (b)와 같이 '표준'으로 한다.
③ 확인을 클릭한다.

수행 : 화면 편집하기

① 화면 편집( )을 선택하고 기본에서 배경을 '없음'으로 한다.
② 바닥 정렬을 저면도 평면으로 한다.
③ PhotoView 360 조명에서 환경 회전을 20도로 하고 확인을 클릭한다.

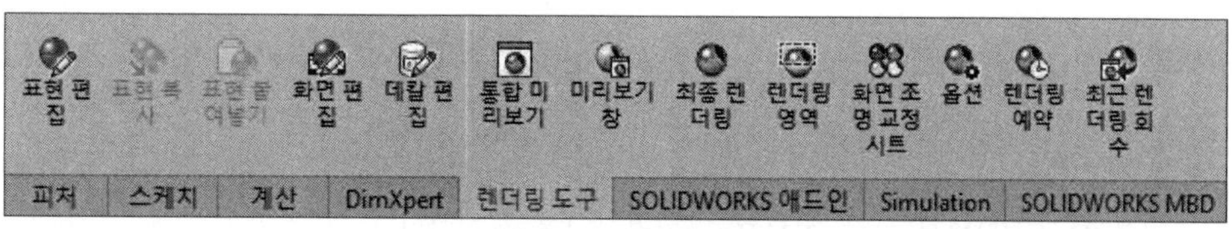

그림 1-1-21 렌더링 도구

수행 : 렌더링 파일 저장하기

① 미리 보기 창을 클릭한다.

② 렌더링 모습을 보고 그림 1-1-22 (c)와 같이 원하는 렌더링 모습이면 저장을 누른다.

③ 렌더링 파일은 그림 파일(*.jpg)로 파일 이름을 '가이드 플레이트_렌더링'으로 저장한다.

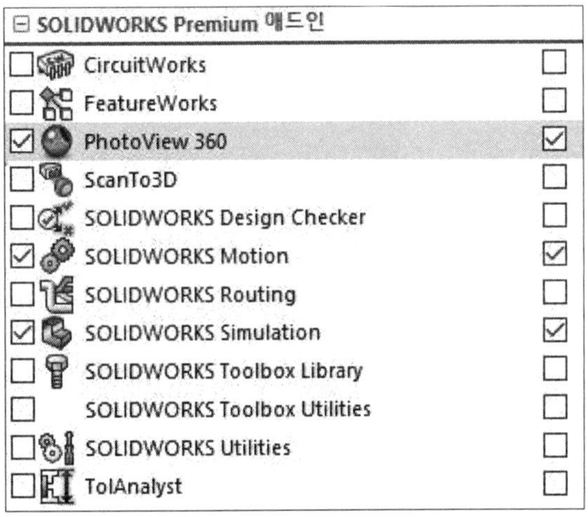

(a) PhotoView 360 애드인

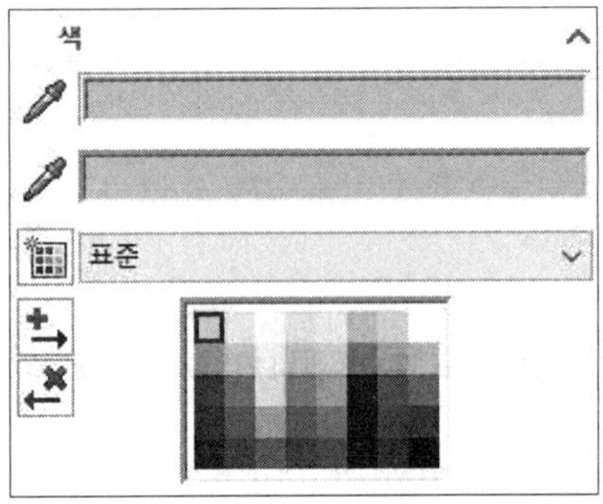

(b) 색상/이미지 편집

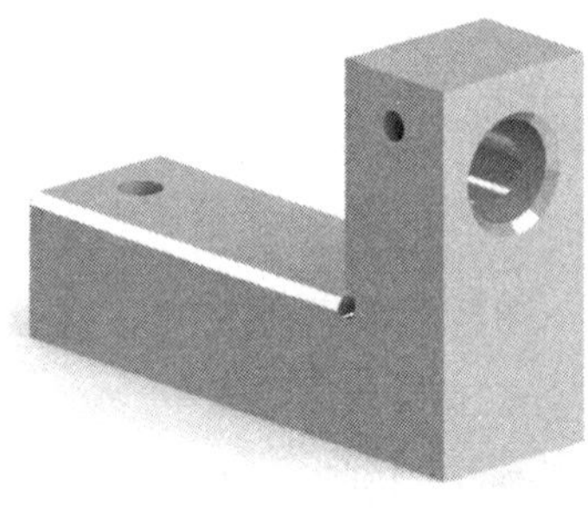

(c) 렌더링 결과

그림 1-1-22 렌더링 설정 및 결과 모습

(9) 부품 형상 저장하기

수행 : 부품 파일 저장하기

① 저장 도구(💾)에서 다른 이름으로 저장하기를 클릭한다.

② 저장할 디렉토리를 정하고 파일이름을 '가이드 플레이트'로 한다.

③ 저장 버튼을 클릭한다.

수행 : 3D 프린팅 파일 저장하기

① 저장 도구( )에서 다른 이름으로 저장하기를 클릭한다.
② 저장할 디렉토리를 정하여 확장자를 .stl으로 하고 파일이름을 '가이드 플레이트'로 한다.
③ 저장 버튼을 클릭한다.

1-2-2 고정조 형상모델링

(1) 기초형상 형상모델링

수행 : 새문서 열기와 스케치할 면 선택

① 풀다운 메뉴에 있는 파일에 새문서나 도구바의 새문서 아이콘을 선택한다.
② 파트를 선택한다.
③ 정면을 스케치할 면으로 선택하고 스케치 아이콘을 클릭한다.

수행 : 스케치 도구에 의한 스케치

① 중심사각형 도구를 선택하고 원점에 중심이 오도록 사각형 스케치한다.
② 지능형 치수를 선택하고 34×28이 되도록 정의한다.
③ 코너 사각형 도구를 사용하여 중심사각형 밑의 모서리에 접하게 두 개의 사각형을 양쪽에 스케치한다.
④ 치수가 8×14가 되도록 양쪽 사각형 치수 수정을 한다.
⑤ 원 도구를 선택하고 원점에 중심이 오도록 원을 스케치하고 지름을 5로 한다.
⑥ 이어서 사각형과 사각형이 겹쳐지는 양쪽 모서리에 원점이 오도록 지름이 3인 원을 스케치한다.
⑦ 불필요한 부분을 요소 잘라내기 도구를 사용하여 그림 1-1-23 (a)와 같이 잘라낸다.
⑧ 스케치를 완료한다.

수행 : 돌출 보스/베이스 도구에 의한 스케치 돌출하기

① 피처 탭에서 돌출 보스/베이스 도구를 클릭한다.
② 블라인드 형태로 돌출 방향(원점과 반대 방향)과 유형을 정의하고 깊이 10을 입력한다.
③ 확인을 클릭하여 그림 1-1-23 (b)와 같이 돌출 형상을 완료한다.

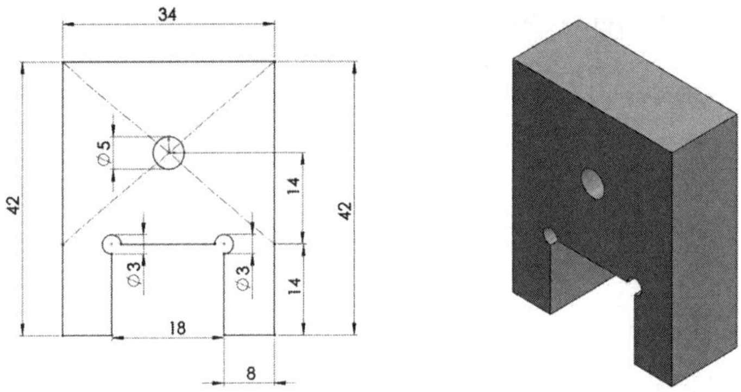

(a) 단면 스케치 (b) 돌출 결과

그림 1-1-23 고정조 기초 형상모델링

(2) 가이드 플레이트와 고정하는 탭 구멍 형상 모델링

수행 : 구멍가공마법사를 이용한 탭 구멍 만들기

① 피처 탭에서 구멍가공마법사를 선택한다.

② 구멍유형은 “구멍”, 표준규격은 KS 유형은 “탭 드릴”로 한다.

③ 구멍 스팩은 크기 “M4”로 한다.

④ 마침 조건은 블라인드 형태로 블라인드 구멍 깊이 8.5를 설정한다.

⑤ 위치로 가서 구멍이 위치할 면을 선택하고 클릭한다.

⑥ 커서를 원점에서 수평이 되도록 유지하면서 적절위치에 배치하고 지능형 치수를 사용하여 그림 1-1-24 (a)와 같이 옆면으로부터 7 ㎜가 되도록 치수를 수정한다.

⑦ 완료를 클릭한다(그림 1-1-24 (b)).

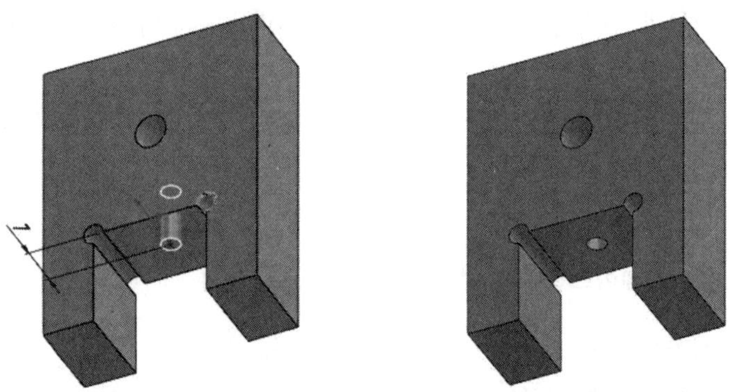

(a) 탭 구멍 위치 (b) 탭 구멍 형상

그림 1-1-24 가이드 플레이트와 고정하는 고정조 밑면의 탭 구멍 형상모델링

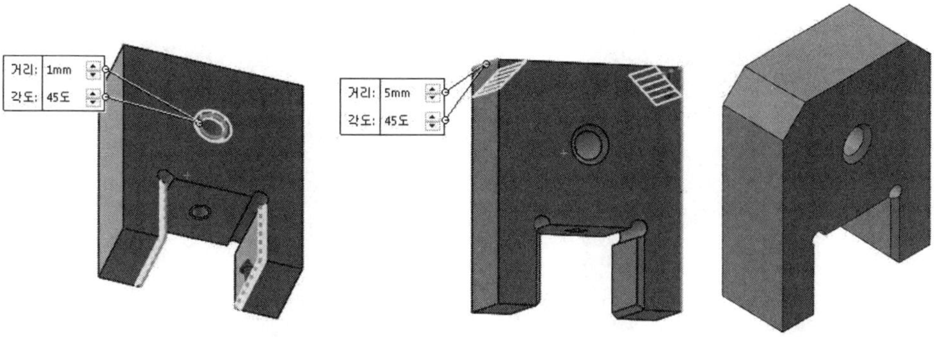

(a) 모따기1 설정값 (b) 모따기2 설정값 (c) 모따기 결과

그림 1-1-25 모따기 형상 모델링

(3) 모따기

수행 : 모따기1

① 피처 도구에서 필렛 도구 가운데 모따기 도구를 클릭한다.
② 기본적으로 회전은 360도 설정되어 있으므로 360도 회전의 경우는 그대로 하면 된다.
③ 그림 1-1-25 (a)와 같이 모서리를 클릭한다.
④ 확인을 클릭한다.

수행 : 모따기2

① 피처 도구에서 필렛 도구 가운데 모따기 도구를 클릭한다.
② 기본적으로 회전은 360도 설정되어 있으므로 360도 회전의 경우는 그대로 하면 된다.
③ 그림 1-1-25 (b)와 같이 모서리를 클릭한다.
④ 확인을 클릭한다(그림 1-1-25 (c)).

(4) 공작물 파악 부분 형상모델링

수행 : 스케치 도구에 의한 단면 스케치하기

① 조정나사 조립할 부분의 면을 스케치 면으로 한다.
② 코너 직사각형 도구에 의해 고정조 윗면에 일치하게 스케치한다.

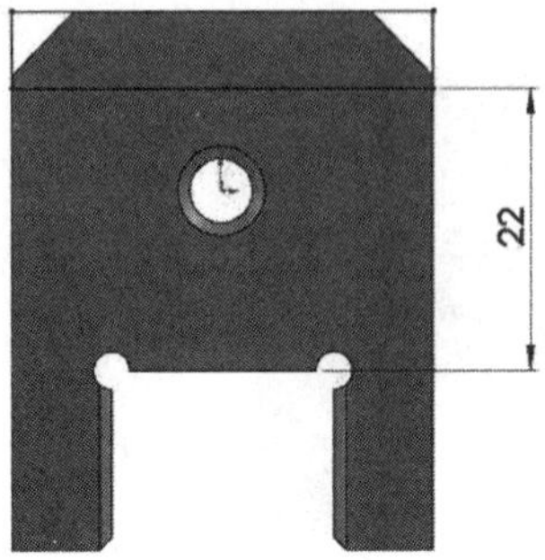

(a) 단면 스케치

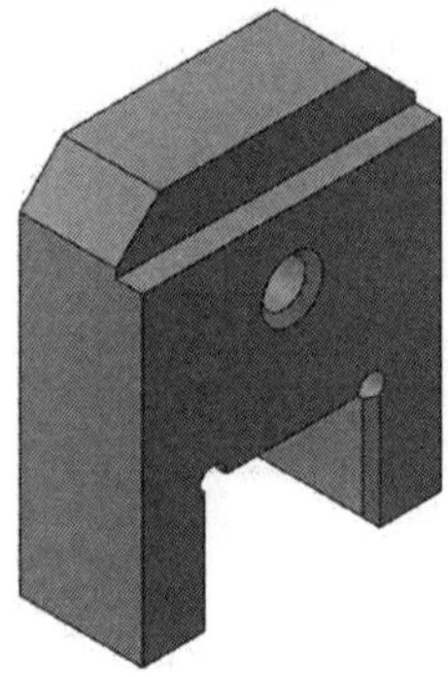

(b) 돌출 결과

그림 1-1-26 공작물 파악 부분 형상모델링

③ 공작물 물림 깊이가 6이므로 높이를 6 ㎜로 한다. 즉, 가이드 플레이트와 조립하는 부분으로부터 22가 되게 그림 1-1-26 (a)와 같이 치수를 정의한다.

④ 스케치를 완료한다.

수행 : 돌출 컷 도구에 의한 스케치의 컷 돌출하기

① 피처 탭에서 돌출 컷 도구를 클릭한다.

② 속성 정의에서 블라인드 유형으로 3 ㎜를 입력한다.

③ 확인을 클릭하여 그림 1-1-26 (b)와 같이 형상모델링을 완료한다.

(5) 재질 선택하기

생각하기 : 고정조의 SCM415 재질은 어떤 것인지?

고정조는 공작물을 고정하는 역할을 하며 공작물의 잦은 죔과 풂이 반복되므로 표면의 내마모성이 강해야 한다. 따라서 고정조의 재질은 가이드 플레이트와 같은 합금강인 SCM415를 사용하지만 가공 후에는 화염 경화법을 사용하여 표면의 내마모성을 강화하는 열처리를 해야 한다.

수행 : 고정조의 재질 설정하기

① 디자인 트리의 재질 항목에 커서를 갖고 간다.

② 마우스 오른쪽 버튼을 클릭하여 재질편집을 선택한다.

③ 합금강에서 “SCM415”을 선택한다.

④ 적용을 클릭하고 닫기를 클릭한다.

(6) 질량 파악하기

생각하기 : 고정조의 질량은 왜 파악하는지?

고정조의 재질은 SCM415 합금강을 선정하기로 앞에서 결정했다. 그런데 가이드 플레이트의 재질과 마찬가지로 질량 파악은 장치나 기구 등을 제작할 때 제작비와 직결될 때가 많으므로 부품의 재질이나 치수의 최적화를 위해 질량을 알 필요가 있다.

수행 : SCM415 재질의 부품 물성치 확인

① 풀다운 메뉴의 도구에서 계산 탭을 클릭한다.

② 물성치( )를 클릭한다.

③ 그림 1-1-27처럼 결과에서 질량이 121.01그램으로 나타났다.

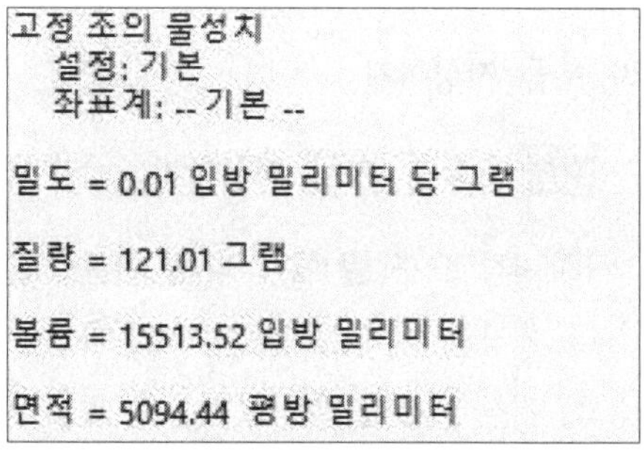

그림 1-1-27 고정조의 물성치(질량)

(7) 등각 보기

생각하기 : 부품을 명확하게 보여기 위해서는 어떻게 하면 좋을까?

고정조 부품은 가이드 플레이트와 결합하는 탭 구멍이 존재하므로 이 부분이 잘 보이도록 해야 명확하게 부품의 형상을 전달할 수 있다. 따라서 좌측 위 등각방향과 우측 아래 등각방향으로 표현해야 명확한 전달이 될 수 있다.

수행 : 등각 View 설정하기

① 뷰 방향( )을 클릭한다.

② 첫 번째는 그림 1-1-28 (a)와 같이 등각 보기를 선택한다.

③ 두 번째는 그림 1-1-28 (b)와 같이 등각 보기를 선택한다.

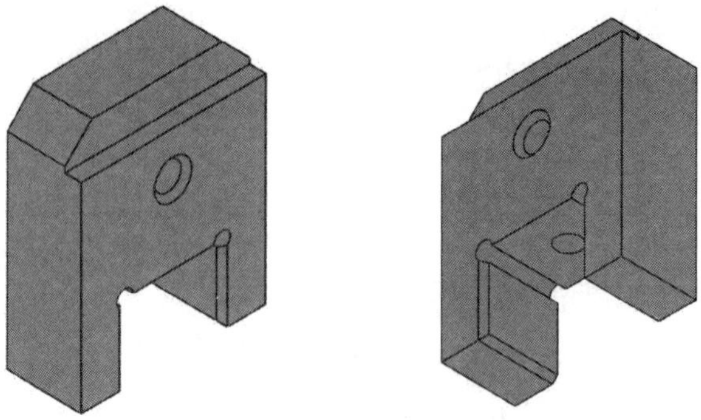

(a) 좌측 위 등각 보기 (b) 우측 아래 등각 보기

그림 1-1-28 고정조의 2방향의 등각 보기

(8) 부품 저장하기

수행 : 부품 파일 저장하기

① 저장 도구(💾)에서 다른 이름으로 저장하기를 클릭한다.
② 저장할 디렉토리를 정하고 파일이름을 "고정조"로 한다.
③ 저장 버튼을 클릭한다.

수행 : 3D 프린팅 파일 저장하기

① 저장 도구(💾)에서 다른 이름으로 저장하기를 클릭한다.
② 저장할 디렉토리를 정하여 확장자를 .stl으로 하고 파일이름을 "고정조"로 한다.
③ 저장 버튼을 클릭한다.

(9) 렌더링 하기

수행 : 표현 편집하기

① 부품 편집 화면의 표현 편집()을 선택한다.
② 새 스와치 작성에서 "표준"으로 한다.
③ 확인을 클릭한다.

수행 : 화면 편집하기

① 화면 편집( )을 선택하고 기본에서 배경을 "없음"으로 한다.
② 바닥 정렬을 저면도 평면으로 한다.
③ PhotoView 360 조명에서 환경 회전을 90도로 하고 확인을 클릭한다.

수행 : 렌더링 파일 저장하기

① 미리 보기 창을 클릭한다.
② 렌더링 모습을 보고 그림 1-1-29와 같이 원하는 렌더링 모습이면 저장을 누른다.
③ 렌더링 파일은 그림 파일(*.jpg)로 파일 이름을 "렌더링_고정조"로 저장한다.

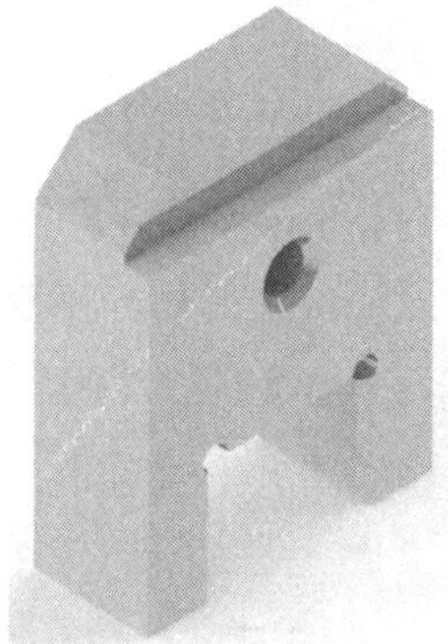
그림 1-1-29 렌더링 결과 모습

1-2-3 이동조 형상모델링

(1) 기초형상 모델링

수행 : 새문서 열기와 스케치할 면 선택

① 풀다운 메뉴에 있는 파일에 새문서나 도구바의 새문서 아이콘을 선택한다.
② 파트를 선택한다.
③ 정면을 스케치할 면으로 선택하고 스케치 아이콘을 클릭한다.

수행 : 스케치 도구에 의한 스케치

① 중심사각형 도구를 선택하고 원점에 중심이 오도록 사각형 스케치한다.
② 지능형 치수를 선택하고 34×28이 되도록 정의한다.
③ 코너 사각형 도구를 사용하여 중심사각형 밑의 모서리에 접하게 두 개의 사각형을 양쪽에 스케치한다.
④ 치수가 8×13이 되도록 양쪽 사각형 치수 수정을 한다.
⑤ 원 도구를 이용하여 원점에 일치하게 스케치한다.

⑥ 지능형 치수를 이용하여 원의 지름을 8 ㎜로 정의한다.
⑦ 사각형과 사각형이 겹쳐지는 양쪽 모서리에 원점이 오도록 지름이 3인 원을 스케치한다.
⑧ 스케치 필렛 도구의 스케치 모따기를 선택하고 5로 입력하고 위의 양쪽 모서리를 클릭한다.
⑨ 필요한 부분을 요소 잘라내기 도구를 사용하여 그림 1-1-30 (a)와 같이 잘라낸다.
⑩ 스케치를 완료한다.

수행 : 돌출 보스/베이스 도구에 의한 스케치 돌출하기

① 피처 탭에서 돌출 보스/베이스 도구를 클릭한다.
② 블라인드 형태로 돌출 방향(원점과 반대 방향)과 유형을 정의하고 깊이 10을 입력한다.
③ 확인을 클릭하여 그림 1-1-30 (b)와 같이 돌출 형상을 완료한다.

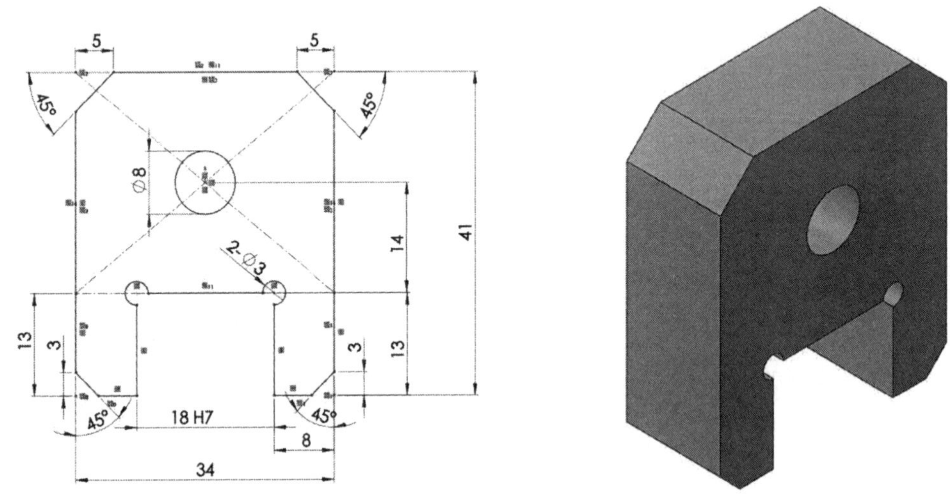

(a) 단면 스케치 (b) 돌출 결과

그림 1-1-30 이동조 형상모델링

(2) 공작물 장착 부분 형상모델링

수행 : 스케치 도구에 의한 단면 스케치하기

① 조절나사 조립할 부분의 면을 스케치 면으로 한다.
② 코너 직사각형 도구에 의해 이동조 윗면에 일치하게 스케치한다.

③ 공작물 물림 깊이가 6이므로 높이를 6 ㎜로 한다. 즉, 가이드 플레이트와 조립하는 부분으로부터 22가 되게 그림 1-1-31 (a)와 같이 치수를 정의한다.

④ 스케치를 완료한다.

수행 : 돌출 컷 도구에 의한 스케치의 컷 돌출하기

① 피처 탭에서 돌출 컷 도구를 클릭한다.

② 속성 정의에서 블라인드 유형으로 3 ㎜를 입력한다.

③ 확인을 클릭하여 그림 1-1-31 (b)와 같이 형상모델링을 완료한다.

(3) 이동나사 구멍 형상모델링

생각하기 : 이동나사의 치수 및 형상모델링은 어떻게 할까?

이동나사는 앞에서 M8×1.25로 정의 했는데 이것은 미터보통나사를 암나사의 기준 치수를 했으며 나사의 골 지름이 8이고 피치가 1.25인 나사산을 형상모델링 한다는 것이다. 그런데 나사 형상모델링의 경우 SOLIDWORKS에서는 구멍가공마법사 도구에 나사산 도구가 있어서 이것을 이용하면 간단히 미터 보통나사산을 만들 수 있다.

수행 : 구멍 가장자리의 모따기 하기

① 피처 도구에서 필렛 도구 가운데 모따기 도구를 클릭한다.

② 각도-거리로 체크하고 거리를 1로 된다.

③ 원 구멍 모서리를 클릭한다.

④ 확인을 클릭한다(그림 1-1-32 (a)).

수행 : 구멍가공마법사에 의한 나사산 생성

① 형상 도구에서 구멍가공마법사의 나사산 도구를 클릭한다.

② 나사산 속성 창에서 나사산 위치는 원통 모서리는 모따기 원통 안쪽 원을 선택한다.

③ 마침 조건은 “블라인드 형태”로 15 ㎜로 한다.

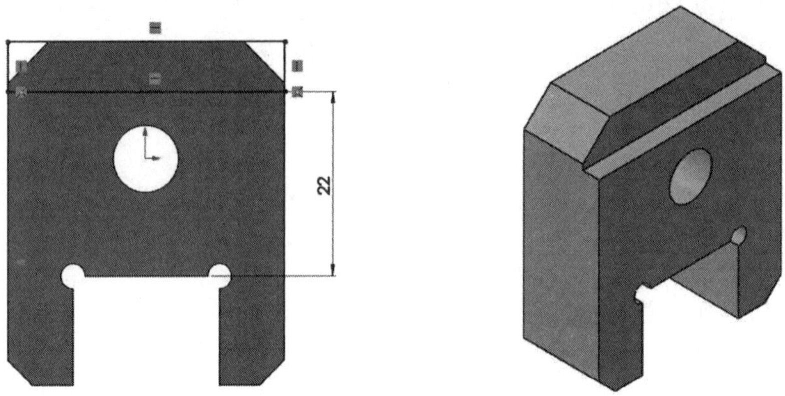

(a) 단면 스케치 (b) 돌출 결과

그림 1-1-31 공작물 장착 부분 형상모델링

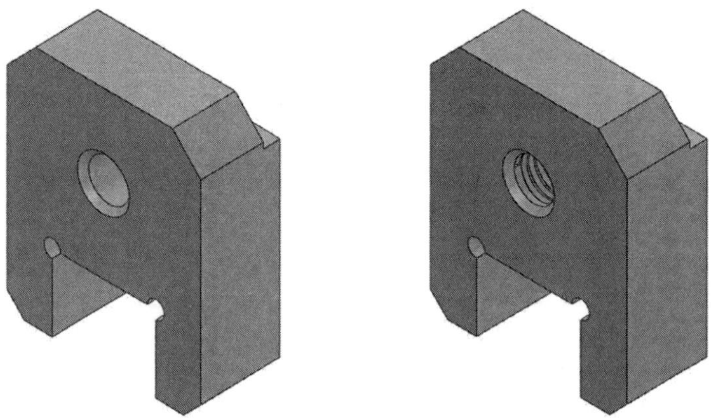

(a) 모따기 결과 (b) 나사산 결과

그림 1-1-32 조정나사 회전축 이동나사 형상모델링

④ 스팩에서 유형은 Matric Tap, 크기는 8×1.25로 한다.

⑤ 나사산 방법은 절단 나사산으로 한다.

⑥ 확인을 클릭한다(그림 1-1-32 (b)).

(4) 재질 선택

수행 : **재질 설정하기**

① 디자인 트리의 재질 항목으로 커서를 옮긴다.
② 마우스 오른쪽 버튼을 클릭하여 재질편집을 선택한다.
③ 합금강에서 "SCM415"을 선택한다.
④ 적용을 클릭하고 닫기를 클릭한다.

(5) 질량 파악하기

생각하기 : **이동조의 질량은 왜 파악하는지?**

이동조의 재질은 고정조와 같이 SCM415 합금강을 선정하기로 앞에서 결정했다. 이것 역시 마찬가지로 질량 파악은 장치나 기구 등을 제작할 때 제작비와 직결될 때가 많으므로 부품의 재질이나 치수의 최적화를 위해 질량을 알 필요가 있다.

수행 : **SCM415 재질의 부품 물성치 확인**

① 풀다운 메뉴의 도구에서 계산 탭을 클릭한다.
② 물성치(⚖)를 클릭한다.
③ 그림 1-1-33처럼 결과에서 질량이 111.24그램으로 나타났다.

(6) 등각 보기

생각하기 : **부품을 명확하게 보여기 위해서는 어떻게 하면 좋을까?**

이동조 부품은 가이드 플레이트와 일치되어 플레이트 위를 슬라이딩 운동을 해야 하므로 이 부분이 잘 보이도록 해야 명확하게 부품의 형상을 전달할 수 있다. 따라서 좌측 위 등각방향과 우측 아래 등각방향으로 표현해야 명확한 전달이 될 수 있다.

수행 : **등각 View 설정하기**

① 뷰 방향(▣)을 클릭한다.
② 첫 번째는 그림 1-1-34 (a)와 같이 등각 보기를 선택한다.
③ 두 번째는 그림 1-1-34 (b)와 같이 등각 보기를 선택한다.

이동 조의 물성치
설정: 기본
좌표계: -- 기본 --

밀도 = 0.01 입방 밀리미터 당 그램

질량 = 111.24 그램

볼륨 = 14261.82 입방 밀리미터

면적 = 5126.75 평방 밀리미터

그림 1-1-33 이동조의 물성치(질량)

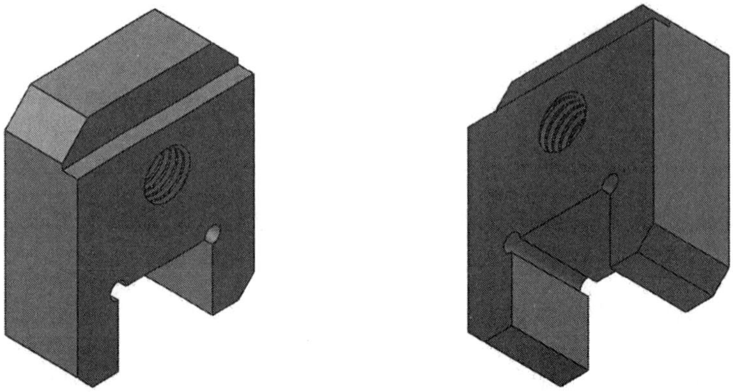

(a) 좌측 위 등각 보기 (b) 우측 아래 등각 보기

그림 1-1-34 이동조의 2방향의 등각 보기

(7) 부품 저장하기

수행 : 부품 파일 저장하기

① 저장 도구( )에서 다른 이름으로 저장하기를 클릭한다.
② 저장할 디렉토리를 정하고 파일이름을 "이동조"로 한다.
③ 저장 버튼을 클릭한다.

수행 : 3D 프린팅 파일 저장하기

① 저장 도구( )에서 다른 이름으로 저장하기를 클릭한다.
② 저장할 디렉토리를 정하여 확장자를 .stl으로 하고 파일이름을 "이동조"로 한다.
③ 저장 버튼을 클릭한다.

(8) 렌더링 하기

수행 : 표현 편집하기

① 부품 편집 화면의 표현 편집( )을 선택한다.
② 새 스와치 작성에서 "표준"으로 한다.
③ 확인을 클릭한다.

수행 : 화면 편집하기

① 화면 편집( )을 선택하고 기본에서 배경을 "없음"으로 한다.
② 바닥 정렬을 저면도 평면으로 한다.
③ PhotoView 360 조명에서 환경 회전을 90도로 하고 확인을 클릭한다.

수행 : 렌더링 파일 저장하기

① 미리 보기 창을 클릭한다.
② 렌더링 모습을 보고 그림 1-1-35와 같이 원하는 렌더링 모습이면 저장을 누른다.
③ 렌더링 파일은 그림 파일(*.jpg)로 파일 이름을 "렌더링_이동조"로 저장한다.

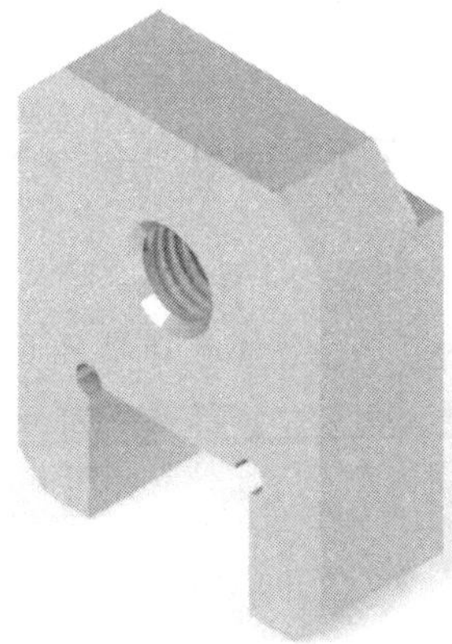

그림 1-1-35 렌더링 결과 모습

1-2-4 조절나사 형상모델링

생각하기 : 조절나사의 형상 치수는 어떻게 정할까?

조절나사의 나사 부분은 이동조의 암나사가 M8×1.25이었으므로 같은 치수로 하면 되며 M8은 미터보통나사를 의미하며 이에 대한 기준 치수는 KS B 0201에 설명하고 있다.

널링은 KS B 0901에 관련 항목이 설명되어 있으며 기계 가공 분야에서는 주로 원통 형상의 공작물의 외면에 미끄럼을 방지하기 위한 목적으로 만들어지는 깔쭉깔쭉한 모양을 가리킨다. 조절나사의 손잡이 부분은 직경이 24 ㎜이고 폭은 10 ㎜로 널링을 하는데 KS B 0901 규격에 따라 하며 널링 형태는 빗줄형으로 모듈이 0.3인 것으로 한다.

(1) 기초형상

수행 : 스케치 화면 설정하기

① 초기 화면의 풀다운 메뉴에서 (새 문서 아이콘)을 선택한다.
② 기본 모듈 가운데 파트를 선택한다.
③ 스케치 탭을 클릭하고 기준 평면을 정면으로 한다.
④ 스케치( ) 실행을 클릭하여 스케치 화면을 설정한다.

수행 : 회전단면 스케치하기

① 스케치 탭에서 중심선을 선택하고 원점에 중심선을 스케치한다.
② 선을 선택하고 그림 4-1-36 (a)와 같이 회전단면을 스케치하며 치수를 정의한다.
③ 스케치를 완료한다.

수행 : 회전 단면 회전보스하기

① 피처 탭으로 가서 회전 보스/베이스를 선택한다.
② 중심선에 대해 360도 회전시킨다.
③ 완료✔를 클릭하여 그림 1-1-36 (b)와 같이 형상을 완성한다.

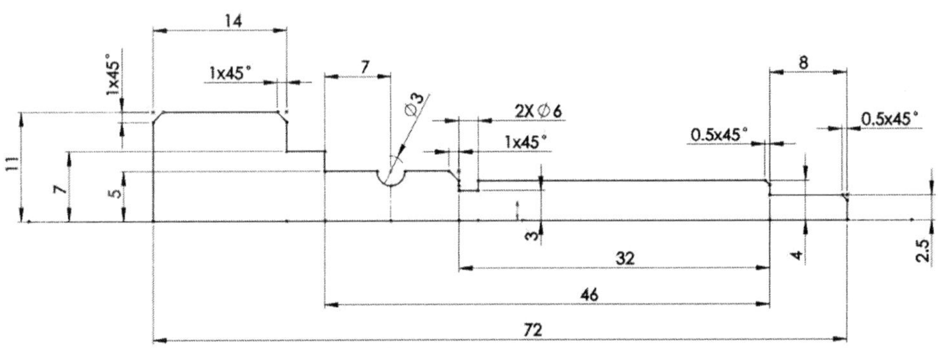

(a) 회전 단면 스케치

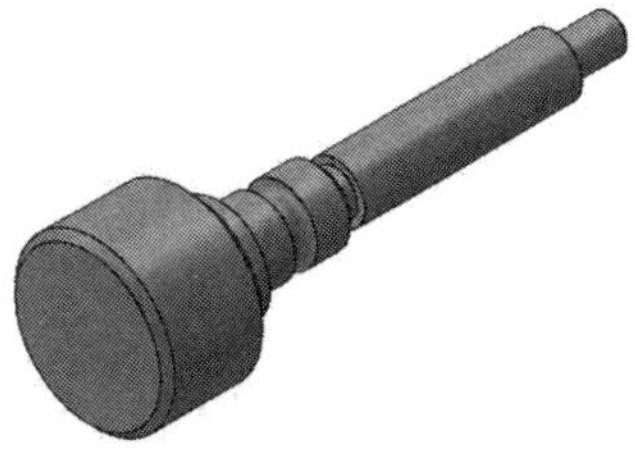

(b) 단면 회전 결과

그림 1-1-36 회전체 형상 모델링

(2) 수나사내기

생각하기 : 수나사의 치수 및 형상모델링은 어떻게 할까?

앞에서 M8×1.25는 미터보통나사를 수나사의 기준 치수를 정했으므로 이것은 나사의 골 지름이 8이고 피치가 1.25인 나사산을 형상모델링 한다는 것이다. 그런데 나사 형상모델링의 경우 SOLIDWORKS에서는 구멍가공마법사 도구에 나사산 도구가 있어서 이것을 이용하면 간단히 미터 보통나사산을 만들 수 있다.

수행 : 구멍가공마법사에 의한 나사산 생성

① 형상 도구에서 구멍가공마법사의 나사산 도구를 클릭한다.

② 나사산 속성 창에서 그림 1-1-37 (a)과 같이 속성(Matric Tap M8×1.25)을 입력한다. 여기서 모서리선은 모따기 바깥쪽 원을 말한다.

③ 확인을 클릭한다(그림 1-1-37 (b)).

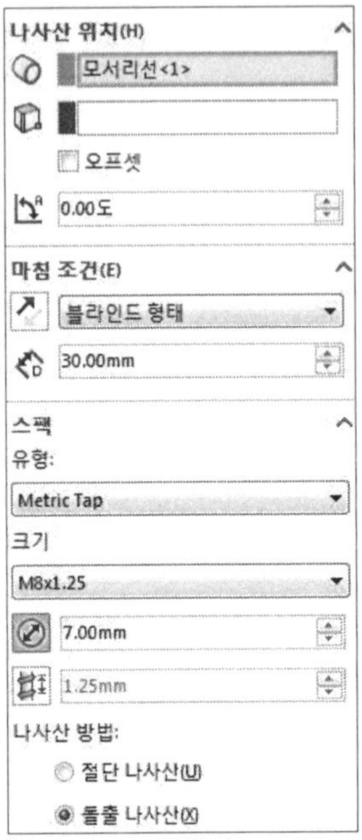
나사산 위치(H)
모서리선<1>
오프셋
0.00도
마침 조건(E)
블라인드 형태
30.00mm
스펙
유형:
Metric Tap
크기
M8x1.25
7.00mm
1.25mm
나사산 방법:
절단 나사산(U)
돌출 나사산(X)

(a) 나사산 속성 설정

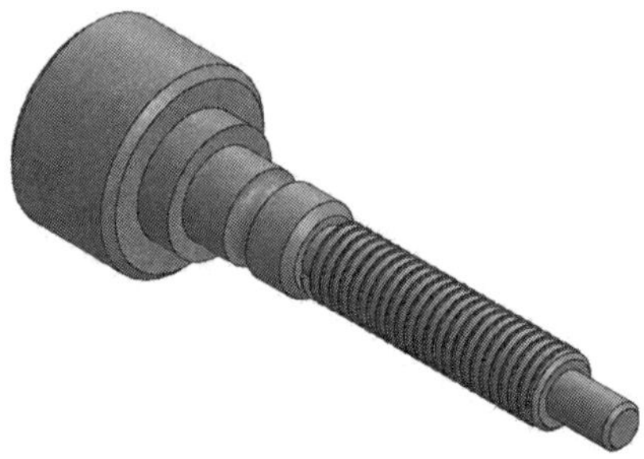

(b) 나사산 완료 모습

그림 1-1-37 수나사 형상모델링

(3) 센터 구멍 형상모델링

생각하기 : 센터 구멍의 역할과 센터 구멍은 어떻게 표현하는지?

선반 가공시 공작물의 끝을 센터로 지지하기 위한 구멍으로 센터 구멍은 센터링 머신을 사용하여 센터 드릴로 가공한다. SolidWorks에서는 구멍가공 마법사를 사용하여 구멍 유형으로 나타내는데 구멍 스팩은 KS B 0410에 규정되어 있으므로 그에 따라 센터 구멍 형상을 만들어야 한다.

수행 : 구멍 가공 마법사를 이용한 센터 구멍1

① 피처 탭에서 "구멍 가공 마법사"를 선택한다.

② 유형에서 구멍 유형을 "구멍"으로 하고 표준 규격을 "KS", 유형을 "드릴 크기"로 한다.

③ 구멍 스팩에서 크기는 ∅1로 한다.

④ 마침 조건은 "블라인드 형태", 블라인드 구멍 깊이는 1.87(KS B 0410에서 0.97(l_1)+0.9(t)=1.87)로 한다.

⑤ 옵션에서 안쪽 카운터 싱크를 체크하고 가까운 쪽 카운터 싱크 지름을 2.12, 안쪽 카운터 싱크 각도를 60°로 한다.

⑥ 위치에서 센터 구멍을 낼 면을 선정하고 중심에 위치하면 마우스 왼쪽 버튼을 누른다.

⑦ 확인을 클릭하면 형상모델링이 완료된다.

수행 : 구멍 가공 마법사를 이용한 센터 구멍2

① 피처 탭에서 "구멍 가공 마법사"를 선택한다.

② 유형에서 구멍 유형을 "구멍"으로 하고 표준 규격을 "KS", 유형을 "드릴 크기"로 한다.

③ 구먼 스팩에서 크기는 ⌀1로 한다.

④ 마침 조건은 "블라인드 형태", 블라인드 구멍 깊이는 1.87(KS B 0410에서 0.97 (l_1)+0.9(t)=1.87)로 한다.

⑤ 옵션에서 안쪽 카운터 싱크를 체크하고 가까운 쪽 카운터 싱크 지름을 2.12, 안쪽 카운터 싱크 각도를 60°로 한다.

⑥ 위치에서 센터 구멍을 낼 반대쪽 면을 선정하고 중심에 위치하면 마우스 왼쪽 버튼을 누른다.

⑦ 확인을 클릭하면 형상모델링이 완료된다(그림 1-1-38).

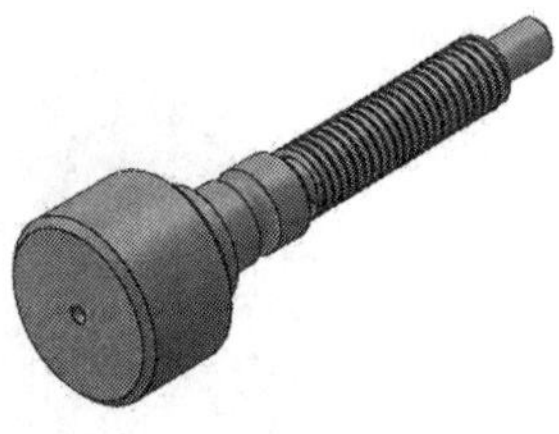

그림 1-1-38 센터 구멍

(4) 조정나사의 손잡이 널링

생각하기 : 널링의 치수는 어떻게 설정할까?

널링은 KS B 0901(그림 1-1-39)에 관련 항목이 설명되어 있으며 기계 가공 분야에서는 주로 원통 형상의 공작물의 외면에 미끄럼을 방지하기 위한 목적으로 만들어지는 깔쭉깔쭉한 모양을 가리킨다. 조정나사 축의 손잡이 부분은 널링을 하는데 KS B 0901 규격에 따라 하면 되며 널링 형태는 바른 줄 형태와 빗 줄 형태로 나누는데 보통은 빗 줄 형태로 한다.

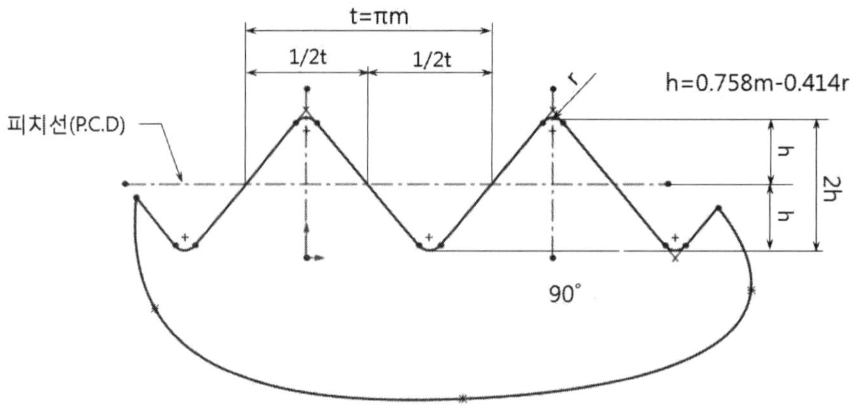

그림 1-1-39 널링의 KS B 0901 규격

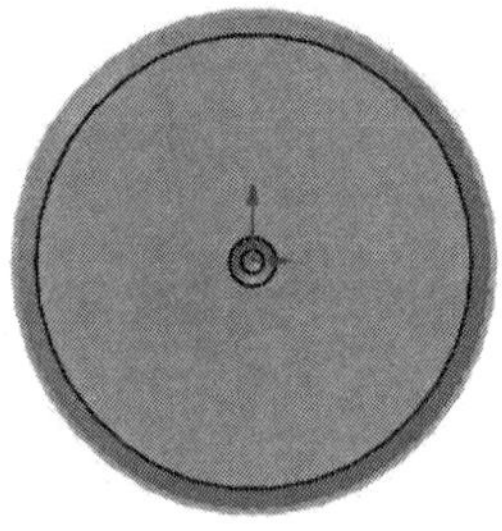

(a) 요소변환

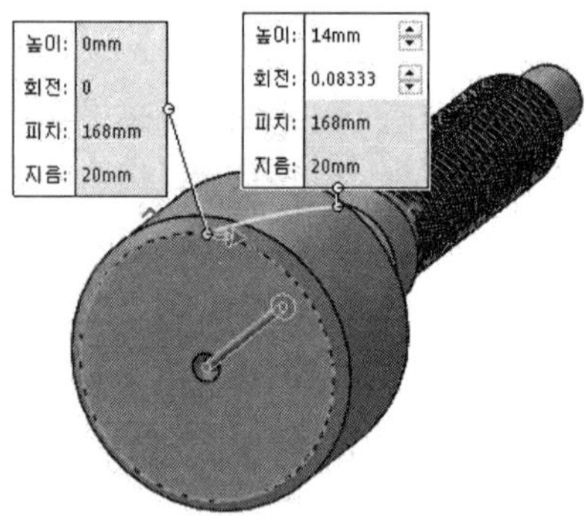

(b) 나선형 곡선 설정

그림 1-1-40 나선형 곡선 모델링

수행 : 나선형 곡선 설정하기

① 스케치 탭을 클릭하고 널링이 시작할 단면을 스케치 면으로 설정한다.

② 요소변환을 클릭하고 널링이 형성될 원을 클릭하고 완료한다(그림 1-1-40 (a)).

③ 피처 탭에서 곡선의 나선형 곡선을 선택한다.

④ 나선형 곡선 설정 창에서 정의 기준을 "높이와 회전"으로 한다.

⑤ 파라미터는 일정 피치로 하고 높이를 14, 회전은 1/12(KS 표준 규격 30°), 시작 각도는 90으로 한다.

⑥ 완료✔를 클릭한다(그림 1-1-40 (b)).

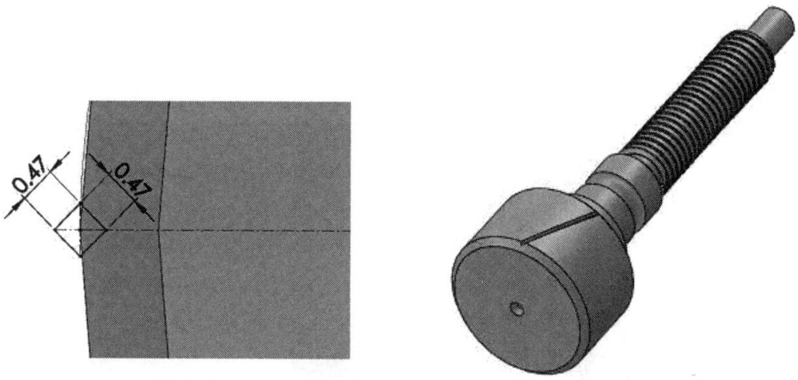

(a) 널링 단면 (b) 하나의 널링

그림 1-1-41 하나의 널링 생성과정

수행 : 프로파일 단면형상 스케치

① 손잡이 앞면을 스케치 평면으로 하고 스케치를 클릭한다.

② 선의 중심선을 선택하고 원점에 대해 중심선을 원의 끝 부분까지 스케치한다.

③ 스케치 탭에서 세 점 중심사각형을 선택하고 사각형의 중심이 중심선 끝에 일치하게 사각형을 스케치한다.

④ 사각형의 끝점을 그림 1-1-41 (a)와 같이 중심선에 대각선이 일치하게 구속한다.

⑤ 사각형의 치수를 KS 규격에 맞춰 모듈 m을 0.3으로 하면 한 변의 길이가 피치(0.94 ㎜)의 1/2이므로 약 0.47 ㎜로 한다.

⑥ 스케치 완료한다.

수행 : 나선형 곡선 스윕 컷하기

① 피처 탭의 스윕 컷을 선택한다.

② 프로파일은 사각형 스케치 단면, 경로는 나선형 곡선을 선택한다.

③ 완료✔를 클릭한다(그림 1-1-41 (b)).

수행 : 스윕 컷 원형 패턴하기

① 피처 탭의 원형 패턴을 선택한다.

② 피처 및 면은 컷-스윕을 회전 파라미터는 손잡이 외부 원통면을 선택한다.

③ 패턴 수는 피치 0.94 ㎜를 생각하여 360도에 대해 54를 선택하고 동등 간격으로 한다.

④ 완료✔를 클릭한다(그림 1-1-42 (a)).

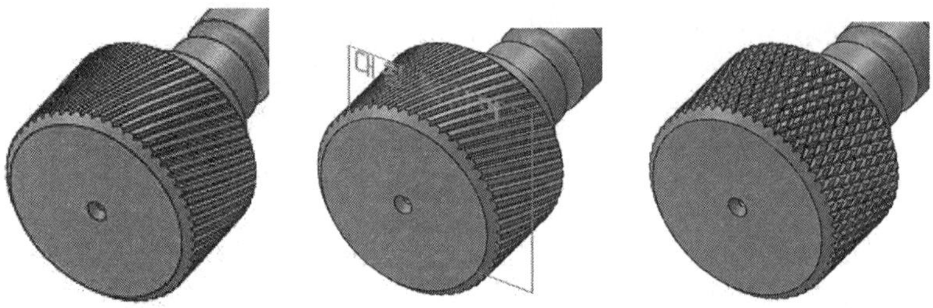

(a) 널링 패턴 (b) 대칭 복사면 생성 (c)완성 모습

그림 1-1-42 널링 형상모델링

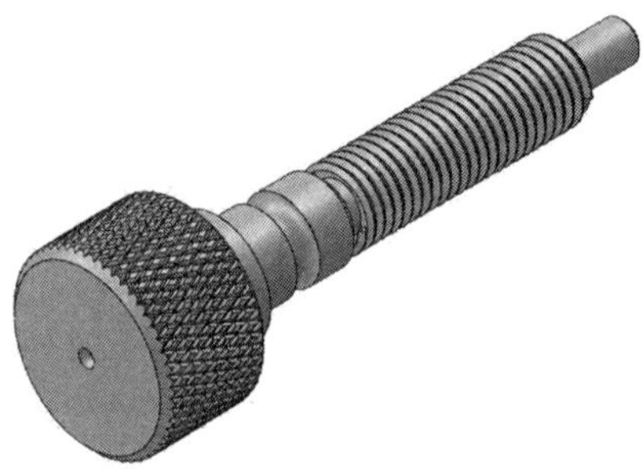

그림 1-1-43 조정나사 회전축의 재질 선택 모습

수행 : 스윕 컷 원형 패턴 대칭 복사하기

① 피처 탭의 참조형상의 기준면을 선택한다.

② 제1참조는 손잡이 앞면을 제2참조는 손잡이 후면을 선택하여 두 면의 중간에 새로운 대칭 복사면을 생성하고 완료한다(그림 1-1-42 (b)).

③ 대칭 복사를 선택하고 평면1에 대해 원형 패턴이 대칭되게 한다.

④ 완료✔를 클릭한다(그림 1-1-42 (c)).

(5) 재질 선택

수행 : 재질 설정하기

① 디자인 트리의 재질 항목에 커서를 갖고 간다.
② 마우스 오른쪽 버튼을 클릭하여 재질편집을 선택한다.
③ 합금강에서 "SCM415"을 선택한다.
④ 적용을 클릭하고 닫기를 클릭하면 그림 1-1-43과 같이 재질 선택이 완료한다.

(6) 질량 파악하기

생각하기 : 조정나사의 질량은 왜 파악하는지?

조정나사 회전축의 재질은 가이드 플레이트와 같이 SCM415 합금강을 선정하기로 앞에서 결정했다. 이것 역시 마찬가지로 질량 파악은 장치나 기구 등을 제작할 때 제작비와 직결될 때가 많으므로 부품의 재질이나 치수의 최적화를 위해 질량을 알 필요가 있다.

수행 : 조정나사의 물성치 확인

① 풀다운 메뉴의 도구에서 계산 탭을 클릭한다.
② 물성치( )를 클릭한다.
③ 그림 1-1-44처럼 결과에서 질량이 67.76그램으로 나타났다.

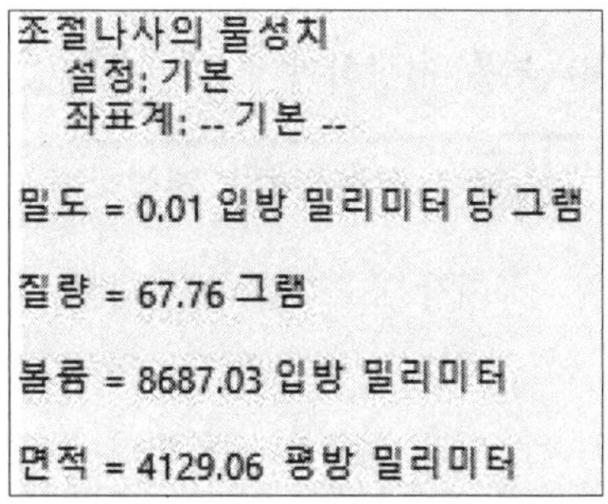

그림 1-1-44 조절나사의 물성치(질량)

(7) 등각 보기

생각하기 : 부품을 명확하게 보여기 위해서는 어떻게 하면 좋을까?

조절나사 부품은 이동조와 일치되어 가이드 플레이트 위를 회전축의 회전에 따라 이동조를 슬라이딩 운동을 시켜야 하므로 양쪽 부분이 잘 보이도록 해야 명확하게 부품의 형상을 전달할 수 있다. 따라서 좌측 위 등각방향과 우측 위 등각방향으로 표현해야 명확한 전달이 될 수 있다.

수행 : 등각 View 설정하기

① 뷰 방향( )을 클릭한다.
② 첫 번째는 그림 1-1-45 (a)와 같이 좌측 위 등각 보기를 선택한다.
③ 두 번째는 그림 1-1-45 (b)와 같이 우측 위 등각 보기를 선택한다.

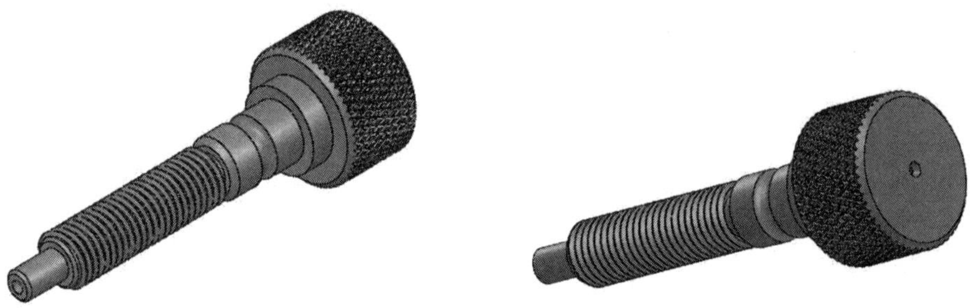

(a) 좌측 위 등각 보기 (b) 우측 위 등각 보기

그림 1-1-45 조절 나사의 2방향의 등각 보기

(8) 부품 저장하기

수행 : 부품 파일 저장하기

① 저장 도구( )에서 다른 이름으로 저장하기를 클릭한다.
② 저장할 디렉토리를 정하고 파일이름을 "조절나사"로 한다.
③ 저장 버튼을 클릭한다.

수행 : 3D 프린팅 파일 저장하기

① 저장 도구( )에서 다른 이름으로 저장하기를 클릭한다.
② 저장할 디렉토리를 정하여 확장자를 .stl으로 하고 파일이름을 "조절나사"로 한다.
③ 저장 버튼을 클릭한다.

(9) 렌더링 하기

수행 : 표현 편집하기

① 부품 편집 화면의 표현 편집( )을 선택한다.
② 새 스와치 작성에서 "표준"으로 한다.
③ 확인을 클릭한다.

수행 : 화면 편집하기

① 화면 편집( )을 선택하고 기본에서 배경을 "없음"으로 한다.
② 바닥 정렬을 저면도 평면으로 한다.
③ PhotoView 360 조명에서 환경 회전을 90도로 하고 확인을 클릭한다.

수행 : 렌더링 파일 저장하기

① 미리 보기 창을 클릭한다.
② 렌더링 모습을 보고 그림 1-1-46과 같이 원하는 렌더링 모습이면 저장을 누른다.
③ 렌더링 파일은 그림 파일(*.jpg)로 파일 이름을 "렌더링_조절나사"로 저장한다.

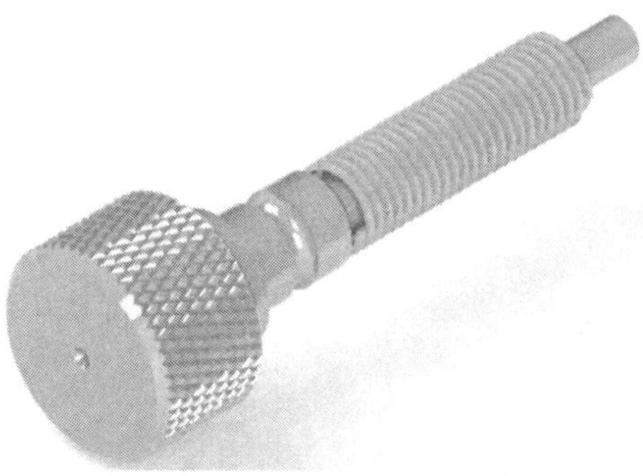

그림 1-1-46 렌더링 결과 모습

1-3 학습 정리

1-3-1 3D 형상모델링 종합정리

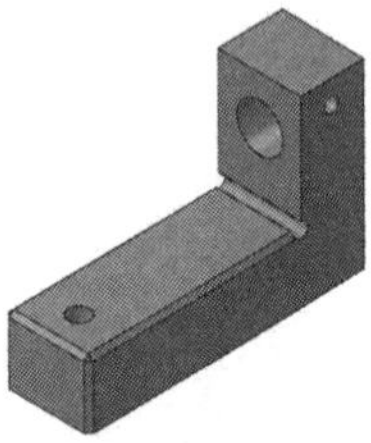	품명	가이드 플레이트	SCM415 정면 윗면 우측면 원점 보스-돌출1 컷-돌출1 M4 소켓 머리 캡 나사용 카운터보어1 모따기1	품번	1
	재질	SCM415		질량	151.36 g
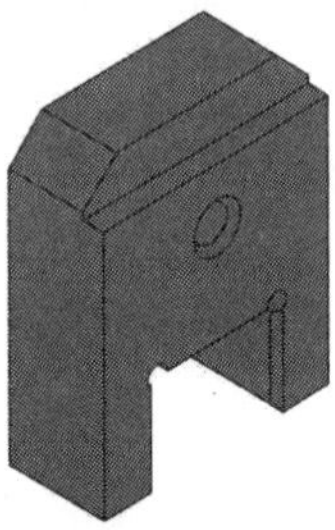	품명	고정조	SCM415 정면 윗면 우측면 원점 보스-돌출1 M4 여유 구멍1 모따기2 모따기3 컷-돌출2	품번	2
	재질	SCM415		질량	116.82 g
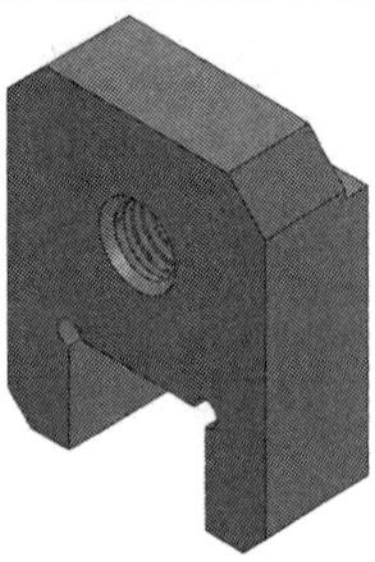	품명	이동조	SCM415 정면 윗면 우측면 원점 보스-돌출1 (-) 스케치1 컷-돌출1 (-) 스케치2 모따기1 나사산1	품번	3
	재질	SCM415		질량	111.24 g
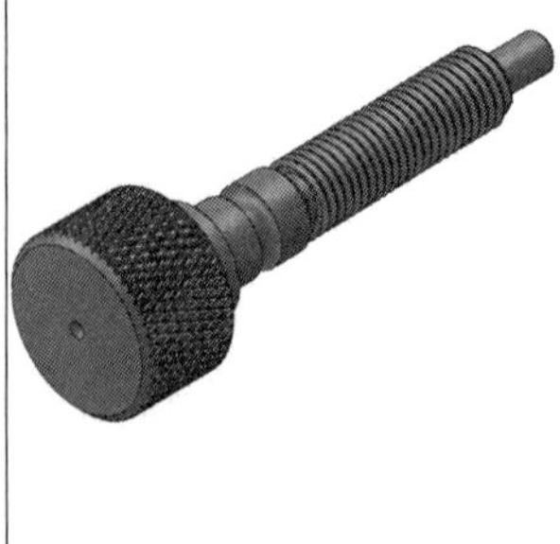	품명	조절나사	SCM415 정면 윗면 우측면 원점 회전1 나사산1 Ø1.0 (1) 지름 구멍1 Ø1.0 (1) 지름 구멍2 나선형 곡선1 컷-스윕1 원형 패턴1 대칭 복사면 대칭 복사3	품번	4
	재질	SCM415		질량	67.76 g

1-3-2 등각 보기 종합정리

① 가이드 플레이트 등각 보기

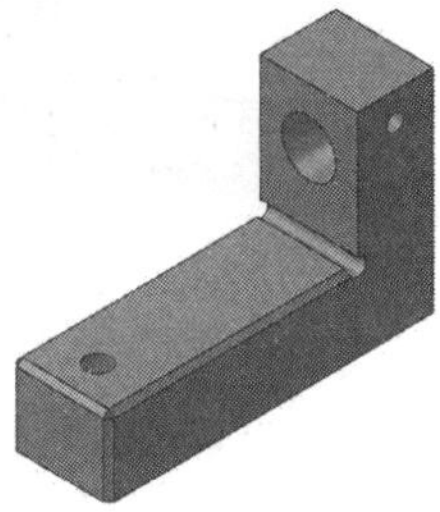

(a) 좌측 위 등각 보기

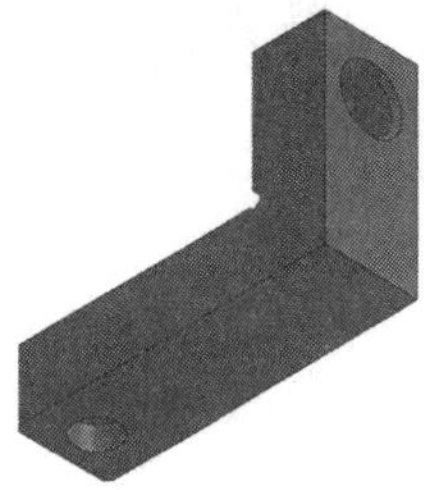

(b) 우측 아래 등각 보기

그림 1-1-47 가이드 플레이트의 2방향의 등각 보기

② 고정 조 등각 보기

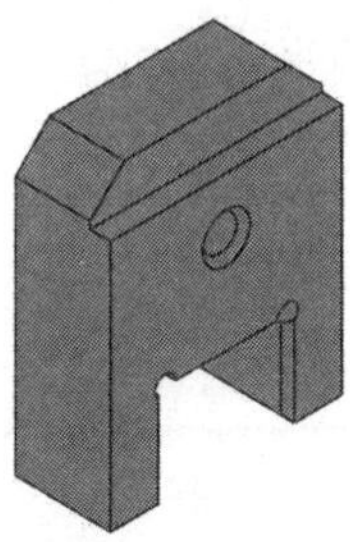

(a) 좌측 위 등각 보기

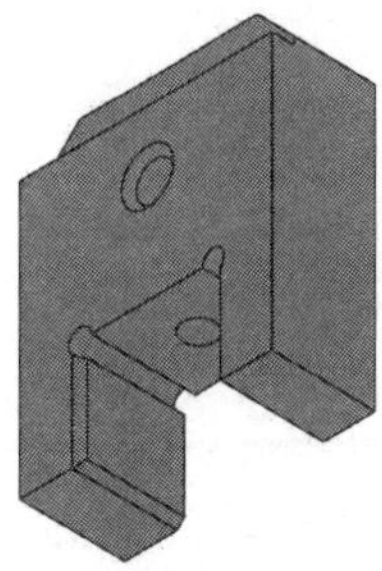

(b) 우측 아래 등각 보기

그림 1-1-48 고정 조의 2방향의 등각 보기

③ 이동 조 등각 보기

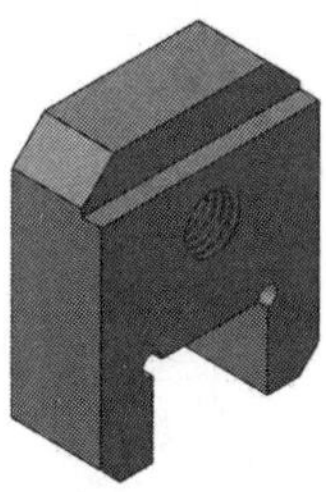

(a) 좌측 위 등각 보기

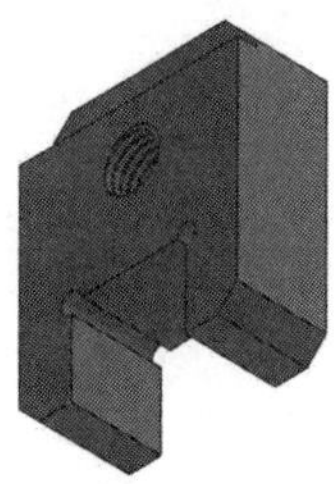

(b) 우측 아래 등각 보기

그림 1-1-49 이동 조의 2방향의 등각 보기

④ 조절 나사 등각 보기

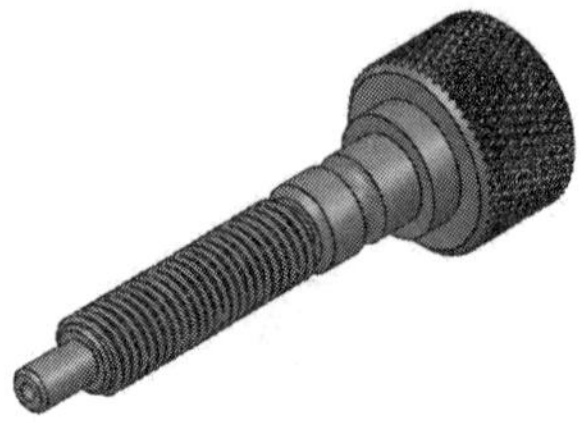

(a) 좌측 위 등각 보기

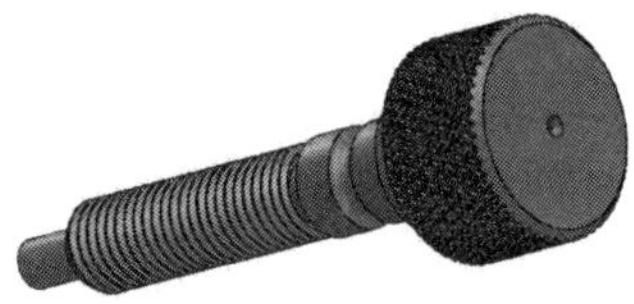

(b) 우측 위 등각 보기

그림 1-1-50 조절 나사의 2방향의 등각 보기

1-3-3 렌더링 종합정리

<table>
<tr><td colspan="2">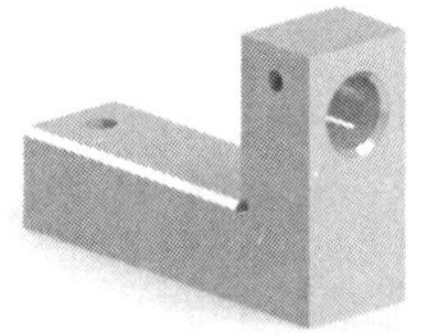</td><td colspan="2">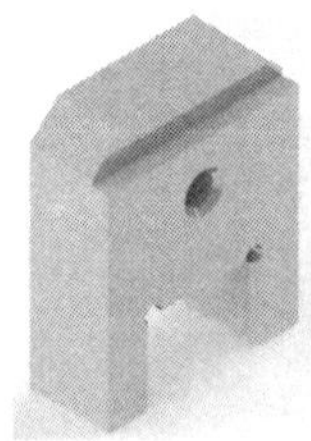</td></tr>
<tr><td>품명</td><td>가이드 플레이트</td><td>품명</td><td>고정조</td></tr>
<tr><td colspan="2">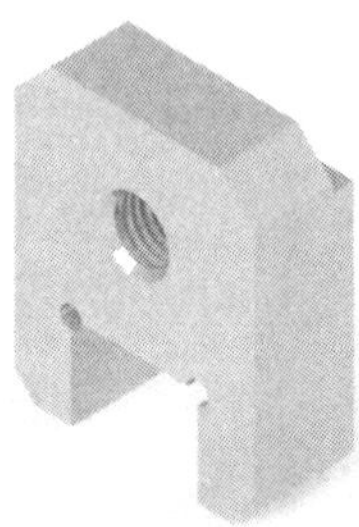</td><td colspan="2">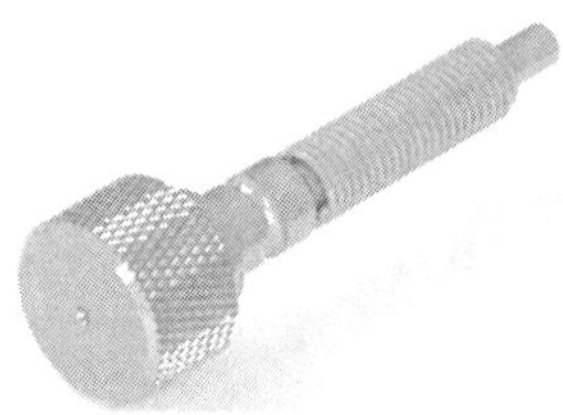</td></tr>
<tr><td>품명</td><td>이동조</td><td>품명</td><td>조절나사</td></tr>
</table>

1-4 자율 평가

> 이 자율평가의 목적은 앞에서 익힌 역할에 따른 부품의 형상모델링 방법을 다 이해하고 설계 변경 사항에 대해 자기 주도적으로 작업을 실시하고 평가가 가능한지를 확인하기 위함이다. 본인의 부족한 점에 대해 파악하는 태도를 기르고 부족하다면 다른 사람의 도움을 받거나 본인 스스로 앞의 내용을 더욱 자세히 학습하는 자기주도 학습에 목적이 있다.

1-4-1 자율평가 문제

가공 제품(SM45C)은 직육면체이며 수직 드릴 머신에 의한 2열 다수 탭 구멍 깊이 5 ㎜ 가공을 한다고 가정한다. 가공 탭 드릴의 최대 지름은 ∅5 ㎜이며 최소 지름은 ∅2 ㎜이라고 가정하고 ∅5 ㎜의 탭 드릴로 가공한 최대 가공물은 문제그림 1-1 (a)와 같으며 최소 가공물은 문제그림 1-1 (b)와 같다. 또한 최대 가공물 물렸을 때 바이스의 모습은 문제그림 1-1 (c)와 같다. 단, 가공물의 크기는 문제그림 1-1 (d)와 같다고 가정한다.

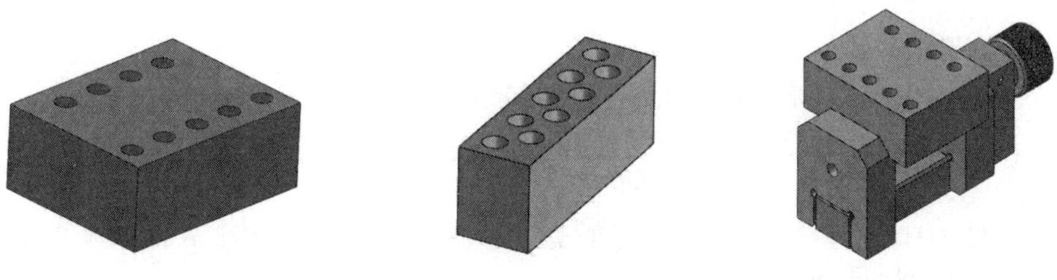

(a) 최대 가공형상 (b) 최소 가공형상 (c) 공작물 물림 모습

	최대	최소
크기	50×40×20	30×15×18

(d) 제품 크기

문제그림 1-1 가공 제품 형상과 크기

(1) 부품 설계 변경 사항

- 그림 1-1-1의 미니 바이스 장치의 최대 스트로크를 22 ㎜로 변경하고 부품에 대해서는 다음의 설계 조건으로 변경하라.

장치 설계 변경 조건
• 바이스의 늘어난 스트로크에 맞춰 가이드 플레이트의 전체 길이를 변경하라. • 공작물의 물림 깊이를 고려하여 고정조와 이동조의 너비는 변함이 없는 것으로 하고 물림 깊이 부분만 1 ㎜ 깊게 설계 변경하라. • 고정조와 이동조의 조절나사 조립 위치는 밑면으로부터 1 ㎜ 높아지는 것으로 설계 변경하라.

- 설계 변경 대상 부품이 변경될 경우 관련되는 다른 부품 역시 조건에 맞도록 설계 변경이 수반 되어야 한다.
- 설계 변경 요구조건과 관계되는 항목만 설계 변경을 실시하며 그 외 관련이 없는 부분은 설계 변경하지 않아야 한다.

(2) 3D 모델링도 작업

- 문제에 지시한 부품에 대해 설계 변경을 반영한 후에 3D 모델링도 작업을 실시한다.
- 3D 모델링도는 형상을 잘 나타내는 등각축을 잡아서 각 부품 당 2개의 View를 나타내시오.
- 3D 형상모델을 음영 및 렌더링 처리하시오.
- 그 외 지시되지 않은 사항은 기계 설계 및 KS 제도법을 기준으로 문제 요구사항에 따라 3D 모델링도 작업을 실시하라.

1-4-2 자율평가 답안

(1) 변경 사항

- 가공 제품의 변경에 따라 가이드 플레이트①의 길이가 변경되어야 한다.
- 공작물의 물림 깊이가 1㎜ 커짐에 따라 고정 조②의 공작물 물림 깊이가 변경되어야 한다.
- 공작물의 물림 깊이가 1㎜ 커짐에 따라 이동 조③의 공작물 물림 깊이가 변경되어야 한다.
- 가공 제품의 변경에 따라 조절나사④의 길이가 변경되어야 한다.

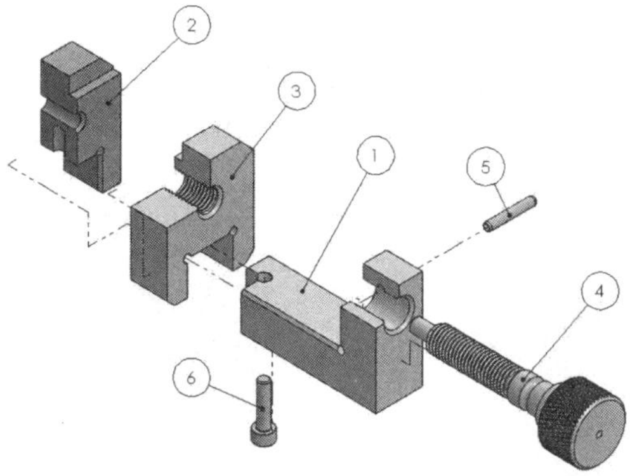

답안그림 1-1 미니 바이스의 부품 번호

(2) 3D 형상모델링도

① 변경 가이드 플레이트 형상모델링

- 가이드 플레이트의 길이가 60에서 80㎜로 변경됨.
- 다른 크기는 같으며 답안그림 2-1과 같이 치수 설정함.
- 돌출 형상임.

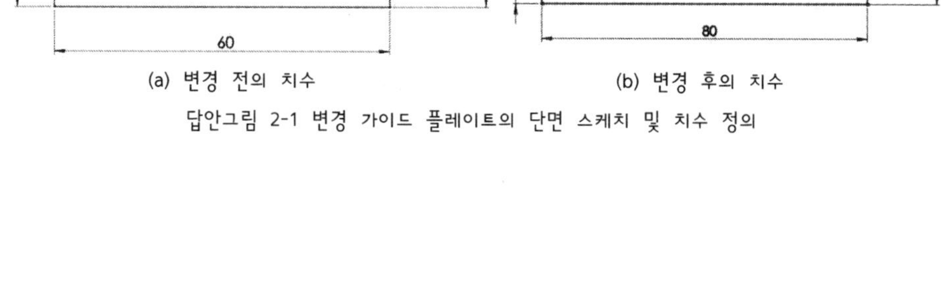

(a) 변경 전의 치수 (b) 변경 후의 치수

답안그림 2-1 변경 가이드 플레이트의 단면 스케치 및 치수 정의

② 변경 고정조 형상모델링

- 고정 조의 물림 깊이가 밑면으로부터 22에서 21㎜로 변경되었음.
- 다른 크기는 같으며 답안그림 2-2와 같이 치수 설정함.
- 돌출 컷 형상임.

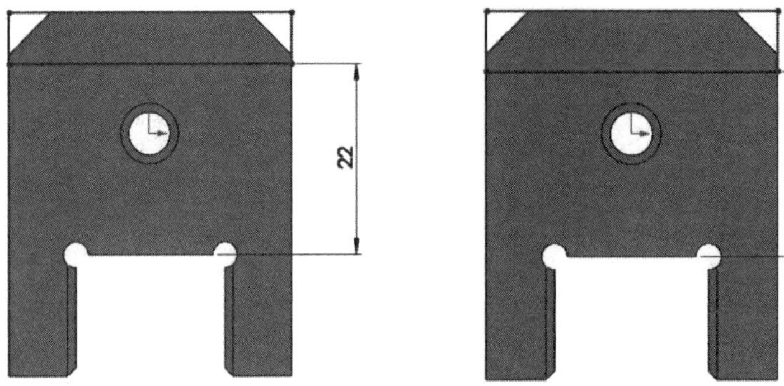

(a) 변경 전의 치수 (b) 변경 후의 치수

답안그림 2-2 변경 고정 조의 단면 스케치 및 치수 정의

③ 변경 이동 조 형상모델링

- 이동 조의 물림 깊이가 밑면으로부터 22에서 21㎜로 변경되었음.
- 다른 크기는 같으며 답안그림 2-3과 같이 치수 설정함.
- 돌출 컷 형상임.

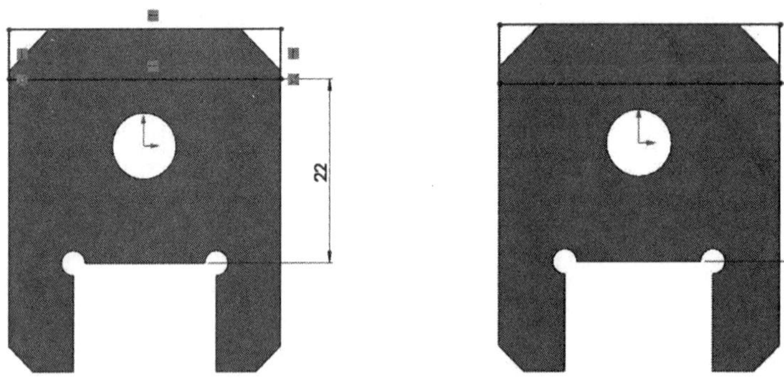

(a) 변경 전의 치수 (b) 변경 후의 치수

답안그림 2-3 변경 이동 조의 단면 스케치 및 치수 정의

④ 변경 조절나사 형상모델링

- 조절나사의 전체 길이가 72에서 82㎜로 변경되었음.
- 조절나사의 나사부 길이가 32에서 42㎜로 변경되었음.
- 다른 크기는 같으며 답안그림 2-4와 같이 치수 설정함.
- 회전체 형상임.

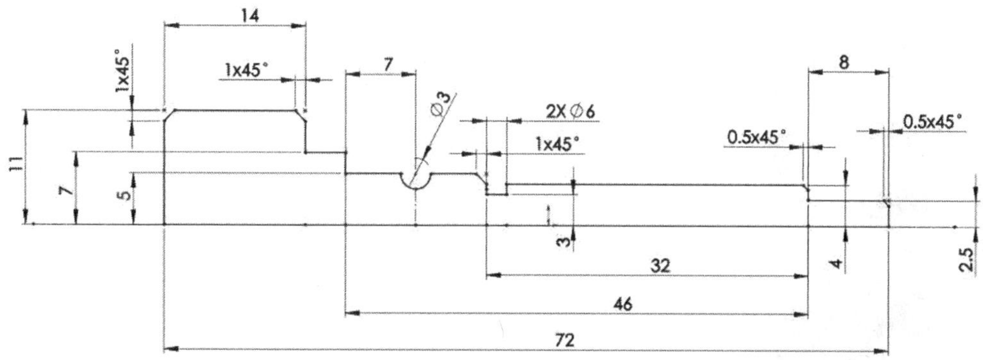

(a) 변경 전의 치수

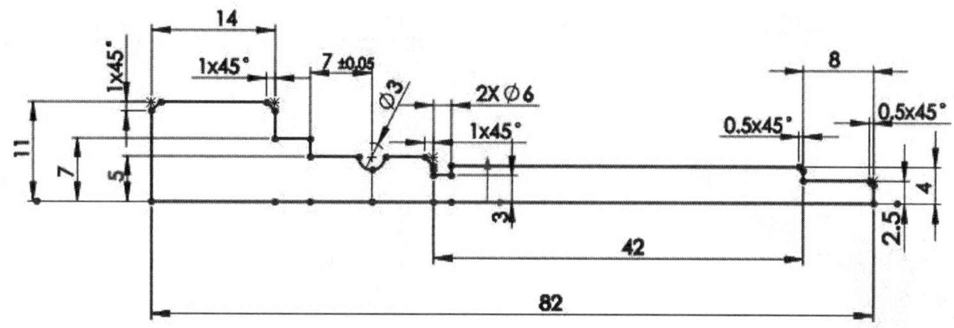

(b) 변경 후의 치수

답안그림 2-4 변경 조절 나사의 단면 스케치 및 치수 정의

⑤ 형상모델링 종합 정리

<table>
<tr><td rowspan="2">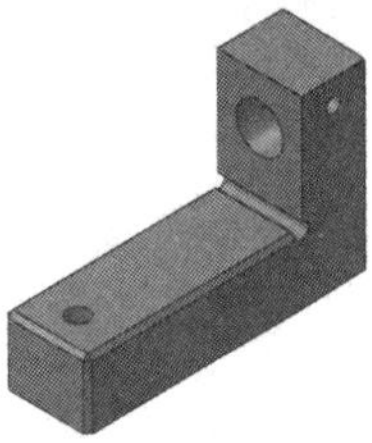</td><td>품명</td><td>가이드 플레이트</td><td rowspan="2">SCM415
정면
윗면
우측면
원점
보스-돌출1
컷-돌출1
M4 소켓 머리 캡 나사용 카운터보어1
모따기1</td><td>품번</td><td>1</td></tr>
<tr><td>재질</td><td>SCM415</td><td>질량</td><td>151.36 g</td></tr>
<tr><td rowspan="2">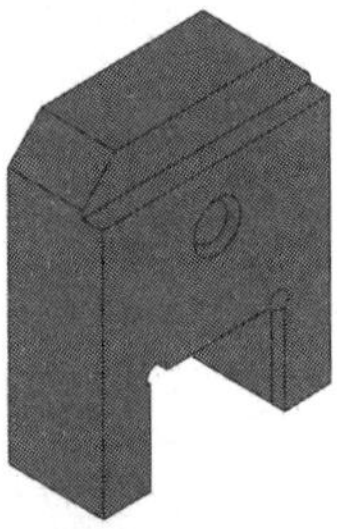</td><td>품명</td><td>고정조</td><td rowspan="2">SCM415
정면
윗면
우측면
원점
보스-돌출1
M4 여유 구멍1
모따기2
모따기3
컷-돌출2</td><td>품번</td><td>2</td></tr>
<tr><td>재질</td><td>SCM415</td><td>질량</td><td>116.82 g</td></tr>
<tr><td rowspan="2">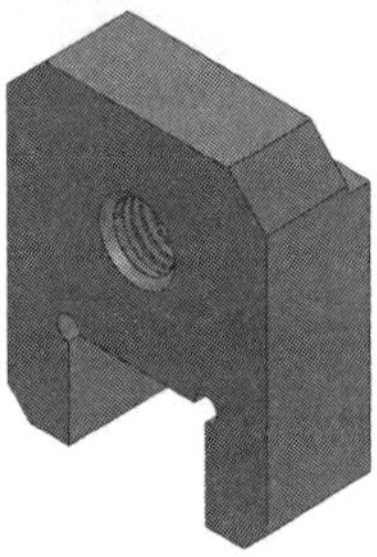</td><td>품명</td><td>이동조</td><td rowspan="2">SCM415
정면
윗면
우측면
원점
보스-돌출1
(-) 스케치1
컷-돌출1
(-) 스케치2
모따기1
나사산1</td><td>품번</td><td>3</td></tr>
<tr><td>재질</td><td>SCM415</td><td>질량</td><td>111.24 g</td></tr>
<tr><td rowspan="2">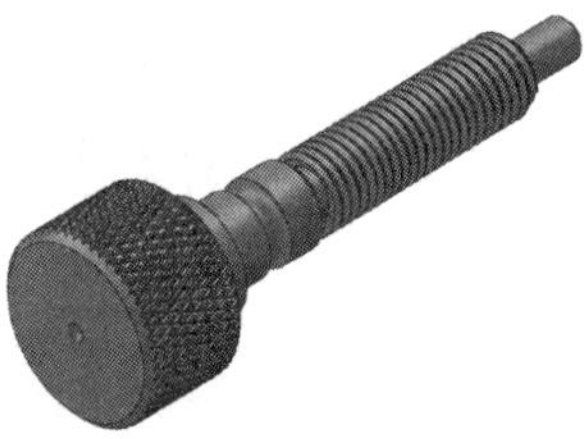</td><td>품명</td><td>조절나사</td><td rowspan="2">SCM415
정면
윗면
우측면
원점
회전1
나사산1
Ø1.0 (1) 지름 구멍1
Ø1.0 (1) 지름 구멍2
나선형 곡선1
컷-스윕1
원형 패턴1
대칭 복사면
대칭 복사3</td><td>품번</td><td>4</td></tr>
<tr><td>재질</td><td>SCM415</td><td>질량</td><td>67.76 g</td></tr>
</table>

(3) 등각 보기

① 변경 가이드 플레이트 등각 보기

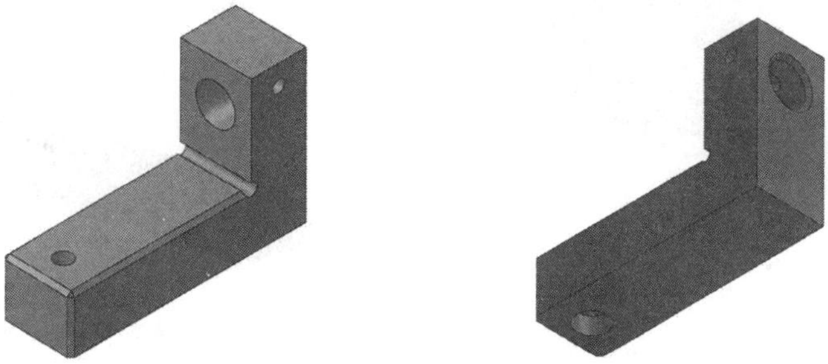

(a) 좌측 위 등각 보기　　　(b) 우측 아래 등각 보기

답안그림 3-1 변경 가이드 플레이트의 2방향의 등각 보기

② 변경 고정 조 등각 보기

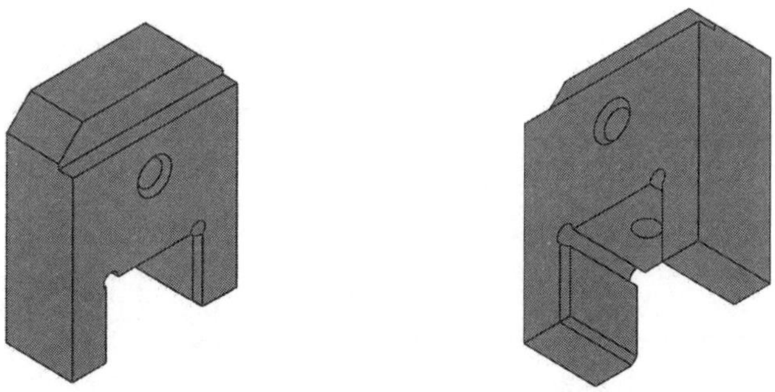

(a) 좌측 위 등각 보기　　　(b) 우측 아래 등각 보기

답안그림 3-2 변경 고정 조의 2방향의 등각 보기

③ 변경 이동 조 등각 보기

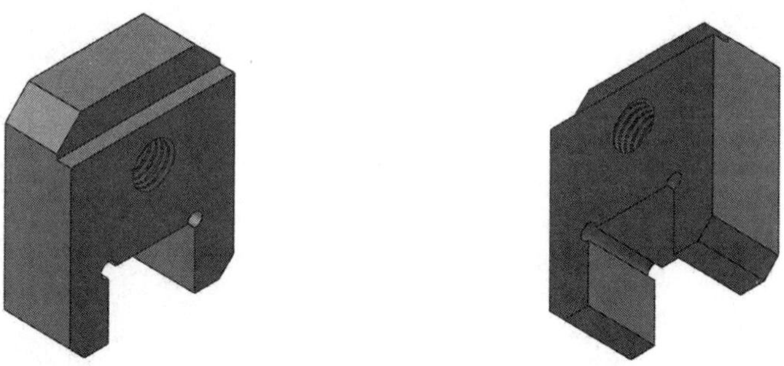

(a) 좌측 위 등각 보기　　　(b) 우측 아래 등각 보기

답안그림 3-3 변경 이동 조의 2방향의 등각 보기

④ 변경 조절나사 등각 보기

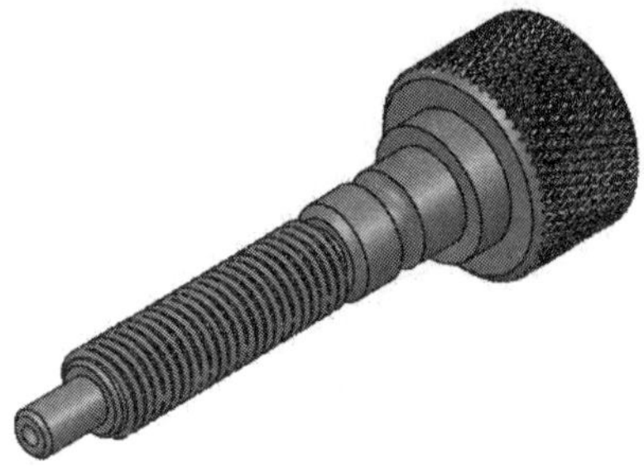

(a) 좌측 위 등각 보기

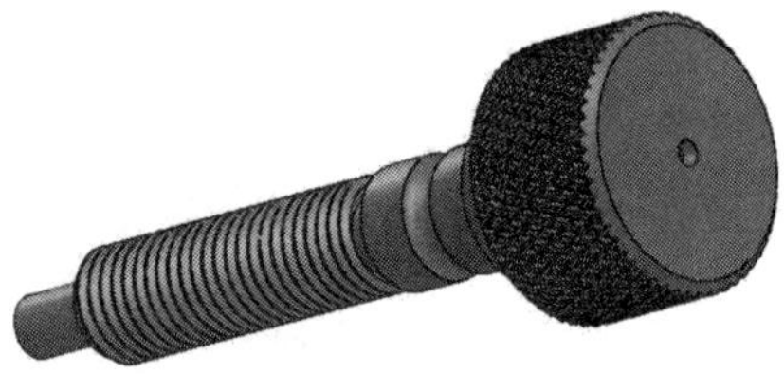

(b) 우측 위 등각 보기

답안그림 3-4 변경 조절 나사의 2방향의 등각 보기

(4) 렌더링

① 변경 가이드 플레이트 렌더링

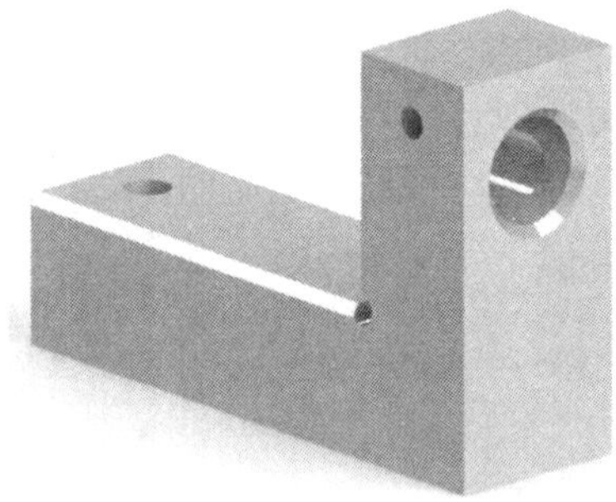

답안그림 4-1 변경 가이드 플레이트의 렌더링

② 변경 고정 조 렌더링

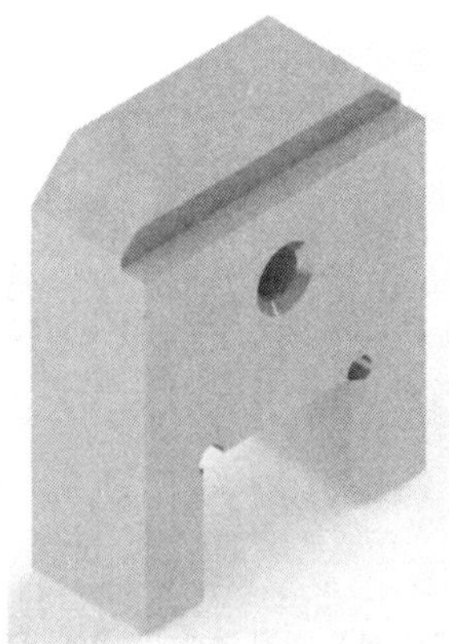

답안그림 4-2 변경 고정 조의 렌더링

③ 변경 이동 조 렌더링

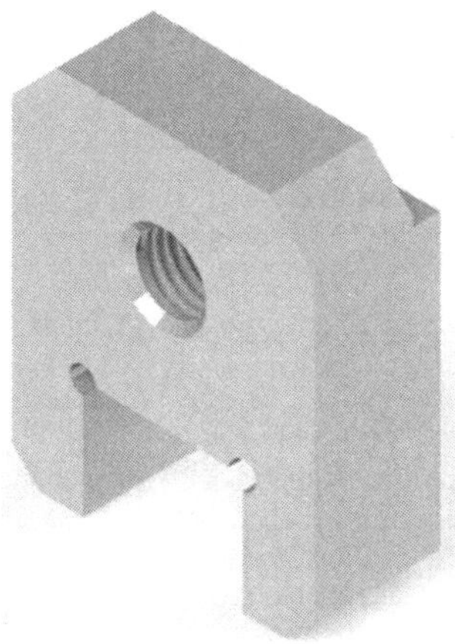

답안그림 4-3 변경 이동 조의 렌더링

④ 변경 조절 나사 렌더링

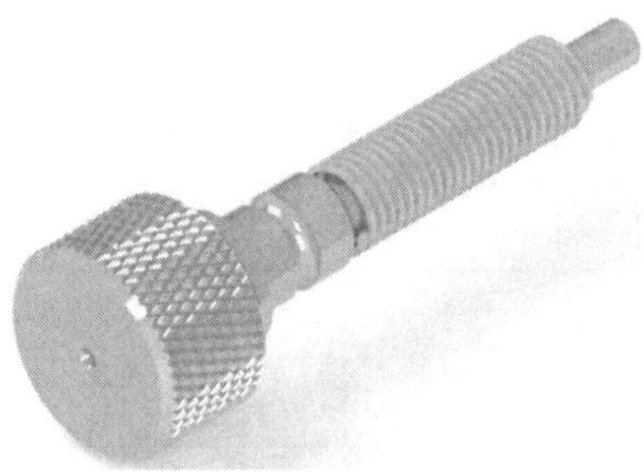

답안그림 4-4 변경 조절 나사의 렌더링

자율평가 결과 점검표

학습자 성명 :	평가 날짜 :
평가 제목 : 미니바이스 부품의 형상모델링	

		성취 수준		
		일치하지 못했음	일치했음	일치하지 못한 이유
가이드 플레이트	질량 일치			
	등각 보기			
	렌더링			
고정 조	질량 일치			
	등각 보기			
	렌더링			
이동 조	질량 일치			
	등각 보기			
	렌더링			
조절 나사	질량 일치			
	등각 보기			
	렌더링			

성취수준 : 위의 모든 항목에 대해 “일치했음”, 즉 완성도 100%로 답하여야 합니다. 만일 “일치하지 못했음”에 답을 했다면 치수나 재질이 틀리다는 의미이므로 그 원인을 찾는 것이 좋을 것입니다. 본인의 치수나 재질이 맞다고 생각하면 일치하지 않아도 좋지만 그 이유를 이유란에 적고 확실한지 다시 한번 확인하십시오.

2 조립 및 분해 형상모델링

2-1 학습준비

2-1-1 작업 과제

그림 1-2-1 (a)는 바이스 부품을 조립한 모습이며 그림 1-2-1 (b)는 조립 부품을 분해한 모습이다. 이와 같은 부품 조립과 부품 분해를 작업 과제로 한다.

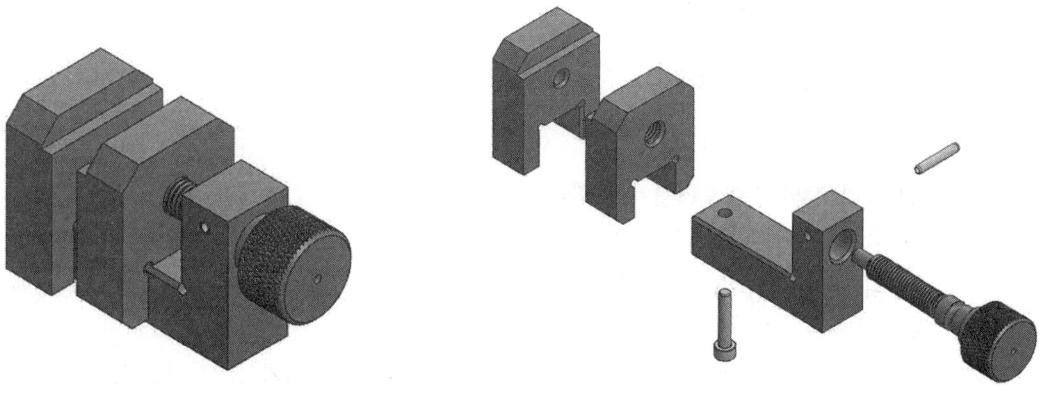

(a) 조립 모습 (b) 분해 모습

그림 1-2-1 작업 과제

2-1-2 작업 조건

(1) 조립은 앞에서 부품 형상모델링 한 부품을 이용한다.

(2) 부품 조립 후 부품간의 간섭은 없는지 체크한다.

(3) 부품 조립 후 흑백으로 출력 시 잘 나타나도록 렌더링 작업을 한다(배경 처리는 생략한다).

(4) 조립도의 특징이 가장 잘 나타나는 등각 축을 2개 선택하여 등각 이미지를 2개씩 나타낸다(단, 조립도 단면하여 나타내지 않는다).

2-2 학습 활동

2-2-1 조립 형상모델링

(1) 작업준비하기

수행 : 어셈블리 화면 들어가기

① 풀다운 메뉴에서 새로 만들기 아이콘을 선택한다.
② 어셈블리를 선택한다.

(2) 가이드 플레이트 부품 삽입하기

수행 : 부품 모델 불러오기

① 부품 삽입을 클릭한다.
② 어셈블리 창의 찾아보기를 클릭한다.
③ 가이드 플레이트 파일이 창에 있으면 더블 클릭하고 Drag & Drop으로 부품을 어셈블리 창에 갖다 놓는다. 없는 경우는 뷰 팔레트에서 부품을 찾아서 어셈블리 창에 갖다 놓는다.
④ 마우스의 오른쪽 버튼을 눌러 메뉴가운데 "자유롭게 움직이기"를 선택한다.
⑤ 가이드 플레이트 상의 정면과 어셈블리 정면이 일치하도록 메이트 한다.
⑥ 가이드 플레이트의 오른쪽 면과 어셈블리 우측면이 일치하도록 메이트 한다.
⑦ 가이드 플레이트 상의 윗면과 어셈블리 윗면이 일치하도록 메이트 한다.
⑧ 마우스의 오른쪽 버튼을 눌러 메뉴가운데 "고정"을 선택한다(그림 1-2-2).

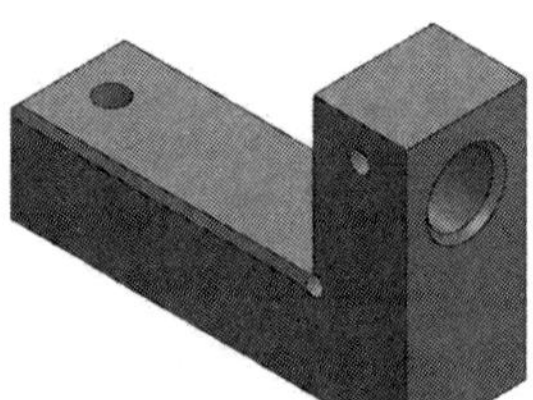

그림 1-2-2 가이드 플레이트 위치(고정)

(3) 가이드 플레이트와 고정조 조립

수행 : 고정조 부품 모델 불러오기

① 부품 삽입을 클릭한다.

② 어셈블리 창의 찾아보기를 클릭한다.

③ 고정조 파일이 창에 있으면 더블 클릭하고 Drag & Drop으로 부품을 어셈블리 창에 갖다 놓는다.

④ 또 한 번 더블 클릭하고 Drag & Drop으로 부품을 어셈블리 창에 갖다 놓는다(그림 1-2-3 (a)).

수행 : 부품간의 메이트 하기

① 어셈블리 도구상자에서 메이트 아이콘(📎)을 클릭한다.

② 가이드 플레이트의 옆면과 고정조 안 쪽 옆면을 일치로 메이트 한다.

③ 가이드 플레이트의 왼쪽 끝 면과 고정조 뒷면을 일치로 메이트 한다.

④ 가이드 플레이트의 접촉 윗면과 고정조 안쪽 밑면을 일치로 메이트 한다(그림 1-2-3 (b)).

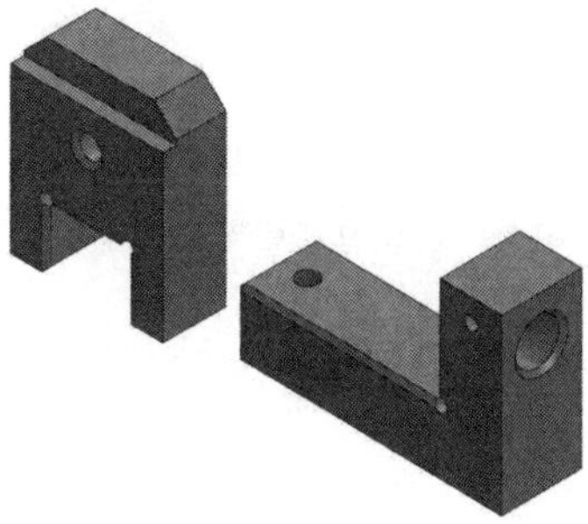

(a) 부품 불러온 상태

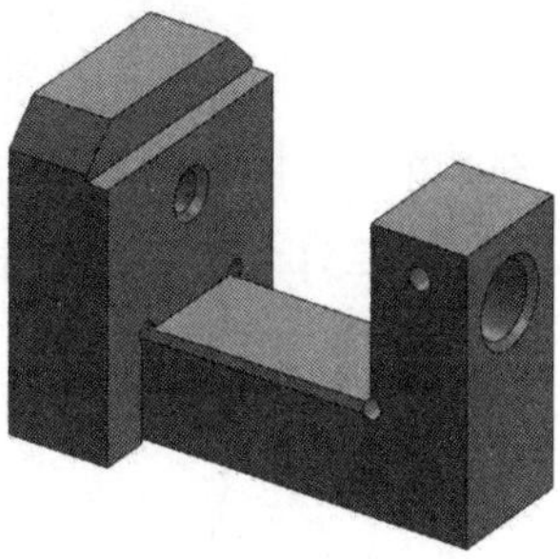

(b) 메이트 결과

그림 1-2-3 가이드 플레이트와 고정조 조립

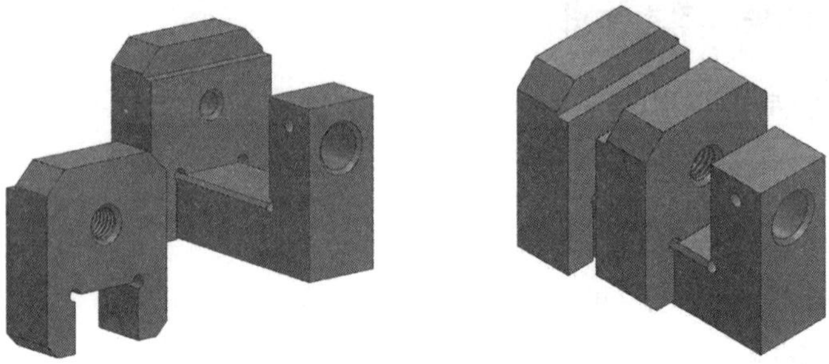

(a) 부품 불러온 상태　　　　(b) 메이트 결과

그림 1-2-4　가이드 플레이트와 이동조 조립

(4) 가이드 플레이트와 이동조 조립

수행 : 이동조 부품 모델 불러오기

① 부품 삽입을 클릭한다.

② 어셈블리 창의 찾아보기를 클릭한다.

③ 이동조 파일이 창에 있으면 더블 클릭하고 Drag & Drop으로 부품을 어셈블리 창에 갖다 놓는다.

④ 또 한 번 더블 클릭하고 Drag & Drop으로 부품을 어셈블리 창에 갖다 놓는다(그림 1-2-4 (a)).

수행 : 부품간의 메이트 하기

① 어셈블리 도구상자에서 메이트 아이콘(📎)을 클릭한다.

② 가이드 플레이트의 옆면과 이동조 안 쪽 옆면을 일치로 메이트 한다.

③ 가이드 플레이트의 접촉 윗면과 이동조 안쪽 밑면을 일치로 메이트 한다(그림 1-2-4 (b)).

(5) 조정나사 축 조립

수행 : 부품 모델 불러오기

① 부품 삽입을 클릭한다.

② 어셈블리 창의 찾아보기를 클릭한다.

③ 리드 스크류 파일이 창에 있으면 더블 클릭하고 Drag & Drop으로 부품을 어셈블리 창에 갖다 놓는다. 그림 1-2-5 (a)는 불러 온 후 모습이다.

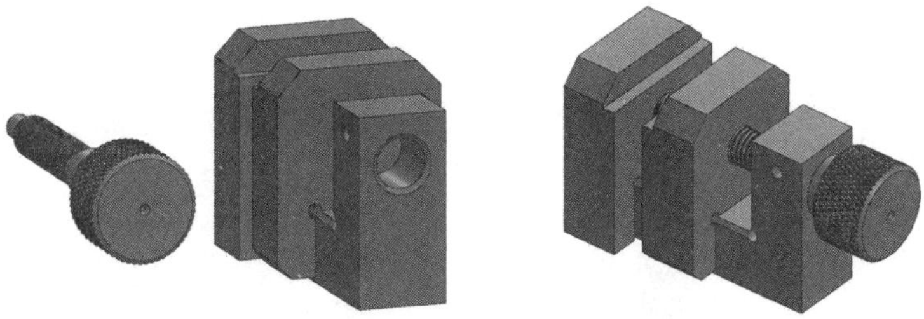

(a) 부품을 불러온 모습　　　　(b) 메이트 결과

그림 1-2-5 조정나사 축 부품 조립

수행 : 부품간의 메이트 하기

① 어셈블리 도구상자에서 메이트 아이콘(◎)을 클릭한다.

② 리드 스크류의 축 외면과 가이드 플레이트의 구멍과 동심되도록 메이트 한다. 망향이 반대이면 방향을 반대로 하고 확인한다.

③ 그림 1-2-5 (b)와 같이 브래킷의 좌측면과 회전축의 좌측면이 일치하도록 메이트 한다.

(6) 고정나사 축 멈춤 핀 조립

수행 : 설계 라이브러리에서 평행핀 가져오기

① 작업창의 오른쪽에 그림 1-2-6 (a)와 같이 설계 라이브러리(▥)를 클릭한다.

② Toolbox를 클릭한다. 만약 애드인 되지 않았다면 "지금 애드인"을 클릭한다.

③ 평행키가 KS에 있으므로 KS를 클릭한다.

④ 핀에서 모든 핀를 클릭한다.

⑤ 모든 핀 가운데 스프링 핀를 Drag & Drop으로 부품을 어셈블리 창에 갖다 놓는다.

⑥ 그림 1-2-6 (b)와 같이 스프링 핀의 사양(크기 3, 길이 18 ㎜)을 설정한다.

⑦ 확인을 클릭한다(그림 1-2-6 (c)).

수행 : 부품간의 메이트 하기

① 어셈블리 도구상자에서 메이트 아이콘(◎)을 클릭한다.

② 핀의 둥근 옆면과 리드 스크류의 스프링 핀 홈 둥근 옆면이 동심되도록 메이트 한다.

③ 스프링 핀의 옆면과 리드 스크류의 옆면과 일치하도록 메이트 한다. 결과가 그림 1-2-6 (d)이다.

④ 확인을 클릭한다.

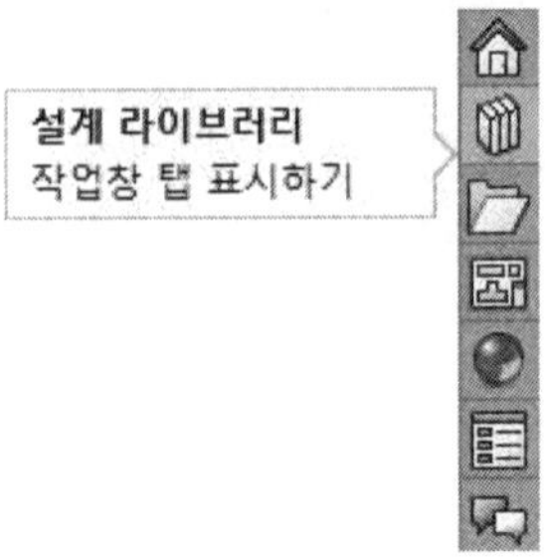

(a) 설계 라이브러리

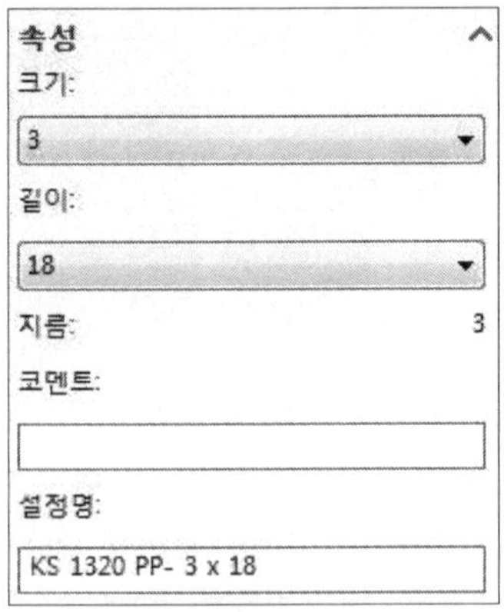

(b) 부품 속성

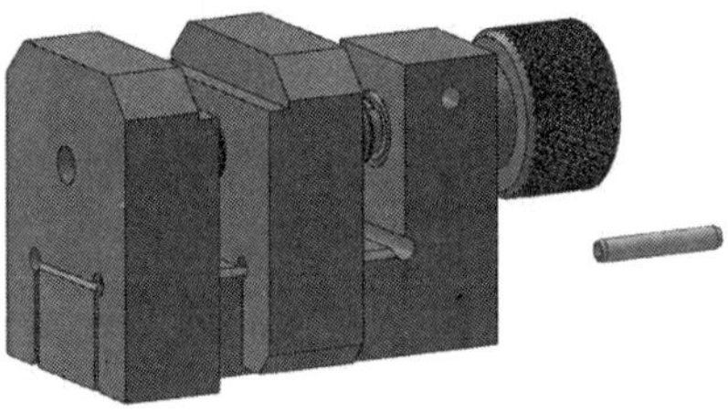

(c) 부품 불러온 모습

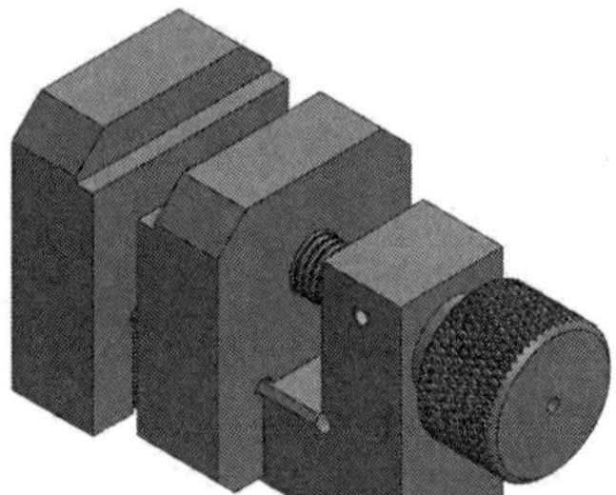

(d) 메이트 결과

그림 1-2-6 스프링 핀 부품 조립

(7) 나사 조립

수행 : 설계 라이브러리에서 볼트 가져오기

① 작업창의 오른쪽에 설계 라이브러리( )를 클릭한다.

② Toolbox를 클릭한다. 만약 애드인 되지 않았다면 애드인 시켜야 한다.

③ 볼트가 KS에 있으므로 KS를 클릭한다.

④ 볼트와 나사에서 소켓 머리 나사를 더블 클릭한다.

⑤ 소켓 머리 나사를 Drag & Drop으로 부품을 어셈블리 창에 갖다 놓는다.

⑥ 그림 1-2-7 (a)와 같이 소켓 머리 나사의 사양(M4×20×20-C)을 설정한다.

⑦ 확인을 클릭한다(그림 1-2-7 (b)).

수행 : 부품간의 메이트 하기

① 어셈블리 도구상자에서 메이트 아이콘( )을 클릭한다.

② 소켓 머리 나사의 나사부분과 가이드 플레이트 카운터 보어 구멍과 동심되도록 메이트 한다. 방향이 반대일 경우는 방향을 바꿔주도록 한다.

③ 소켓 머리 나사 머리의 밑면과 가이드 플레이트 카운터 보어의 자리 파기 밑면과 일치하도록 메이트 한다(그림 1-2-7 (c)).

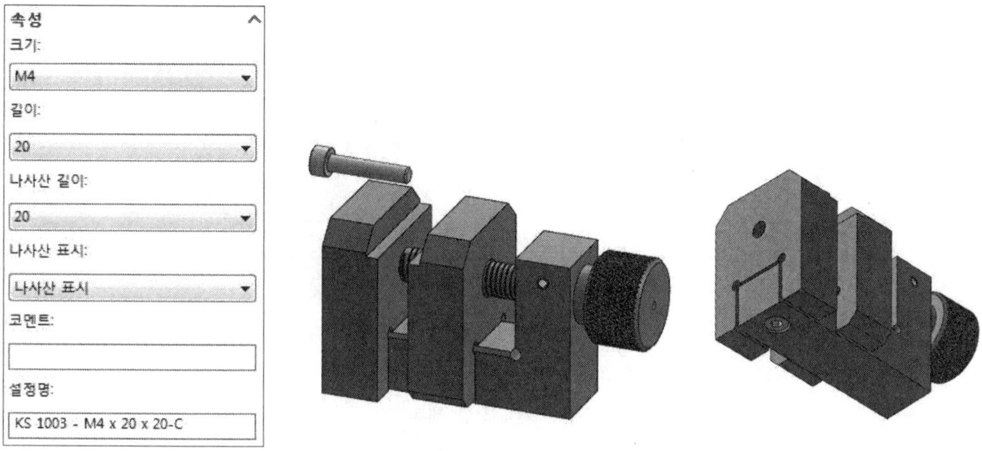

(a) 볼트 속성 (b) 부품 불러온 모습 (c) 메이트 결과

그림 1-2-7 소켓 머리 나사 부품 조립 과정

(8) 저장하기

수행 : 최종 형상 저장하기

① 저장 도구( )에서 다른 이름으로 저장하기를 클릭한다.

② 저장할 디렉토리를 정하고 파일이름을 "미니 바이스"로 한다.

③ 저장 버튼을 클릭한다.

2-2-1-1 부품 간의 간섭 체크

생각하기 : 부품간의 간섭체크는 왜 해야 하는가?

장치나 장비의 조립 시 현장에서 부품 치수오차로 인해 조립이 되지 않으면 재가공 재설계를 하여야 하므로 부품의 크기가 커지면 경제적 손실이 매우 크다. 이러한 것을 방지하기 위해 설계단계에서 부품간의 간섭을 체크하는 것이다. 즉, 장비나 장치의 부품 조립 시에 발생할 수 있는 문제를 예방함으로써 경제적 손실을 방지하는데 목적이 있다.

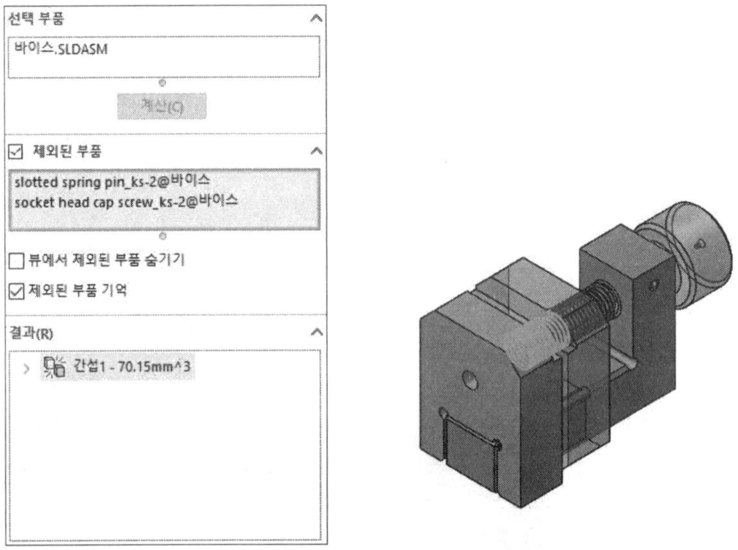

(a) 간섭 체크 결과 (b) 간섭 있는 경우

그림 1-2-8 간섭 체크

수행 : 부품간의 간섭 체크하기

① 계산 탭에서 간섭탐지 도구( )을 선택한다.

② 속성 창이 나타나며 여기서 선택 부품이 "미니 바이스"인지 확인한다.

③ 제외된 부품은 간섭과는 연관 없는 조립 나사와 평행핀을 선택한다.

④ 옵션에서 "간섭 파트 투영 표시"를 체크한다.

⑤ 선택부품 밑의 계산을 클릭한다.

⑥ 그림 1-2-8 (a)와 같이 간섭 결과가 나타나는데 여기서는 그림 1-2-8 (b)와 같이 간섭 상태가 조절 나사와 이동 조 사이에 간섭이 있는 것으로 나타난다. 이런 경우는 나사 결합이 잘못된 것으로 나사의 크기만 같으면 실제 결합에서는 문제없는 것으로 신경 쓰지 않아도 되는 사항이다.

⑦ 확인 버튼을 클릭한다.

2-2-1-2 등각 보기

생각하기 : 조립도를 명확하게 보여기 위해서는 어떻게 하면 좋을까?

조립도는 여러 부품들이 조립되어 장치 또는 기구가 생성되는 것이기 때문에 조립의 상태를 잘 보여주기 위해서는 좌측 위 등각방향과 우측 밑 등각방향으로 표현해야 명확한 전달될 수 있다.

수행 : 등각 View 설정하기

① 뷰 방향( )을 클릭한다.

② 첫 번째는 그림 1-2-9 (a)와 같이 등각 보기를 선택한다.

③ 두 번째는 그림 1-2-9 (b)와 같이 등각 보기를 선택한다.

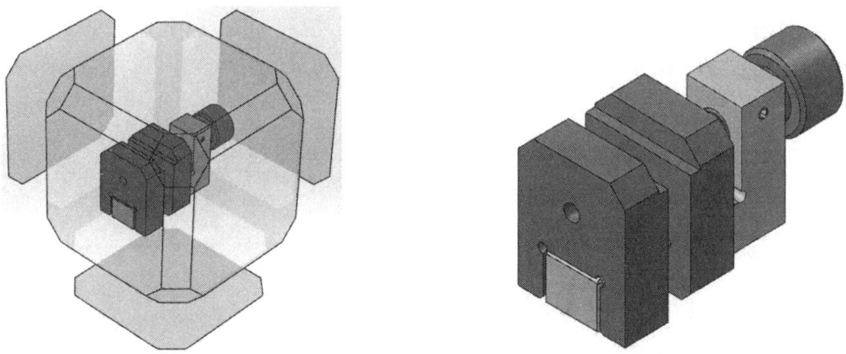

(a) 좌측 위 등각 보기

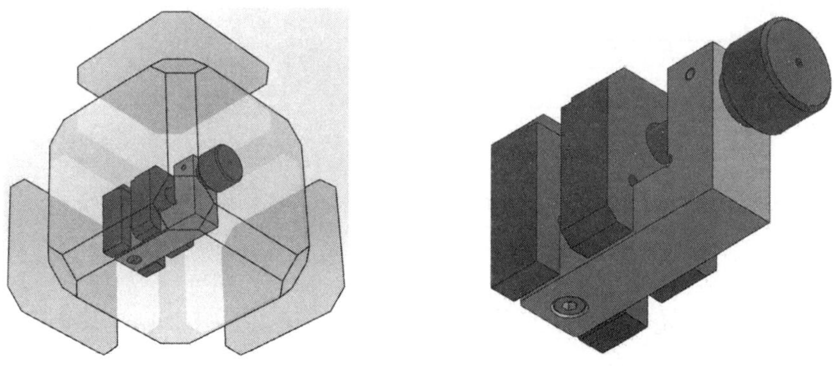

(b) 우측 밑 등각 보기

그림 1-2-9 조정나사 회전축의 2방향의 등각 보기

2-2-1-3 렌더링

수행 : 표현 편집하기

① 부품 편집 화면의 표현 편집( )을 선택한다.

② 고급을 선택하고 색상/이미지를 클릭하여 색을 표준으로 한다.

③ 광도를 선택하고 확산도, 반사도 및 반사율을 1로 설정한다.

수행 : 화면 편집하기

① 화면 편집( )을 선택하고 기본의 배경을 없음으로 한다.

② photoView 360 조명을 선택하고 배경 밝기와 렌더링 밝기, 화면 반사율 및 환경 회전을 미리 보기 창에서 그림 1-2-10 (a)와 같이 렌더링 모습을 보고 원하는 렌더링 모습이면 확인을 클릭한다.

③ 미리 보기 창에서 저장을 누르고 렌더링 파일은 그림 파일(*.jpg)로 파일 이름을 "렌더링_바이스"로 저장한다(그림 1-2-10 (b)).

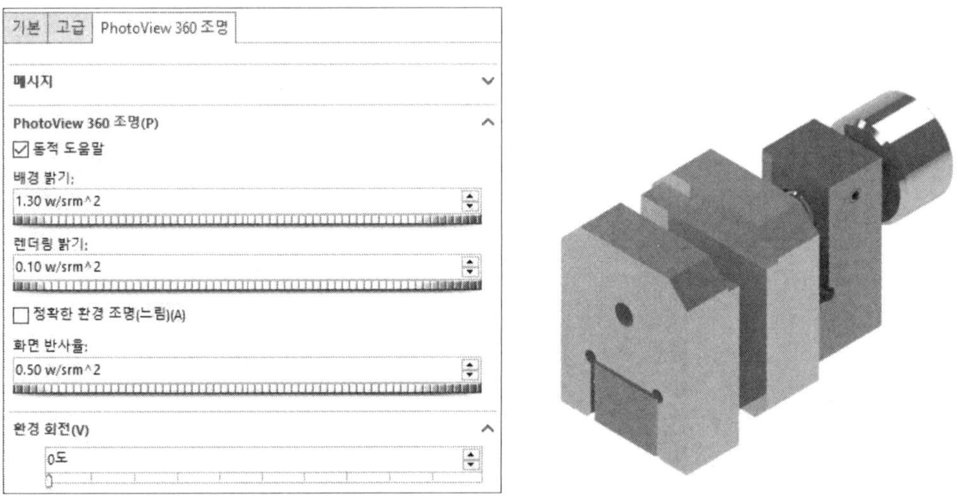

(a) 광도 편집 (b) 렌더링 결과

그림 1-2-10 렌더링 설정 및 결과 모습

2-2-2 분해 형상모델링

(1) 작업준비하기

수행 : 분해도 선택

① 어셈블리 탭에서 분해도( )를 선택한다.

(2) 볼트나사 분해하기

수행 : y축 방향 분해

① 분해도 창에서 분해 하고자 하는 볼트 나사를 클릭한다.

② 그림 1-2-11 (a)와 같이 분해할 방향(분해 창의 y축 방향)을 선택한다. 방향이 반대이면 분해도 창의 화살표를 클릭하고 분해 거리는 40 ㎜로 한다.

③ '적용'을 누르고 적절한 거리인지 확인한다.

④ 거리가 확정되면 완료를 클릭한다(그림 1-2-11 (b)).

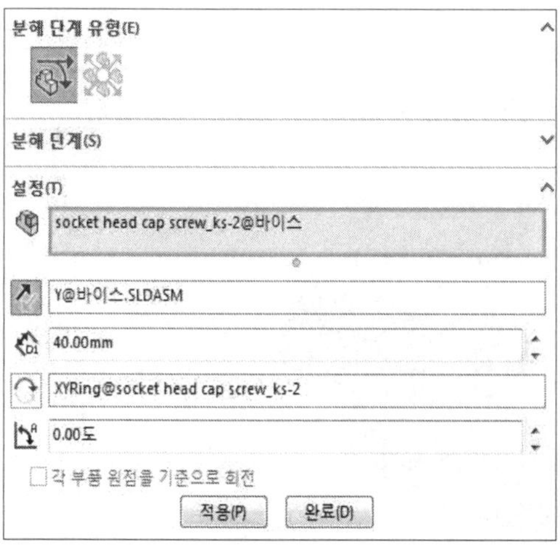

(a) 속성 창

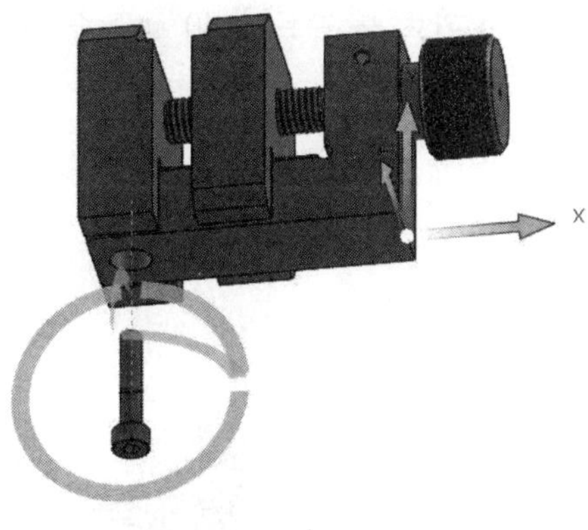

(b) Y축 방향 분해

그림 1-2-11 볼트 나사 분해 과정

(3) 스프링 핀 분해하기

수행 : z축 방향 분해

① 분해도 창에서 분해 하고자 하는 스프링 핀을 클릭한다.
② 분해할 방향(분해 창의 z축 방향)을 선택한다. 방향이 반대이면 분해도 창의 화살표를 클릭하고 분해 거리는 50 ㎜로 다.
③ '적용'을 누르고 적절한 거리인지 확인한다.
④ 거리가 확정되면 완료를 클릭한다(그림 1-2-12).

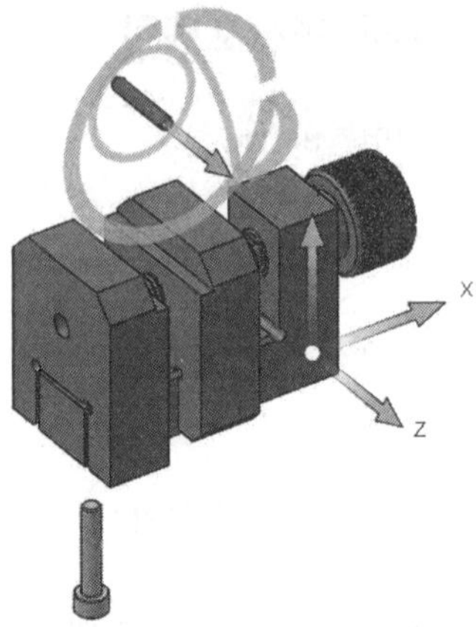

그림 1-2-12 스프링 핀 분해 과정

(4) 고정조 분해하기

수행 : x축 방향 분해

① 분해도 창에서 분해 하고자 하는 고정조를 클릭한다.
② 분해할 방향(분해 창의 x축 방향)을 선택한다. 방향이 반대이면 분해도 창의 화살표를 클릭한다.
③ 분해 거리는 80로 한다.
④ 적용"을 누르고 적절한 거리인지 확인한다.
⑤ "완료"를 누르면 80 ㎜ x축 방향으로 고정조의 분해가 확정된다(그림 1-2-13).

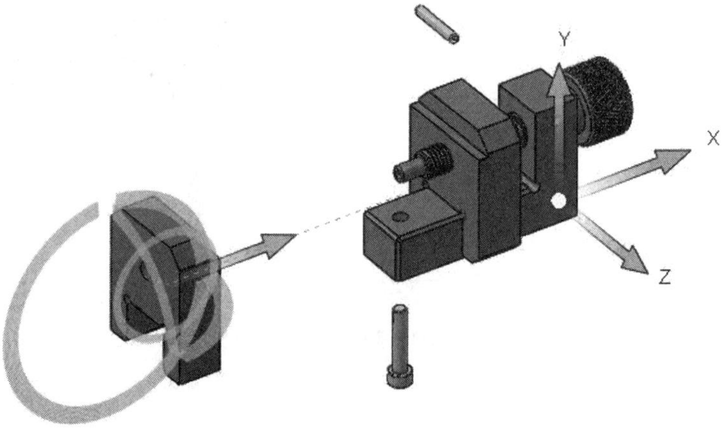

그림 1-2-13 고정조 분해 결과

(5) 이동조 분해하기

수행 : x축 방향 분해

① 분해도 창에서 분해 하고자 하는 이동조를 클릭한다.

② 분해할 방향(분해 창의 x축 방향)을 선택한다. 방향이 반대이면 분해도 창의 화살표를 클릭한다.

③ 분해 거리는 60 ㎜로 한다.

④ "적용"을 누르고 적절한 거리인지 확인한다.

⑤ "완료"를 누르면 60 ㎜ x축 방향으로 이동조의 분해가 확정된다(그림 1-2-14).

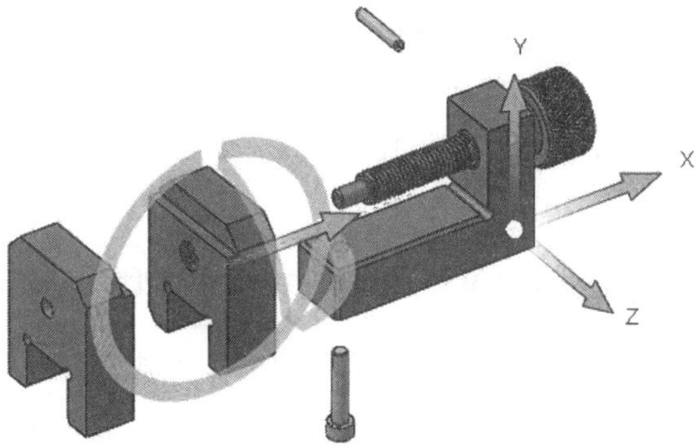

그림 1-2-14 이동조 분해 과정

(6) 조정나사 분해하기

수행 : x축 방향 분해

① 분해도 창에서 분해 하고자 하는 조정나사를 클릭한다.

② 분해할 방향(분해 창의 x축 방향)을 선택한다.

③ 분해 거리는 640 ㎜로 한다.

④ '적용'을 누르고 적절한 거리인지 확인한다.

⑤ "완료"를 누르면 60 ㎜ y축 방향으로 조정나사 분해가 확정된다(그림 1-2-15).

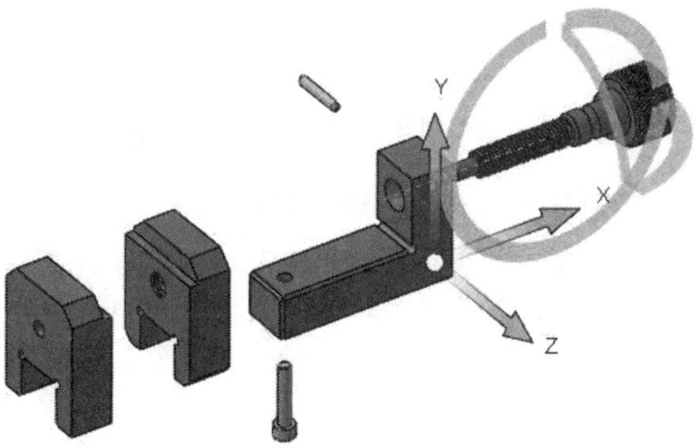

그림 1-2-15 조정나사 축 분해 과정

(7) 분해 지시선 스케치하기

수행 : 나사와 가이드 플레이트 분해 지시선 생성

① 분해도 창에서 분해 지시선 스케치( )를 클릭한다.
② 분해 대상인 볼트 나사와 가이드 플레이트를 선택한다.
③ 확인을 클릭한다.

수행 : 스프링 핀와 가이드 플레이트 분해 지시선 생성

① 분해도 창에서 분해 지시선 스케치( )를 클릭한다.
② 분해 대상인 스프링 핀과 가이드 플레이트를 선택한다.
③ 확인을 클릭한다.

수행 : 고정조와 가이드 플레이트 분해 지시선 생성

① 분해도 창에서 분해 지시선 스케치를 클릭한다.
② 분해 대상인 고정조와 가이드 플레이트를 선택한다.
③ 확인을 클릭한다.

수행 : 이동조와 가이드 플레이트 분해 지시선 생성

① 분해도 창에서 분해 지시선 스케치를 클릭한다.
② 분해 대상인 이동조와 가이드 플레이트를 선택한다.
③ 확인을 클릭한다.

수행 : 리드 스크류와 가이드 플레이트 분해 지시선 생성

① 분해도 창에서 분해 지시선 스케치를 클릭한다.
② 분해 대상인 리드 스크류와 가이드 플레이트를 선택한다.
③ 확인을 클릭한다(그림 1-2-16).

(8) 저장하기

수행 : **최종 형상 저장하기**

① 저장 도구()에서 다른 이름으로 저장하기를 클릭한다.
② 저장할 디렉토리를 정하고 파일이름을 "바이스"로 한다.
③ 저장 버튼을 클릭한다.

수행 : **3D 프린팅 파일 저장하기**

① 저장 도구()에서 다른 이름으로 저장하기를 클릭한다.
② 저장할 디렉토리를 정하여 확장자를 .stl으로 하고 파일이름을 "바이스"로 한다.
③ 저장 버튼을 클릭한다.

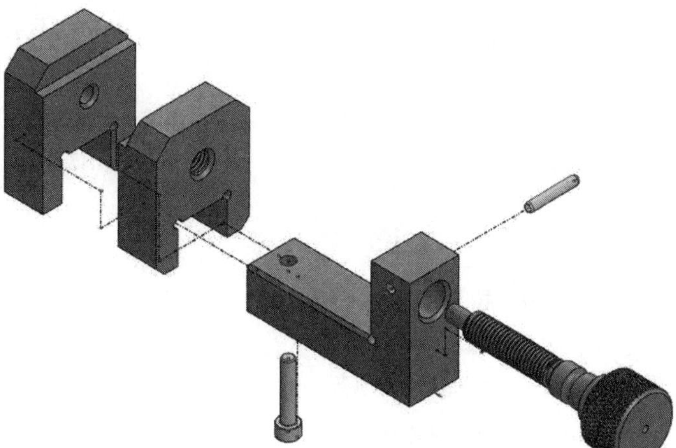

그림 1-2-16 분해 지시선의 완성 모습

2-3 학습 정리

2-3-1 조립 및 분해 형상모델링의 이력 종합정리

① 바이스의 조립 형상모델링이 그림 1-2-17과 같이 메이트에 의해 조립이 완성되었는지 확인한다. 만일 다르다면 어떤 점이 다르며 문제가 없는지를 체크한다.

② 바이스의 분해 형상모델링이 그림 1-2-18과 같이 5단계의 분해로 이루어졌는지 확인한다. 만일 다르다면 어떤 점이 다르며 문제가 없는지를 체크한다.

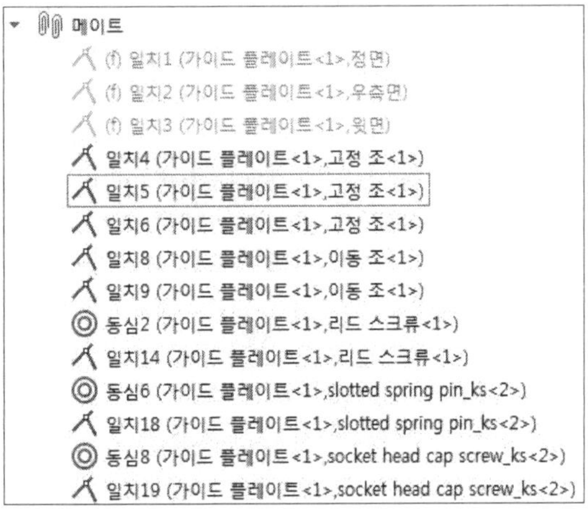
메이트
(f) 일치1 (가이드 플레이트<1>,정면)
(f) 일치2 (가이드 플레이트<1>,우측면)
(f) 일치3 (가이드 플레이트<1>,윗면)
일치4 (가이드 플레이트<1>,고정 조<1>)
일치5 (가이드 플레이트<1>,고정 조<1>)
일치6 (가이드 플레이트<1>,고정 조<1>)
일치8 (가이드 플레이트<1>,이동 조<1>)
일치9 (가이드 플레이트<1>,이동 조<1>)
동심2 (가이드 플레이트<1>,리드 스크류<1>)
일치14 (가이드 플레이트<1>,리드 스크류<1>)
동심6 (가이드 플레이트<1>,slotted spring pin_ks<2>)
일치18 (가이드 플레이트<1>,slotted spring pin_ks<2>)
동심8 (가이드 플레이트<1>,socket head cap screw_ks<2>)
일치19 (가이드 플레이트<1>,socket head cap screw_ks<2>)

그림 1-2-17 메이트 생성 이력

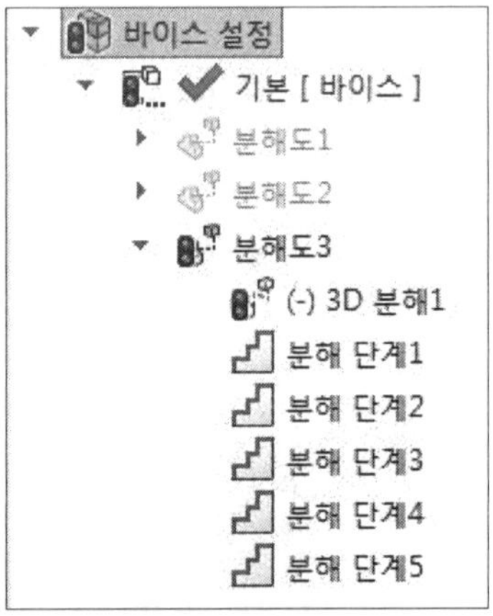

그림 1-2-18 분해 생성 이력

2-3-2 조립 형상모델의 간섭 체크 종합정리

① 계산 탭에서 간섭탐지 도구( )을 선택한다.

② 속성 창이 나타나며 여기서 선택 부품이 "바이스"인지 확인한다.

③ 제외된 부품은 고정되는 부분으로 간섭과는 연관 없는 조립 나사와 풀리를 선택한다.

④ 선택부품 밑의 계산을 클릭한다.

⑤ 결과에 간섭 상태가 나타나면 간섭 상태가 바이스 구동에 문제가 없는지 확인한다.

⑥ 확인 버튼을 클릭한다.

2-3-3 조립 형상모델의 물성치 종합정리

① 풀다운 메뉴의 도구에서 계산 탭을 클릭한다.

② 물성치( )를 클릭한다.

③ 결과에서 질량이 447.94 g이 아니라면 부품의 치수 또는 재질이 잘못된 경우이므로 체크하여 질량이 같도록 조치한다.

2-4 자율 평가

이 자율평가의 목적은 앞에서 익힌 부품의 조립 및 분해 형상모델링 과정에 사용한 기능을 다 이해하고 주어진 문제에 대한 설명이 가능한지를 확인하기 위함이다. 자기 스스로 평가 문제에 답하고 답안을 비교 평가해 봄으로써 본인의 부족한 점에 대해 파악하는 태도를 기르고 부족하다면 다른 사람의 도움을 받거나 본인 스스로 앞의 내용을 더욱 자세히 학습하는 자기주도 학습에 목적이 있다.

2-4-1 자율평가 문제

그림 1-1-1의 바이스에서 부품이 다음과 같이 주어진 설계 변경 사항에 따라 다음 작업을 실시하라.

(1) 부품 설계 변경 사항

- 그림 1-1-1의 바이스 장치를 다음의 설계 조건으로 변경하라.

장치 설계 변경 조건
• 바이스에 파악할 공작물은 직육면체에 한하며 최대 고정 폭이 40 ㎜, 물림 깊이는 10 ㎜로 설계 변경하라. • 바이스의 최대 고정 폭에 맞춰 가이드 플레이트의 전체 길이를 변경하라. • 공작물의 물림 깊이를 고려하여 고정조와 이동조의 너비는 변함이 없는 것으로 하고 물림 깊이 부분만 설계 변경하라. • 고정조와 이동조의 조절나사 조립 위치는 밑면으로부터 1 ㎜ 높아지는 것으로 설계 변경하라.

- 설계 변경 요구조건과 관계되는 항목만 설계 변경을 실시하며 그 외 관련이 없는 부분은 설계 변경하지 않아야 한다.

(2) 조립 모델링도 작업

- 앞의 설계 변경 사항에 따라 변경된 3D 모델링된 부품에 대해 조립 모델링 및 분해 모델링 작업을 실시한다.
- 3D 조립 형상모델링의 간섭 체크를 행하라.
- 3D 조립 형상모델링의 물성치를 체크하라.

2-4-2 자율평가 답안

(1) 3D 형상모델도

① 조립 및 분해 형상모델링

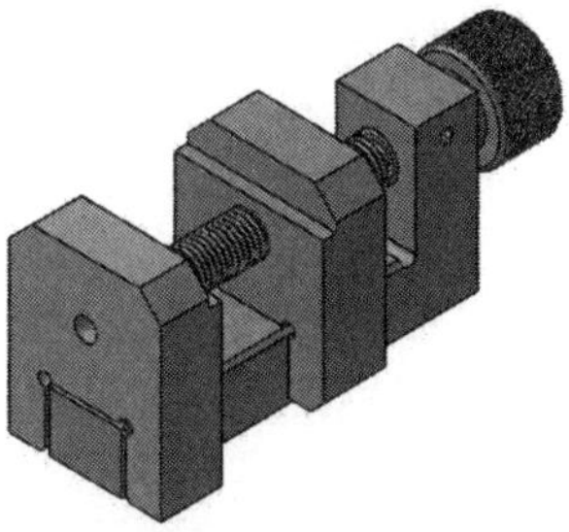

답안그림 1-1 조립 형상모델

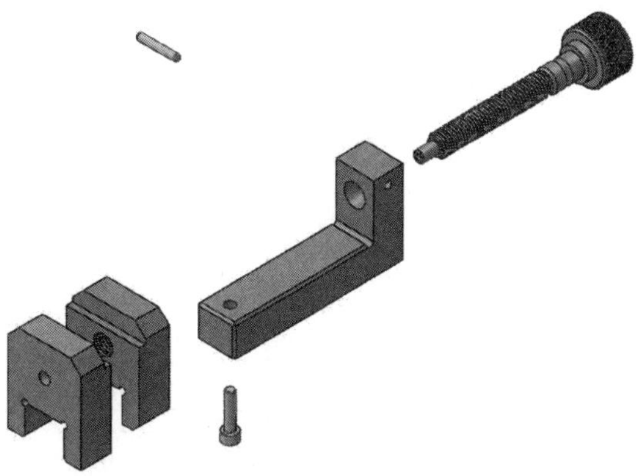

답안그림 2-1 분해 형상모델

(2) 3D 형상모델의 간섭 체크

① 계산 탭에서 간섭탐지 도구( )을 선택한다.

② 속성 창이 나타나며 여기서 선택 부품이 "자_바이스"인지 확인한다.

③ 제외된 부품은 고정되는 부분으로 간섭과는 연관 없는 조립 나사와 스프링 핀을 선택한다.

④ 선택부품 밑의 계산을 클릭한다.

⑤ 결과에 간섭 상태가 문제가 없는지 확인한다.

⑥ 확인 버튼을 클릭한다.

(3) 3D 형상모델의 물성치

① 풀다운 메뉴의 도구에서 계산 탭을 클릭한다.

② 물성치( )를 클릭한다.

③ 결과에서 질량이 530.90 g이 아니라면 부품의 치수 또는 재질이 잘못된 경우이므로 체크하여 질량이 같도록 조치한다.

자율평가 결과 점검표

학습자 성명 :	평가 날짜 :
평가 제목 : 미니 바이스의 부품 조립 및 분해 형상모델링	

	성취 수준		
	일치하지 못했음	일치했음	일치하지 못한 이유
조립 형상모델링			
분해 형상모델링			
간섭 체크			
질량 일치			

성취수준 : 위의 모든 항목에 대해 "일치했음", 즉 완성도 100%로 답하여야 합니다.

만일 "일치하지 못했음"에 답을 했다면 치수나 재질이 틀리다는 의미이므로 그 원인을 찾는 것이 좋을 것입니다. 본인의 치수나 재질이 맞다고 생각하면 일치하지 않아도 좋지만 그 이유를 이유란에 적고 확실한지 다시 한번 확인하십시오.

3 도면 작성

3-1 학습준비

3-1-1 관련 지식

3-1-1-1 금속재료의 열처리

금속재료는 기계가공을 한 후에 열처리를 통해서 원하는 기계적 성질을 얻게 된다. 모든 강재가 열처리가 가능한 것이 아니기 때문에 기계장치의 용도와 기능 등 특성에 따라서 알맞은 금속을 선택하고 그에 맞는 열처리를 하는 것이 중요하다.

(가) 담금질(quench-hardening)

강재의 성질을 강하고 경하게 하기 위하여 일정한 온도로 가열한 후 급랭시키는 열처리 법으로 '퀜칭'이라고도 한다.

(나) 표면 경화 열처리

㈀ 침탄

저 탄소강의 표면에 탄소를 표면에 침투시켜 고탄소강으로 만들고 이를 담금질하면 탄소가 침투된 표면만 경하게 하는 열처리를 할 수 있다. 내부의 인성을 요하되 표면은 경도를 높일 필요가 있는 기어 등의 열처리에 사용된다.

㈁ 질화

강의 표면에 질소를 침투시켜 경도를 높이는 화학적인 표면 경화법이다.

㈂ 화염경화 담금질

산소-아세틸렌 등의 가스 불꽃으로 강재를 가열한 후 급랭하여 표면을 경화시키는 방법이다.

㈃ 고주파 담금질

고주파 전류를 이용하여 강재의 표면을 급속히 가열한 후 급랭하여 표면을 경화시키는 방법이다.

(다) 재료의 열처리 경도값

금속재료의 경도값과 열처리하여 얻는 경도값은 표 1-3-1과 같다.

표 1-3-1 금속재료의 열처리 경도값

명칭	재료기호	경도(HRC)	열처리 경도 (HRC)
기계구조용 탄소강	SM9CK	28~36	표면경화용
	SM15CK	30~38	
	SM20CK	32~40	
	SM30C	36~45	화염경화 43~50
	SM35C	38~48	
	SM40C	40~50	화염경화 55~60
	SM45C	43~53	
	SM50C	44~55	
	SM55C	46~58	화염경화 60~63
회주철	GC100	42~48	고주파경화
	GC150	42~48	
	GC200	42~48	
	GC250	42~48	
	GC300	43~48	화염경화
	GC350	48~52	
탄소강 주강	SC360	31~39	
	SC410	33~41	담금질 50±2
	SC450	34~43	
탄소강 단조강	SF390		55±2
크롬몰리브덴강	SCM415	30~38	표면경화용
	SCM420	32~41	
	SCM822	33~41	
	SCM430	36~45	고주파, 화염경화 50~55
	SCM432	37~46	고주파경화
니켈크롬강	SNC415		표면경화용, 침탄 후 화염경화 58~62
	SNC631	42~50	화염경화 55~60
니켈크롬몰리브덴강	SNCM415	30~38	표면경화용, 침탄 52~55
탄소공구강	SNCM431	36~46	화염경화 52~57
	STC3		60±2

3-1-1-2 나사의 치수 기입방법

나사의 치수 기입법은 그림 1-3-1과 같이 수나사의 봉우리 또는 암나사의 골밑으로부터 지시선을 끌어내어 표기한다. 나사의 치수 기입에 포함되는 정보는 “나사산의 감기 방향”, “나사산의 줄 수”, “나사의 호칭”, “나사의 등급” 등이 있다.

나사산의 감김 방향은 왼 나사의 경우에는 “좌”의 문자로 나타내고 오른 나사의 경우는 일반적이라 따로 표시하지는 않는다. “좌” 대신에 “L”을 사용할 수 있다. 나사산의 줄 수는 외줄 나사의 경우는 붙이지 않지만, 나사산의 줄 수가 복수일 때는 반드시 2줄, 3줄 등으로 붙인다.

나사의 등급은 표 1-3-2와 같이 나타내며 특히 암나사와 수나사를 동시에 표시할 경우는 암나사 등급/수나사 등급과 같이 표시하며 나사 종류별 나사의 호칭방법은 표 1-3-3과 같다.

예를 들어 그림 1-3-1 (a)와 같은 나사 등급은 왼나사 2줄이며 미터 가는 나사로서 호칭지름이 30 ㎜, 피치 2 ㎜, 등급이 2인 것을 의미한다. 그림 1-3-1 (b)와 같은 나사 등급은 호칭번호 4번이고 나사산이 1인치당 40개인 보통 유니파이나사로 등급이 2A라는 의미이다.

그림 1-3-1 (c)와 같은 나사 등급은 왼나사 1줄 미터 보통나사로서 호칭지름이 10 ㎜이고 암나사(너트)의 등급이 2이며 수나사(볼트)의 등급이 1인 것을 의미한다.

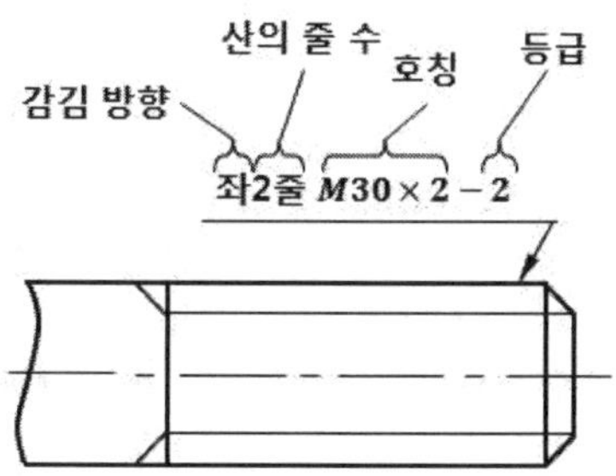

(a) 좌2줄 미터 가는 나사 (M30×2) 2급

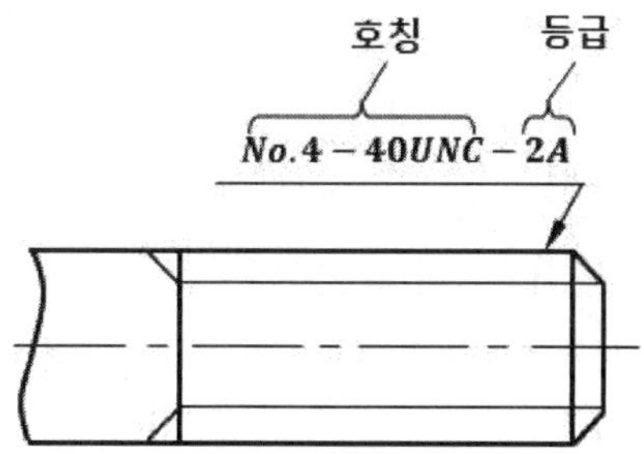

(b) 우1줄 유니파이 보통 나사 (No.4-40UNC) 2A급

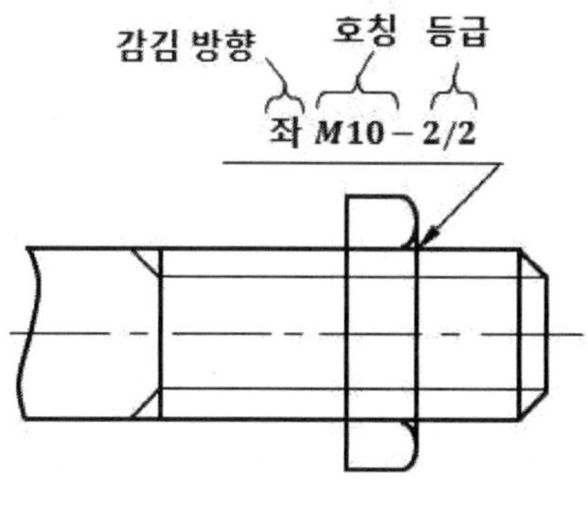

(c) 좌1줄 미터 보통 나사 너트 2급, 볼트 1급

그림 1-3-1 나사의 치수 기입 방법

표 1-3-2 나사의 등급 표시 방법

나사의 종류	미터나사 등			유니파이나사(3)						관용 평행나사	
등급	1급	2급	3급	3A급	3B급	2A급	2B급	1A급	1B급	A급	B급
표시 방법	1	2	3	3A	3B	2A	2B	1A	1B	A	B

주: (3) A는 수나사, B는 암나사를 나타낸다.

표 1-3-3 나사의 종류별 나사의 호칭방법

구분	나사의 종류		나사의 종류를 표시하는 기호	나사의 호칭에 대한 표시 방법의 예	관련 규격
일반용	미터 보통나사		M	M8	KS B0201
	미터 가는나사(1)			M8×1	KS B0204
	유니파이 보통나사		UNC	3/8-16 UNC	KS B0203
	유니파이 가는나사		UNF	No.8-36 UNF	KS B0206
	30° 사다리꼴나사		TM	TM18	KS B0227
	29° 사다리꼴나사		TW	TW20	KS B0226
	관용 테이퍼나사	테이퍼나사	PT	PT3/4	KS B0222
		평행암나사 (2)	PS	PS3/4	
	관용 평행나사		PF	PF1/2	KS B0221
특수용	박강전선관나사		C	C15	KS B0223
	자전거나사	일반용	BC	BC3/4	KS B0224
		스포크용		BC2.6	
	미싱나사		SM	SM1/4 산 40	KS B0225
	전구나사		E	E100	KS C7702
	자동차용 타이어 공기밸브나사		TV	TV8	KS B9407
	자전거용 타이어 공기밸브나사		CTV	CTV8 산 30	

주: (1) 특별히 가는 나사임을 뚜렷하게 나타낼 필요가 있을 때는 피치 또는 산의 수 다음에 "가는 눈"의 글자를 ()안에 넣어서 기입할 수 있다.

(2) 이 평행 암나사는 테이퍼 수나사에 대해서만 사용한다.

3-1-2 작업 과제

3-1-2-1 조립도

앞에서 완성한 미니 바이스에 대해 조립도, 분해도 및 부품도 작성을 작업 과제로 한다.

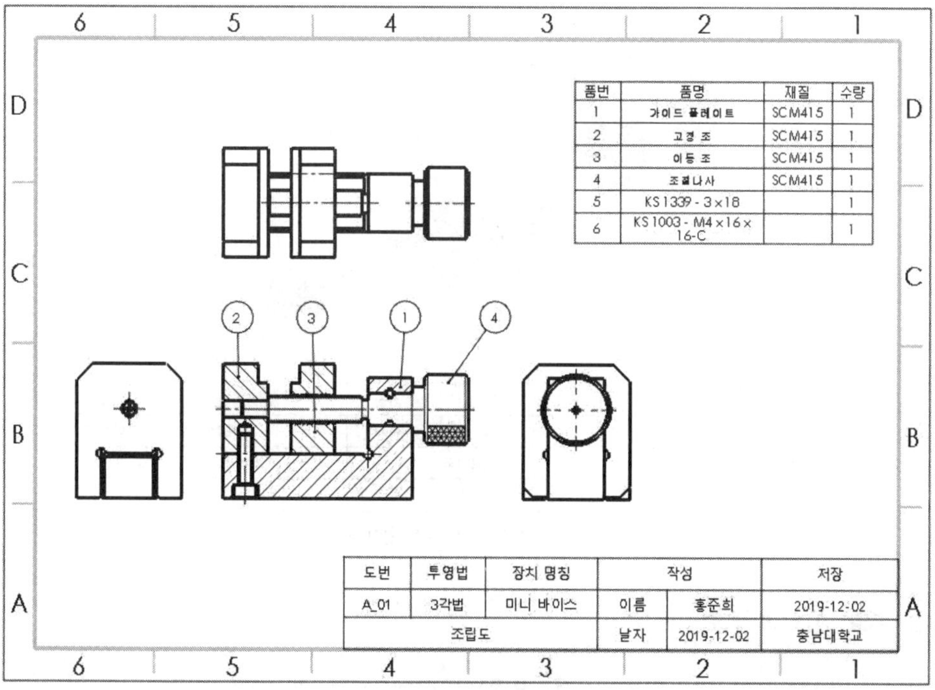

그림 1-3-2 미니 바이스 조립도

3-1-2-2 분해도

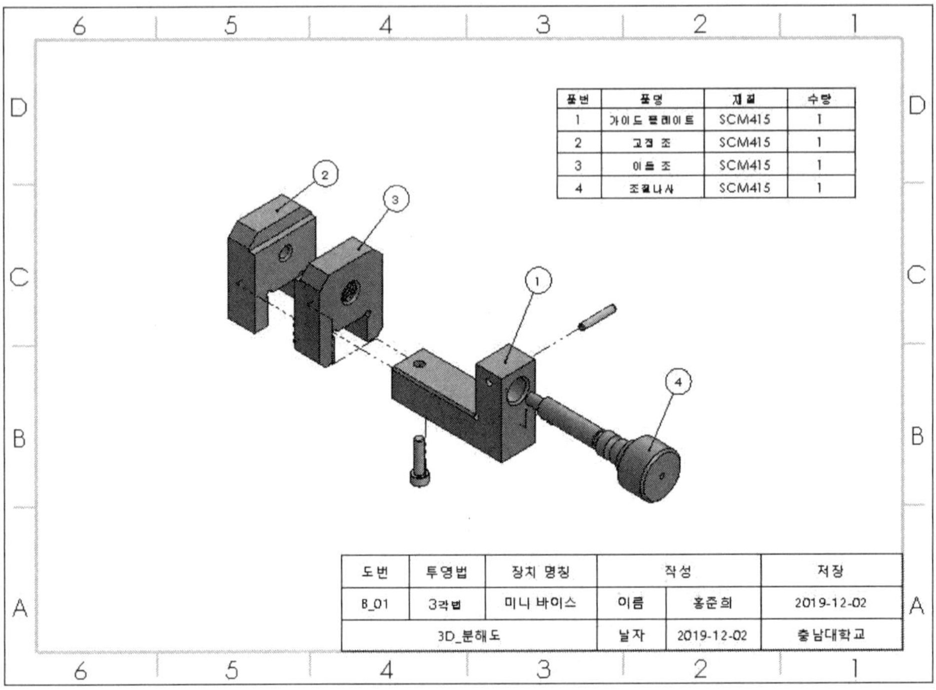

그림 1-3-3 미니 바이스 분해도

3-1-2-3 주요 2D 부품도

(1) 가이드 플레이트(Guide Plate ; ① 부품)의 설계 조건 및 가공 조건

전체 구조에서 하부에 위치하며 고정조와 결합하며 조절 나사에 의해 이동조를 안내하는 역할을 한다. 아래의 설계 조건과 가공 조건을 고려한 도면이 그림 1-3-4이다.

① 설계조건

(가) 조절나사 축 구멍(∅10 ㎜)은 조절 나사 축이 자유롭게 움직일 수 있는 헐거운 끼워 맞춤(∅10H7/g6)이 되도록 하며, 조절나사 축 구멍(∅10 ㎜)은 치수 공차 ∅10H7로 한다.

(나) 조절 나사를 위치 고정하는 고정 핀 구멍(∅3 ㎜)과 고정 핀과의 끼워 맞춤은 억지 끼워 맞춤(∅3N7/m6)으로 하며, 고정 핀 구멍(∅3 ㎜)은 치수 공차 ∅3N7로 한다.

(다) 이동 조가 가이드 플레이트 옆면을 따라 자유롭게 움직일 수 있는 헐거운 끼워 맞춤(18H7/g6)이 되도록 하며, 가이드 플레이트의 이동조 슬라이딩 옆면(18 ㎜)은 치수 공차 18g6로 한다.

(라) 데이텀은 가이드 플레이트 옆면과 조절 나사 구멍으로 한다.

(마) 가이드 플레이트 옆면에 대해 가이드 플레이트 밑면은 IT6급의 직각도를 갖는다.

(바) 조절 나사 구멍은 IT6급의 원통도를 갖는다.

(사) 조절 나사 구멍은 가이드 플레이트 옆면에 대해 IT6급의 평행도를 갖는다.

(아) 조절 나사 구멍에 대해 가이드 플레이트 밑면은 IT6급의 평행도 를 갖는다.

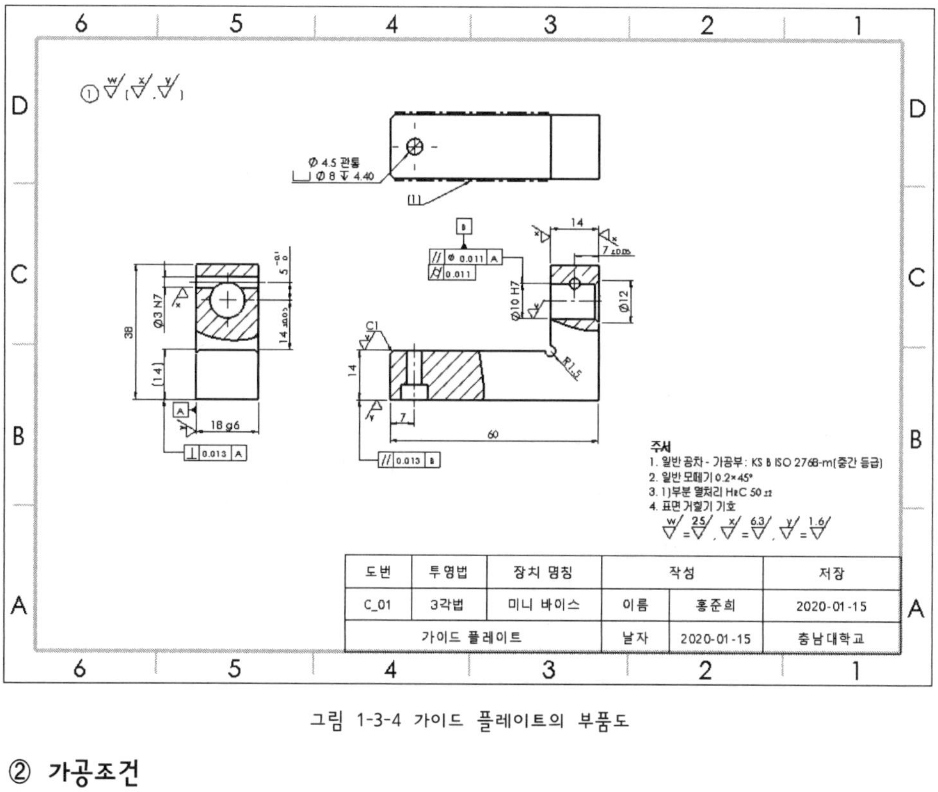

도번	투영법	장치 명칭	작성		저장
C_01	3각법	미니 바이스	이름	홍준희	2020-01-15
가이드 플레이트			날자	2020-01-15	충남대학교

그림 1-3-4 가이드 플레이트의 부품도

② 가공조건

(가) 밀링과 드릴링으로 가공한다.

(나) 슬라이드 부분의 내구성을 고려하여 열처리($H_RC50\pm2$)를 한다.

(2) 고정조(Fixed Jaw ; ②번 부품)의 설계 조건 및 가공 조건

가이드 플레이트에 고정되는 턱(jaw)을 말하며 이동조의 조절에 의해 공작물을 파악하는 역할을 한다. 아래의 설계 조건과 가공 조건을 고려한 도면이 그림 1-3-5이다.

① 설계조건

(가) 조절나사 지지 구멍(∅5 ㎜)은 조절 나사가 자유롭게 움직일 수 있는 헐거운 끼워 맞춤(∅5H7/g6)이 되도록 하며, 조절나사 지지 구멍(∅5 ㎜)은 치수 공차 ∅5H7로 한다.

(나) 고정 조가 가이드 플레이트 옆면을 따라 자유롭게 움직일 수 있는 헐거운 끼워 맞춤(18H7/g6)이 되도록 하며, 고정 조의 가이드 플레이트 슬라이딩 옆면(18 ㎜)은 치수 공차 18H7로 한다.

(다) 데이텀은 가이드 플레이트 맞닿는 고정 조 옆면과 조절 나사 지지 구멍으로 한다.

(라) 가이드 플레이트 맞닿는 고정 조 옆면에 대해 가이드 플레이트 맞닿는 고정 조 밑면은 IT6급의 직각도를 갖는다.

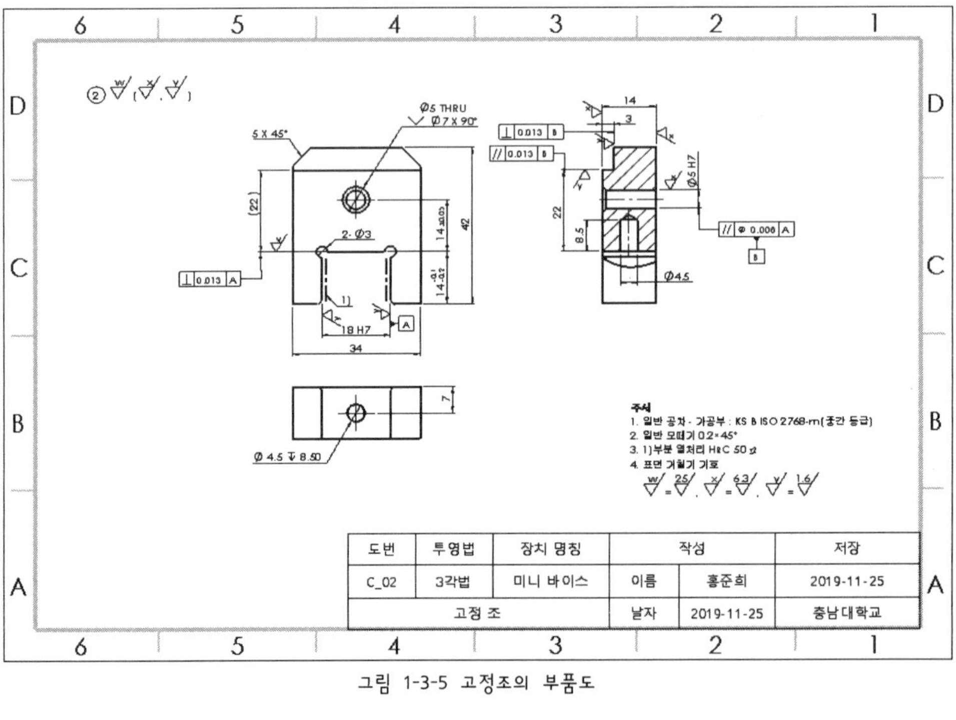

도번	투영법	장치 명칭	작성		저장
C_02	3각법	미니 바이스	이름	홍준희	2019-11-25
고정 조			날자	2019-11-25	충남대학교

그림 1-3-5 고정조의 부품도

(마) 가이드 플레이트 맞닿는 고정 조 옆면에 대해 조절 나사 지지 구멍은 IT6급의 평행도를 갖는다.

(바) 조절 나사 지지 구멍에 대해 공작물 물림 옆면은 IT6급의 직각도를 갖는다.

(사) 조절 나사 지지 구멍에 대해 공작물 물림 밑면은 IT6급의 평행도를 갖는다.

② 가공조건

(가) 밀링과 드릴링으로 가공한다.

(나) 슬라이더 부분의 내구성을 고려하여 열처리($H_RC50\pm2$)를 한다.

(3) 이동조(Movable Jaw ; ③번 부품)의 설계 조건 및 가공 조건

조절 나사에 의해 이동하여 공작물을 파악하는 역할을 한다. 아래의 설계 조건과 가공 조건을 고려한 도면이 그림 1-3-6이다.

① 설계조건

(가) 이동 조가 가이드 플레이트 옆면을 따라 자유롭게 움직일 수 있는 헐거운 끼워맞춤(18H7/g6)이 되도록 하며, 이동조의 가이드 플레이트 슬라이딩 옆면(18㎜)은 치수 공차 18H7로 한다.

(나) 데이텀은 이동 조의 가이드 플레이트 슬라이딩 옆면과 이동 조의 가이드 플레이트 슬라이딩 밑면으로 한다.

(다) 이동 조의 가이드 플레이트 슬라이딩 옆면에 대해 이동 조의 가이드 플레이트 슬라이딩 밑면은 IT6급의 직각도를 갖는다.

(라) 이동 조의 가이드 플레이트 슬라이딩 밑면에 대해 공작물 물림 옆면은 IT6급의 직각도를 갖는다.

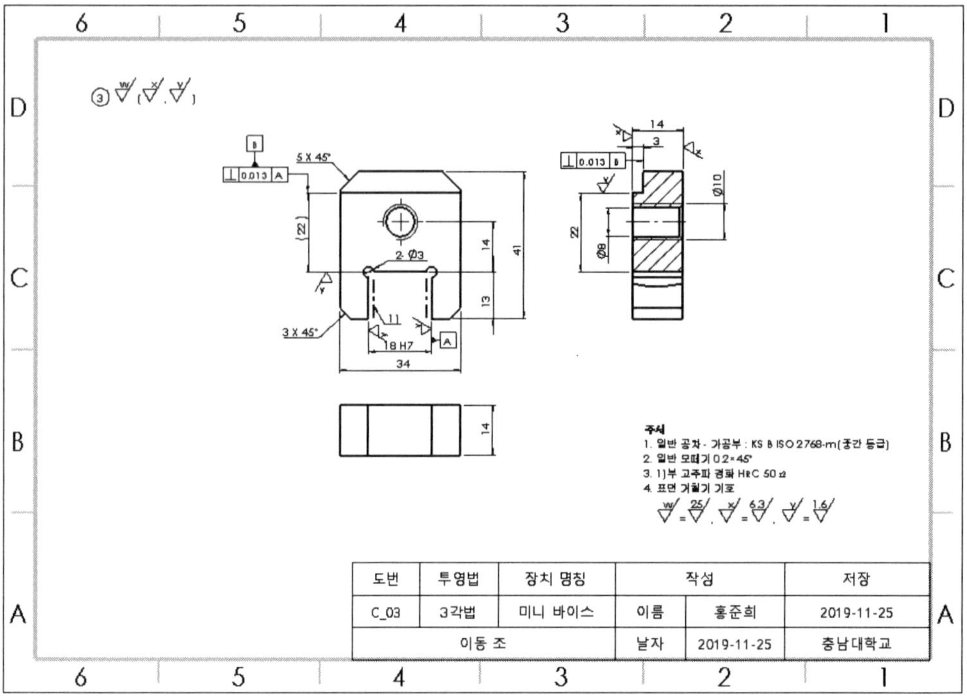

그림 1-3-6 이동 조의 부품도

② 가공조건

(가) 밀링과 드릴링으로 가공한다.

(나) 슬라이더 부분의 내구성을 고려하여 열처리($H_RC50\pm2$)를 한다.

(4) 조절 나사(Adjusting Screw ; ④번 부품)의 설계 조건 및 가공 조건

회전을 조절하는 나사산이 있는 봉으로 손으로 돌릴 수 있는 손잡이 부분이 있다. 손잡이를 돌려 이동조를 고정할 공작물 쪽으로 이동시켜 공작물을 고정하거나 공작물의 고정으로부터 벗어나게 고정과 반대 방향으로 이동시키는 역할을 한다. 아래의 설계 조건과 가공 조건을 고려한 도면이 그림 1-3-7이다.

① 설계조건

(가) 조절 나사 지지 구멍(∅5 ㎜)은 조절 나사가 자유롭게 움직일 수 있는 헐거운 끼워 맞춤(∅5H7/g6)이 되도록 하며, 조절 나사 (∅5 ㎜)의 치수 공차는 ∅5g6로 한다.

(나) 조절 나사 축 구멍(∅10 ㎜)은 조절 나사 축이 자유롭게 움직일 수 있는 헐거운 끼워 맞춤(∅10H7/g6)이 되도록 하며, 조절나사(∅10 ㎜)의 치수 공차는 ∅10g6로 한다.

(다) 조절 나사와 고정 핀가 고정 조립되는 부분의 끼워 맞춤은 조절 나사가 잘 회전되도록 치수 공차를 주어야 한다. 따라서 조절 나사의 고정 핀 통과 부분(∅3)에 대한 치수 공차는 $\phi3^{+0.2}_{+0.1}$로 한다.

(라) 데이텀은 조절 나사 지지 구멍과 맞닿는 조절 나사 원통 면으로 한다.

(마) 고정 조와 조립되는 조절 나사 원통 면은 IT6급의 원통도를 갖는다.

(바) 가이드 플레이트와 조립되는 조절 나사 지지 부분은 IT6급의 원통도를 갖는다.

(사) 가이드 플레이트와 조립되는 조절 나사 지지 부분은 고정 조와 조립되는 조절 나사 지지 부분에 대해 IT6급의 원주 흔들림을 갖는다.

② 가공조건

(가) 손잡이 부분은 널링 가공하며 빗살 널링으로 한다.

(나) 선반으로 가공하고 나사 부분의 내구성을 위해 열처리($H_RC50\pm2$)를 한다.

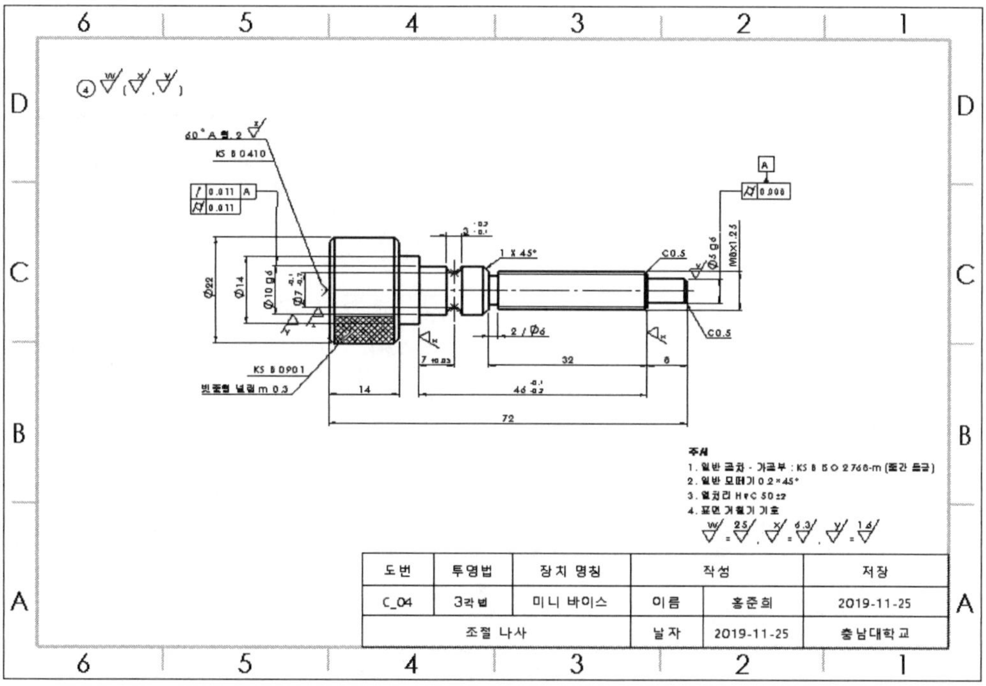

그림 1-3-7 조절나사 부품도

3-1-3 작업 조건

① 조립도는 2D로 표현한다.

② 분해도는 3D로 표현한다.

③ 그림 1-1-6(b)의 조립 부품 가운데 ①, ②, ③, ④번 부품을 도면 작성한다.

④ 도면은 제 3각법에 의해 A4 크기 영역에 적절한 크기로 한다.

⑤ 부품도는 바이스의 기능과 역할을 정확하게 이해하여 투상도, 치수, 치수공차와 끼워 맞춤 공차 기호, 기하 공차 기호, 표면 거칠기 기호 등 부품도 작성에 필요한 보든 사항을 기입한다.

⑥ 도면은 KS규격에서 정한 바에 의하고 규정되지 않은 내용은 ISO규격과 관례에 따른다.

⑦ 도면은 오른쪽 하단부에 표제란을 작성 후 도면 작성을 한다.

3-2 학습 활동

3-2-1 조립도 작성하기

(1) 작업준비하기

수행 : 도면 작성 화면 들어가기

① 풀다운 메뉴에서 새로 만들기 아이콘을 선택한다.
② 기본 모듈 가운데 도면을 선택한다.
③ 시트 형식/크기 설정 창에서 찾아보기를 클릭한다.
④ a4-landscape.slddrt를 설정하고 열기를 한다.
⑤ 확인을 클릭한다.

(2) 시트 편집하기

수행 : 표제란 없애기

① 도면 Management 탭에서 시트형식을 선택한다.
② 시트형식 탭에서 시트 편집을 선택한다.
③ 표제란 부분을 마우스로 전체 드래그 하여 삭제 영역을 정하고 키보드의 삭제 버튼을 클릭한다.
④ 확인을 클릭한다.

(3) 도면 뷰 레이아웃 하기

수행 : 도면 뷰 레이아웃 하기

① 도면 화면의 오른쪽에 그림 1-3-8 (a)와 같은 메뉴가 있다. 이 메뉴에서 뷰 팔레트를 선택하여 우측에 창을 띄운다.
② 이 창에서 위쪽의 "..."을 클릭하여 불러오고자 하는 파일 이름을 선택한다. 그러면 그림 1-3-8 (b)와 같은 내용이 창에 뜨고 여기서 정면도를 드래그해 도면 시트 화면에 갖다 놓는다.
③ 이어서 그림 1-3-8 (c)와 같이 우측면도 및 좌측면도, 평면도를 배치한다.

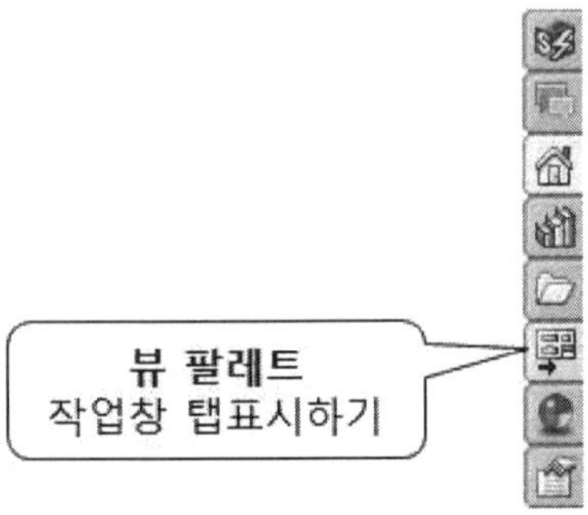

(a) 뷰 팔레트 모습

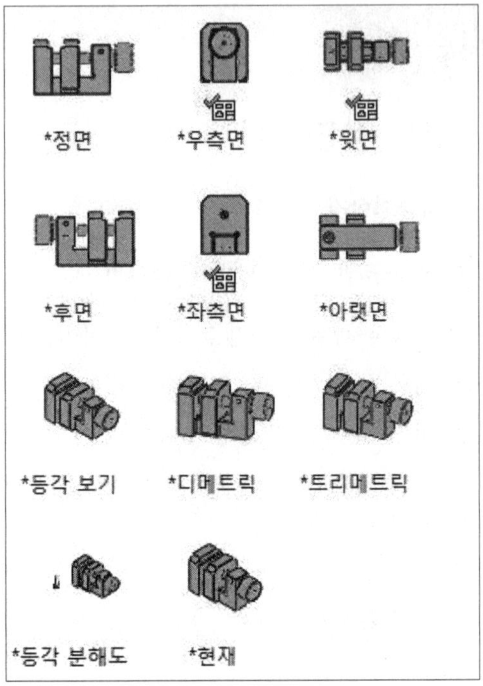

(b) 바이스의 뷰 모습

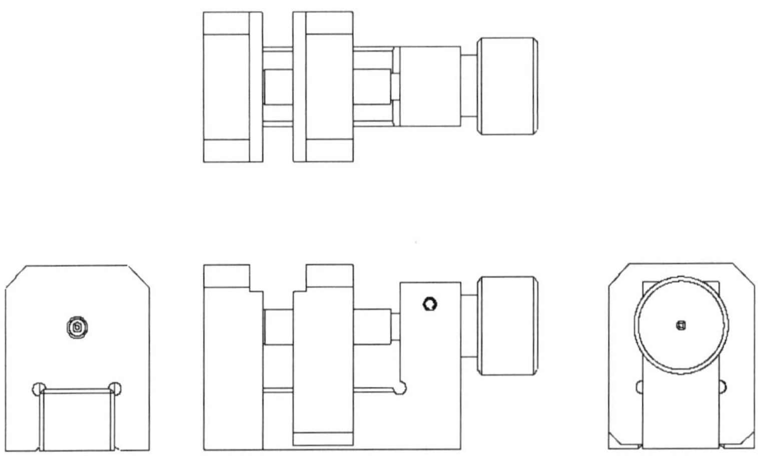

(c) 4면도 배치 모습

그림 1-3-8 바이스 뷰 레이아웃

(4) 정면도의 부분 단면도 표현하기

생각하기 : **부분 단면도의 경우 어디를 절단할 것인지?**

조절 나사와 조립된 가이드플레이트, 고정 조와 이동 조의 구멍 중심을 통과하여 조절 나사의 조립 내부를 잘 표현할 수 있도록 절단을 하면 된다.

수행 : **정면도에 대한 부분 단면도 나타내기**

① 뷰 레이아웃에서 부분 단면도 “”를 클릭한다.

② 자유곡선 스케치 도구가 나타나며 그림 1-3-9 (a)와 같이 절단 영역을 스케치한다.

③ 절단 영역을 어떻게 표현할 것인지에 대한 설정 창이 그림 1-3-9 (b)와 같이 나타나며 여기서 자동해칭과 체결기 제외를 설정하고 확인을 클릭한다.

④ 그림 1-3-9 (c)와 같이 절단 깊이 설정 창이 나타나며 여기서 물체의 절반을 자를 경우 미리 절단 깊이를 알아놓고 그 깊이를 입력해야 하는데 여기서는 17 ㎜를 입력한다.

⑤ 확인을 클릭한다(그림 1-3-10).

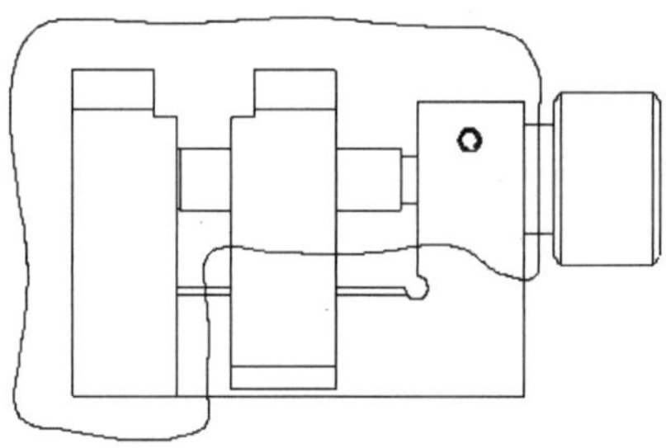

(a) 절단선 표시

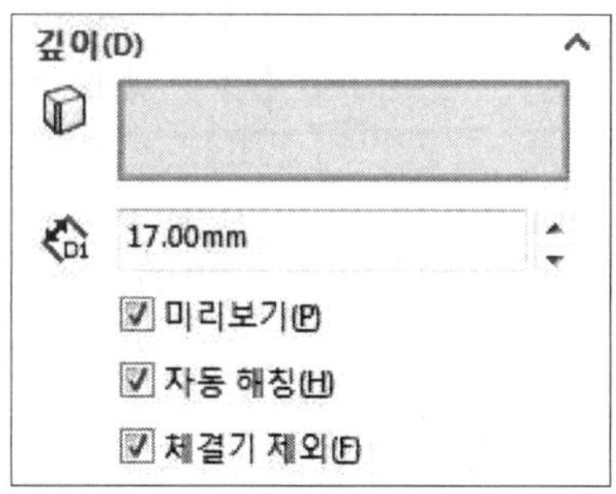

(c) 절단 깊이 설정

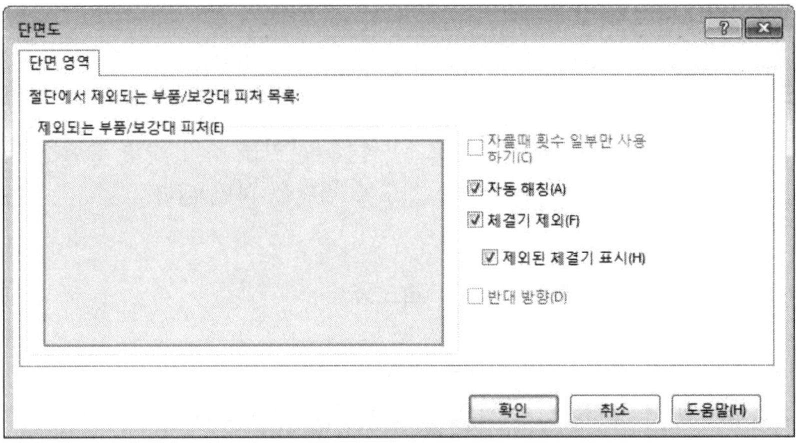

(b) 단면도 단면 영역 표현 설정

그림 1-3-9 단면 절단영역과 깊이 설정

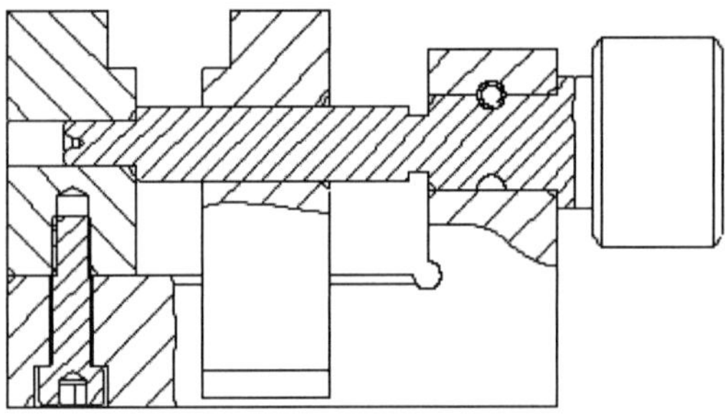

그림 1-3-10 정면도의 부분 단면도

(5) 해칭 삭제 및 변경하기

생각하기 : 해칭 삭제 및 변경은 언제 하는가?

단면도를 나타내면 단면된 부분은 자동으로 해칭이 된다. 그런데 KS 규격에 따르면 조립도를 단면으로 표시하는 경우에 다음 부품은 원칙적으로 길이 방향으로 절단하지 않는다. 축, 핀, 볼트, 너트, 와셔, 작은 나사, 리벳, 키 ,테이퍼핀, 볼베어링의 볼, 리브, 웨브, 바퀴의 암, 기어 등이 그 예다(KS B 0001 9.2.8). 즉, 스크루, 볼트, 멈춤나사, 너트, 와셔, 키, 핀, 리벳 등의 체결용 부품들과 구름 베어링의 볼 및 롤러, 기어의 치면, 회전축 등은 단면도로 그리지 않는다. 이러한 요소부품들은 절단면 위에 있더라도 단면으로 그리면 쓸데없는 혼란을 주기 때문이다.

수행 : 정면도의 축 부분 해칭 삭제하기

① 정면도의 축의 해칭 부분에 커서를 갖고 가서 마우스 왼쪽 버튼을 누른다.
② 그림 1-3-11과 같은 해칭 창이 나타나며 여기서 "재질 해칭"의 체크를 없애고 속성에 "없음"을 체크한다.
③ 확인을 클릭한다.

수행 : 정면도의 볼트 나사 부분 해칭 삭제하기

① 정면도의 볼트 나사의 해칭 부분에 커서를 갖고 가서 마우스 왼쪽 버튼을 누른다.
② 해칭 창이 나타나며 여기서 "재질 해칭"의 체크를 없앤다.
③ 속성에 "없음"을 체크한다.
④ 확인을 클릭한다(그림 1-3-12).

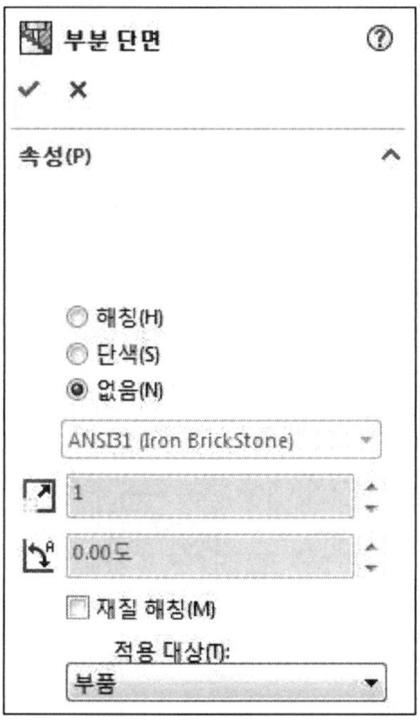

그림 1-3-11 해칭 삭제 모습

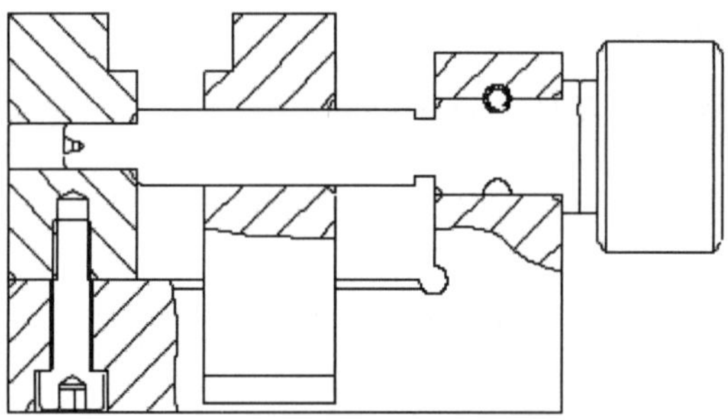

그림 1-3-12 해칭 삭제 및 변경 후 모습

(6) 선 감추기 및 나타내기

생각하기 : **선 감추기는 언제 하는가?**

회전축의 센터 구멍이나 볼트 나사의 육각 렌치 삽입 부분 등은 도면에 나타내면 혼란을 줄 수 있으므로 선을 감추는 것이 좋다.

수행 : **선 감추기**

① 정면도에 감추려는 선이 센터 구멍과 볼트 나사의 육각 렌치 삽입 부분이므로 이 선 부분을 Ctrl키를 누르면서 차례로 클릭한다.

② 마우스 오른 쪽 버튼을 눌러 모서리 숨기기/표시()를 클릭한다(그림 1-3-13).

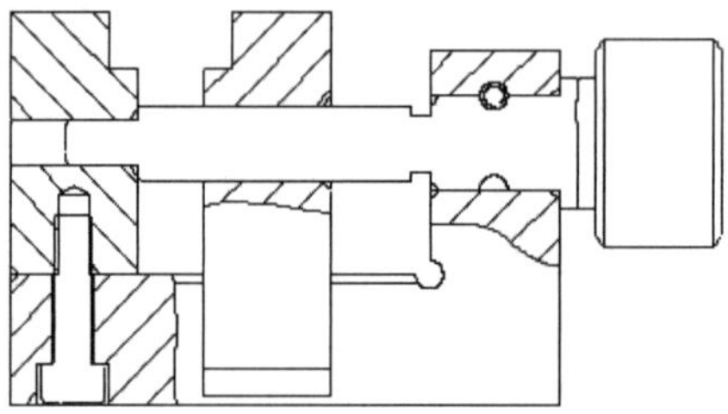

그림 1-3-13 선 감춘 결과

수행 : **선 나타내기**

① 단면도에 필요한 선을 나타내려면 스케치에서 선을 선택한다.

② 정면도의 필요한 부분인 나사 표시 부분에 선을 스케치한다(그림 1-3-14).

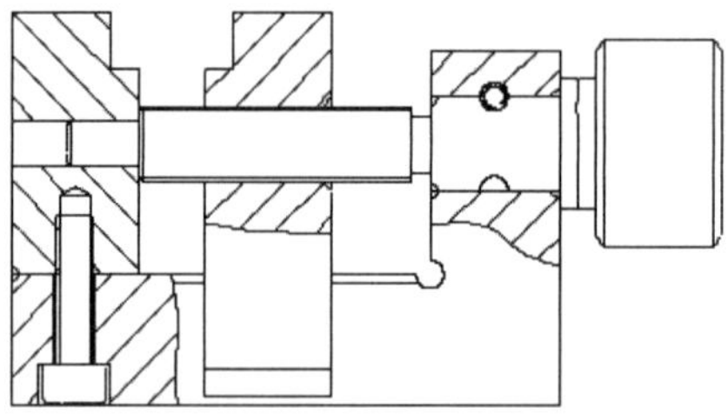

그림 1-3-14 필요 선 나타낸 결과

(7) 중심선 나타내기

수행 : **중심선 나타내기**

① 정면도에 중심선을 나타내려면 주석에서 중심선을 선택한다.

② 중심선 속성 창에서 자동 삽입의 뷰 선택을 체크한다.

③ 도면에서 정면도를 클릭한다.

④ 확인을 클릭한다(그림 1-3-15).

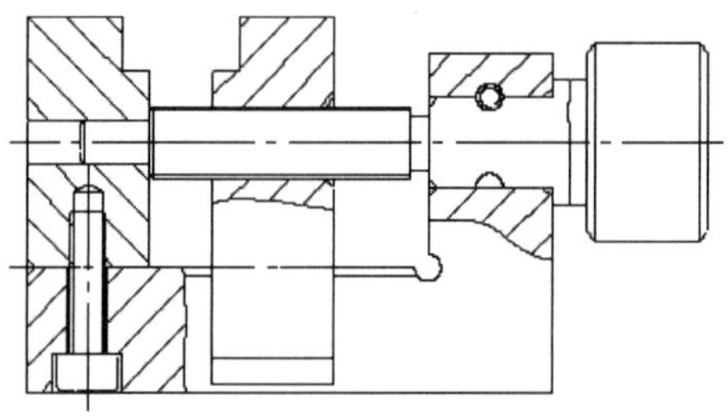

그림 1-3-15 중심선 나타낸 결과

(8) 조립도의 부품 번호 생성하기

생각하기 : 부품 번호는 왜 나타내야 하는가?

조립도의 부품 번호는 부품에 대한 정보, 즉 BOM(부품란)을 작성할 때와 부품에 대한 도면 작성을 위해 알리는데 필요한 정보이다.

수행 : 정면도의 부품 번호 생성하기

① 주석에서 부품 번호를 클릭한다.

② 정면도에서 가이드 플레이트 부분에 커서를 갖고 가서 마우스 왼쪽 버튼을 누른다.

③ 연속해서 이동조, 회전축, 고정조에 커서를 갖고 가서 마우스 왼쪽 버튼을 누른다.

④ 부품 번호를 고치고자 할 경우는 도면의 부품 번호를 클릭하고 부품 번호 창의 부품 번호 문자에서 "문자"를 클릭하고 원하는 부품 번호를 삽입한다.

⑤ 확인을 클릭한다(그림 1-3-16).

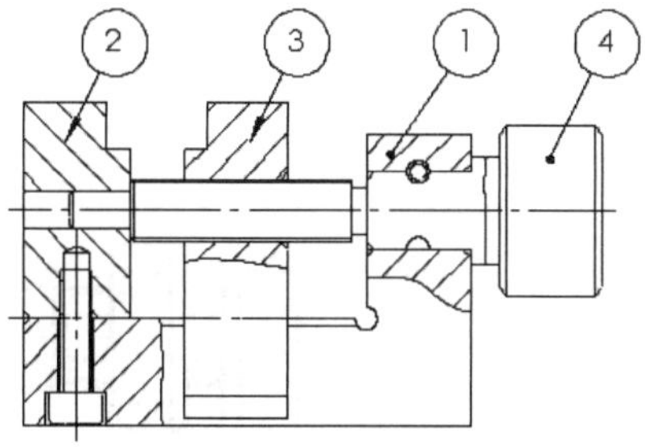

그림 1-3-16 부품 번호 생성 결과

(9) BOM 편집하기

수행 : 부품란 삽입하기

① 주석에서 테이블의 BOM을 클릭한다.

② BOM을 작성할 모델을 지정하라고 메시지가 뜨며 정면도를 클릭한다.

③ BOM메뉴가 나타나며 여기서 테이블 템플릿의 "☆"을 클릭하고 bom-material을 찾아 선택한다.

④ 확인을 클릭한다.

⑤ 도면에 적당한 위치에 BOM이 배치되도록 커서를 가져가서 왼쪽 버튼을 클릭한다.

⑥ 비고란이 필요 없다면 비고에 커서를 갖고 가서 삭제 버튼을 누른다.

⑦ 테이블에 커서를 갖고 가면 십자 모양의 커서가 나타나고 이때 커서를 움직여 도면 우측 상단에 위치시킨다.

(10) 표제란 삽입하기

수행 : 새로운 표제란 삽입하기

① 시트편집 상태에서 일반테이블을 클릭한다.

② 테이블을 삽입할 수 있는 창이 나타나며 여기서 별표 모양을 클릭하면 미리 만들어 놓은 표제란 테이블 템플릿을 찾아서 가져올 수 있다.

③ 테이블 템플릿을 오른쪽 모서리에 위치하도록 배치한다.

④ 일반테이블 편집 완료 버튼을 누른다(그림 1-3-17).

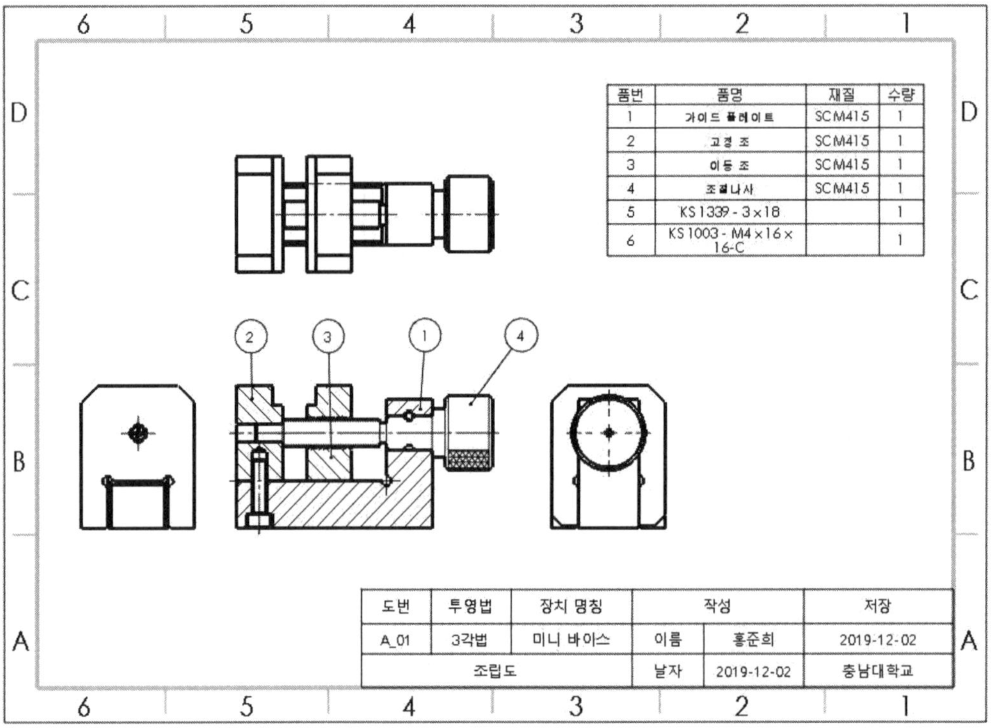

그림 1-3-17 BOM 및 표제란 작성 결과

(11) 저장하기

수행 : 최종 도면 저장하기

① 저장 도구(💾)에서 다른 이름으로 저장하기를 클릭한다.

② 저장할 디렉토리를 정하고 파일이름을 “바이스_조립도”로 한다.

③ 저장 버튼을 클릭한다.

3-2-2 분해도 작성하기

(1) 작업준비하기

수행 : 도면 작성 화면 들어가기

① 풀다운 메뉴에서 새로 만들기 아이콘을 선택한다.

② 기본 모듈 가운데 도면을 선택한다.

③ 시트 형식/크기 설정 창에서 찾아보기를 클릭한다.

④ a4-landscape.slddrt를 설정하고 열기를 한다.

⑤ 확인을 클릭한다.

(2) 시트 편집하기

수행 : 표제란 없애기

① 도면 Management 탭에서 시트형식을 선택한다.

② 시트형식 탭에서 시트 편집을 선택한다.

③ 표제란 부분을 마우스로 전체 드래그 하여 삭제 영역을 정하고 키보드의 삭제 버튼을 클릭한다.

④ 확인을 클릭한다.

(3) 도면 뷰 레이아웃 하기

수행 : 도면 뷰 레이아웃 하기

① 도면 화면의 오른쪽의 메뉴에서 뷰 팔레트를 선택하여 우측에 창을 띄운다.

② 이 창에서 윗 쪽의 “...”을 클릭하여 불러 오고자 하는 파일 이름을 선택한다. 그러면 창에 뜨고 여기서 등각 분해도를 드래그 하여 끌어다 도면 시트 화면에 갖다 놓는다(그림 1-3-18).

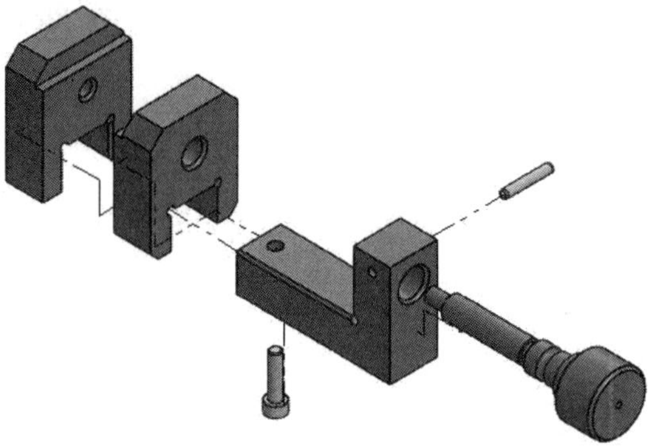

그림 1-3-18 등각 분해도 불러온 모습

(4) 분해도의 부품 번호 생성하기

생각하기 : 부품 번호는 왜 나타내야 하는가?

분해도의 부품 번호는 조립도와 마찬가지로 부품에 대한 정보, 즉 BOM(부품란)을 작성할 때와 부품에 대한 도면 작성을 위해 알리는데 필요한 정보이다.

수행 : 분해도의 부품 번호 생성하기

① 주석에서 부품 번호를 클릭한다.
② 분해도에서 가이드 플레이트 부분에 커서를 갖고 가서 마우스 왼쪽 버튼을 누른다.
③ 연속해서 이동조, 회전축, 고정조에 커서를 갖고 가서 마우스 왼쪽 버튼을 누른다.
④ 확인을 클릭한다(그림 1-3-19).

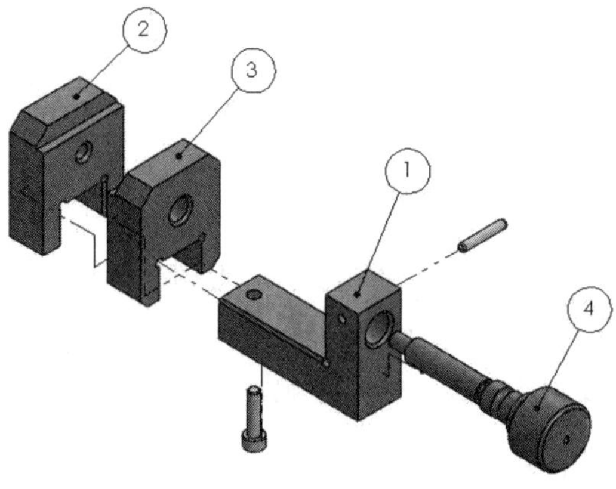

그림 1-3-19 부품 번호 생성 결과

(5) BOM 편집하기

수행 : 부품란 삽입하기

① 주석에서 테이블의 BOM을 클릭한다.

② BOM을 작성할 모델을 지정하라고 메시지가 뜨며 정면도를 클릭한다.

③ BOM메뉴가 나타나며 여기서 테이블 템플릿의 “”을 클릭하고 bom-material을 찾아 선택한다.

④ 확인을 클릭한다.

⑤ 도면에 적당한 위치에 BOM이 배치되도록 커서를 가져가서 왼쪽 버튼을 클릭한다.

⑥ 비고란이 필요 없다면 비고에 커서를 갖고 가서 삭제 버튼을 누른다.

⑦ 테이블에 커서를 갖고 가면 십자모양의 커서가 나타나고 이때 커서를 움직여 도면 우측 상단에 위치시킨다.

(6) 표제란 삽입하기

수행 : 새로운 표제란 삽입하기

① 시트편집 상태에서 일반테이블을 클릭한다.

② 테이블을 삽입할 수 있는 창이 나타나며 여기서 별표 모양을 클릭하면 미리 만들어 놓은 표제란 테이블 템플릿을 찾아서 가져올 수 있다.

③ 테이블 템플릿을 오른쪽 모서리에 위치하도록 배치한다.

④ 일반테이블 편집 완료 버튼을 누른다(그림 1-3-20).

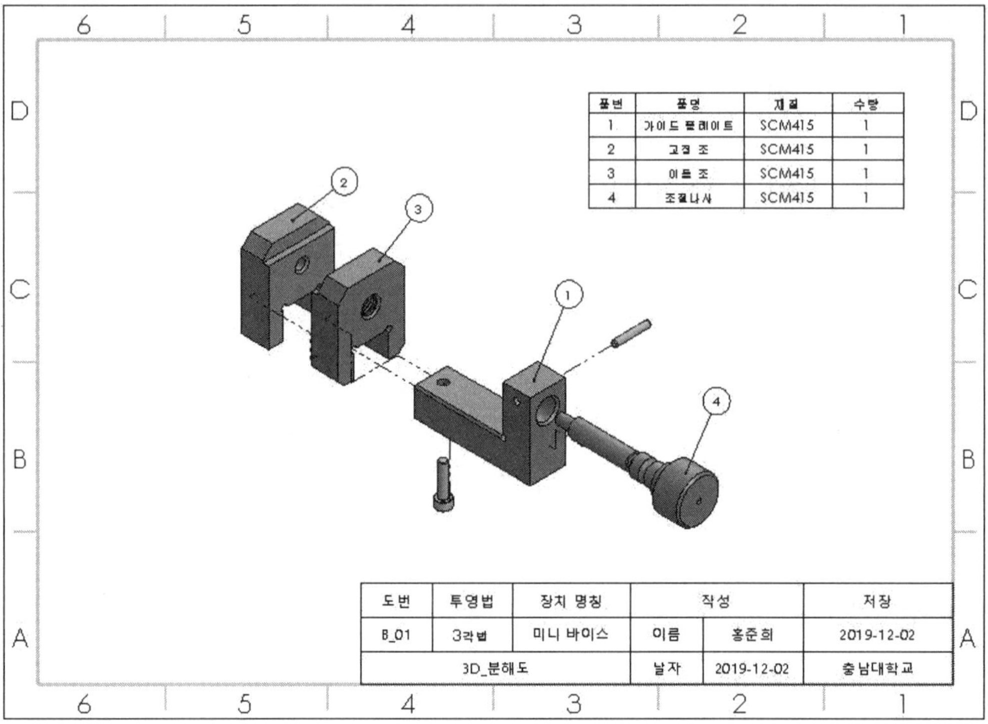

그림 1-3-20 표제란 삽입 모습

3-2-3 부품도 작성하기

3-2-3-1 가이드 플레이트 부품도 작성하기

(1) 도면 작성 준비하기

수행 : 도면 작성 화면 들어가기

① 풀다운 메뉴에서 새로 만들기 아이콘을 선택한다.

② 기본 모듈 가운데 도면을 선택한다.

③ 시트 형식/크기 설정 창에서 찾아보기를 클릭한다.

④ a4-landscape.slddrt를 설정하고 열기를 한다.

⑤ 확인을 클릭한다.

(2) 시트 편집하기

수행 : 표제란 없애기

① 도면 Management 탭에서 시트형식을 선택한다.

② 시트형식 탭에서 시트 편집을 선택한다.

③ 파란색의 표제란 부분에 대해 마우스로 전체 드래그 하여 삭제 영역을 정하고 키보드의 삭제 버튼을 클릭한다.

④ 확인을 클릭한다.

수행 : 새로운 표제란 삽입하기

① 시트편집 상태에서 일반테이블을 클릭한다.

② 테이블을 삽입할 수 있는 창이 나타나며 여기서 별표 모양을 클릭하면 미리 만들어 놓은 표제란 테이블 템플릿을 찾아서 가져올 수 있다.

③ 테이블 템플릿을 오른쪽 모서리에 위치하도록 배치한다.

④ 일반테이블 편집 완료 버튼을 누른다.

(3) 모델 뷰 표현하기

수행 : 모델 뷰 정하기

① 뷰 레이아웃에서 모델뷰( )를 클릭한다.

② 문서 열기가 나타나며 "가이드 플레이트"를 더블 클릭한다.

③ 정면도를 적절히 배치하고 평면도를 윗쪽으로 커서를 움직여 나타낸다(그림 1-3-21).

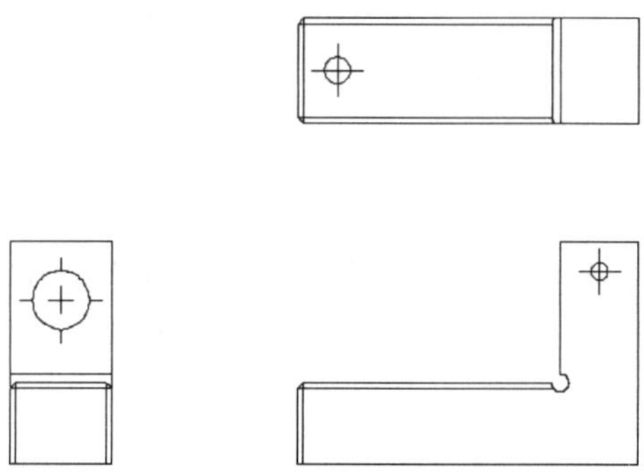

그림 1-3-21 모델 뷰 표현

(4) 불필요선 감추기

생각하기 : 불필요선의 경우 어디를 감출 것인지?

주로 모떼기의 경우 메인 선과 혼돈을 줄 수 있으므로 모떼기 선을 도면에서는 주로 감춘다. 그 외에 라운드 선 등도 감추어 메인 선만 남긴다.

수행 : 불필요선 감추기

① 도면에서 불필요선(모떼기 선등)에 커서를 갖고 갖다 댄다.

② 주홍색으로 변하면 마우스 오른쪽 버튼을 클릭한다.

③ 메뉴 위쪽 창에서 모서리 숨기기/표시(아이콘)를 클릭한다(그림 1-3-22).

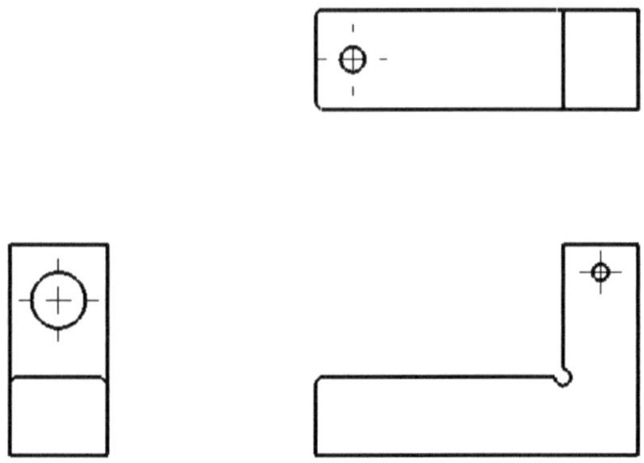

그림 1-3-22 불필요선 감추기 후 모습

(5) 정면도의 부분 단면도 및 중심선 표현하기

생각하기 : 부분 단면도의 경우 어디를 절단할 것인지?

가이드 플레이트 부품은 조절 나사가 통과하는 구멍과 고정 조를 고정하는 나사 구멍이 있다. 따라서 정면도에서는 이 구멍의 내부를 잘 표현할 수 있도록 절단을 하면 된다.

수행 : 정면도에 대한 부분 단면도 나타내기

① 뷰 레이아웃에서 부분 단면도 "(아이콘)"를 클릭한다.

② 자유곡선 스케치 도구가 나타나며 그림 1-3-23 (a)와 같이 절단 영역을 스케치한다.

③ 절단 영역을 어떻게 표현할 것인지에 대한 설정 창이 나타나며 여기서 자동해칭과 체결기 제외를 설정하고 확인을 클릭한다.

④ 절단 깊이 설정 창이 나타나며 여기서 물체의 절반을 자를 경우 미리 절단 깊이를 알아놓고 그 깊이를 입력해야 하는데 여기서는 9 ㎜를 입력한다(그림 1-3-23 (b)).

⑤ 확인을 클릭한다.

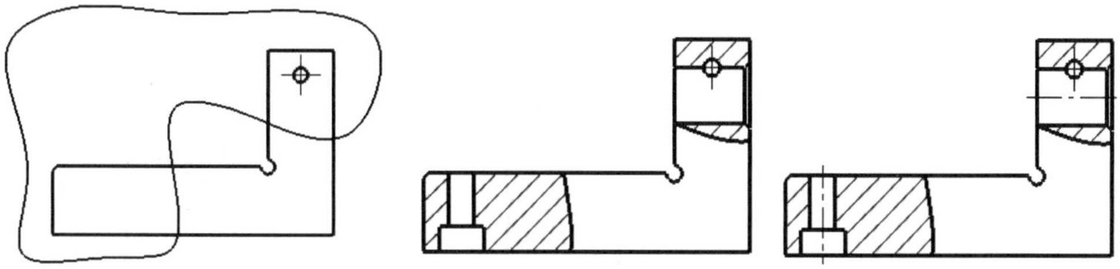

(a) 절단선 표시　　　(b) 부분 단면도　　　(c) 중심선 표시

그림 1-3-23 정면도의 부분 단면도 및 중심선 표현

수행 : 중심선 나타내기

① 주석에서 중심선을 클릭한다.

② 자동 삽입에 뷰 선택을 체크한다(그림 1-3-23 (c)).

(6) 좌측면도의 부분 단면도 및 중심선 표현하기

생각하기 : 부분 단면도의 경우 어디를 절단할 것인지?

좌측면도에서는 조절 나사 고정핀이 통과하는 구멍의 내부를 잘 표현할 수 있도록 절단을 하면 된다.

수행 : 좌측면도에 대한 부분 단면도 나타내기

① 뷰 레이아웃에서 부분 단면도 “ ”를 클릭한다.

② 자유곡선 스케치 도구가 나타나며 그림 1-3-24 (a)와 같이 절단 영역을 스케치한다.

③ 절단 영역을 어떻게 표현할 것인지에 대한 설정 창이 나타나며 여기서 자동해칭과 체결기 제외를 설정하고 확인을 클릭한다.

④ 절단 깊이 설정 창이 나타나며 여기서 물체의 절반을 자를 경우 미리 절단 깊이를 알아놓고 그 깊이를 입력해야 하는데 여기서는 53 ㎜를 입력한다.

⑤ 확인을 클릭한다(그림 1-3-24 (b)).

수행 : 중심선 나타내기

① 주석에서 중심선을 클릭한다.

② 자동 삽입에 뷰 선택을 체크한다(그림 1-3-24 (c)).

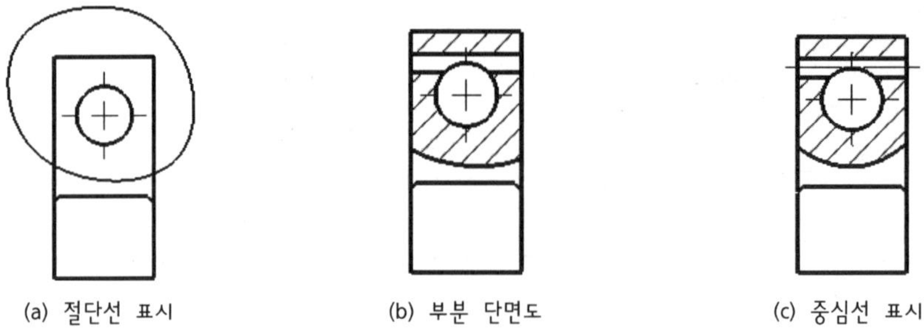

그림 1-3-24 좌측면도의 부분 단면도 및 중심선 표현

(7) 치수 기입하기

수행 : 모델 뷰의 치수 표시하기

① 도면 탭에서 주석을 클릭한다.

② 주석 메뉴 가운데 모델항목( )을 선택한다.

③ 확인을 클릭하면 도면의 모든 치수가 표시된다.

④ 그림 1-3-25와 같이 필요한 치수는 삽입하고 및 불필요한 치수는 삭제하여 보기 좋게 치수 정리를 한다.

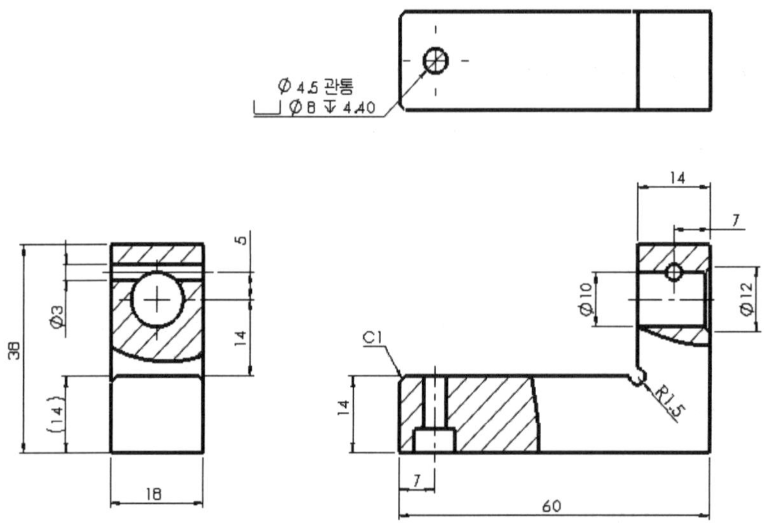

그림 1-3-25 치수 기입

표 1-3-4 파손된 가장자리를 제외한 선형치수에 대한 허용 편차(KS B ISO 2768) [단위;㎜]

공차 등급		기준 치수의 구분							
기호	설명	0.5에서 3이하	3초과 6이하	6초과 30이하	30초과 120이하	120초과 400이하	400초과 1000이하	1000초과 2000이하	2000초과 4000이하
t	정밀	±0.05	±0.05	±0.1	±0.15	±0.2	±0.3	±0.5	–
m	중간	±0.1	±0.1	±0.2	±0.3	±0.5	±0.8	±1.2	±2.0
c	거침	±0.2	±0.3	±0.5	±0.8	±1.2	±2.0	±3.0	±4.0
v	매우 거침	–	±0.5	±1.0	±1.5	±2.5	±4.0	±6.0	±8.0

(8) 치수 공차 기입하기

생각하기 : 치수 공차는 어떻게 선정하면 좋을까?

고정핀(평행핀) 삽입 구멍 중심 치수 7의 공차는 좌우 균형을 고려하여 표 1-3-4에 의한 정밀급인 ±0.05 ㎜로 한다. 이것은 평행핀이 조립되는 위치를 허용 한계 공차 0.1 ㎜ 이내에서 정확히 가공하라는 의미이다. 또한 고정 조가 조립되는 면에서 조정나사 축 구멍의 중심까지 14의 허용 한계 공차도 정밀급인 0.1 ㎜로 하며 대칭공차인 ±0.05 ㎜로 한다. 한편 조정나사 축의 중심과 고정핀 중심까지 5의 허용 한계 공차도 정밀급인 0.1 ㎜로 하지만 조정나사 축이 서로 미는 힘이 발생하게 되어 +공차를 주어 이를 방지하기 위해 정밀급인 편측 공차 0.1 ㎜를 주도록 한다.

수행 : 조절나사 축 조립 간격 치수 공차 표시하기

① 조절나사 축 구멍의 중심과 스프링 핀 구멍 중심 간격 5를 클릭한다.

② 공차/정밀을 "좌우 상칭"으로 설정한다.

③ 최대 편차를 +0.1, 최소 편차를 0으로 한다. 즉, 공차 $5^{+0.1}_{0}$을 기입한다.

④ 텍스트 글꼴 메뉴가 나타나며 여기서 공차의 글꼴 크기는 치수의 기타를 클릭하여 글꼴 배율을 치수 글꼴 크기에 비해 0.7배율이 되도록 한다.

⑤ 확인을 클릭한다(그림 1-3-26).

⑥ 조정나사 축 구멍의 중심과 가이드 플레이트 윗면 간격 14를 클릭한다.

⑦ 공차/정밀을 "대칭"으로 설정한다.

⑧ 최대 편차를 +0.05로 한다. 즉, 공차 14±0.05를 기입한다.

⑨ 텍스트 글꼴 메뉴가 나타나며 여기서 공차의 글꼴 크기는 치수의 기타를 클릭하여 치수 글꼴 사용 체크를 없애고 글꼴을 체크한다.

⑩ 글꼴 배율을 치수 글꼴 크기에 비해 0.7배율이 되도록 한다.

⑪ 확인을 클릭한다(그림 1-3-26).

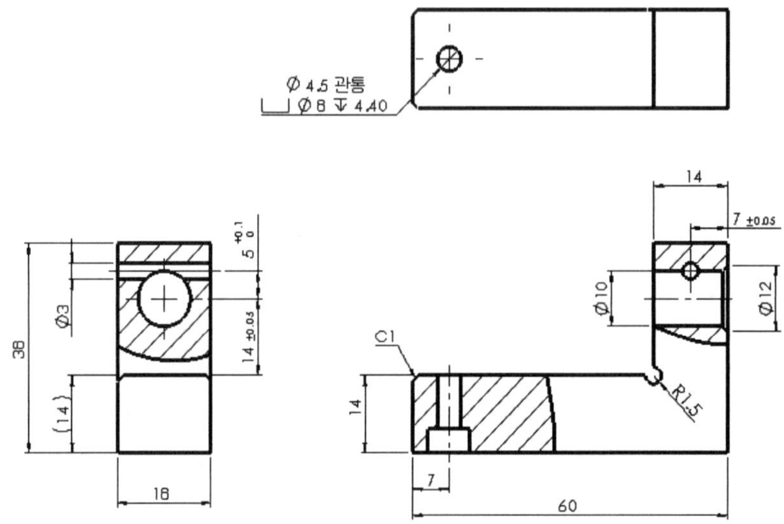

그림 1-3-26 치수 공차 설정 결과 모습

(9) 끼워 맞춤에 따른 치수 공차 기입하기

생각하기 : 설계조건 (a)의 치수 공차는 적절할까?

설계조건 (a)는 그림 1-3-27 (a)와 같이 가이드 플레이트의 조절 나사 관통 구멍(∅10)과 조절나사의 가이드 플레이트 삽입 원통(그림 1-3-27 (b))과의 헐거운 끼워 맞춤(∅10H7/g6)을 말한다. 가이드 플레이트의 조절 나사 관통 구멍 치수공차(∅10H7)는 7등급으로 IT공차는 부록1에 의해 0.015 ㎜이고 허용한계치수는 $\phi10^{+0.015}_{\ \ 0}$이며 조절 나사의 가이드 플레이트 삽입 원통 g6의 경우 6등급으로 IT공차는 부록1에 의해 0.009 ㎜이고 허용한계치수는 $\phi10^{-0.005}_{-0.014}$이다. 헐거운 끼워 맞춤이 되기 위해서는 최대 틈새와 최소 틈새가 모두 0 또는 양(+)이어야 하는데 최대 틈새=구멍의 최대 허용치수(∅10.015)-축의 최소 허용치수(∅9.986)=0.029 ㎜이고, 최소 틈새=구멍의 최소 허용치수(∅10.00)-축의 최대 허용치수(∅9.995)=0.005 ㎜이다. 따라서 헐거운 끼워 맞춤에 따른 가이드 플레이트의 조절 나사 관통 구멍 치수공차(∅10H7)는 적절하다.

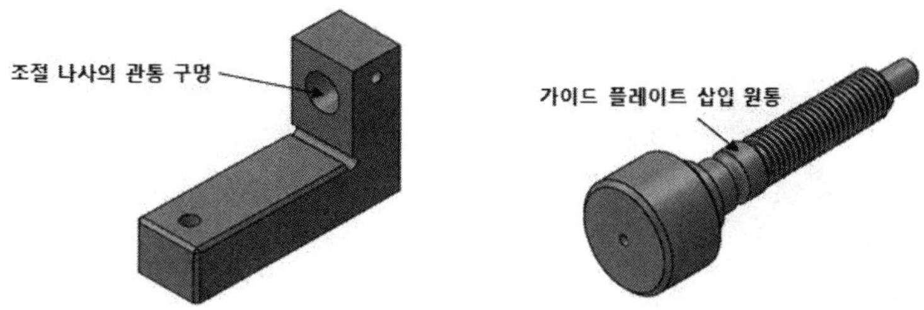

(a) 가이드 플레이트　　　　(b) 조절 나사

그림 1-3-27 가이드 플레이트와 조절 나사의 끼워 맞춤 관계

수행 : 조절나사 축 구멍 끼워 맞춤 공차 표시하기

① 조절나사 축 구멍인 ∅10을 클릭한다.

② 공차/정밀을 "맞춤"의 "끼워 맞춤"으로 설정한다.

③ 구멍 맞춤을 H7으로 한다. 즉, 공차 $\phi 10H7$을 기입한다.

④ 확인을 클릭한다(그림 1-3-30).

생각하기 : 설계조건 (b)의 치수 공차는 적절할까?

설계조건 (b)는 그림 1-3-28 (a)와 같이 가이드 플레이트의 조절 나사 고정 핀 구멍(∅3)과 고정 핀 원통(그림 1-3-28 (b))과의 억지 끼워 맞춤(∅3N7/m6)을 말한다. 가이드 플레이트의 조절 나사 고정 핀 구멍 치수공차(∅3N7)는 7등급으로 IT공차는 부록1에 의해 0.010 ㎜이고 허용한계치수는 $\phi 3^{-0.004}_{-0.014}$이며 고정 핀 원통 m6의 경우 6등급으로 IT공차는 부록1에 의해 0.006 ㎜이고 허용한계치수는 $\phi 3^{+0.008}_{+0.002}$이다. 억지 끼워 맞춤이 되기 위해서는 최대 죔새와 최소 죔새가 모두 0 또는 양(+)이어야 하는데 최대 죔새=축의 최대 허용치수(∅3.008)-구멍의 최소 허용치수(∅2.986)=0.022 ㎜이고, 최소 죔새=축의 최소 허용치수(∅3.002)-구멍의 최대 허용치수(∅2.996)=0.006 ㎜이다. 따라서 억지 끼워 맞춤에 따른 가이드 플레이트의 조절 나사 고정 핀 구멍 치수공차(∅3N7)는 적절하다.

수행 : 고정 핀 구멍 끼워 맞춤에 따른 치수 공차 표시하기

① 고정 핀 구멍인 ∅3을 클릭한다.

② 치수 텍스트에서 "〈MOD-DIA〉3N7"을 입력한다.

③ 확인을 클릭한다(그림 1-3-30).

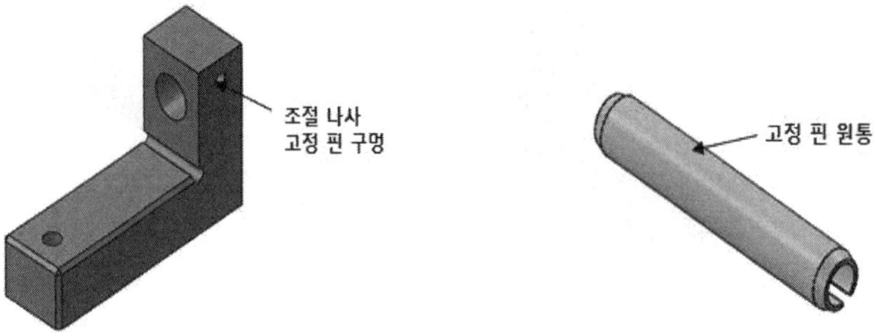

(a) 가이드 플레이트 (b) 고정 핀

그림 1-3-28 가이드 플레이트와 고정 핀의 끼워 맞춤 관계

생각하기 : 설계조건 (c)의 치수 공차는 적절할까?

설계조건 (c)는 그림 1-3-29 (a)와 같이 이동 조의 가이드 플레이트 슬라이딩 면(18)과 가이드 플레이트의 이동 조 슬라이딩 면(그림 1-3-29 (b))과의 헐거운 끼워 맞춤(18H7/g6)을 말한다. 이동 조의 가이드 플레이트 슬라이딩 면 치수공차(18H7)는 7등급으로 IT공차는 부록1에 의해 0.018 ㎜이고 허용한계치수는 $18^{+0.018}_{\ 0}$이며 가이드 플레이트의 이동 조 슬라이딩 면 치수공차(18g6)의 경우 6등급으로 IT공차는 부록1에 의해 0.011 ㎜이고 허용한계치수는 $18^{-0.006}_{-0.017}$이다. 헐거운 끼워 맞춤이 되기 위해서는 최대 틈새와 최소 틈새가 모두 0 또는 양(+)이어야 하는데 최대 틈새=구멍의 최대 허용치수(18.018)-축의 최소 허용치수(17.983)=0.035 ㎜이고, 최소 틈새=구멍의 최소 허용치수(18.000)-축의 최대 허용치수(17.994)=0.006 ㎜이다. 따라서 헐거운 끼워 맞춤에 따른 가이드 플레이트의 이동 조 슬라이딩 면 치수공차(18g6) 는 적절하다.

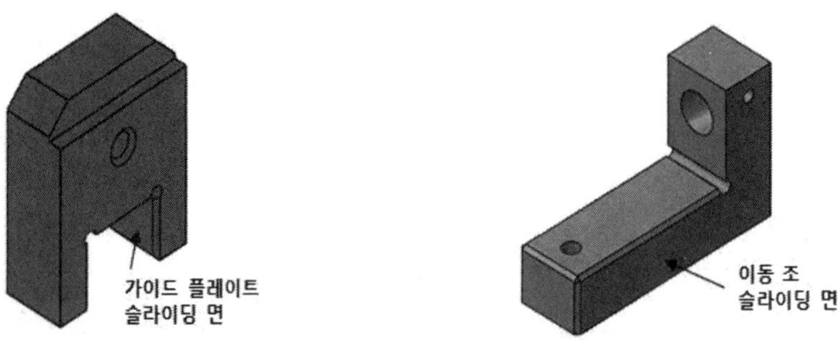

(a) 이동 조 (b) 가이드 플레이트

그림 1-3-29 가이드 플레이트와 조절 나사의 끼워 맞춤 관계

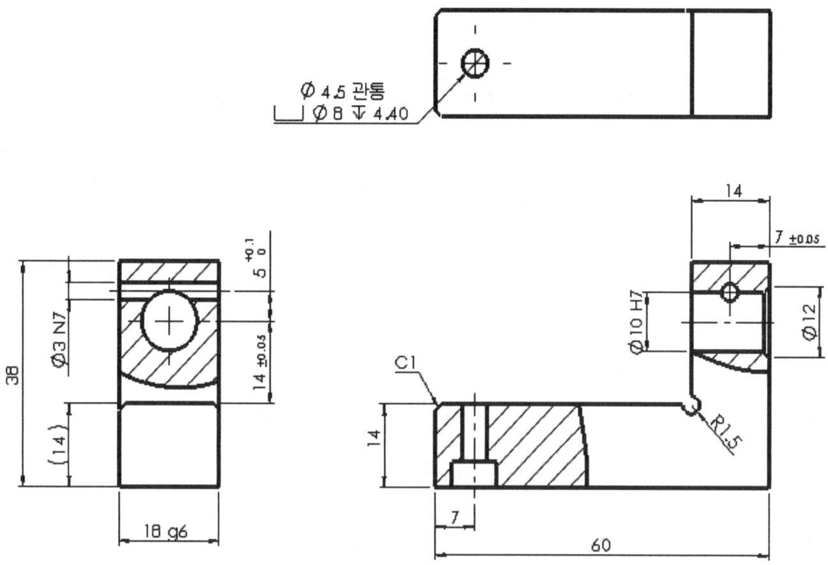

그림 1-3-30 치수 공차 설정 결과 모습

수행 : 이동 조 끼워 맞춤에 따른 치수 공차 표시하기

① 가이드 플레이트 옆면 폭인 18을 클릭한다.

② 치수 텍스트에서 "18g6"을 입력한다.

③ 확인을 클릭한다(그림 1-3-30).

(10) 기하공차 기입하기

생각하기 : 기하 공차는 어떻게 선정하면 좋을까?

보통 현장에서는 기하공차를 정할 때 IT 등급 가운데 몇 등급을 규제하는 경우는 드물며 정밀한 경우는 0.01~0.02, 보통급인 경우는 0.03~0.05 정도의 규제를 하고 있다.

따라서 좌측면도 사각기둥의 가이드 부분인 윗면이 이동조와 결합하여 슬라이딩 하는 부분에 대해 옆면을 기준으로 정밀한 수직 관계에 있어야 한다. 또한 조정나사 축 구멍은 조정나사 축과 조립되어 회전 운동하는 부분으로 정밀하게 작동해야 하므로 플레이트 슬라이딩 옆면에 대하여 최소 내접하는 원통의 중심축이 정밀한 평행 관계에 있어야 한다. 한편 가이드 부분의 윗면과 아랫면이 슬라이딩 면이므로 서로 정밀한 평행한 관계에 있어야 한다.

이동조가 슬라이딩 하는 면이 정밀하게 작동되어야 하므로 이동조와 슬라이딩 하는 가이드 플레이트의 옆면을 데이텀 A로 정하면 좌측면도 사각기둥의 가이드 부분인 윗면이 이동조와 결합하여 슬라이딩 하는 부분이므로 옆면(데이텀 A)에 대해 IT6급인 직각도 0.013 ㎜로 정한다. 또한 조정나사 축 구멍은 조정나사 축과 조립되어 회전 운동하는 부분으로 정밀하게 작동해야 하며 기하공차는 데이텀 평면 A에 대하여 IT6급인 평행도 Φ0.011 ㎜로 정한다.

원통도는 조정나사 축 구멍에 대해 정밀한 공차 내에 있어야 한다고 가정하였으므로 원통도는 IT6급인 Φ0.011 ㎜로 정한다.

또 한편 중요한 부분은 조정나사 축이 삽입되는 구멍 부분인데 이 부분의 회전이 정밀하게 이루어져야 하므로 이 면을 데이텀 B로 하면 가이드 부분의 윗면과 아랫면을 기준으로 최소 외접하는 사각기둥의 중심 면에 대하여 평행도는 정밀한 값인 0.013 ㎜로 정한다.

수행 : 데이텀 A 표시하기

① 도면 탭의 주석에서 "데이텀 피처"를 클릭한다.
② 해당 데이텀 면을 지정한다. 즉, 그림 1-3-31과 같이 직각도 해당 면(가이드 플레이트 옆면)을 데이텀 A로 지정한다.
③ 확인을 클릭한다.

수행 : 평행도 표시하기

① 도면 탭의 주석에서 "기하 공차"를 클릭한다.
② 기하공차 속성창이 나타나며 여기서 기호는 "평행도(//)"를 설정하고 평행도 값 공차1은 0.011을, 그리고 제1은 A를 입력한다.
③ 확인을 클릭한다.
④ 평행도 기하 공차 표시를 ∅10H7의 치수선에 위치시킨다(그림 1-3-31).

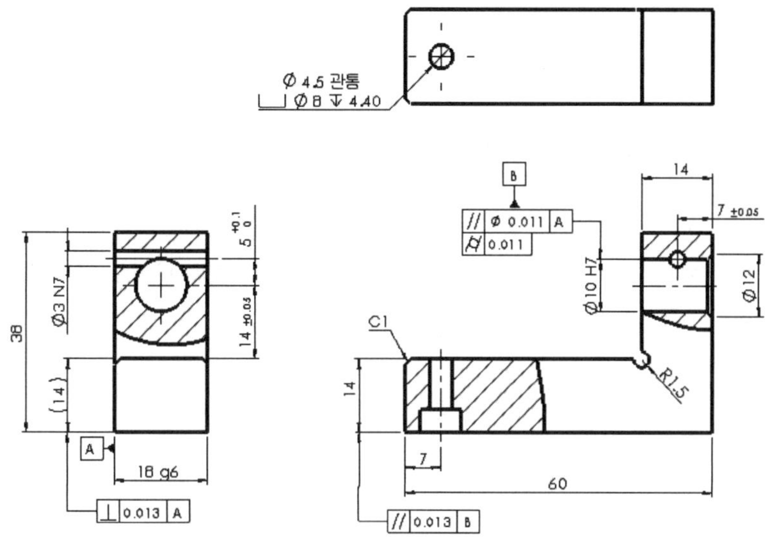

그림 1-3-31 데이텀 면 지정과 기하공차 설정 결과

수행 : 원통도 표시하기

① 도면 탭의 주석에서 "기하 공차"를 클릭한다.

② 기하공차 속성창이 나타나며 여기서 기호는 "원통도(⌭)"를 설정하고 원통도 값 공차1은 0.011을 입력한다.

③ 확인을 클릭한다.

④ 원통도 기하 공차 표시를 앞에서 설정한 평행도 밑에 위치시킨다(그림 1-3-31).

수행 : 데이텀 B 표시하기

① 도면 탭의 주석에서 "데이텀 피처"를 클릭한다.

② 해당 데이텀 면을 지정한다. 즉, 그림 1-3-31과 같이 평행도 해당면(리드 스크류 구멍 면)을 데이텀 B로 지정한다.

③ 확인을 클릭한다.

수행 : 직각도 표시하기

① 도면 탭의 주석에서 "기하 공차"를 클릭한다.

② 기하공차 속성창이 나타나며 기호는 "직각도"를 설정하고 공차1은 0.013 및 제1은 데이텀 면인 A면을 설정한다.

③ 확인을 클릭한다.

④ 기하 공차 표시를 (14)의 치수선에 위치시킨다(그림 1-3-31).

수행 : 평행도 표시하기

① 도면 탭의 주석에서 "기하 공차"를 클릭한다.

② 기하공차 속성창이 나타나며 기호는 "평행도"를 설정하고 평행도 값 공차1은 0.013을, 그리고 제1은 데이텀 면인 B면을 설정한다.

③ 확인을 클릭한다.

④ 기하 공차 표시를 14의 치수선에 위치시킨다(그림 1-3-31).

(11) 표면 거칠기 기입하기

생각하기 : 표면 거칠기는 왜 표시해야 하는가?

표면 거칠기는 기계 가공이나 이것에 준하는 가공 방법에 의해 발생하는 표면의 거칠기 정도를 등급으로 KS B 0161에 정의 및 표시에 대해 규정하고 있다. 그렇다면 무조건 정밀하게 가공하면 되지 않는가라는 의구심이 들겠지만 부품의 기능과 요구에 알맞은 적절한 표면 거칠기를 선정하여 가공비를 절감하도록 노력해야 한다. 따라서 원 소재를 밀링 가공 했을 때 가공 흔적이 남아도 되는 부분은 거친 가공($\overset{w}{\nabla}$)으로 하고 고정핀이 삽입되는 구멍은 리밍으로 표면을 다듬질 처리하는 중간 다듬질($\overset{x}{\nabla}$)로 하며 조절나사와 이동조가 결합되어 회전부와 직선 왕복 운동을 해야 하는 부분은 상급 다듬질($\overset{y}{\nabla}$)로 해야 한다.

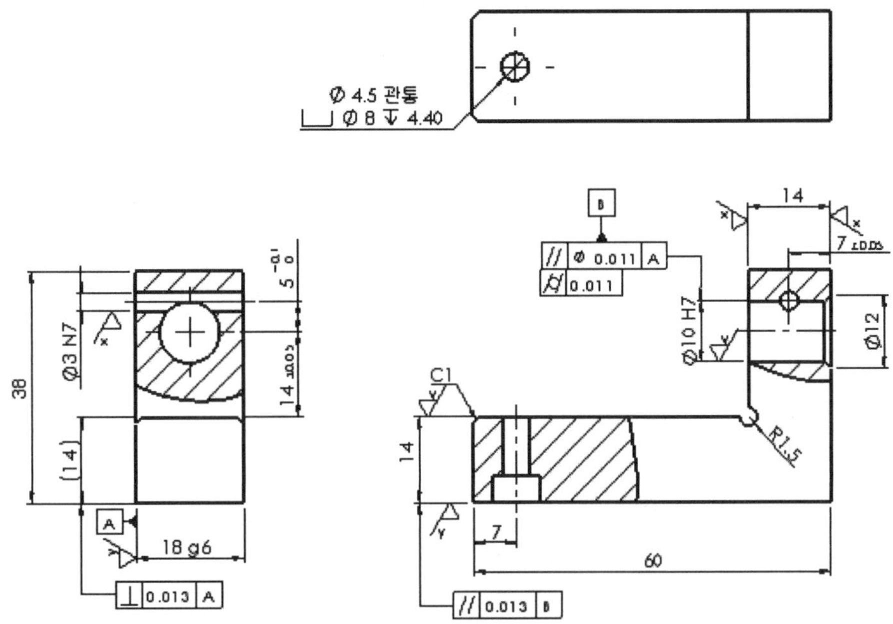

그림 1-3-32 도면의 표면 거칠기 완료 모습

수행 : 표면 거칠기 표시하기

① 도면 탭의 주석에서 "표면 거칠기(√)"를 선택한다.

② 속성 대화창에서 기호의 종류를 선택하고 거칠기 정도를 나타내는 레이아웃을 정한다.

③ 표면 거칠기를 나타내고자 하는 면에 커서를 데고 왼쪽 버튼을 클릭한다. 만일 반대 방향으로 나타내고자 하면 각도에서 180을 기입하면 반대반향으로 된다.

④ 확인 버튼을 누른다(그림 1-3-32).

(12) 주서 기입하기

생각하기 : 주서에는 무엇을 기입하면 좋을까?

주서에는 일반 공차, 도시되고 지시 없는 모떼기, 일반 모따기, 열처리 및 표면 거칠기에 대해 기입한다.

밀링 및 드릴링 가공의 보통급(중간급)은 일반 공차 부록2 참조를 주기 때문에 도면부에는 일반 공차는 일일이 도면에 기입하지 않고 주서를 사용하여 일괄적으로 지정한다.

밀링 및 드릴링 가공 후에 열처리하라고 했으므로 표면의 강도를 어느 정도로 해야 하는지를 기입해야 한다. 보통 SCM415 재질을 저합금강으로 기계가공 후에 그 표면층에 탄소를 침투시켜 고 탄소강으로 하고 그 후에 담금질하여 표면을 강화시키는 처리법을 한다. 이렇게 함으로써 인성이 높고 표면층은 내마모성을 유지할 수 있기 때문이다.

도시되고 지시 없는 모따기의 경우는 모서리 부분마다 모따기 표시를 하게 되면 도면이 복잡해지고 시간도 허비하게 되므로 기능상 특별한 경우를 제외하면 일괄적으로 모따기 할 부분을 주서로 나타낸다.

일반 모따기의 경우는 도면에 별도로 표시되어 있지 않은 모서리 부분을 일괄적으로 0.2~0.5×45°정도로 다듬질하라는 의미이다.

수행 : 주서 표시하기

① 주석에서 "노트"를 선택한다.
② 도면 오른 쪽에 그림 1-3-33과 같이 주서를 기입한다.
③ 확인 버튼을 누른다.

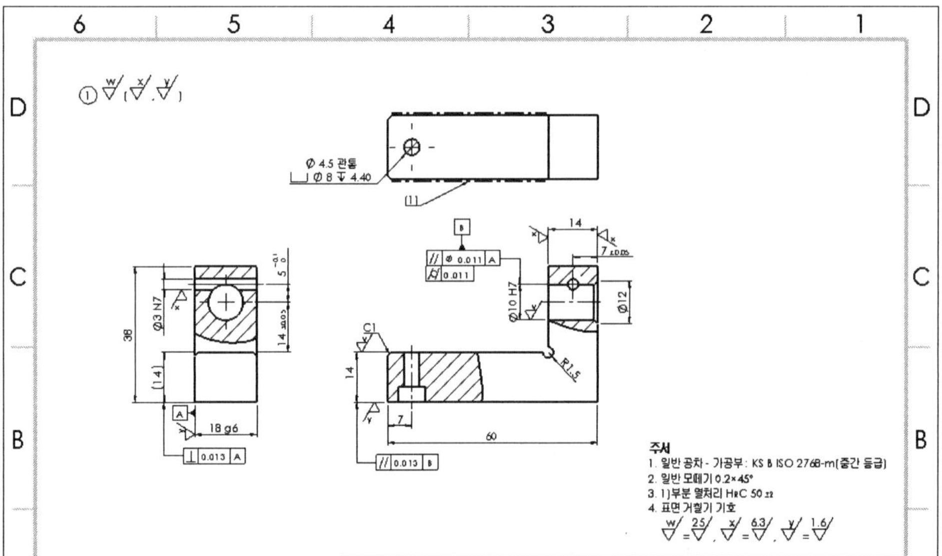

도번	투영법	장치 명칭	작성		저장
C_01	3각법	미니 바이스	이름	홍준희	2020-01-15
가이드 플레이트			날자	2020-01-15	충남대학교

그림 1-3-33 가이드 플레이트의 도면 완료 모습

(13) 저장하기

수행 : 최종 도면 저장하기

① 저장 도구( )에서 다른 이름으로 저장하기를 클릭한다.
② 저장할 디렉토리를 정하고 파일이름을 “가이드 플레이트”로 한다.

3-2-3-2 고정 조 부품도 작성하기

(1) 도면 작성 준비하기

수행 : 도면 작성 화면 들어가기

① 풀다운 메뉴에서 새로 만들기 아이콘을 선택한다.
② 기본 모듈 가운데 도면을 선택한다.
③ 시트 형식/크기 설정 창에서 찾아보기를 클릭한다.
④ a4-landscape.slddrt를 설정하고 열기를 한다.
⑤ 확인을 클릭한다.

(2) 시트 편집하기

수행 : 표제란 없애기

① 도면 Management 탭에서 시트형식을 선택한다.
② 시트형식 탭에서 시트 편집을 선택한다.
③ 파란색의 표제란 부분에 대해 마우스로 전체 드래그 하여 삭제 영역을 정하고 키보드의 삭제 버튼을 클릭한다.
④ 확인을 클릭한다.

수행 : 새로운 표제란 삽입하기

① 시트편집 상태에서 일반테이블을 클릭한다.
② 테이블을 삽입할 수 있는 창이 나타나며 여기서 별표 모양을 클릭하면 미리 만들어 놓은 표제란 테이블 템플릿을 찾아서 가져올 수 있다.
③ 테이블 템플릿을 오른쪽 모서리에 위치하도록 배치한다.
④ 일반테이블 편집 완료 버튼을 누른다.

(3) 3면도 표현하기

수행 : 투상도 작성하기

① 오른쪽 뷰 팔레트를 클릭한다.

② 뷰 레이아웃에서 파트 찾기(...)를 클릭하여 해당 파일인 "고정 조"를 찾고 여러 도면 뷰에서 정면 뷰를 끌어 창에 놓는다.

③ 정면도로부터 저면도 및 우측면도를 차례로 나타낸다(그림 1-3-34).

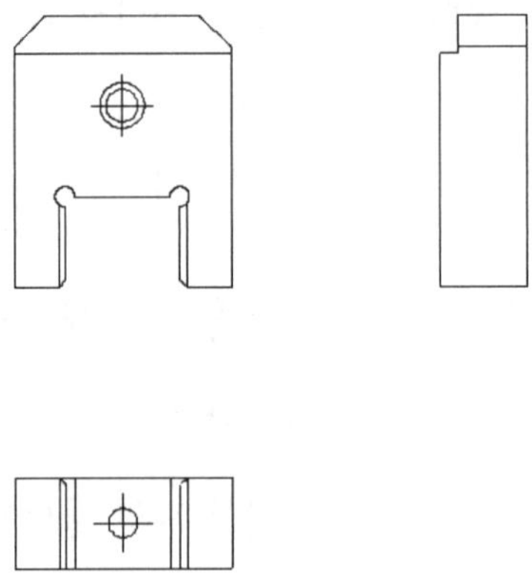

그림 1-3-34 3면도(정면도, 저면도, 우측면도)

(4) 불필요선 감추기

생각하기 : 모따기 도면은 감추는 것이 좋다

모따기 처리가 되어 있는 부품을 도면에서는 보통 감추고 있다. 즉, 정면도의 리드 스크류가 조립되는 부분이 모따기 선으로 표현되어 있으면 두 개의 원이 나타나므로 오해의 소지가 있으므로 모딴 부분은 감추어 표현하고 있다.

수행 : 정면도의 모따기 부분 감추기

① 정면도의 모따기 부분에 커서를 대면 주홍색으로 변한다. 이때 마우스 오른쪽 버튼을 눌러 모서리 숨기기/표시()를 클릭한다(그림 1-3-35).

(5) 부분 단면도 작성하기

생각하기 : 어느 부분을 부분 단면도로 나타낼 것인지?

고정조를 보면 가이드 플레이트와 나사 결합하는 부분과 조정나사 축이 조립되는 부분이 있는데 이 두 곳이 잘 보이도록 부분적으로 절단을 하여 내부의 모습을 실선으로 표현함으로써 도면의 해독의 오류를 방지하는 것에 목적이 있다. 즉, 자유 곡선을 사용하여 두 곳이 잘 나타나도록 영역 설정을 하면 된다. 단지 부분 단면도는 자르는 깊이를 정확히 알고 있어야 정확히 내부 형태를 나타낼 수 있으니 자르기 전에 중간 지점의 깊이가 어느 정도인지 확인이 필요하다.

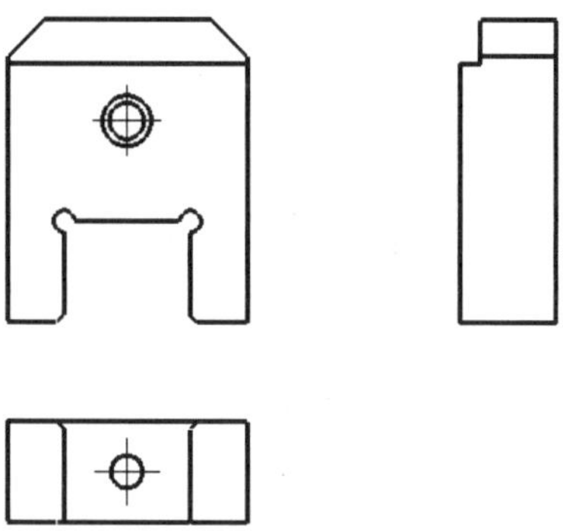

그림 1-3-36 모따기 부분 감춘 모습

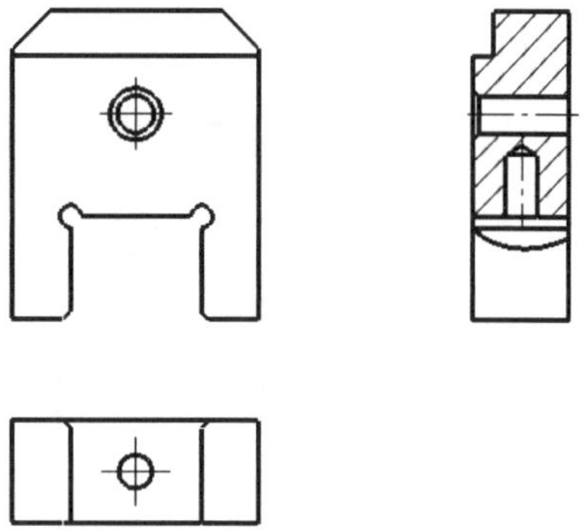

그림 1-3-35 부분도 및 중심선 표시

수행 : 부분 단면도 작성 및 중심선 나타내기

① 뷰 레이아웃에서 부분 단면도를 클릭한다.

② 연필 모양의 자유 곡선 탭이 나타나며 이것을 이용하여 절단 영역을 스케치한다.

③ 절단 깊이를 17 ㎜로 한다.

④ 완료를 클릭하면 부분 단면도가 생성된다.

⑤ 주석 탭을 클릭한다.

⑥ 중심선을 클릭하고 자동 삽입의 뷰 선택을 체크한다.

⑦ 우측면도를 클릭한다.

⑧ 확인을 클릭한다(그림 1-3-36).

(6) 치수 기입하기

수행 : 치수 표시하기

① Feature Manager 디자인트리에서 도면뷰*에 커서를 데고 마우스 오른쪽 버튼을 클릭하여 피처 편집을 설정한다.

② 도면 탭에서 주석을 클릭한다.

③ 주석 메뉴 가운데 모델항목( )을 선택한다.

④ 확인을 클릭하면 도면의 모든 치수가 표시된다.

⑤ 그림 1-3-37과 같이 치수를 보기 좋게 정리한다.

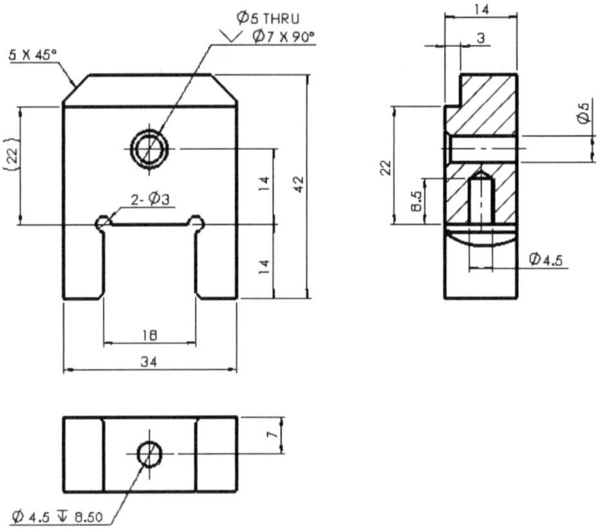

그림 1-3-37 치수 기입 완료 도면

(7) 치수 공차 기입하기

생각하기 : 고정 조의 치수 공차는 어떻게 선정하면 좋을까?

고정핀(평행핀) 삽입 홈 중심까지 치수 7의 공차는 좌우 균형을 고려하여 가이드 플레이트와 마찬가지로 정밀급인 ±0.05 ㎜로 한다. 이것은 평행핀이 조립되는 위치를 허용 한계 공차 0.1 ㎜ 이내에서 정확히 홈을 가공하라는 의미이다. 한편 평행핀이 삽입되는 조정나사의 홈 직경 Ø7에 대해서는 직경 Ø7보다 크면 평행핀이 삽입되어 조정나사가 회전하는데 너무 빡빡하므로 여유를 주어 위 치수 허용차에 대해 -0.1 ㎜를 적용하고 아래 치수 허용차에 대해서는 -0.2 ㎜를 적용하기로 한다. 반대로 조정나사의 평행핀 삽입 홈의 폭 3역시 3보다 폭이 작으면 평행핀이 삽입되어 조정나사가 회전하는데 너무 빡빡하므로 여유를 주어 위 치수 허용차에 대해 +0.2 ㎜를 적용하고 아래 치수 허용차는 중간급 공차인 +0.1 ㎜를 적용하기로 한다. 마지막으로 가이드 플레이트에서 고정 조까지 조립되는 조정나사 축 길이 46의 허용 한계 공차도 정밀급인 0.1 ㎜로 하지만 공작물을 파악할 때 조정나사 축과 고정 조가 서로 미는 힘이 발생하게 되므로 46보다 크게 주지 않도록 -공차를 주어 위 치수 허용차에 대해 -0.1 ㎜를 적용하고 아래 치수 허용차에 대해서는 -0.2 ㎜를 적용하기로 한다.

수행 : 고정 조의 치수 공차 표시하기

① 고정 조 구멍(가이드 플레이트와 결합되는 부분)인 14를 클릭한다.

② 공차/정밀을 "좌우 상칭"으로 설정한다.

③ 최대 편차를 -0.1 ㎜, 최소 편차를 -0.2 ㎜로 한다. 즉, 공차 $14^{-0.1}_{-0.2}$을 기입한다.

④ 확인을 클릭한다(그림 1-3-38).

⑤ 고정 조의 가이드 플레이트와 결합되는 부분과 리드 스크류 삽입 부분인 14를 클릭한다.

⑥ 공차/정밀을 "대칭"으로 설정한다.

⑦ 최대 편차를 0.05 ㎜로 한다. 즉, 공차 14±0.05을 기입한다.

⑧ 확인을 클릭한다(그림 1-3-38).

(8) 끼워 맞춤 공차 기입하기

생각하기 : 고정 조의 끼워 맞춤 공차는 어떻게 선정하면 좋을까?

가이드 플레이트에 조립되는 고정 조는 가이드 플레이트에 고정하여 이동조의 이동에 따른 공작물을 고정해주는 역할을 하므로 가이드 플레이트에 볼트나사로 고정되어야 한다. 즉, 헐거운 끼워 맞춤으로 해도 충분하다. 따라서 가이드 플레이트를 축(g6)으로 생각하였으므로 고정조의 끼워 맞춤 공차는 H7로 한다.

수행 : 고정 조의 끼워 맞춤에 대한 구멍의 기호 공차 표시하기

① 고정 조 구멍(가이드 플레이트와 결합되는 부분)인 18을 클릭한다.

② 공차/정밀을 "맞춤"의 "끼워 맞춤"으로 설정한다.

③ 구멍 맞춤을 H7로 한다. 즉, 공차 18*H*7을 기입한다.

④ 확인을 클릭한다(그림 1-3-38).

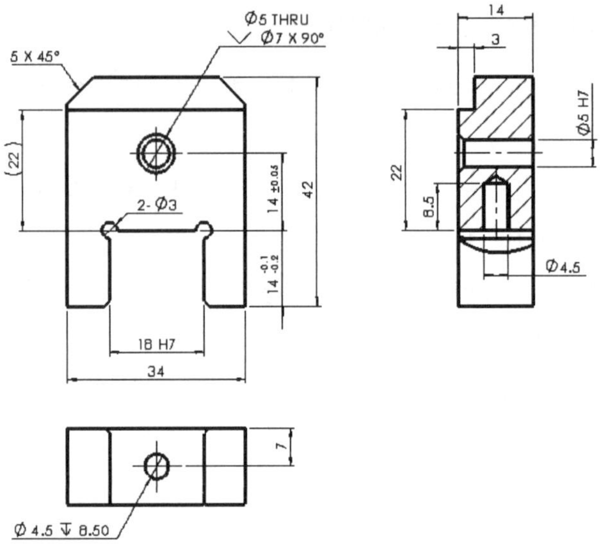

그림 1-3-38 치수 공차 및 끼워 맞춤 공차 설정 결과 모습

(9) 기하공차 기입하기

생각하기 : 기하 공차는 어떻게 선정하면 좋을까?

보통 현장에서는 기하공차를 정할 때 IT 등급 가운데 몇 등급을 규제하는 경우는 드물며 아주 정밀한 가공이 필요한 경우는 0.005~0.01, 정밀한 가공의 경우는 0.01~0.02, 보통급의 가공의 경우는 0.03~0.05 정도의 규제를 하고 있다.

따라서 사각기둥의 가이드 부분인 옆면과 결합하여 고정되는 부분인 고정조의 내부 옆면에 대해 고정조의 내부 밑면이 정밀한 수직 관계에 있어야 한다고 가정한다. 또한 조정나사 축 구멍은 조정나사 축과 조립되어 회전운동하는 부분으로 정밀하게 작동해야 하므로 고정조 내부 옆면에 대하여 매우 정밀한 평행 관계에 있어야 한다고 가정한다. 한편 공작물을 파악하는 면에 대해 조정나사 축 구멍과 서로 정밀한 평행한 관계 및 직각 관계에 있어야 한다고 가정한다.

고정조가 고정되는 면이 정밀하게 가공되어야 정밀한 조립이 되므로 고정조 내부 고정되는 고정조의 옆면을 데이텀 A로 정하면 고정조 내부 밑면이 고정조 내부 옆면(데이텀 A)에 대해 IT6급인 직각도 0.013 ㎜로 정한다. 또한 조정나사 축 구멍은 조정나사 축과 조립되어 회전 운동하는 부분으로 매우 정밀하게 작동해야 하며 기하공차는 데이텀 평면 A에 대하여 IT6급인 평행도 Φ0.008로 정한다.

또 한편 공작물을 파악하는 부분인데 이 부분은 정밀하게 파악되어야 하므로 조절나사 축 구멍을 데이텀 B로 하면 평행도 및 직각도는 정밀한 값인 0.013 ㎜로 정한다.

수행 : 데이텀A 표시하기

① 도면 탭의 주석에서 "데이텀 피처"를 클릭한다.
② 해당 데이텀 면을 지정한다. 즉, 평행도 해당 면을 데이텀 A로 지정한다.
③ 확인을 클릭한다.
④ 기하 공차 표시를 18H7의 치수선에 위치시킨다(그림 1-3-39).

수행 : 직각도 표시하기

① 도면 탭의 주석에서 "기하 공차"를 클릭한다.
② 기하공차 속성창이 나타나며 여기서 기호는 "직각도"를 설정하고 공차는 직각도 값 0.013을 기입하고 제1 데이텀 면은 A로 지정한다.
③ 확인을 클릭한다.
④ 기하 공차 표시를 (22)의 치수선에 위치시킨다(그림 1-3-39).

수행 : 평행도 표시하기

① 도면 탭의 주석에서 "기하 공차"를 클릭한다.
② 기하공차 속성창이 나타나며 여기서 "평행도"를 설정하고 평행도 값 0.008을 기입하며 평행도 해당 면을 데이텀 A로 지정한다.
③ 확인을 클릭한다.
④ 기하 공차 표시를 ∅5H7의 치수선에 위치시킨다(그림 1-3-39).

수행 : 데이텀B 표시하기

① 도면 탭의 주석에서 "데이텀 피처"를 클릭한다.
② 해당 데이텀 면을 지정한다. 즉, ∅5H7에 해당하는 평행도 공차 위에 데이텀 B를 지정한다.
③ 확인을 클릭한다(그림 1-3-39).

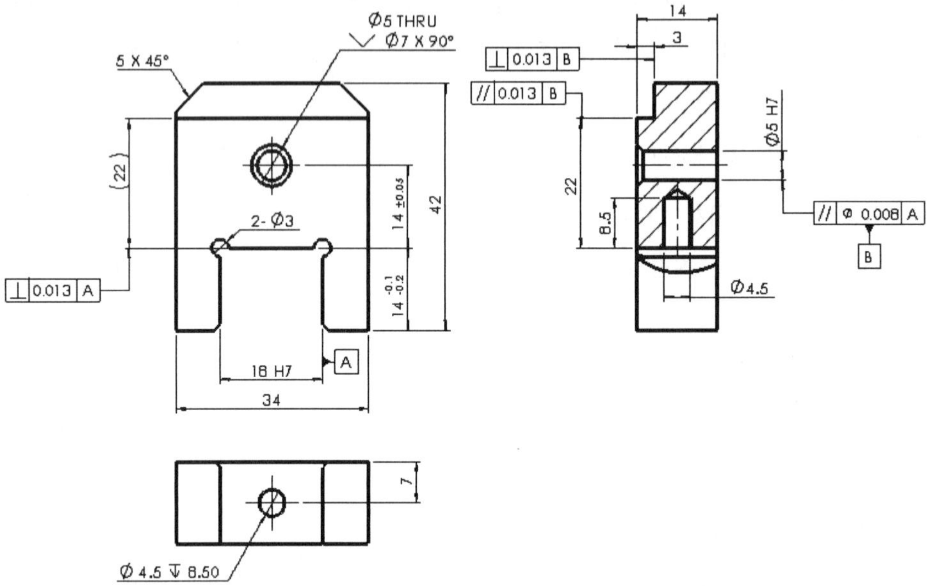

그림 1-3-39 데이텀 면 지정과 기하공차 설정 결과

수행 : 직각도 표시하기

① 도면 탭의 주석에서 “기하 공차”를 클릭한다.

② 기하공차 속성창이 나타나며 여기서 기호는 “직각도”를 설정하고 공차는 직각도 값 0.013을 기입하고 제1 데이텀 면은 B로 지정한다.

③ 도면 탭의 주석에서 “데이텀 피처”를 클릭한다.

④ 확인을 클릭한다

⑤ 기하 공차 표시를 3의 치수선에 위치시킨다(그림 1-3-39).

수행 : 평행도 표시하기

① 도면 탭의 주석에서 “기하 공차”를 클릭한다.

② 기하공차 속성창이 나타나며 여기서 “평행도”를 설정하고 평행도 값 0.013을 기입하며 평행도 해당 면을 데이텀 B로 지정한다.

③ 확인을 클릭한다.

④ 기하 공차 표시를 22의 치수선에 위치시킨다(그림 1-3-39).

(10) 표면 거칠기 기입하기

생각하기 : 표면 거칠기는 어떻게 정하는지?

우선 가이드 플레이트와 조립되는 부분인 고정조의 내부 옆면과 윗면은 상급 다듬질($\overset{y}{\nabla}$)로 해야 한다. 또한 공작물을 파악해야 하는 단차 부분 역시 상급 다듬질($\overset{y}{\nabla}$)로 해야 한다. 그 외에 이동조의 옆면은 중간 다듬질($\overset{x}{\nabla}$) 정도로 하면 충분하며 조정나사 축이 삽입되는 구멍은 리밍으로 표면을 다듬질 처리하는 중간 다듬질($\overset{x}{\nabla}$)로 하면 충분하다.

수행 : 표면 거칠기 표시하기

① 도면 탭의 주석에서 "표면 거칠기(√)"를 선택한다.
② 속성 대화창이 나타난다. 여기서 기호의 종류를 선택하고 거칠기 정도를 나타내는 레이아웃을 정한다.
③ 표면 거칠기를 나타내고자 하는 면에 커서를 데고 왼쪽 버튼을 클릭한다. 만일 반대 방향으로 나타내고자 하면 각도에서 180을 기입하면 반대 반향으로 된다.
④ 확인 버튼을 누른다(그림 1-3-40).

(11) 주서 기입하기

생각하기 : 주서에는 무엇을 기입하면 좋을까?

주서에는 일반 공차, 도시되고 지시 없는 모떼기, 일반 모따기, 열처리 및 표면 거칠기에 대해 기입한다.

밀링 및 드릴링 가공의 보통급(중간급)은 일반 공차(부록2 참조)를 주기 때문에 도면부에는 일반 공차는 일일이 도면에 기입하지 않고 주서를 사용하여 일괄적으로 지정한다.

밀링 및 드릴링 가공 후에 열처리하라고 했으므로 표면의 강도를 어느 정도로 해야 하는지를 기입해야 한다. 보통 SCM415 재질을 저합금강으로 기계가공 후에 그 표면층에 탄소를 침투시켜 고 탄소강으로 하고 그 후에 담금질하여 표면을 강화시키는 처리법을 한다. 이렇게 함으로써 인성이 높고 표면층은 내마모성을 유지할 수 있기 때문이다.

도시되고 지시 없는 모따기의 경우는 모서리 부분마다 모따기 표시를 하게 되면 도면이 복잡해지고 시간도 허비하게 되므로 기능상 특별한 경우를 제외하면 일괄적으로 모따기 할 부분을 주서로 나타낸다.

일반 모따기의 경우는 도면에 별도로 표시되어 있지 않은 모서리 부분을 일괄적으로 0.2~0.5×45° 정도로 다듬질하라는 의미이다.

수행 : 주서 표시하기

① 주석에서 “노트”를 선택한다.

② 도면 오른 쪽에 그림 1-3-40과 같이 주서를 기입한다.

③ 확인 버튼을 누른다.

(12) 저장하기

수행 : 최종 도면 저장하기

① 저장 도구()에서 다른 이름으로 저장하기를 클릭한다.

② 저장할 디렉토리를 정하고 파일이름을 “고정조”로 한다.

③ 저장 버튼을 클릭한다.

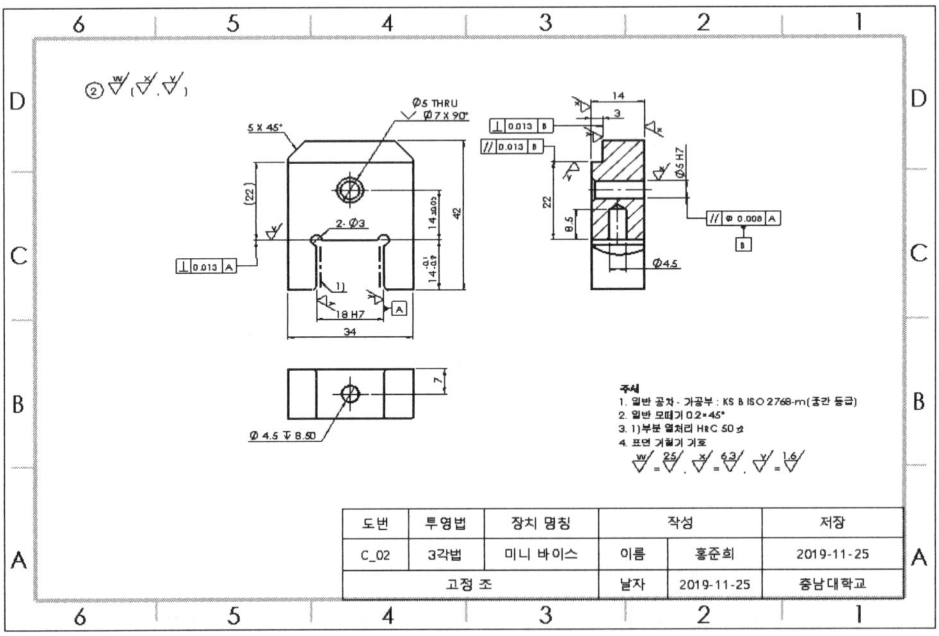

그림 1-3-40 고정조의 도면 완료 모습

3-2-3-3 이동조 부품도 작성하기

(1) 도면 작성 준비하기

수행 : 도면 작성 화면 들어가기

① 풀다운 메뉴에서 새로 만들기 아이콘을 선택한다.

② 기본 모듈 가운데 도면을 선택한다.

③ 시트 형식/크기 설정 창에서 찾아보기를 클릭한다.

④ a4-landscape.slddrt를 설정하고 열기를 한다.

⑤ 확인을 클릭한다.

(2) 시트 편집하기

수행 : 표제란 없애기

① 도면 Management 탭에서 시트형식을 선택한다.

② 시트형식 탭에서 시트 편집을 선택한다.

③ 파란색의 표제란 부분에 대해 마우스로 전체 드래그 하여 삭제 영역을 정하고 키보드의 삭제 버튼을 클릭한다.

④ 확인을 클릭한다.

수행 : 새로운 표제란 삽입하기

① 시트편집 상태에서 일반테이블을 클릭한다.

② 테이블을 삽입할 수 있는 창이 나타나며 여기서 별표 모양을 클릭하면 미리 만들어 놓은 표제란 테이블 템플릿을 찾아서 가져올 수 있다.

③ 테이블 템플릿을 오른쪽 모서리에 위치하도록 배치한다.

④ 일반테이블 편집 완료 버튼을 누른다.

(3) 3면도 표현하기

수행 : 투상도 작성하기

① 오른쪽 뷰 팔레트를 클릭한다.

② 뷰 레이아웃에서 파트 찾기(...)를 클릭하여 해당 파일인 "이동 조"를 찾고 여러 도면 뷰에서 정면 뷰를 끌어 창에 놓는다.

③ 정면도로부터 저면도 및 우측면도를 차례로 나타낸다(그림 1-3-41).

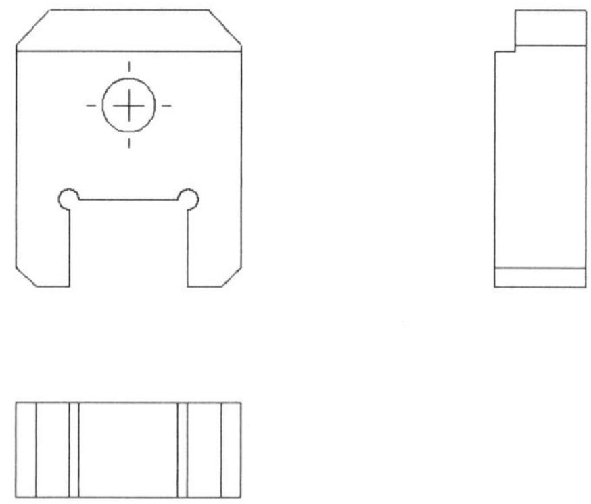

그림 1-3-41 3면도(정면도, 저면도, 우측면도)

(4) 부분 단면도 작성하기

생각하기 : 어느 부분을 부분 단면도로 나타낼 것인지?

이동조를 보면 조정나사 축과 조립되는 구멍부분이 있는데 이곳이 잘 보이도록 부분적 절단을 하면 된다. 즉, 자유 곡선을 사용하여 구멍이 잘 나타나도록 영역 설정을 하면 된다.

수행 : 부분 단면도 작성 및 중심선 나타내기

① 뷰 레이아웃에서 부분 단면도를 클릭한다.

② 연필 모양의 자유 곡선 탭이 나타나며 이것을 이용하여 절단 영역을 스케치한다.

③ 절단 깊이를 17 ㎜로 한다.

④ 완료를 클릭하면 부분 단면도가 생성된다.

⑤ 주석 탭을 클릭한다.

⑥ 중심선을 클릭하고 자동 삽입의 뷰 선택을 체크한다.

⑦ 우측면도를 클릭한다.

⑧ 확인을 클릭한다(그림 1-3-42).

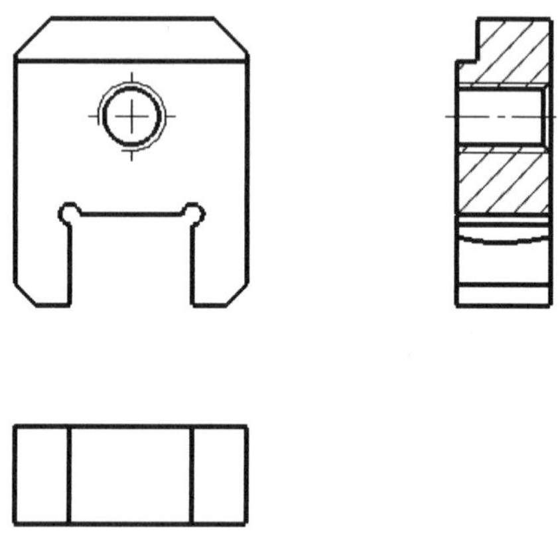

그림 1-3-42 부분도 및 중심선 표시

(5) 치수 기입하기

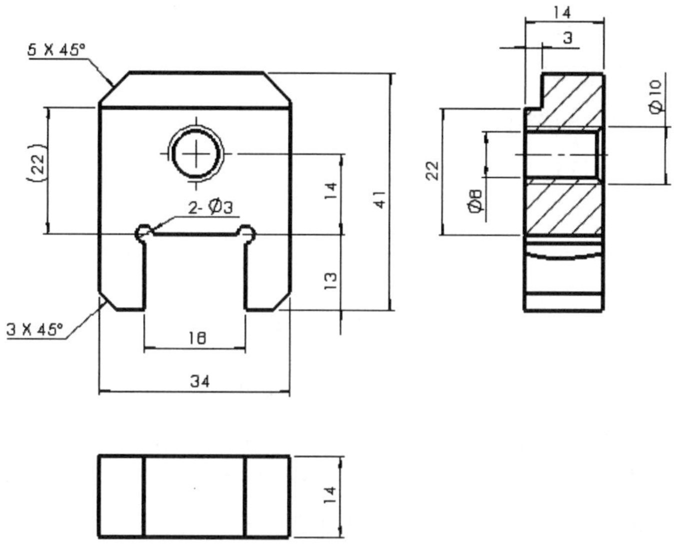

그림 1-3-43 치수 기입 완료 도면

수행 : 치수 표시하기

① Feature Manager 디자인트리에서 도면뷰*에 커서를 데고 마우스 오른쪽 버튼을 클릭하여 피처 편집을 설정한다.

② 도면 탭에서 주석을 클릭한다.

③ 주석 메뉴 가운데 모델항목( )을 선택한다.

④ 확인을 클릭하면 도면의 모든 치수가 표시된다.

⑤ 그림 1-3-43과 같이 치수를 보기 좋게 정리한다.

(7) 치수 공차 기입하기

생각하기 : 이동조의 헐거운 끼워 맞춤 및 치수 공차는 어떻게 선정하면 좋을까?

가이드 플레이트에 조립되어 슬라이딩 하는 이동조는 가이드 플레이트에 조립되어 이동조의 슬라이딩 이동에 따라 고정조와 짝이 되어 공작물을 고정해주는 역할을 하므로 가이드 플레이트와 헐거운 끼워 맞춤으로 해도 충분하다. 따라서 가이드 플레이트를 축(g6)으로 생각하면 이동조의 끼워 맞춤 공차는 H7로 한다.

치수 공차에 대해서는 일반 공차로도 충분하다.

수행 : 이동 조의 끼워 맞춤에 대한 구멍의 기호 공차 표시하기

① 이동 조 구멍(가이드 플레이트와 결합되는 부분)인 18을 클릭한다.
② 공차/정밀을 “맞춤”의 “보통 맞춤”으로 설정한다.
③ 보통 맞춤 공차 18*H*7이 자동 입력된다.
④ 확인을 클릭한다(그림 1-3-44).

(8) 기하공차 기입하기

생각하기 : 기하 공차는 어떻게 선정하면 좋을까?

조정나사 축과 조립되어 이동하여 공작물을 파악하는 역할을 하므로, 사각기둥의 가이드 부분인 옆면과 결합하여 슬라이딩 하는 부분인 이동조의 옆면에 대해 이동조의 내부 밑면이 정밀한 직각 관계에 있어야 한다. 한편 공작물을 파악하는 면에 대해 조정나사 축 구멍과 서로 정밀한 직각 관계에 있어야 한다.

이동조가 슬라이딩 하는 면이 정밀하게 작동되어야 하므로 이동조 내부 슬라이딩 하는 이동조의 옆면을 데이텀 A로 정하면 이동조 내부 밑면이 이동조 내부 옆면(데이텀 A)에 대해 정밀한 작동을 위한 공차를 적용하여 IT6급인 직각도를 0.013 ㎜로 정한다. 또한 공작물을 파악하는 단차 부분인데 이 단차 부분 역시 공작물을 정밀하게 파악하여야 하므로 나사구멍을 데이텀 B로 하면 정밀한 공차를 적용하여 직각도를 0.013 ㎜로 정한다.

수행 : 데이텀 표시하기

① 도면 탭의 주석에서 “데이텀 피처”를 클릭한다.
② 해당 데이텀 면을 지정한다. 즉, 직각도 해당 면을 데이텀 A로 지정한다.
③ 확인을 클릭한다(그림 1-3-44).

수행 : 직각도 표시하기

① 도면 탭의 주석에서 “기하 공차”를 클릭한다.
② 기하공차 속성창이 나타나며 여기서 기호는 “직각도”를 설정하고 공차는 직각도 값 0.013을 기입하고 제1 데이텀 면은 A로 지정한다.
③ 확인을 클릭한다(그림 1-3-44).

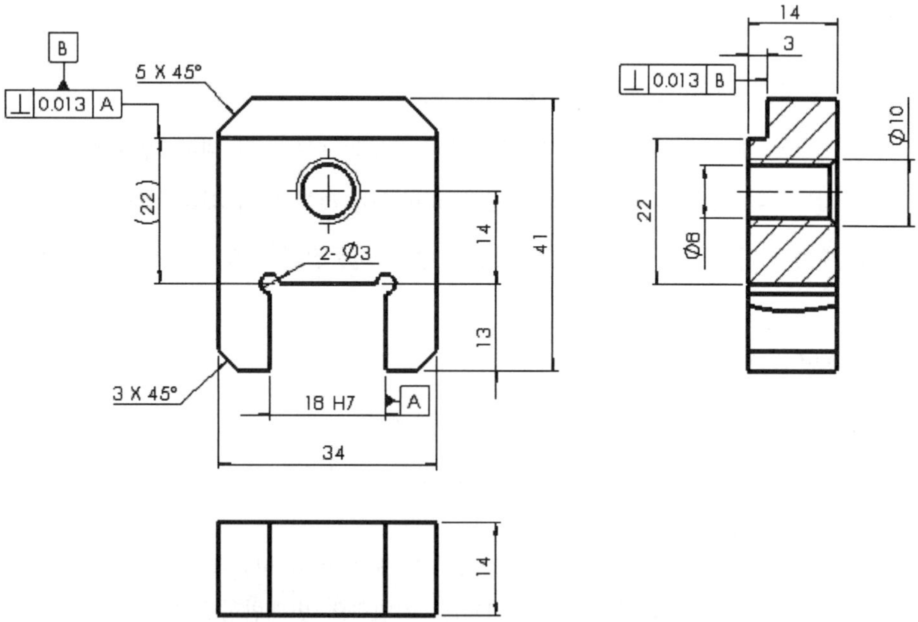

그림 1-3-44 끼워 맞춤 공차와 기하공차 설정 결과

수행 : 데이텀 표시하기

① 도면 탭의 주석에서 “데이텀 피처”를 클릭한다.

② 해당 데이텀 면을 지정한다. 즉, 직각도 공차 위에 데이텀 면 B를 지정한다.

③ 확인을 클릭한다(그림 1-3-44).

수행 : 직각도 표시하기

① 도면 탭의 주석에서 “기하 공차”를 클릭한다.

② 기하공차 속성창이 나타나며 여기서 기호는 “직각도”를 설정하고 공차는 직각도 값 0.013을 기입하고 제1 데이텀 면은 B로 지정한다.

③ 도면 탭의 주석에서 “데이텀 피처”를 클릭한다.

④ 확인을 클릭한다(그림 1-3-44).

(9) 표면 거칠기 기입하기

생각하기 : 표면 거칠기는 어떻게 정하는지?

우선 가이드 플레이트와 슬라이딩 운동하는 부분인 이동조의 내부 옆면과 윗면은 상급 다듬질(y∇)로 해야 한다. 또한 공작물을 파악해야 하는 단차 부분 역시 상급 다듬질(y∇)로 해야 한다. 그 외에 이동조의 옆면은 중간 다듬질(x∇) 정도로 하면 충분하다.

수행 : 표면 거칠기 표시하기

① 도면 탭의 주석에서 "표면 거칠기(√)"를 선택한다.
② 속성 대화창이 나타난다. 여기서 기호의 종류를 선택하고 거칠기 정도를 나타내는 레이아웃을 정한다.
③ 표면 거칠기를 나타내고자 하는 면에 커서를 데고 왼쪽 버튼을 클릭한다. 만일 반대 방향으로 나타내고자 하면 각도에서 180을 기입하면 반대반향으로 된다.
④ 확인 버튼을 누른다(그림 1-3-45).

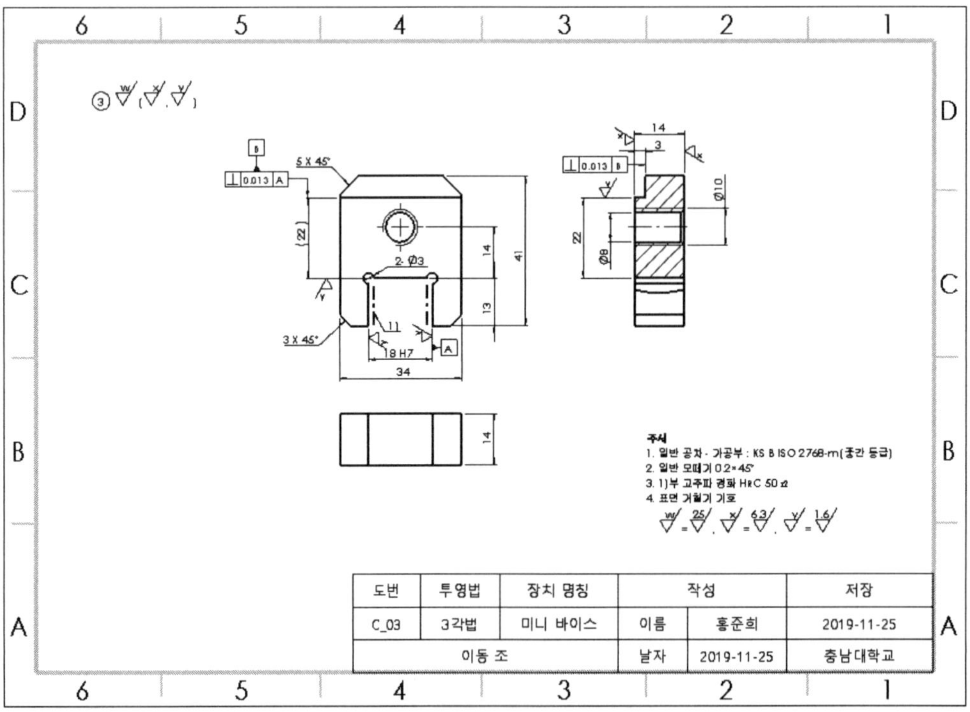

그림 1-3-45 이동 조의 도면 완료 모습

(10) 주서 기입하기

생각하기 : 주서에는 무엇을 기입하면 좋을까?

주서에는 일반 공차, 도시되고 지시 없는 모떼기, 일반 모따기, 열처리 및 표면 거칠기에 대해 기입한다.

밀링 및 드릴링 가공의 보통급(중간급)은 일반 공차(부록2 참조)를 주기 때문에 도면부에는 일반 공차는 일일이 도면에 기입하지 않고 주서를 사용하여 일괄적으로 지정한다.

밀링 및 드릴링 가공 후에 열처리하라고 했으므로 표면의 강도를 어느 정도로 해야 하는지를 기입해야 한다. 보통 SCM415 재질을 저합금강으로 기계가공 후에 그 표면층에 탄소를 침투시켜 고 탄소강으로 하고 그 후에 담금질하여 표면을 강화시키는 처리법을 한다. 이렇게 함으로써 인성이 높고 표면층은 내마모성을 유지할 수 있기 때문이다.

도시되고 지시 없는 모따기의 경우는 모서리 부분마다 모따기 표시를 하게 되면 도면이 복잡해지고 시간도 허비하게 되므로 기능상 특별한 경우를 제외하면 일괄적으로 모따기 할 부분을 주서로 나타낸다.

일반 모따기의 경우는 도면에 별도로 표시되어 있지 않은 모서리 부분을 일괄적으로 0.2~0.5×45° 정도로 다듬질하라는 의미이다.

수행 : 주서 표시하기

① 주석에서 "노트"를 선택한다.
② 도면 오른 쪽에 그림 1-3-45와 같이 주서를 기입한다.
③ 확인 버튼을 누른다.

(11) 저장하기

수행 : 최종 도면 저장하기

① 저장 도구( )에서 다른 이름으로 저장하기를 클릭한다.
② 저장할 디렉토리를 정하고 파일이름을 "이동 조"로 한다.
③ 저장 버튼을 클릭한다.

3-2-3-4 조절나사 부품도 작성하기

(1) 도면 작성 준비하기

수행 : 도면 작성 화면 들어가기

① 풀다운 메뉴에서 새로 만들기 아이콘을 선택한다.
② 기본 모듈 가운데 도면을 선택한다.
③ 시트 형식/크기 설정 창에서 찾아보기를 클릭한다.
④ a4-landscape.slddrt를 설정하고 열기를 한다.
⑤ 확인을 클릭한다.

(2) 시트 편집하기

수행 : 표제란 없애기

① 도면 Management 탭에서 시트형식을 선택한다.
② 시트형식 탭에서 시트 편집을 선택한다.
③ 파란색의 표제란 부분에 대해 마우스로 전체 드래그 하여 삭제 영역을 정하고 키보드의 삭제 버튼을 클릭한다.
④ 확인을 클릭한다.

수행 : 새로운 표제란 삽입하기

① 시트편집 상태에서 일반테이블을 클릭한다.
② 테이블을 삽입할 수 있는 창이 나타나며 여기서 별표 모양을 클릭하면 미리 만들어 놓은 표제란 테이블 템플릿을 찾아서 가져올 수 있다.
③ 테이블 템플릿을 오른쪽 모서리에 위치하도록 배치한다.
④ 일반테이블 편집 완료 버튼을 누른다.

(3) 투상도 및 상세도 표현하기

수행 : 투상도 작성하기

① 뷰 레이아웃에서 모델뷰()를 클릭한다.

② 문서열기가 나타나며 조절나사를 더블 클릭한다.

③ 정면도가 디폴트되어 있으므로 정면도를 적절히 배치한다.

④ 주석에서 중심선을 클릭한다.

⑤ 자동 삽입에 뷰 선택을 체크한다(그림 1-3-46).

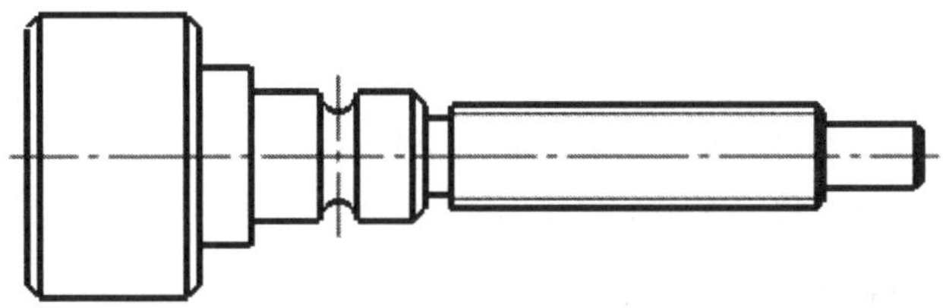

그림 1-3-46 투상도 및 중심선 표시 결과

(4) 치수 기입하기

수행 : 치수 표시하기

① Feature Manager 디자인트리에서 도면뷰*에 커서를 데고 마우스 오른쪽 버튼을 클릭하여 피처 편집을 설정한다.

② 도면 탭에서 주석을 클릭한다.

③ 주석 메뉴 가운데 모델항목(🔧)을 선택한다.

④ 확인을 클릭하면 도면의 모든 치수가 표시된다.

⑤ 그림 1-3-47과 같이 치수를 보기 좋게 정리한다.

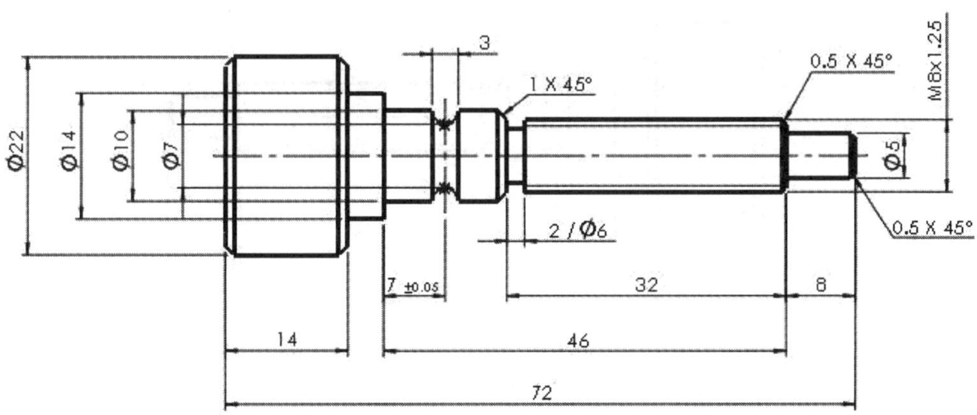

그림 1-3-47 치수 표시 및 정리하기

(5) 치수 공차 기입하기

수행 : 치수 공차 표시하기

① 조절나사의 가운데 치수 7을 클릭한다.
② 치수 창에서 공차/정밀을 "대칭"으로 설정한다.
③ 최대 편차를 0.05로 한다. 즉, 공차 7±0.05를 입력한다.
④ 텍스트 글꼴 메뉴가 나타나며 여기서 공차의 글꼴 크기는 치수의 기타를 클릭하여 치수 글꼴 사용 체크를 없애고 글꼴을 체크한다.
⑤ 글꼴 배율을 치수 글꼴 크기에 비해 0.7배율이 되도록 한다.
⑥ 확인을 클릭한다(그림 1-3-48).

수행 : 고정 핀 외경 치수 공차 표시하기

① 조절나사의 가운데 상세도의 고정 핀 외경 3을 클릭한다.
② 치수 창에서 공차/정밀을 "좌우 상칭"으로 설정한다.
③ 최대 편차를 0.2, 최소 편차를 0.1로 한다. 즉, 공차 $3^{+0.2}_{+0.1}$를 입력한다.
④ 텍스트 글꼴 메뉴가 나타나며 여기서 공차의 글꼴 크기는 치수의 기타를 클릭하여 치수 글꼴 사용 체크를 없애고 글꼴을 체크한다.
⑤ 글꼴 배율을 치수 글꼴 크기에 비해 0.7배율이 되도록 한다.
⑥ 확인을 클릭한다(그림 1-3-48).

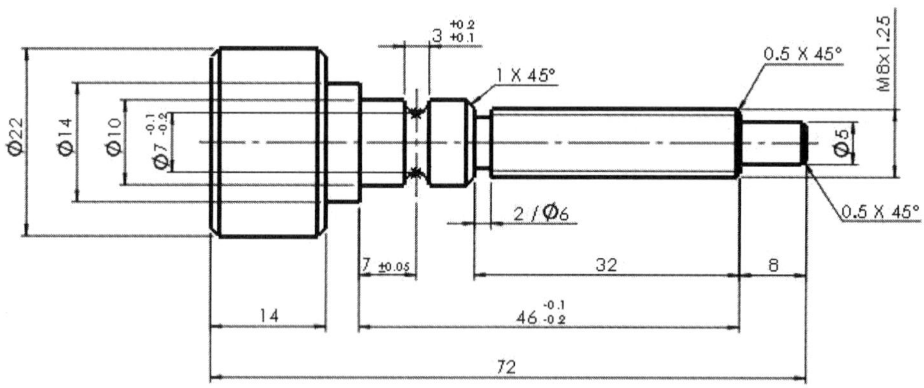

그림 1-3-48 치수 공차 설정 결과 모습

수행 : 나사 부분 치수 공차 표시하기

① 조절나사의 가운데 46을 클릭한다.

② 치수 창에서 공차/정밀을 "좌우 상칭"으로 설정한다.

③ 최대 편차를 -0.1, 최소 편차를 -0.2로 한다. 즉, 공차 $46^{-0.1}_{-0.2}$를 입력한다.

④ 텍스트 글꼴 메뉴가 나타나며 여기서 공차의 글꼴 크기는 치수의 기타를 클릭하여 치수 글꼴 사용 체크를 없애고 글꼴을 체크한다.

⑤ 글꼴 배율을 치수 글꼴 크기에 비해 0.7배율이 되도록 한다.

⑥ 확인을 클릭한다(그림 1-3-48).

(6) 끼워 맞춤 공차 기입하기

생각하기 : 헐거운 끼워 맞춤 공차는 어디에 적용하면 좋을까?

우선 조절나사 축이 가이드 플레이트의 조절나사 축 구멍과 고정조 구멍과의 끼워 맞춤에 따른 공차는 자유롭게 움직여야 하므로 부록 10의 헐거운 끼워 맞춤이 되어야 한다. 여러 헐거운 끼워 맞춤이 있지만 그 가운데 고정밀도의 축과 부시의 (회전부)끼워 맞춤에 해당하는 헐거운 끼워 맞춤인 H7/g6를 가이드 플레이트 구멍에 대한 끼워 맞춤으로 선택하였기 때문에 조절나사 축에 대해서는 헐거운 끼워 맞춤 공차 g6를 적용하면 된다.

그렇다면 과연 이것이 헐거운 끼워 맞춤인지 확인해 볼 필요가 있다. KS 규격표에 의하면 가이드 플레이트 구멍(∅10 ㎜)의 치수허용차는 지름 6~10 범위에 H7은 아래의 치수허용차가 0 ㎛로 되어 있으므로 위 치수허용차는 IT7등급(치수공차 15 ㎛)인 15 ㎛가 되어야 한다. 축(조절나사 축 ; ∅10 ㎜)의 경우, KS 규격표에 의해 축의 치수허용차는 지름 6~10 범위에 g6은 위 치수허용차가 -5 ㎛로 되어 있으므로 아래의 치수허용차는 IT6등급(치수공차 9 ㎛)인 -14 ㎛가 되어야 한다.

따라서 표 1-3-5과 같이 되며 헐거운 끼워 맞춤이라는 것이 틀림없다.

표 1-3-5 최대 틈새와 최소 틈새 계산

구분	구멍(가이드 플레이트 내경)	축(조절나사 축)
기준 치수	10	10
최대 허용 치수	10.015	9.995
최소 허용치수	10.000	9.986
최대 틈새 = 구멍의 최대 허용 치수(10.015)−축의 최소 허용 치수(9.986)=0.029 최소 틈새 = 구멍의 최소 허용 치수(10.000)−축의 최대 허용 치수(9.995)=0.005		

수행 : 가이드 플레이트와의 조립 부분의 끼워 맞춤 공차 표시하기

① 도면의 가이드 플레이트와 조립되는 부분 외경 ∅10을 클릭한다.
② 조절나사 축 지름 10에 대해 공차 g6, 즉 ∅10g6을 기입한다.
③ 확인을 클릭한다(그림 1-3-49).

수행 : 이동 조와의 조립 부분의 끼워 맞춤 공차 표시하기

① 도면의 이동 조와의 조립 부분의 외경 ∅5를 클릭한다.
② 조절나사 축에 이동 조가 끼워지는 외경 ∅5에 대해 공차 ∅5g6을 기입한다.
③ 확인을 클릭한다(그림 1-3-49).

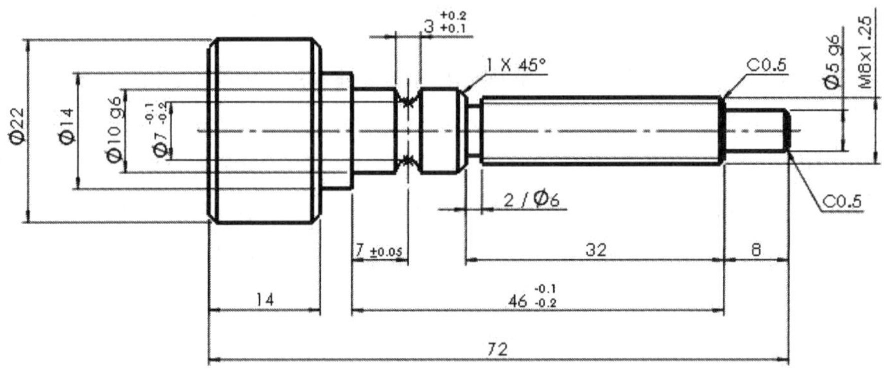

그림 1-3-49 끼워 맞춤 공차 기입 완료 모습

(7) 기하 공차 기입하기

생각하기 : 기하 공차는 어떻게 선정하면 좋을까?

가이드 플레이트와 조립되어 정밀하게 회전하는 조절나사 축 부분에 대해 원통도 및 원주 흔들림 공차를 주어야 한다.

조절나사 축이 회전하는 면이 정밀하게 작동되어야 하므로 가이드 플레이트 구멍과 조립되는 조절나사 축의 원통(∅10 ㎜) 부분에 대해 원통도를 정밀한 값인 0.011 ㎜를 주고, 고정조와 조립되는 조절나사 축의 끝 부분에 대해 원통도를 아주 정밀한 값인 0.008 ㎜를 준다. 한편 조절나사 축 끝 부분의 원통 면을 데이텀 A로 정하면 원주 흔들림을 0.01~0.02 사이 값인 0.011 ㎜를 준다.

수행 : 원통도 표시하기

① 도면 탭의 주석에서 "기하 공차"를 클릭한다.
② 기하공차 속성창이 나타나며 여기서 기호 "원통도", 공차1 "0.008"를 설정한다.
③ 확인을 클릭한다.

수행 : 데이텀 표시하기

① 도면 탭의 주석에서 "데이텀 피처"를 클릭한다.
② 해당 데이텀 면을 지정한다. 즉, 원통도 기하공차 부분을 데이텀 A로 지정한다.
③ 확인을 클릭한다.

수행 : 흔들림도 표시하기

① 도면 탭의 주석에서 "기하 공차"를 클릭한다.
② 기하공차 속성창이 나타나며 여기서 "원형 런 아웃"를 설정하고 흔들림도 값 0.011을 기입한다.
③ 확인을 클릭한다(그림 1-3-50).

수행 : 원통도 표시하기

① 도면 탭의 주석에서 "기하 공차"를 클릭한다.
② 기하공차 속성창이 나타나며 여기서 기호 "원통도", 공차1 "0.011"을 설정한다.
③ 확인을 클릭한다(그림 1-3-50).

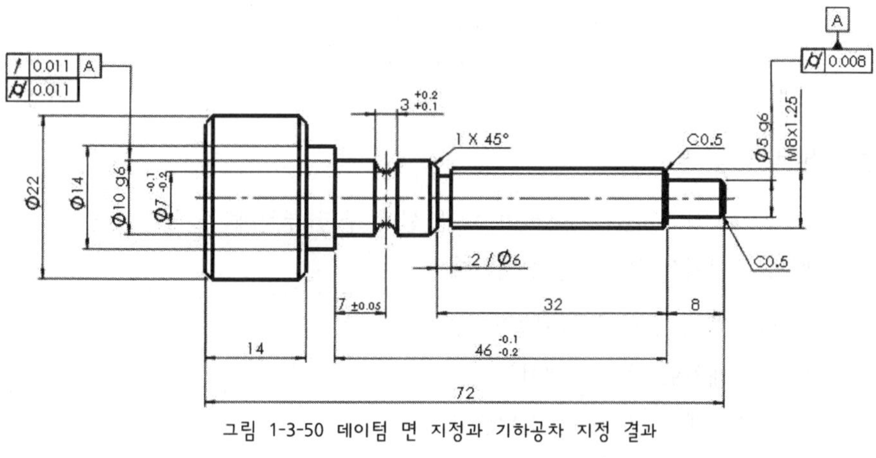

그림 1-3-50 데이텀 면 지정과 기하공차 지정 결과

(8) 센터 구멍 및 널링 기입하기

생각하기 : 센터 구멍의 치수는 어떻게 나타내는지?

축의 양끝 부에 지시하는 센터구멍을 표기할 때에는 그림 1-3-51 (a)를 참고로 하여 "KS B 0410, 60° A형1, 양끝"의 형식으로 기입해야 한다. 그러나 가끔 "1"와 "양끝"이 중복된 사항이라고 생각하고 이들 두 가지 중 한 가지를 생략하는 경우가 있는데 그것은 잘못된 표기 방법이다. 센터구멍을 표기할 때에는 각도, 명칭, 호칭, 호칭지름(d) 등으로 표시하므로 상기의 뜻은 KS B 0410에 규정되어 있는 센터구멍의 종류에서 그림 1-3-51 (b)와 같이 60°센터구멍 A형식 가운데 호칭지름이 1 ㎜인 규정 치수대로 축의 양끝을 가공하라는 뜻으로 해석할 수 있다. 따라서 상기의 표기에서 1이란 센터구멍의 호칭지름을 뜻하고 있음을 유의해야 한다.

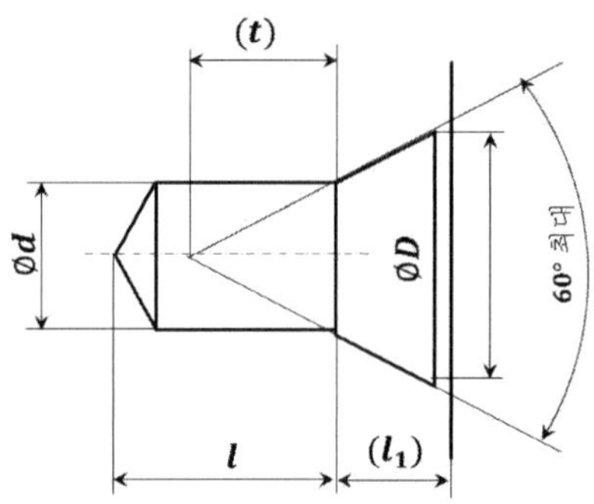

(a) 센터 구멍 표현

호칭 지름 d	D	l_1	t
1	2.12	0.97	0.9
2	4.25	1.95	1.8

(b) KS B 0410-센터 구멍(A형) 규격

그림 1-3-51 센터구멍의 표시법

수행 : 센터 구멍 표시하기

① 스케치 탭에서 선 도구를 사용하여 V를 센터 구멍 부분에 스케치 한다.

② 도면 탭의 주석에서 "노트"를 선택한다.

③ 노트에 "60° A형, 2 ⩗"를 기입한다.

④ 노트 밑에 스케치로 선을 스케치한다.

⑤ 도면 탭의 주석에서 "노트"를 선택한다.

⑥ 노트에 "KS B 0410"을 기입한다.
⑦ 확인 버튼을 누른다(그림 1-3-52).

수행 : 널링 표시하기

① 스케치 탭에서 사각형 도구를 사용하여 사각형을 널링 표시 부분에 스케치 한다.
② 사각형에 커서를 데고 오른쪽 버튼을 누른다.
③ 서브 메뉴 가운데 주석을 클릭하고 그 가운데 "영역 해칭/채우기"를 선택한다.
④ 속성 창에서 해칭패턴을 "ISO (Plastic)"을 선택한다.
⑤ 해칭영역은 "영역"을 체크하고 확인을 클릭한다.
⑥ 주석 탭으로 가서 노트를 클릭한다.
⑦ 노트에 "KS B 0901"를 기입한다.
⑧ 노트 위에 스케치로 선을 스케치한다.
⑨ 도면 탭의 주석에서 "노트"를 선택한다.
⑩ 노트에 "빗줄형 널링 m0.3"을 기입한다.
⑪ 확인 버튼을 누른다(그림 1-3-52).

(9) 표면 거칠기 기입하기

생각하기 : 표면 거칠기는 어떻게 정하는지?

가이드 플레이트와 고정조와 조립되어 정밀하게 회전하는 조절나사 축 부분에 대해 정밀 가공을 해야 한다.

따라서 조절나사 축의 끝 부분(∅5 ㎜)과 가이드 플레이트와 조립되는 부분(∅10 ㎜)의 원통면에 대해 상급 다듬질($\overset{y}{\checkmark}$)로 해야 한다. 그 외에 조절나사 축의 옆면과 고정핀 삽입 면에 대해서는 중간 다듬질($\overset{x}{\checkmark}$) 정도로 하면 충분하다.

수행 : 표면 거칠기 표시하기

① 도면 탭의 주석에서 "표면 거칠기(√)"를 선택한다.
② 표면거칠기 속성 대화창에서 기호의 종류를 선택하고 거칠기 정도를 나타내는 레이아웃을 정한다.

③ 표면 거칠기를 나타내고자 하는 면에 커서를 데면 황색으로 변하고 그때 왼쪽 버튼을 클릭한다.

④ 확인 버튼을 누른다(그림 1-3-52).

(10) 주서 기입하기

수행 : 주서 표시하기

① 주석에서 "노트"를 선택한다.

② 도면 오른 쪽에 그림 1-3-52와 같이 주서를 기입한다.

③ 확인 버튼을 누른다.

(11) 저장하기

수행 : 최종 도면 저장하기

① 저장 도구(💾)에서 다른 이름으로 저장하기를 클릭한다.

② 저장할 디렉토리를 정하고 파일이름을 "조절 나사"로 한다.

③ 저장 버튼을 클릭한다.

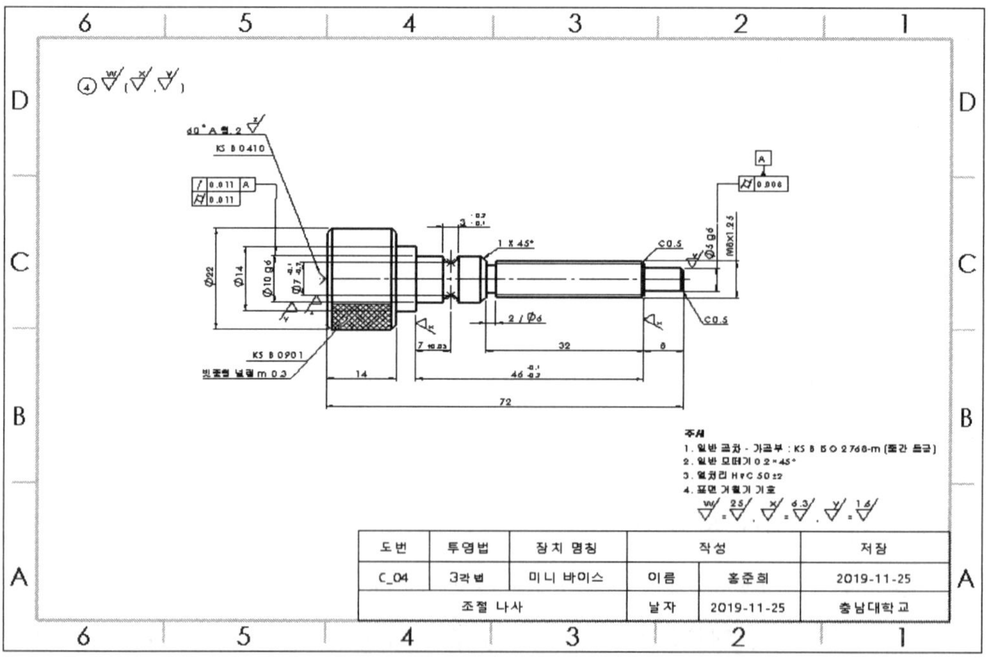

그림 1-3-52 조절 나사의 도면 완료 모습

3-3 학습 정리

3-3-1 끼워 맞춤 공차 종합정리

<table>
<tr><td>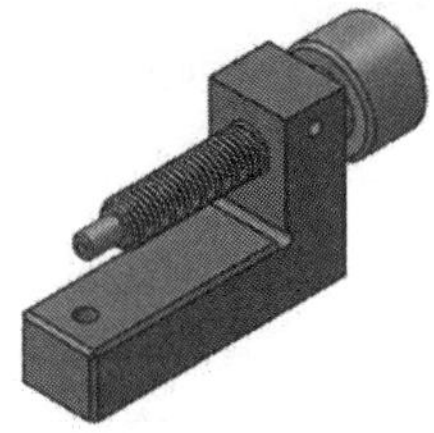</td><td>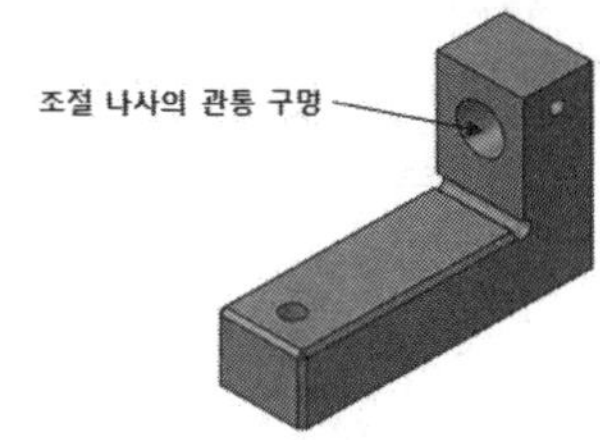</td><td>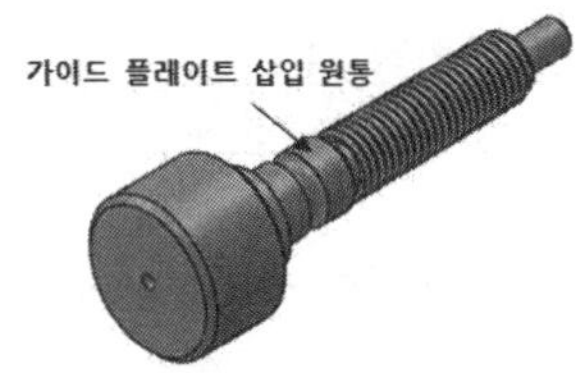</td></tr>
<tr><td>조립 대상</td><td>가이드 플레이트</td><td>조절 나사</td></tr>
<tr><td>끼워 맞춤 공차</td><td colspan="2">∅10H7/g6</td></tr>
<tr><td>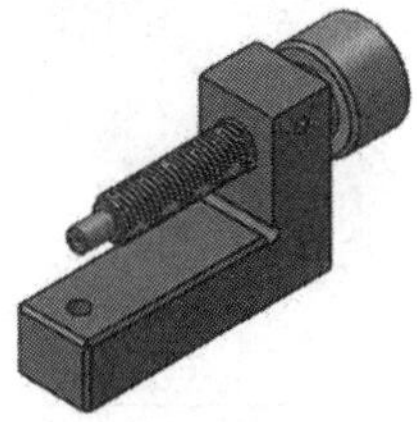</td><td>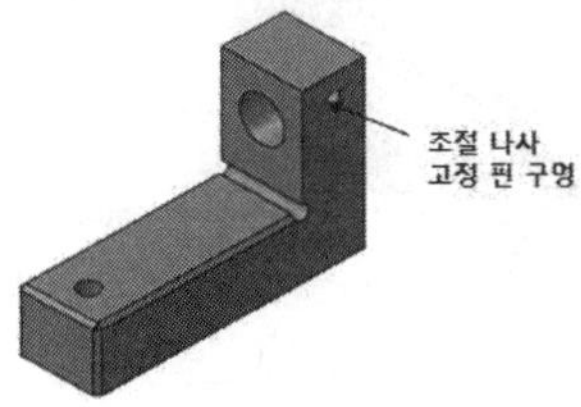</td><td>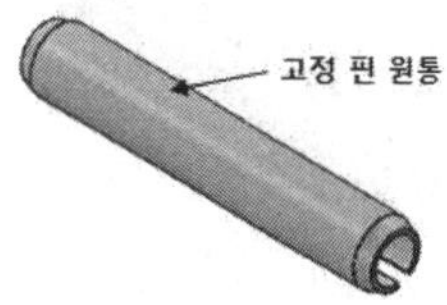</td></tr>
<tr><td>조립 대상</td><td>가이드 플레이트</td><td>고정 핀</td></tr>
<tr><td>끼워 맞춤 공차</td><td colspan="2">∅3N7/h6</td></tr>
<tr><td>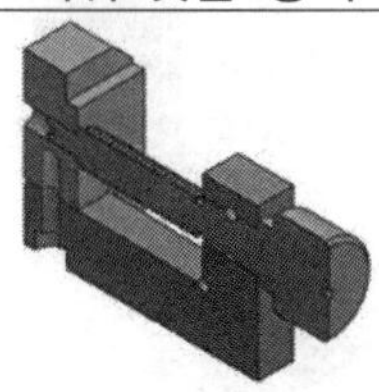</td><td>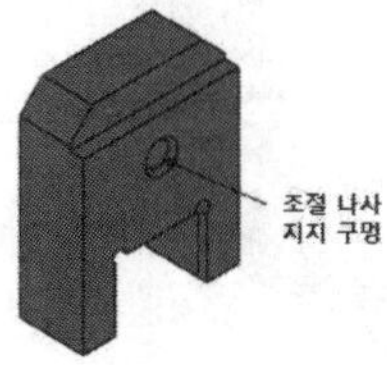</td><td>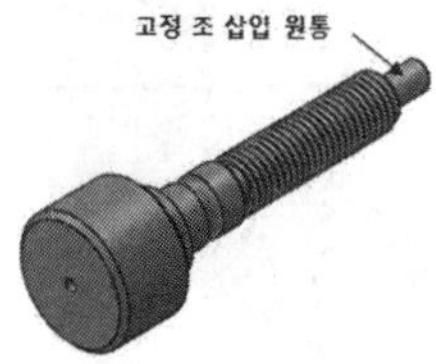</td></tr>
<tr><td>조립 대상</td><td>고정 조</td><td>조절 나사</td></tr>
<tr><td>끼워 맞춤 공차</td><td colspan="2">∅5H6/g6</td></tr>
<tr><td>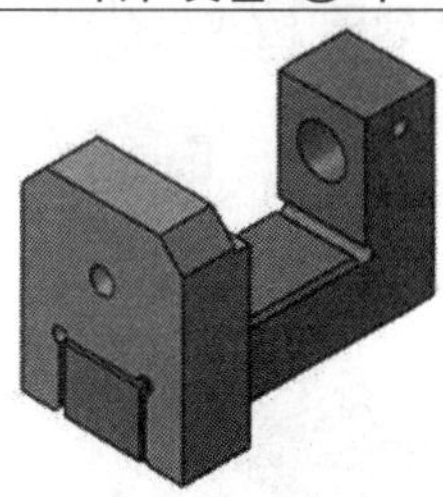</td><td>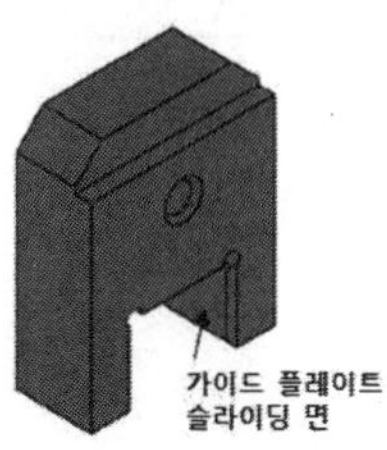</td><td>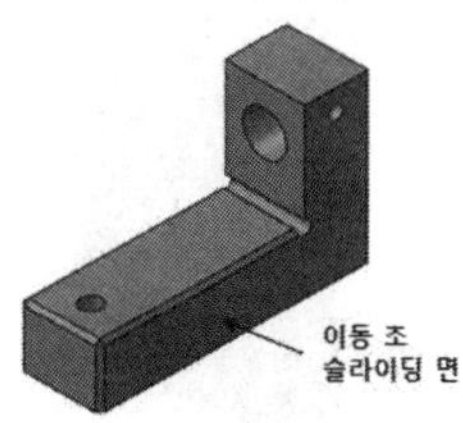</td></tr>
<tr><td>조립 대상</td><td>고정 조</td><td>가이드 플레이트</td></tr>
<tr><td>끼워 맞춤 공차</td><td colspan="2">18H7/g6</td></tr>
</table>

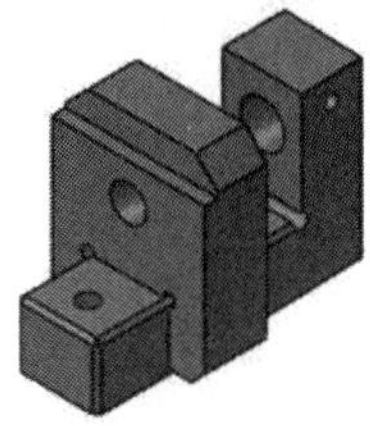 조립 대상	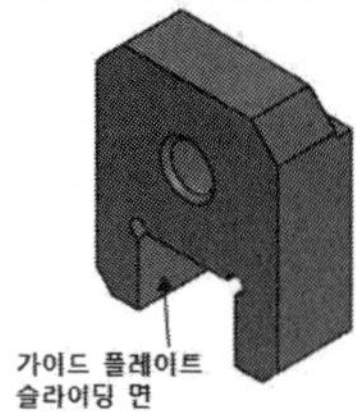 이동 조	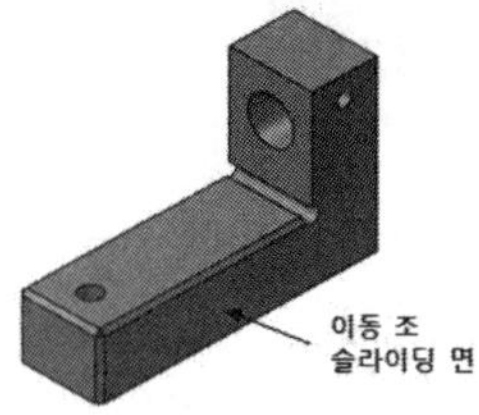 가이드 플레이트
끼워 맞춤 공차	18H7	18g6

3-3-2 기하 공차 종합정리

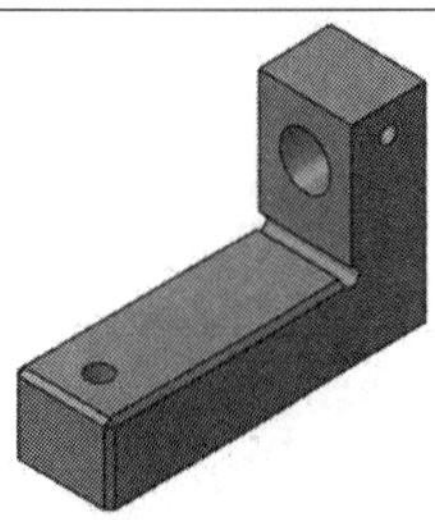 가이드 플레이트	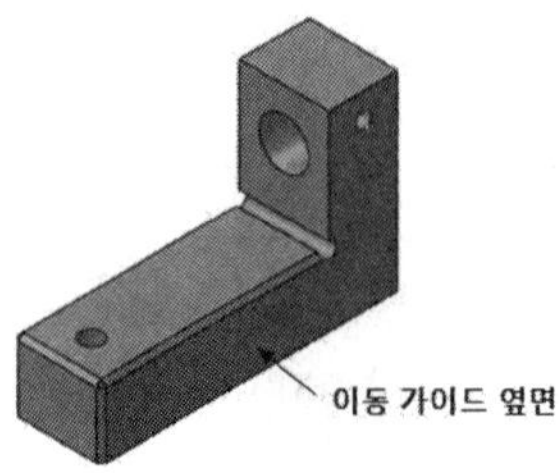 기준 면	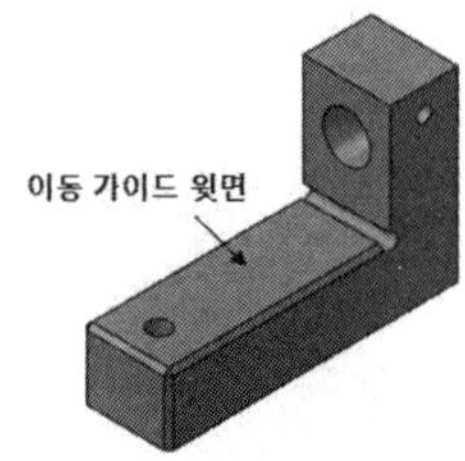 관련 면
기하 공차	A	직각도 ⊥ 0.013 A
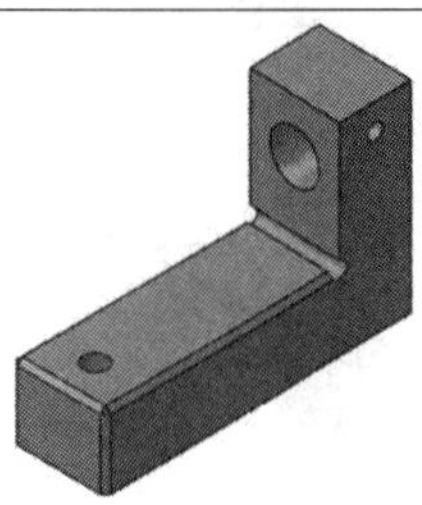 가이드 플레이트	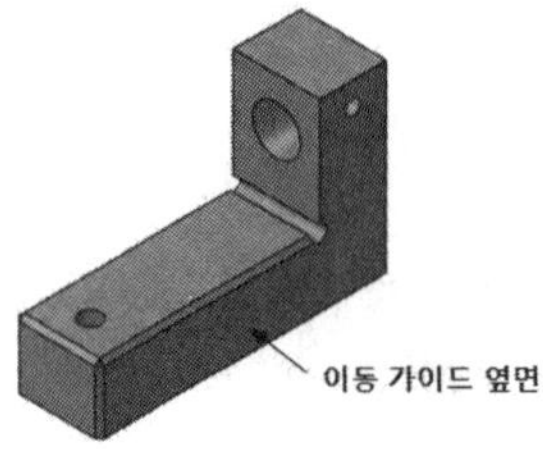 기준 면	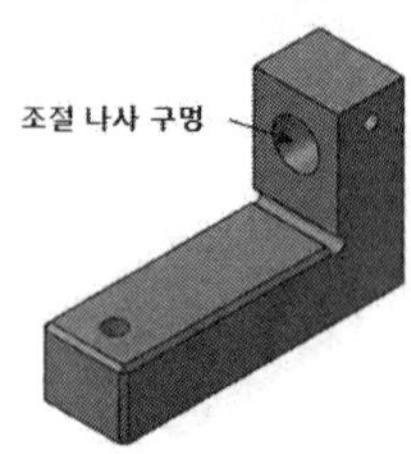 관련 면
기하 공차	A	평행도 // 0.013 A
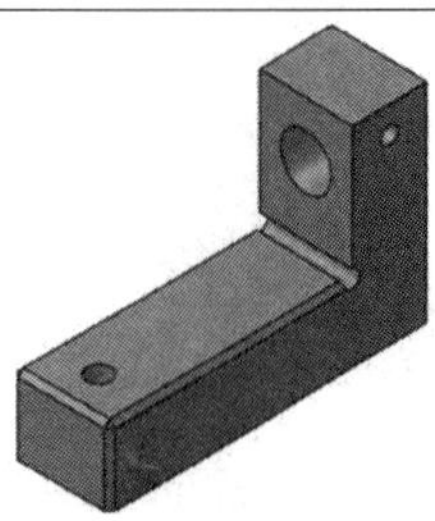 가이드 플레이트	기준 면	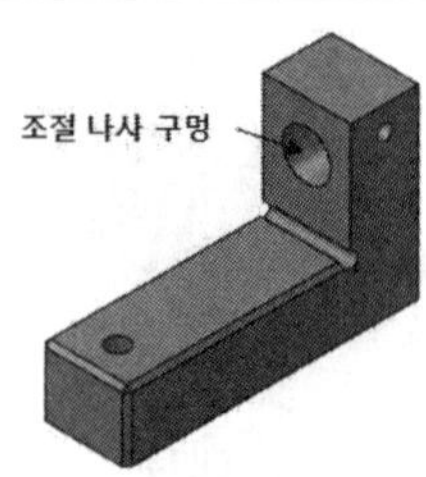 관련 면
기하 공차		원통도 ⌭ 0.011

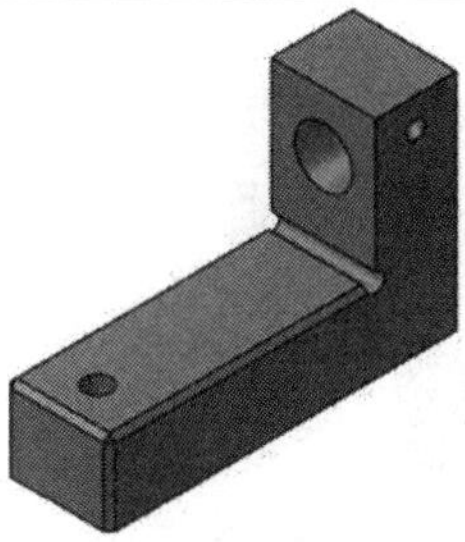	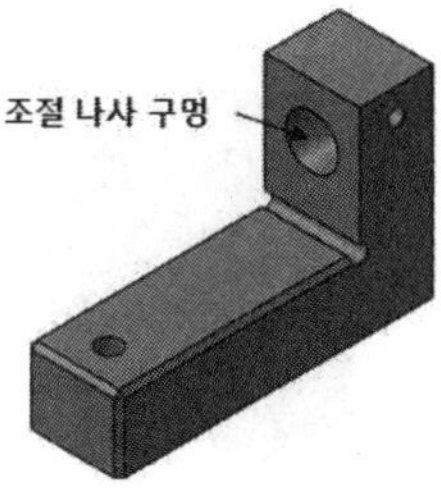	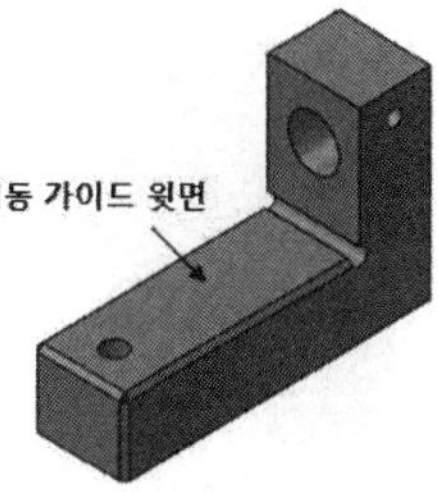
가이드 플레이트	기준 면	관련 면
기하 공차	B	평행도 // 0.013 B
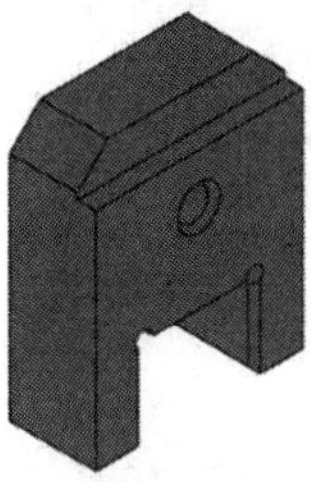	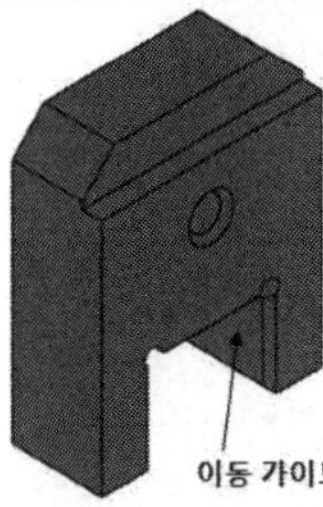	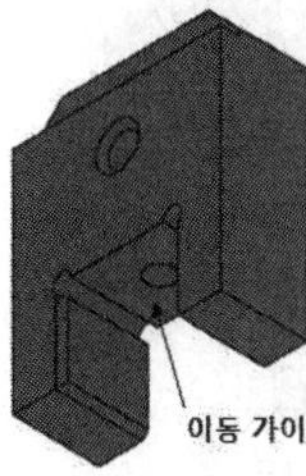
고정 조	기준 면	관련 면
기하 공차	A	직각도 ⊥ 0.013 A
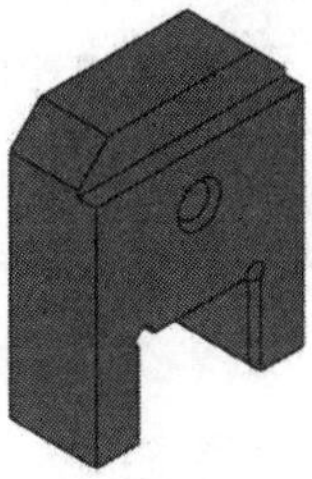	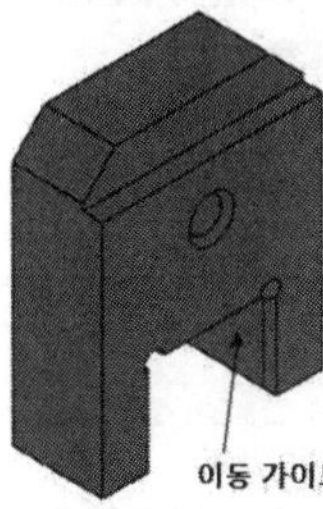	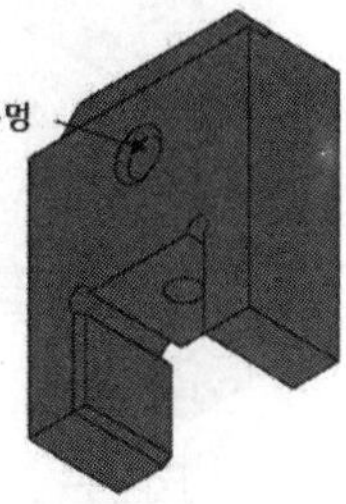
고정 조	기준 면	관련 면
기하 공차	A	직각도 ⊥ 0.013 A
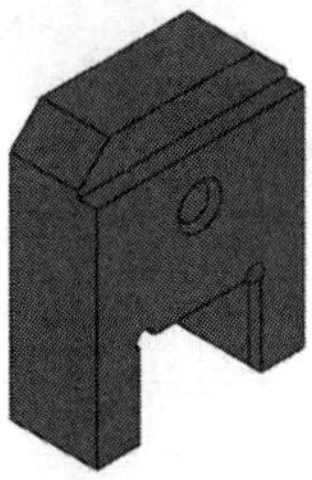	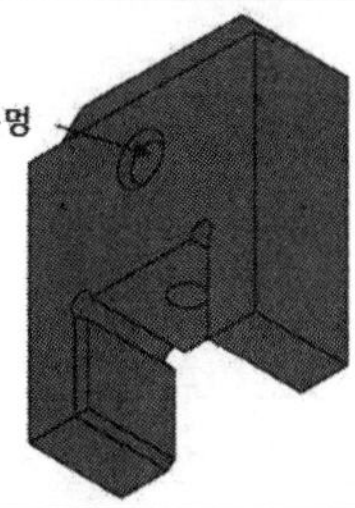	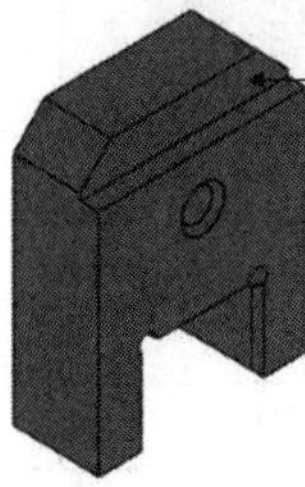
고정 조	기준 면	관련 면
기하 공차	B	직각도 ⊥ 0.013 B

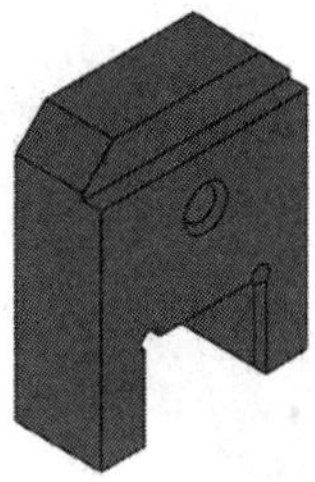	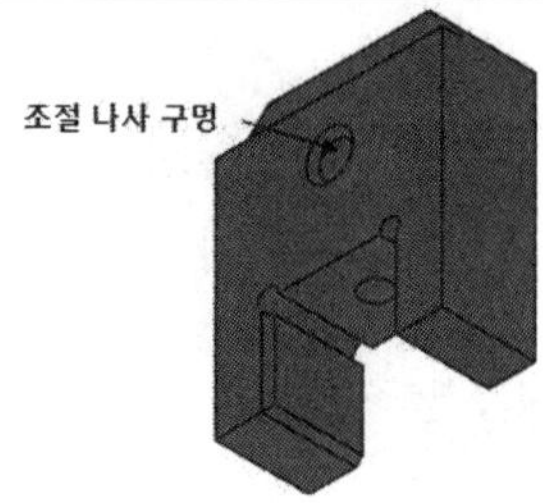	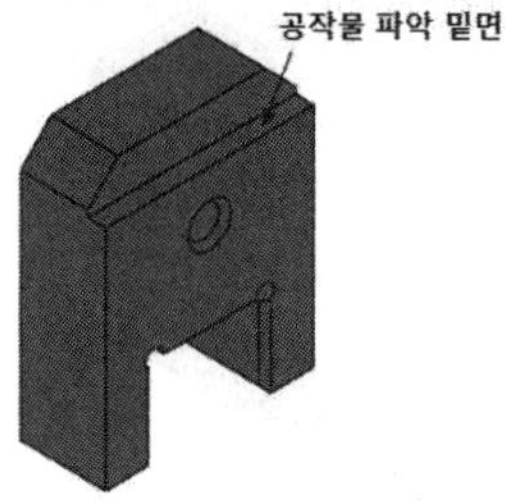
고정 조	기준 면	관련 면
기하 공차	B	평행도 // 0.013 B
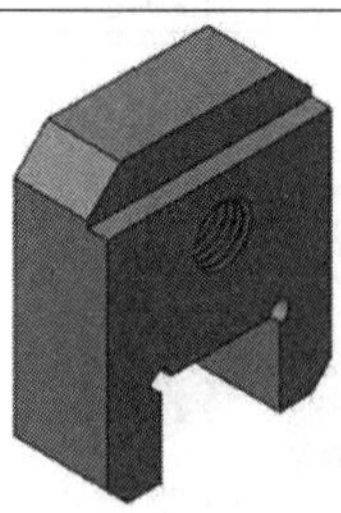	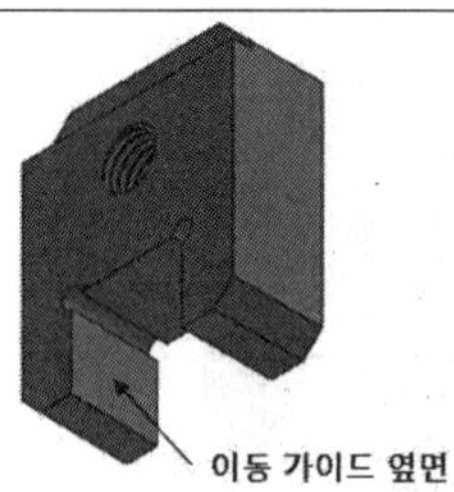	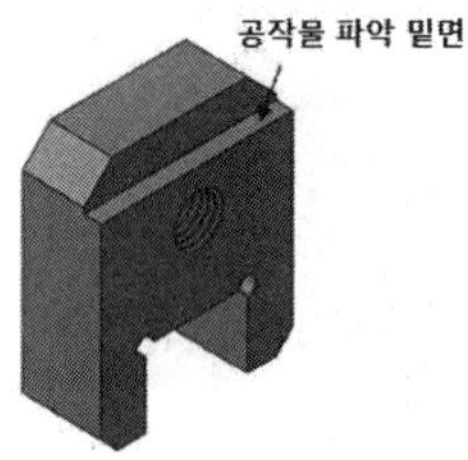
이동 조	기준 면	관련 면
기하 공차	A	직각도 ⊥ 0.013 A
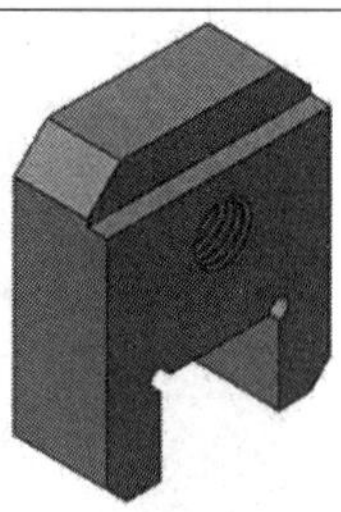	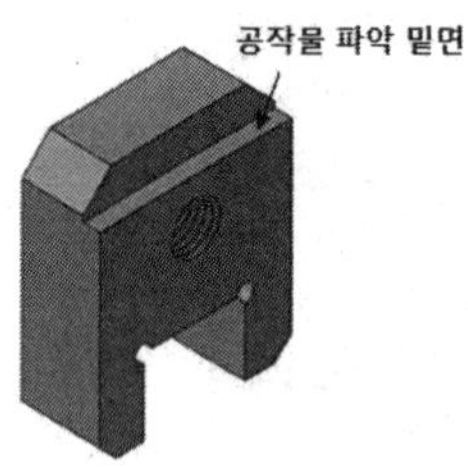	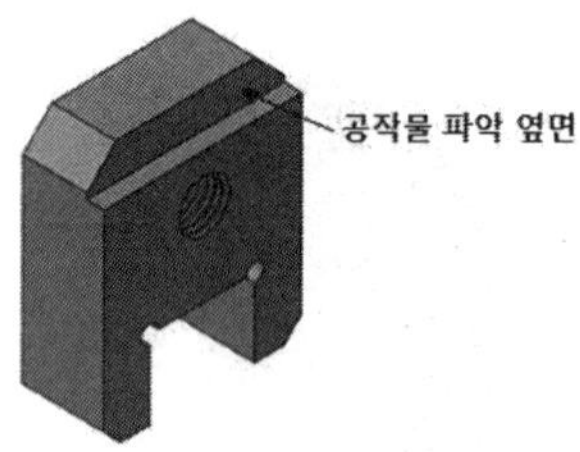
이동 조	기준 면	관련 면
기하 공차	B	직각도 ⊥ 0.013 B
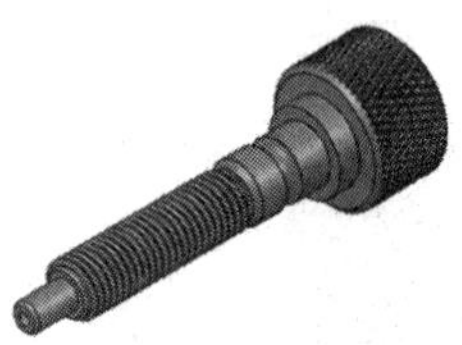		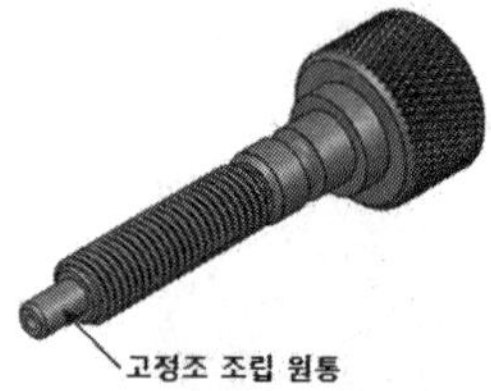
조절 나사	기준 면	관련 면
기하 공차	없음	원통도 ⌭ 0.008

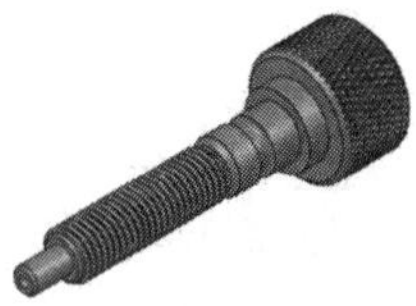 조절 나사	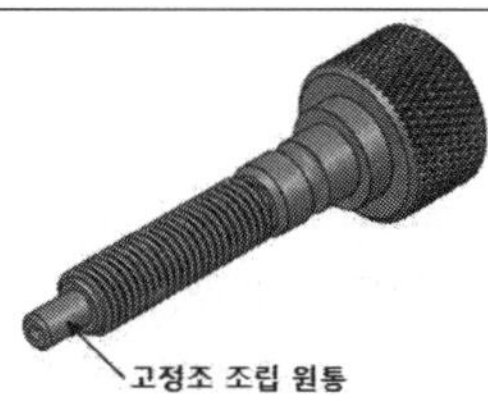 기준 면	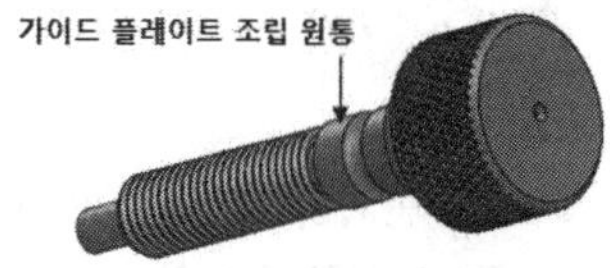 관련 면
기하 공차	A	원주 흔들림 / 0.011 A
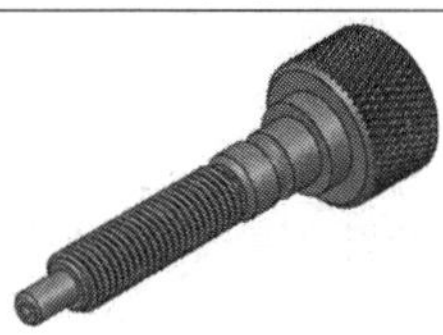 조절 나사	기준 면	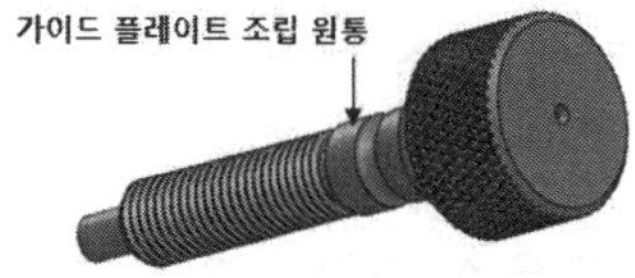 관련 면
기하 공차	없음	원통도 ⌭ 0.011

3-4 자율 평가

이 자율평가의 목적은 앞에서 익힌 부품도 작성과정을 다 이해하고 주어진 문제에 대한 설명이 가능한지를 확인하기 위함이다. 자기 스스로 평가 문제에 답하고 답안을 비교 평가해 봄으로써 본인의 부족한 점에 대해 파악하는 태도를 기르고 부족하다면 다른 사람의 도움을 받거나 본인 스스로 앞의 내용을 더욱 자세히 학습하는 자기주도 학습에 목적이 있다.

3-4-1 자율평가 문제

그림 1-1-1의 미니 바이스에서 부품이 다음과 같이 주어진 부품 설계 변경 사항에 따라 도면 작성 작업을 실시하라.

(1) 부품 설계 변경 사항

- 그림 1-1-1의 미니 바이스 장치의 최대 스트로크를 22 ㎜로 변경하고 부품에 대해서는 다음의 설계 조건으로 변경하라.

장치 설계 변경 조건
• 바이스의 늘어난 스트로크에 맞춰 가이드 플레이트의 전체 길이를 변경하라. • 공작물의 물림 깊이를 고려하여 고정조와 이동조의 너비는 변함이 없는 것으로 하고 물림 깊이 부분만 1 ㎜ 깊게 설계 변경하라. • 고정조와 이동조의 조절나사 조립 위치는 밑면으로부터 1 ㎜ 높아지는 것으로 설계 변경하라.

- 설계 변경 대상 부품이 변경될 경우 관련되는 다른 부품 역시 조건에 맞도록 설계 변경이 수반 되어야 한다.
- 설계 변경 요구조건과 관계되는 항목만 설계 변경을 실시하며 그 외 관련이 없는 부분은 설계 변경하지 않아야 한다.

(2) 도면 작성 작업

- A4 시트로 한다.
- 투상도, 치수, 치수공차, 끼워맞춤 공차 및 기하 공차 등은 한국산업표준(KS)에 따라 도면을 작성한다.
- 치수는 부품 설계 변경 조건에 맞춰 기입하며 척도는 적합하게 선정한다.
- 표제란의 제목은 “자_바이스”로 한다.

3-4-2 자율평가 답안

(1) 조립도 도면

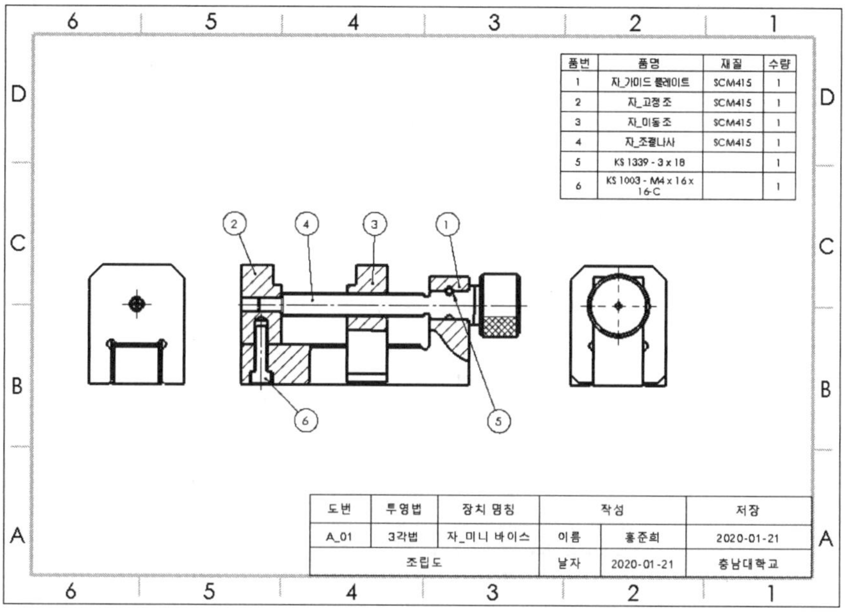

(2) 분해도 도면

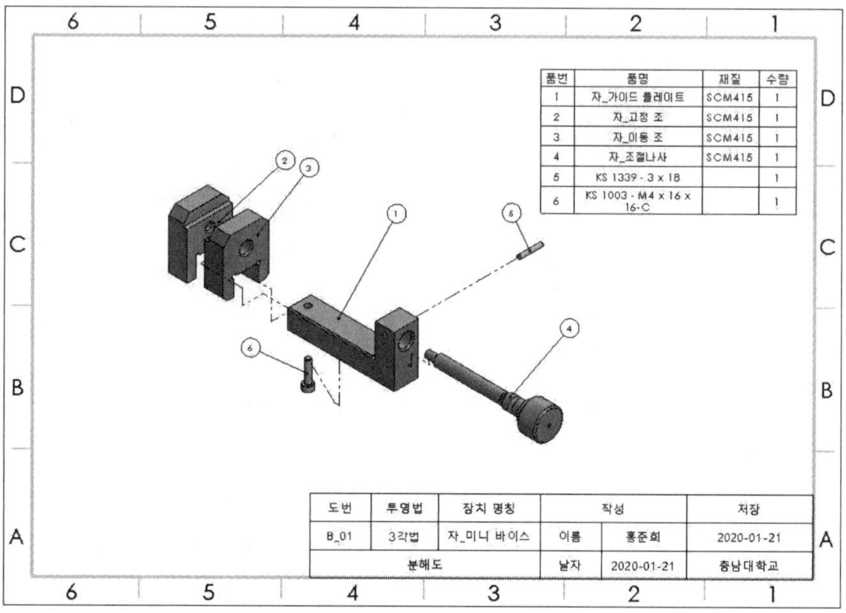

(3) 부품도 도면

① 가이드 플레이트

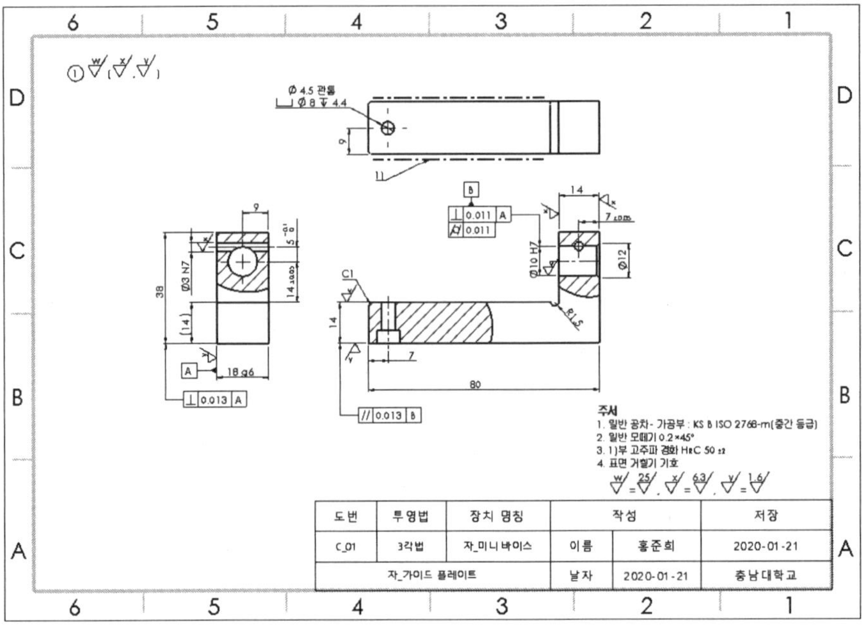

② 고정 조

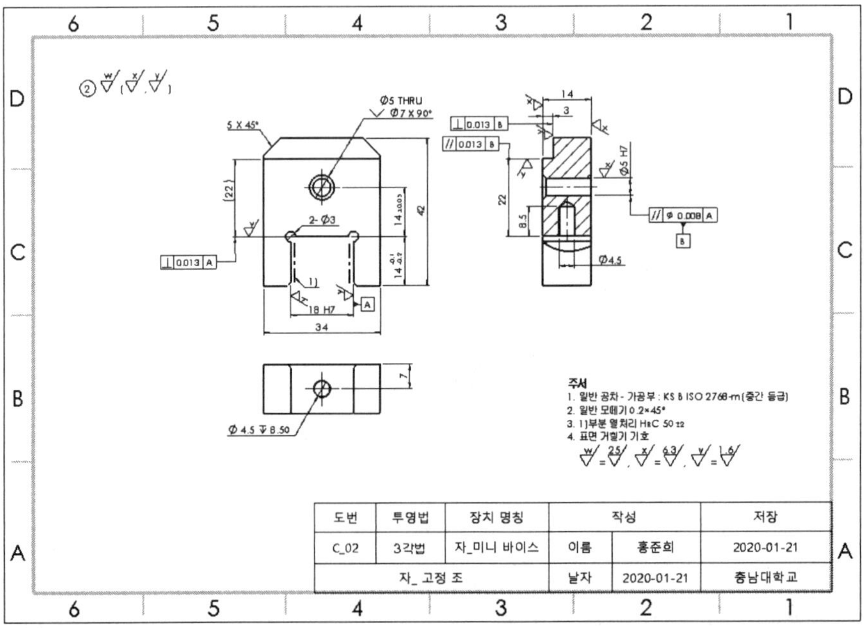

③ 이동 조

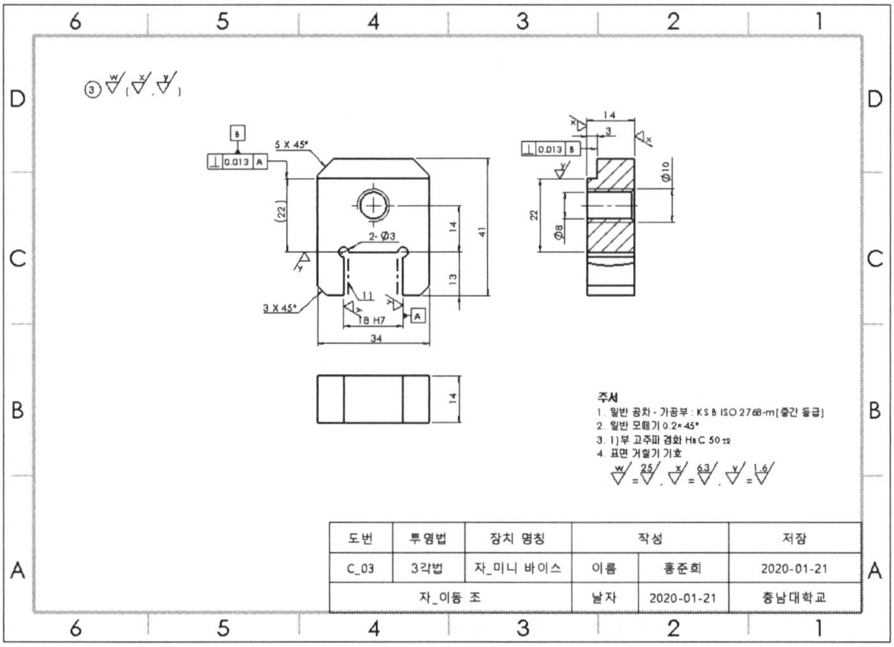
주서
1. 일반 공차 - 가공부 : KS B ISO 2768-m(중간 등급)
2. 일반 모떼기 0.2×45°
3. 1)부 고주파 경화 HRC 50±2
4. 표면 거칠기 기호
도번 | 투영법 | 장치 명칭 | 작성 | 저장
C_03 | 3각법 | 자_미니 바이스 | 이름 | 홍준희 | 2020-01-21
자_이동 조 | 날자 | 2020-01-21 | 충남대학교

④ 조절 나사

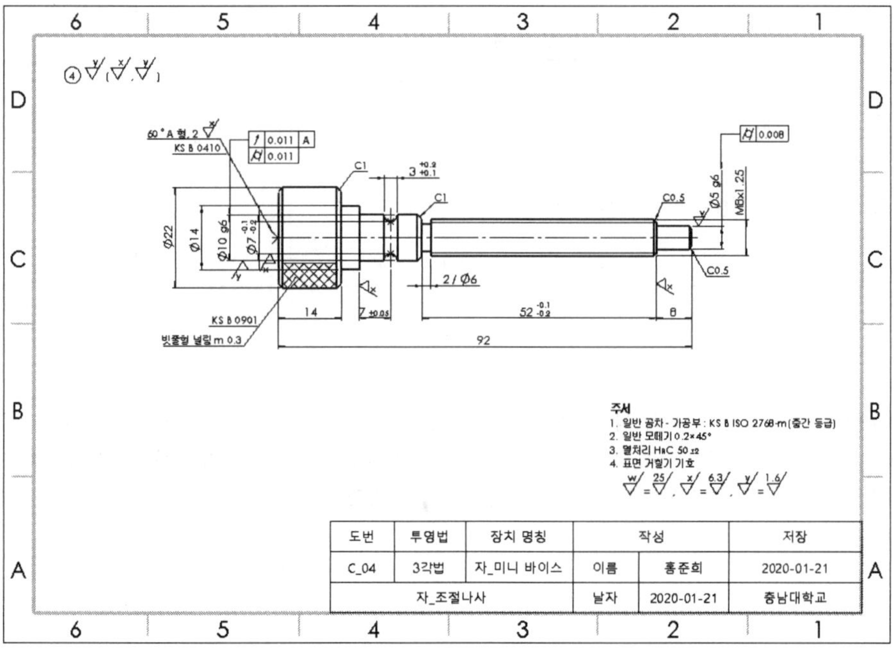
주서
1. 일반 공차 - 가공부 : KS B ISO 2768-m(중간 등급)
2. 일반 모떼기 0.2×45°
3. 열처리 HRC 50±2
4. 표면 거칠기 기호
도번 | 투영법 | 장치 명칭 | 작성 | 저장
C_04 | 3각법 | 자_미니 바이스 | 이름 | 홍준희 | 2020-01-21
자_조절나사 | 날자 | 2020-01-21 | 충남대학교

자율평가 결과 점검표

학습자 성명 :	평가 날짜 :
평가 제목 : 미니 바이스의 도면 작성	

		성취 수준		
		하지 못했음	일부만 했음	완전히 하였음
가이드 플레이트	KS규격에 따른 부품도 표현			
고정조	KS규격에 따른 부품도 표현			
이동조	KS규격에 따른 부품도 표현			
조절 나사	KS규격에 따른 부품도 표현			

성취수준 : 위의 모든 항목에 대해 "완전히 하였음", 즉 완성도 100%로 답하여야 합니다. 만일 "하지 못했음" 또는 "일부만 했음"에 답을 했다면 앞에서 학습한 내용을 다시 한번 확인하여 다시 수행하고 필요한 경우에는 교육자 또는 전문가와 상의하기 바랍니다.

CHAPTER 2

치공구 형상설계 실전편 I

리밍지그 형상설계

1. 부품 형상모델링

2. 조립 및 분해 형상모델링

3. 도면작성

학습 개요

리밍 지그 형상설계는 구조 특징, 형상 특징 및 정보를 바탕으로 작업 조건에 맞춰 실제로 부품을 3D 모델링하고 조립하여 리밍 지그로서 잘 조립되었는지를 간섭 체크하여 최상의 형상모델링을 하는 것이다. 또한 각 부품들의 가공 조건 및 부품 상호간의 끼워 맞춤 및 기하 공차 등을 KS규격에 따라 2D 부품 도면을 작성하는 것이다. 여기서는 이러한 능력을 기르는 학습 내용으로 이루어졌다.

학습 목표

본 학습을 마친 학습자는 리밍 지그 설계에 대해

- 부품 설계 변경에 따른 부품 형상 모델링을 하고 그 과정을 설명할 수 있다.
- 부품 설계 변경에 따른 부품 형상모델로부터 조립 및 분해 형상모델링을 하고 그 과정을 설명할 수 있다.
- 부품 설계 변경에 따른 조립도와 분해도 및 부품도를 작성하고 그 과정을 설명할 수 있다.

학습 성과와 수행 준거

(1) 공학의 지식과 정보기술을 공학문제 해결에 응용할 수 있는 능력

✓ KS 규격에 따른 체결 부품을 리밍지그의 적정 체결 조립에 응용할 수 있다.

✓ KS 규격의 재질 정보를 리밍지그의 부품 재질 설정하는데 응용할 수 있다.

✓ KS 규격의 공차 규정을 리밍지그 부품의 공차 규정하는데 응용할 수 있다.

(2) 공학문제를 해결하기 위해 CAD의 도구를 활용할 수 있는 능력

✓ 리밍지그의 정확한 부품 형상모델링을 위해 CAD의 파트 및 도면에 대한 도구를 활용할 수 있다.

- ✓ 리밍지그의 정확한 조립 완성을 위해 CAD의 조립부품 사이의 간섭체크 도구를 활용할 수 있다.
- ✓ 리밍지그의 정확한 치수 및 재질의 사용을 위해 CAD의 물성치 계산 도구를 활용할 수 있다.

(3) 현실적 제한조건을 고려하여 기계를 설계할 수 있는 능력

- ✓ 설계 조건 및 가공 조건에 따른 리밍지그 가공 부품 간의 끼워 맞춤을 고려하여 치수 공차를 선정할 수 있다.
- ✓ 설계 조건 및 가공 조건에 따른 리밍지그 가공 부품의 기하학적 관계를 고려하여 기하 공차를 선정할 수 있다.

(4) 설계 변경에 따른 자기계발의 필요성을 인식하고 자기 주도적으로 학습할 수 있는 능력

- ✓ 자기 주도적으로 학습한 것을 바탕으로 설계 변경을 반영한 자율 평가문제를 스스로 해결한 후에 평가하고 판단하여 자신의 부족한 점을 파악함으로써 자기 스스로 설계 변경된 리밍지그를 형상 설계할 수 있다.

1 부품 형상모델링

1-1 학습준비

1-1-1 관련 지식

1-1-1-1 드릴지그의 3요소

(1) 위치결정 장치

공작물의 위치결정은 절삭력이나, 고정력에 의해 위치의 변위가 없어야 하며 정확하고 안정되게 공작물을 유지시켜야 한다. 위치 결정상의 주의 할 점은 다음과 같다.

① 공작물 기준면은 치수나 가공의 기준이 되므로 위치 결정면으로 한다.
② 공작물의 밑면 즉, 안정된 면을 위치 결정면으로 한다.
③ 절삭력이나 고정력에 의해 공작물의 변위가 생기지 않도록 위치 결정한다.
④ 위치결정은 3점 지지를 이용하여 3-2-1 지지법을 기본으로 한다.
⑤ 주조, 단조품 등의 위치 결정은 조절될 수 있도록 한다.
⑥ 넓은 면이나, 면 접촉부는 칩의 배출이 용이하도록 칩 홈을 설치한다.
⑦ 표준부품과 규격품을 사용하여 제작, 조립, 수리 등이 쉽도록 한다.
⑧ 기준면은 오차의 누적을 피하기 위해 일괄 사용하나 부득이한 경우에는 제2, 제3의 기준면을 선정한다.

(2) 클램프(체결) 장치

고정력이 공작물에 따로 작용하여 변위가 발생하거나 칩이나 먼지 등에 의해서 클램핑 상태가 나쁘면 공작물의 정도 및 작업능률에 큰 영향이 있으므로 다음 사항에 유의하여야 한다.

① 클램프 장치는 구조를 간단하고 조작이 쉽도록 한다.
② 절삭력에 의해 변위 발생이 없도록 클램핑력이 충분하도록 한다.
③ 절삭방향에 따라 위치 결정면과 클램프 방법을 선택하도록 한다.

④ 다수 공작물을 클램프 하는 경우 클램핑력이 일정하게 작용하도록 한다.

⑤ 가능하면 표준부품을 사용한다.

(3) 공구의 안내

드릴지그의 공구를 안내하는 요소로는 부시가 있다. 부시는 드릴을 정확한 위치로 안내하고 정해진 구멍을 가공할 때 필요하다. 부시는 본체와 억지 끼워 맞춤이 되어야 하고 마모가 심하므로 열처리를 강화하여 사용 한다. 지그를 사용하여 구멍을 가공할 때 오차의 발생 원인은 다음과 같다.

① 지그 자체 구멍의 오차와 중심거리의 오차

② 부시의 편심에 의한 오차와 구멍의 기울기에 의한 오차

③ 고정부시와 삽입부시의 틈새 오차와 안, 밖 지름의 편심 오차

④ 공작물 가공 면과 부시와의 거리에 의한 오차

⑤ 공작물 체결과 절삭력 등에 의한 변형으로 생기는 오차

⑥ 공작물의 내부결함과 칩, 먼지 등의 외부요인에 의한 오차

1-1-1-2 드릴지그 부시

드릴지그로 공작물을 가공할 때 지그 본체에 부시를 사용하지 않고 공구를 안내하면 공구와 칩의 마찰로 인해 본체의 수명이 단축된다. 이러한 현상을 막기 위하여 내마모성이 강한 재료를 열처리 강화하여 부시로 사용하고 부 시를 사용하므로 정확한 공구의 안내와 특수한 작업을 쉽게 할 수 있다.

(1) 부시의 종류와 사용법

부시는 드릴, 리머, 카운터 보어 등의 절삭공구의 정확한 위치 결정 및 안내를 위하여 사용되는 것으로, 복잡한 작업을 쉽고 정밀하게 수행 할 수 있다.

(가) 고정 부시(pressfit bushing)

① 드릴지그에서 일반적으로 많이 사용되는 부시이다.

② [그림 1]은 부시의 종류로 플랜지가 부착된 것과 없는 것이 있다. 플랜지가 부착된 부시는 윗면을 위치 결정면으로 하여 드릴의 절삭 깊이를 제한하는 경우에 사용 플렌지

가 없는 부시(민머리 부시)는 상단 과 하단이 지그 판과 동일면 상에 위치하게 한다.

③ 부시의 입구는 공구의 삽입이 용이하도록 직경을 크게 하거나 둥글게 가공한다.

④ 부시의 고정은 억지 끼워 맞춤으로 압입하여 사용한다.

⑤ 고정 부시는 지그 판에 직접 압입되므로 반복해서 교환할 경우 정밀도를 해치게 된다.

(나) 삽입 부시

① 삽입 부시(renewable bushing)는 압입된 고정 부시 위에 삽입되는 부 시를 말함

② 동일한 가공 위치에 여러 종류의 상이한 작업이 수행될 경우나 부시의 마모 시 교환이 용이하기 위하여 사용이 된다.

(다) 라이너 부시(liner bushing)

① 라이너 부시는 삽입 또는 고정 부시를 설치하기 위하여 지그 몸체에 압입되어 고정되는 부시를 말한다.

② 삽입 부시로 인한 지그 몸체의 마모와 변위를 방지하기 위하여 지그 몸체보다 강도가 높은 라이너 부시를 조립하여 사용하게 된다. [그림 1] 참조

(2) 부시의 재질 및 경도

① 부시는 경도가 높은 절삭공구와 마찰이 일어나므로 공구의 경도에 못지않은 경도가 요구되므로 부시는 내마모성이 있어야 하므로 열처리 하여 연삭 및 래핑 등에 의하여 정밀하게 가공이 되어야 한다.

② 부시의 재질은 KS B 1030에 의하면 탄소 공구강 5종(STC 5)으로, 경도는 HRC 60, 원통면의 거칠기는 3S로 규정하고 있다.

③ 부시용 재질로는 부시의 고품질화를 위해서는 고크롬, 고탄소강을 사용하며 이것은 보통의 부시보다 5~6배나 내구성이 크다.

④ 부시는 초경합금(WC, 부시의 교환 없이 장시간 사용할 경우) 사용하는 경우도 있으며, 이것은 6% Co와 94% WC인 코발트급으로서 HRC 90의 경도를 나타내고 있다. 이 경우 부시 본체의 길이는 카바이드로 만들고 머리부는 강으로 만들어서 부시 윗부분에서 구리로 납땜하여 사용한다. 이 부시의 수명은 보통 부시보다 50배정도 더 높다.

⑤ 절삭공구를 안내하기 위한 부시를 주철로 제작하여 내부만 열처리하여 사용하고 있으며, 이때에는 반드시 절삭 공구의 날이 부시와 접촉되지 않는 경우이다.

(3) 드릴 부시의 설치 방법

① 드릴 부시는 본체와 수직으로 정확하게 설치가 되어야 정밀도를 높일 수 있다.

② 드릴 부시는 일반적인 경우 압입되며, 압입되는 과정에서 내경의 변화가 발생할 수 있으므로 정밀도가 떨어지고, 그로 인하여 공구가 파손 되는 경우도 있다.

③ 부시의 올바른 설치 방법은 부시의 외경과 본체의 내경 치수가 기준치수로 가공이 되어야 하며, 조립 시에는 수직이 유지되도록 프레스 등에 의하여 정확한 압입이 이루어져야 한다.

1-1-1-3 지그 판

① 지그 판(jig plate)은 드릴 부시를 고정하고 위치를 결정해 주는 드릴지그의 요소이다.

② 지그 판의 두께는 부시의 길이와 동일하고 절삭공구를 안내하는데 충분한 길이로 하면 된다.

③ 보통 드릴 지그의 판은 드릴 지름의 1~2배 사이의 두께이면 부정확성 을 방지하는데 충분하다.

④ 그림 2-1-1과 같이 부시의 지그 판 두께는 모든 절삭력을 쉽게 견딜 수 있어야 하며 공구의 정밀도를 유지해야 한다.

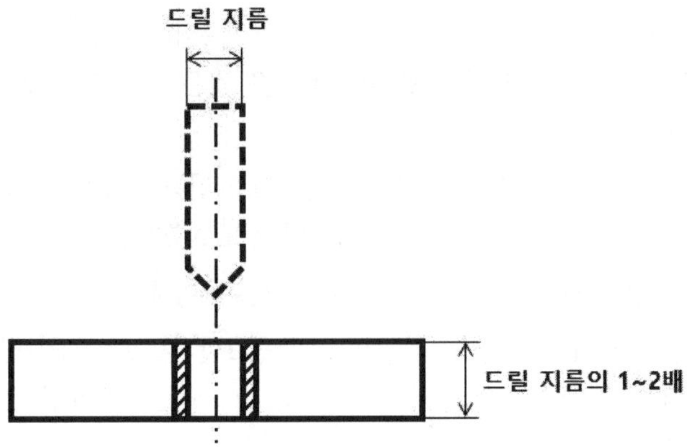

그림 2-1-1 지그 판

1-1-1-4 공작물과 부시와의 간격

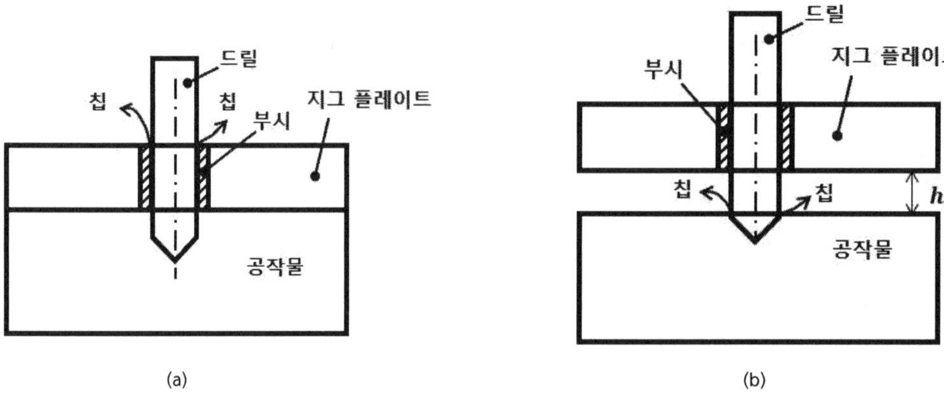

그림 2-1-2 공작물과 부시와의 간격

① 단단한 공작물의 칩은 그림 2-1-2의 (a)와 같이 높은 정밀도를 요구하는 구멍 가공에는 밀착시키는 경우도 있지만, 드릴의 홈을 따라 배출시키면 부시의 내면이 쉽게 마모되어 정밀도가 빨리 떨어지므로 보통 드릴에서는 칩 제거 및 냉각제의 급유 관계 등의 어려운 점이 많이 있다.

② (b)와 같이 h정도의 간격을 주어 옆으로 배출시키는 것이 바람직하다.

③ 보통 공작물과 부시의 간격 h는 주물의 칩과 같이 연속되지 않고 부서지기 쉬운 것은 드릴 지름의 1/2정도로 한다. 그러나 구멍 깊이가 깊은 것은 칩이 많이 발생하므로 간격 h는 조금 넓혀줄 필요가 있다.

④ 일반강의 유동형 칩이 연속적으로 나오는 경우는 최소 간격을 보통 드릴 지름과 동일하게, 부시 안지름과 같게 한 것 즉, 부시 안지름의 1배 정도로 한다.

⑤ 보통 드릴 지그의 판은 드릴 지름의 1~2배 사이의 두께이다.

⑥ 정밀도가 요구될 때나 다음 공정에서의 정밀도가 필요할 때 또는 경사진 표면이나 곡면에 구멍을 가공할 때 등은 예외이다. 이러한 경우에는 요구되는 정밀도를 얻기 위해서 부시를 가능한 한 공작물과 접근시킨다.

⑦ 적절한 부시의 간격은 전체의 지그 기능면에서 중요한 사항이다. 만약 부시가 불필요하게 공작물에 접근되어 있다면 칩 때문에 부시가 쉽게 마모될 것이다. 또한 너무 멀리 떨어지면 정밀도가 저하된다.

1-1-1-5 드릴 지그의 설계순서

① 부품(제품) 도면과 공작물과 관련된 기계작업을 분석한다.

② 공작물의 재질에 따른 절삭공구와 관련되는 공작물의 위치를 선정한다.

③ 부시의 적정 모양과 위치를 결정한다.

④ 공작물에 적절한 위치 결정구와 지지구를 선정한다.

⑤ 클램프 장치와 다른 체결 기구를 선별한다.

⑥ 기능별 장치의 주요 도면을 구별한다.

⑦ 지그 본체와 지지구조물의 재질, 형태를 정한다.

⑧ 기준면 설정과 중요치수 결정 및 안전장치에 대해서 검토한다.

⑨ 이상과 같은 사항을 고려하여 스케치하되 최종적으로 완성된 스케치 도면은 드릴 머신과의 간섭여부를 재검토하고 수정하여 완성된 스케치 도면을 만든다.

1-1-1-6 평행핀(맞춤핀)의 규격(KS B ISO 8734)

(1) 맞춤 핀의 모양

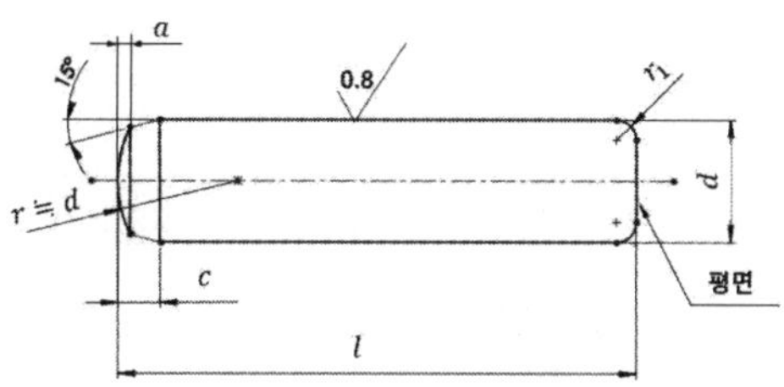

(a) A종

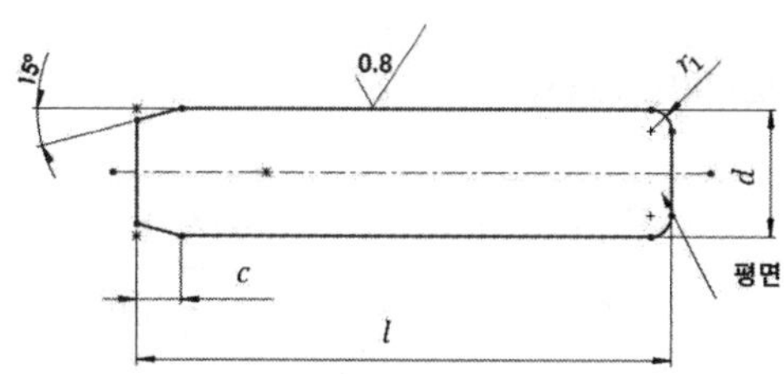

(b) B종

그림 2-1-3 맞춤 핀의 모양

(2) 맞춤 핀의 치수(㎜)

호칭 지름 d	허용차		A	C	반경 r_1
	A종(m6)	B종(m6)			
1	+0.008 +0.002	0 -0.014	0.12	0.5	-
2			0.25	0.8	0.2~0.6
3			0.4	1.2	0.3~0.8
4	+0.012 +0.004	0 -0.018	0.5	1.4	0.4~0.9
5			0.63	1.7	0.4~1.0
6			0.8	2.1	0.4~1.1
8	+0.015 +0.006	0 -0.022	1	2.6	0.5~1.3
10			1.2	3	0.6~1.4

(3) 호칭 길이의 기본 치수(㎜)

2, 3, 4, 5, 6, 8, 10, 12, 14, 16, 18, 20, 22, 24, 26, 28, 30, 32, 35, 40, 45, 50, 55, 60, 65, 70, 75, 80, 85, 90, 100, 120, 140, 160, 180, 200

(4) 핀의 재질

구분	열처리	경도(HV)	재질
A종	퀜칭 탬퍼링	550~650	STB2
B종	탄소 처리 퀜칭 탬퍼링	600~700	SM9CK, SUM24L

(5) 제품의 호칭 방법

예를 들어 호칭 지름 6 ㎜, 호칭 길이 30 ㎜, A종 경화강 맞춤 핀의 경우는 "맞춤 핀 KS B ISO 8734-6×30-A-St로 표현한다.

1-1-2 리밍 지그의 사양과 구성 요소

(1) 사양

드릴링 가공된 구멍의 내부를 리머(드릴로 뚫은 구멍을 정확한 치수로 넓히거나, 진원(眞圓)으로 다듬질하거나, 지름을 정밀하게 다듬질하는 데 사용하는 공구)를 이용하여 정밀하게 다듬질 가공하기 위한 지그 장치를 리밍 지그라 한다.

드릴링 가공된 두께 3㎜ ㄷ자형의 가공 제품(그림 2-1-4)에 대해 리밍 작업을 하기 위한 리밍 지그를 다음 조건을 바탕으로 형상 설계하는 것으로 한다.

① 제품명 : 두께 3㎜ ㄷ자형의 가공 제품(그림 2-1-4)
② 재질 : SM45C
③ 가공 부위 : 3-∅9리머가공(기호 치수공차 H7)
④ 사용 장비 : 탁상드릴머신
⑤ 사용 공구 : ∅9 리머
⑥ 삽입부시를 사용하여 교환이 가능하도록 할 것
⑦ 경제성을 고려하여 치구 제작비가 적게 들도록 할 것
⑧ 신속한 클램프의 선정과 제품의 장착 및 장탈을 고려한 설계를 할 것

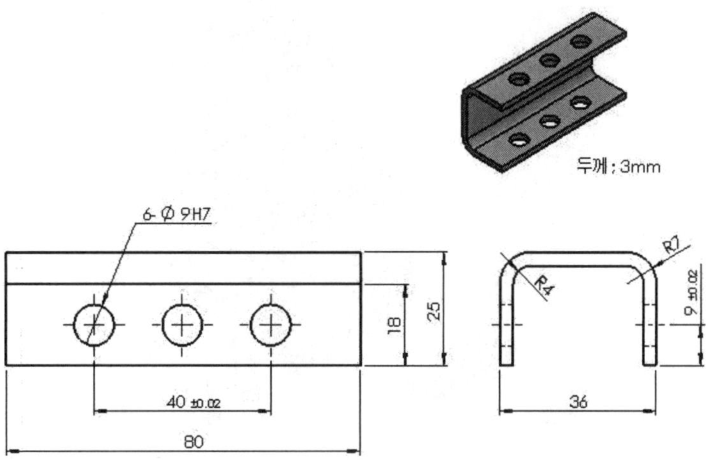

그림 2-1-4 가공 제품

(2) 리밍 지그의 구성 요소

리밍 지그는 그림 2-1-4의 가공 제품에 대해 가공하는데 그림 7-1-5 (a)는 외형이며 일부 내부 모습도 보여주고 있다. 그림 2-1-5 (b)는 13개의 부품들로 조합(assembly)된 조립체로 각각에 부품 번호를 표시한 것이며 그림 7-1-5 (c)는 각각 13개 조립부품들의 부품 명칭 및 재질이다.

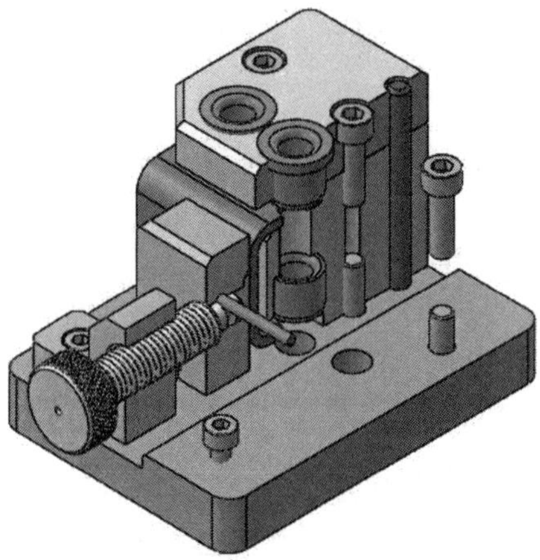

(a) 외관 및 내부 모습

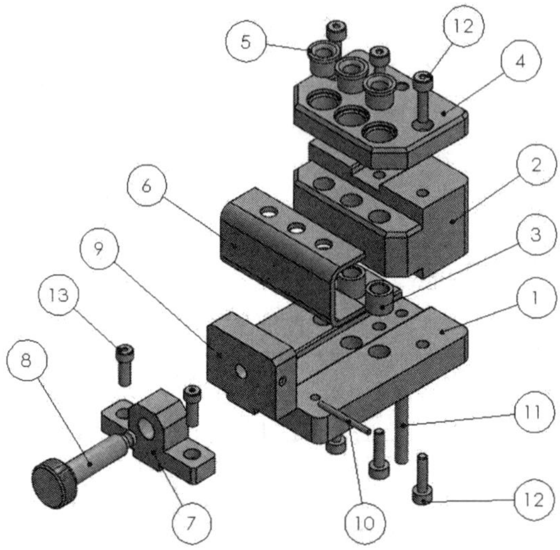

(b) 조립-분해 설명 등각도

품번	품명	재질	비고
1	베이스	SCM415	
2	조 서포터	SCM415	
3	조 서포터용 부시	CAC503B	칼라 없는 고정 부시, 구PBC3B
4	로케이터	SCM430	
5	로케이터용 부시	CAC503B	칼라 있는 고정 부시, 구PBC3B
6	공작물(가공제품)	SM45C	
7	리드 스크류 서포터	SCM415	
8	리드 스크류	SCM430	
9	이동 조	SM45C	리드 스크류에 의해 이동하는 조
10	고정 핀	SM45C	맞춤 핀 KS B ISO8734-3×30-A-St
11	맞춤 핀	SM45C	맞춤 핀 KS B ISO8734-6×70-A-St
12	소켓머리 캡 나사	규격품	KS1003-M6×20×20-N
13	소켓머리 캡 나사	규격품	KS1003-M5×12×12-N

(c) 부품 명칭

그림 2-1-5 리밍지그의 부품 번호 및 부품 명칭

1-1-3 작업 과제

(1) 베이스(① 부품)의 형상 특징과 정보

(가) 형상 특징

이 부품은 전체 구조에서 하부에 위치하며 내부에는 공작물 고정 부분이 있고 리밍 머신의 테이블에 고정하는 역할을 한다. 베이스의 외관은 그림 2-1-6 (a)와 같으며 주요 형상 부분은 그림 2-1-6 (b)와 같다. 즉, 주요 형상은 다음과 같이 크게 5부분으로 나뉜다.

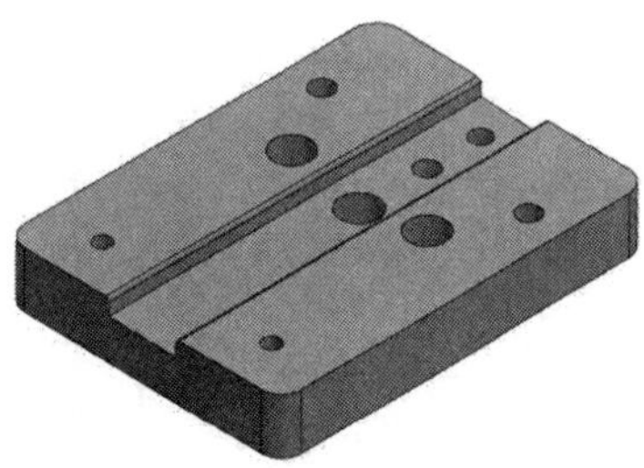

(a) 외관

- 가이드 홈 부분이 있다.
- 리드스크류 서포터 고정 구멍이 있다.
- 조 서포터 고정 구멍이 있다.
- 조 서포터 및 로케이터 맞춤 핀 구멍이 있다.
- 리머 보호 구멍이 있다.

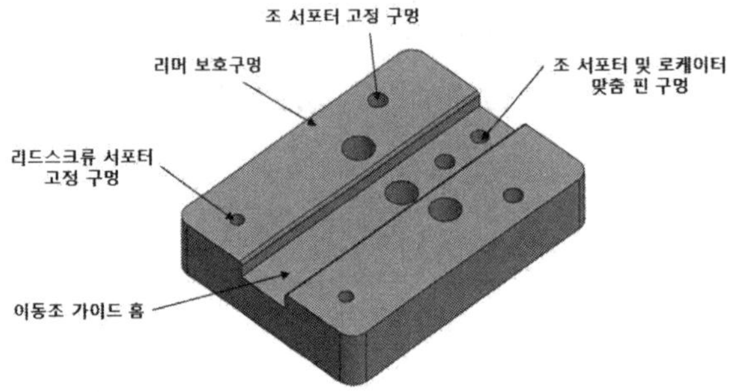

(b) 주요 형상 부분

그림 2-1-6 베이스의 외관과 주요 형상 부분

(나) 형상 정보

베이스에 대한 투상도 및 치수는 그림 2-1-7과 같다.

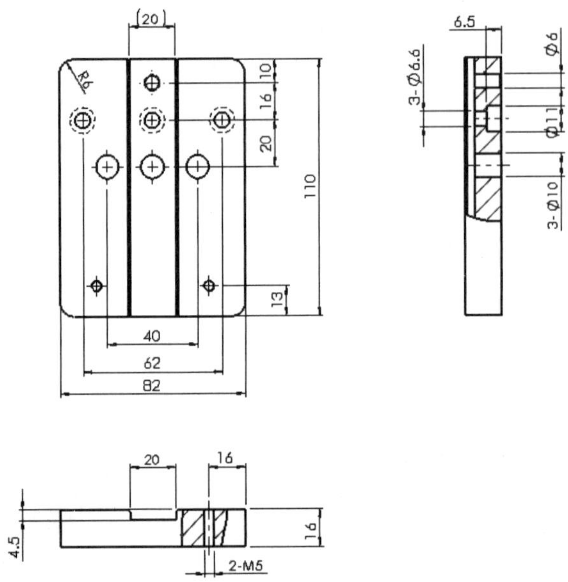

그림 2-1-7 베이스의 투상도 및 치수

(2) 조 서포터(②번 부품)의 형상 특징과 정보

(가) 형상 특징

가공물(제품)을 서포트하는 부품으로 가공물이 여기에 얹어져 가공된다. 따라서 공작물이 가공되어 칩이 발생할 때 배출이 될 수 있도록 지그 판(로케이터)과 일정 간격을 갖도록 설계되어야 한다.

조 서포터의 외관은 그림 2-1-8 (a)와 같으며 주요 형상 부분은 그림 2-1-7 (b)와 같다. 즉, 주요 형상은 다음과 같이 크게 6부분으로 나뉜다.

- 조 서포터용 부시 조립 구멍 부분이 있다.
- 로케이터 고정 구멍이 있다.
- 베이스 및 로케이터 맞춤 핀 구멍이 있다.
- 로케이터 조립 홈 부분이 있다.
- 가공제품 서포트 부분이 있다.
- 그 외에 밑 부분에 베이스 조립 돌출 부분이 있다.

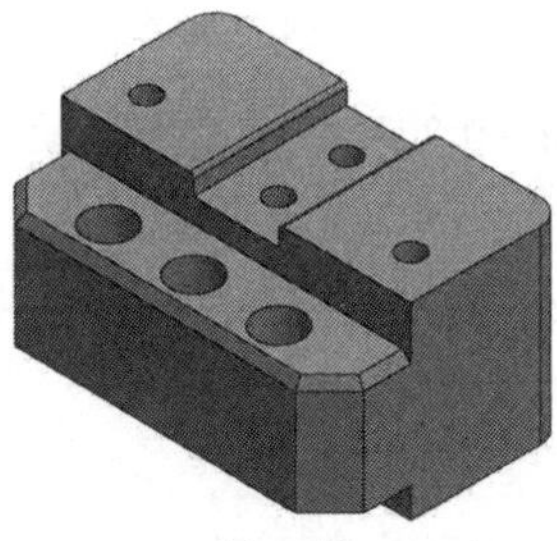

(a) 외관

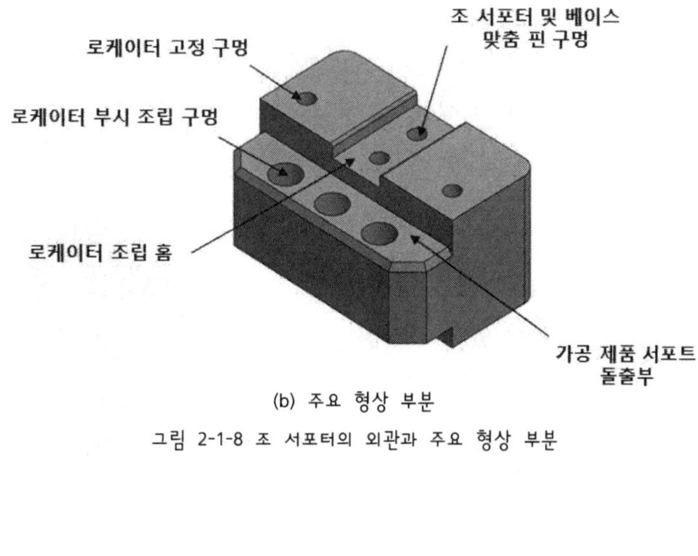

(b) 주요 형상 부분

그림 2-1-8 조 서포터의 외관과 주요 형상 부분

(나) 형상 정보

조 서포터에 대한 투상도 및 치수는 그림 2-1-9와 같다.

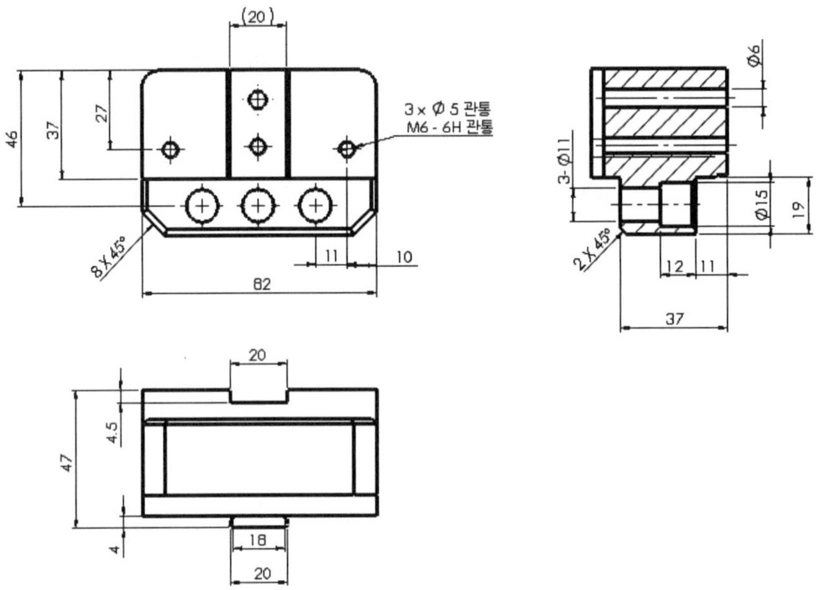

그림 2-1-9 조 서포터의 투상도 및 치수

(3) 조 서포터용 부시(③번 부품)의 형상 특징과 정보

(가) 형상 특징

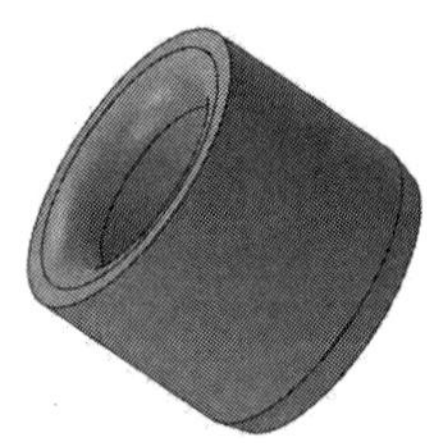

(a) 외관

공구의 안내역할을 하며 조 서포터에 억지 끼워 맞춤으로 고정되어야 한다.

조 서포터용 부시의 외관은 그림 2-1-10 (a)와 같으며 주요 형상 부분은 그림 2-1-10 (b)와 같다. 즉, 주요 형상은 다음과 같이 크게 3부분으로 나뉜다.

- 리머 가이드 부분이 있다.
- 리머 보호 부분이 있다.
- 조 서포터와 조립 부분이 있다.

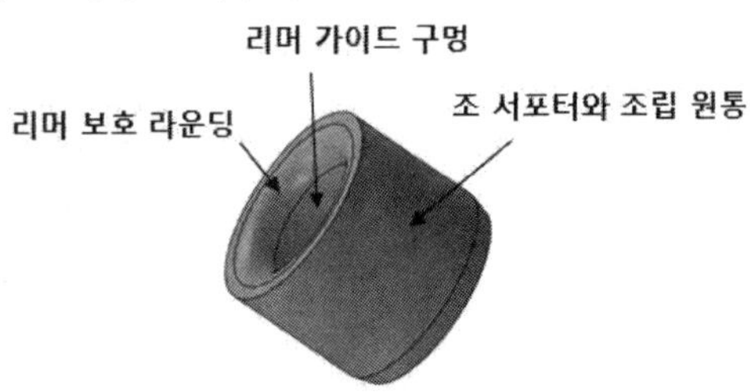

(b) 주요 형상 부분

그림 2-1-10 가이드 부시의 외관과 주요 형상 부분

(나) 형상 정보

가이드 부시에 대한 투상도 및 치수는 그림 2-1-11과 같다.

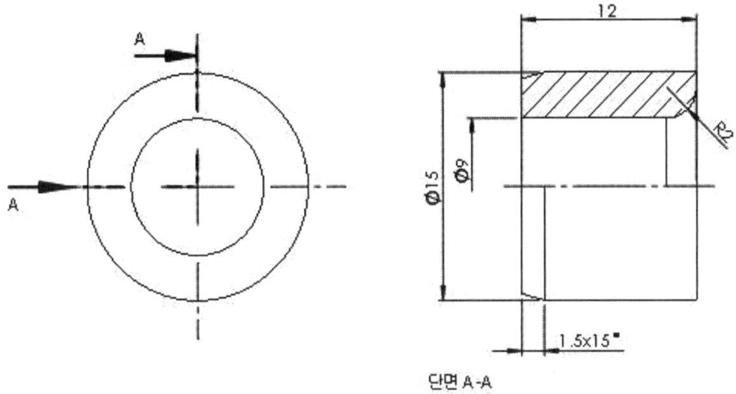

그림 2-1-11 가이드 부시의 투상도 및 치수

(4) 로케이터(④번 부품)의 형상 특징과 정보

(가) 형상 특징

로케이터로 맞춤 핀 구멍의 중심으로부터 지그부시의 중심까지 위치 결정을 한다.

로케이터의 외관은 그림 2-1-12 (a)와 같으며 주요 형상 부분은 그림 2-1-12 (b)와 같다. 즉, 주요 형상은 다음과 같이 크게 4부분으로 나뉜다.

- 로케이트용 부시 조립 구멍 부분이 있다.
- 베이스 및 조 서포터 맞춤 핀 구멍 부분이 있다.
- 조 서포터 조립 돌출 부분이 있다.
- 조 서포터와 조립 나사구멍 부분이 있다.

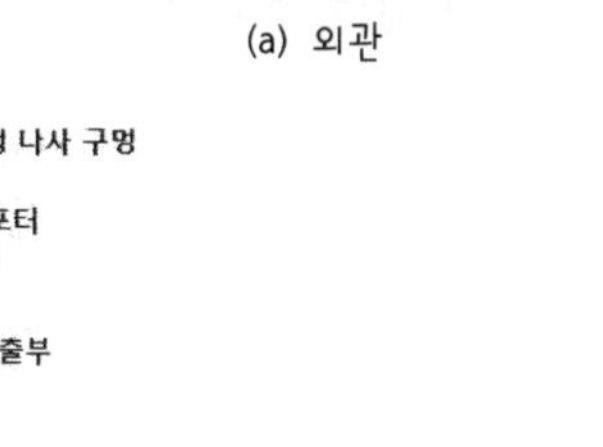

(a) 외관

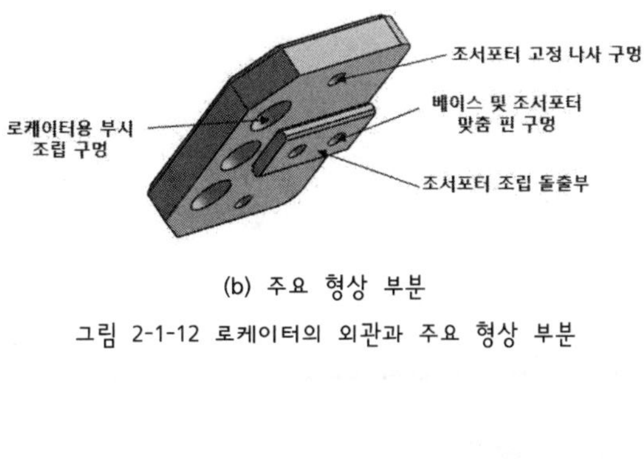

(b) 주요 형상 부분

그림 2-1-12 로케이터의 외관과 주요 형상 부분

(나) 형상 정보

로케이터에 대한 투상도 및 치수는 그림 2-1-13과 같다.

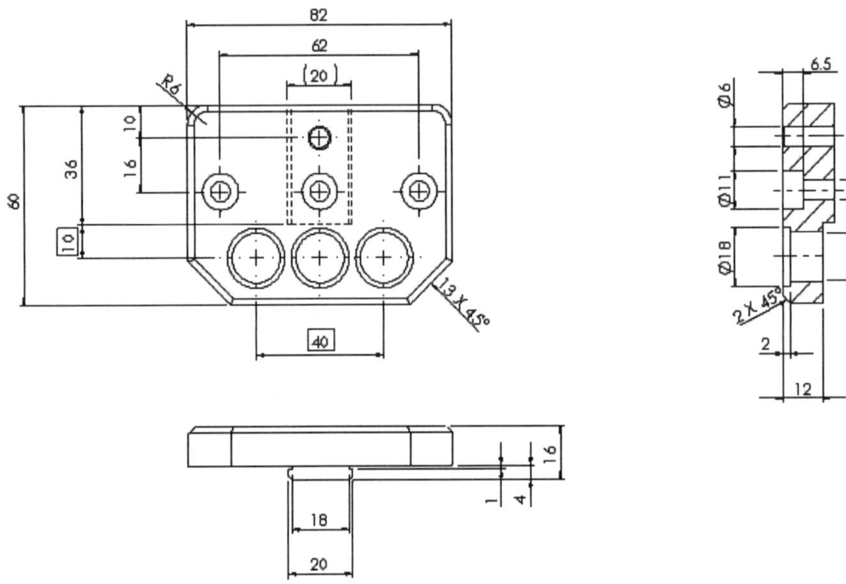

그림 2-1-13 로케이터의 투상도 및 치수

(5) 로케이터용 부시(⑤번 부품)의 형상 특징과 정보

(가) 형상 특징

공구의 안내역할을 하며 로케이터에 억지 끼워 맞춤으로 고정되어야 한다.

로케이트용 부시의 외관은 그림 2-1-14 (a)와 같으며 주요 형상 부분은 그림 2-1-14 (b)와 같다. 즉, 주요 형상은 다음과 같이 크게 3부분으로 나뉜다.

- 리머 가이드 부분이 있다.
- 리머 보호 부분이 있다.
- 로케이터와 조립 부분이 있다.

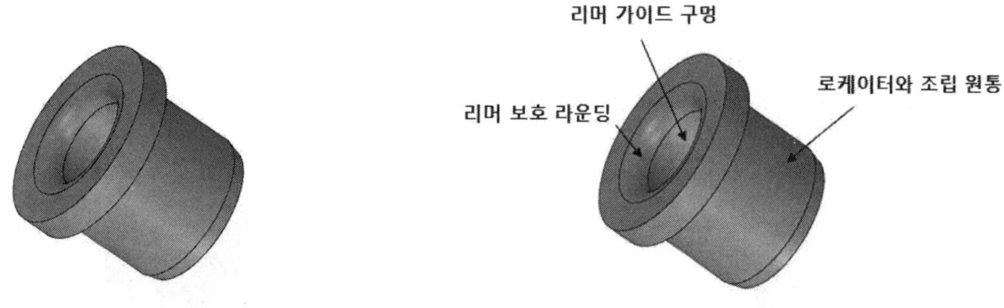

(a) 외관　　(b) 주요 형상 부분

그림 2-1-14 로케이터용 가이드 부시의 외관과 주요 형상 부분

(나) 형상 정보

로케이터용 가이드 부시에 대한 투상도 및 치수는 그림 2-1-15와 같다.

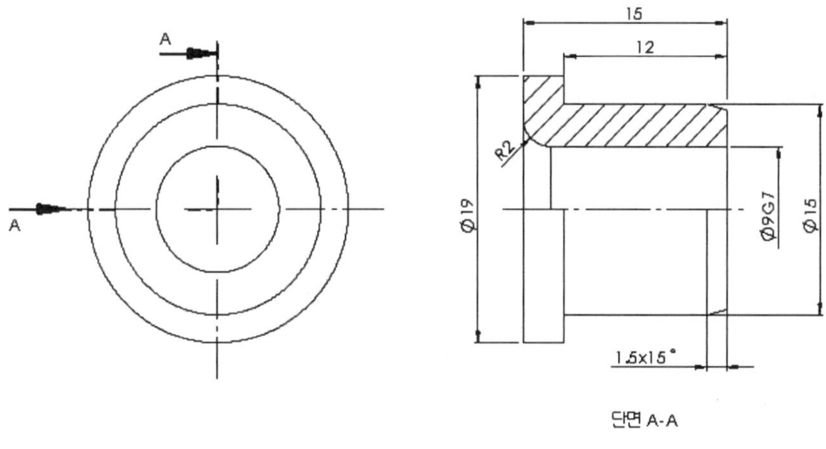

그림 2-1-15 로케이터용 가이드 부시의 투상도 및 치수

(6) 리드 스크류 서포터(⑦번 부품)의 형상 특징과 정보

(가) 형상 특징

리드 스크류가 직선 구동하는데 지지해 주는 부품으로 베이스에 고정된다.

리드스크류 서포터의 외관은 그림 2-1-16 (a)와 같으며 주요 형상 부분은 그림 2-1-16 (b)와 같다. 즉, 주요 형상은 다음과 같이 크게 3부분으로 나뉜다.

- 리드스크류 조립 부분이 있다.
- 베이스 조립 돌출 부분이 있다.
- 베이스 고정 나사구멍 부분이 있다.

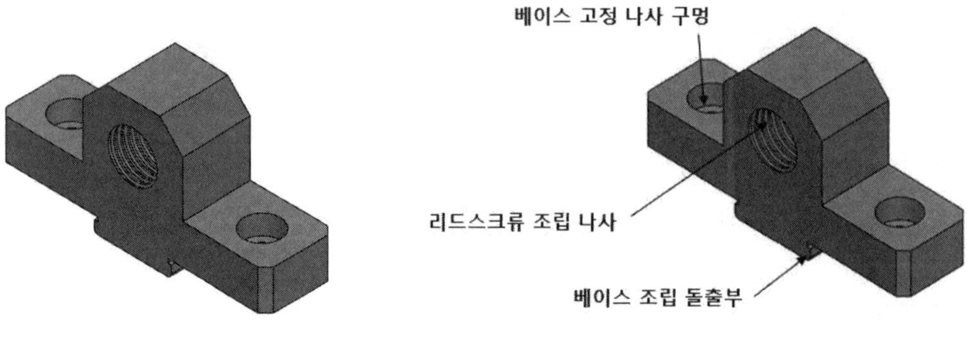

(a) 외관 (b) 주요 형상 부분

그림 2-1-16 리드 스크류 서포터의 외관과 주요 형상 부분

(나) 형상 정보

리드 스크류 서포터에 대한 투상도 및 치수는 그림 2-1-17과 같다.

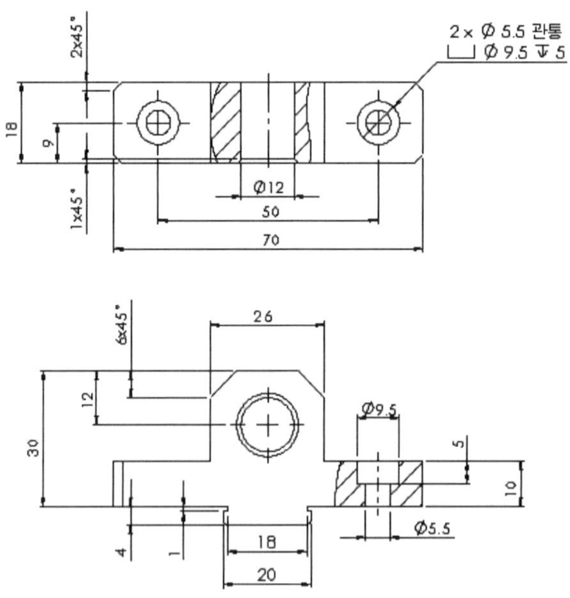

그림 2-1-17 리드 스크류 서포터의 투상도 및 치수

(7) 리드 스크류(⑧번 부품)의 형상 특징과 정보

(가) 형상 특징

이것은 제품(가공물)을 고정하기 위해 이동 조에 고정되며 이동 조를 이동시키는 조절 나사이다.

리드 스크류의 외관은 그림 2-1-18 (a)와 같으며 주요 형상 부분은 그림 2-1-18 (b)와 같다. 즉, 주요 형상은 다음과 같이 크게 4부분으로 나뉜다.

- 나사 부분이 있다.
- 이동 조 조립 부분이 있다.
- 멈춤핀 홈 부분이 있다.
- 널링 부분이 있다.
- 센터 구멍 부분이 있다.

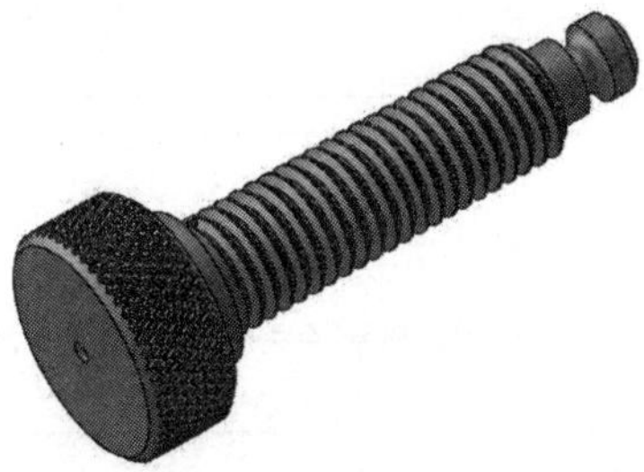

(a) 외관

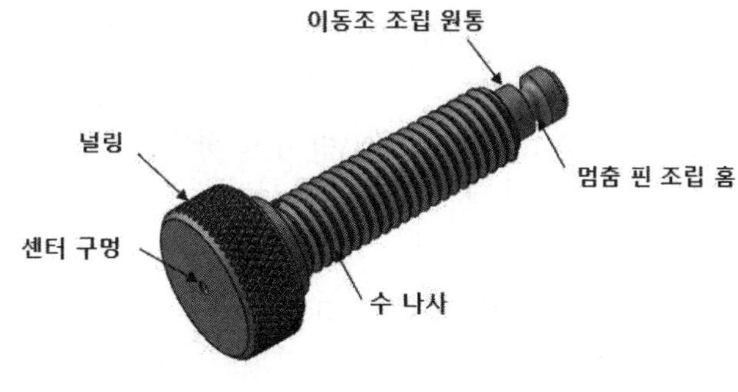

(b) 주요 형상 부분

그림 2-1-18 리드 스크류의 외관과 주요 형상 부분

(나) 형상 정보

리드 스크류에 대한 투상도 및 치수는 그림 2-1-19와 같다.

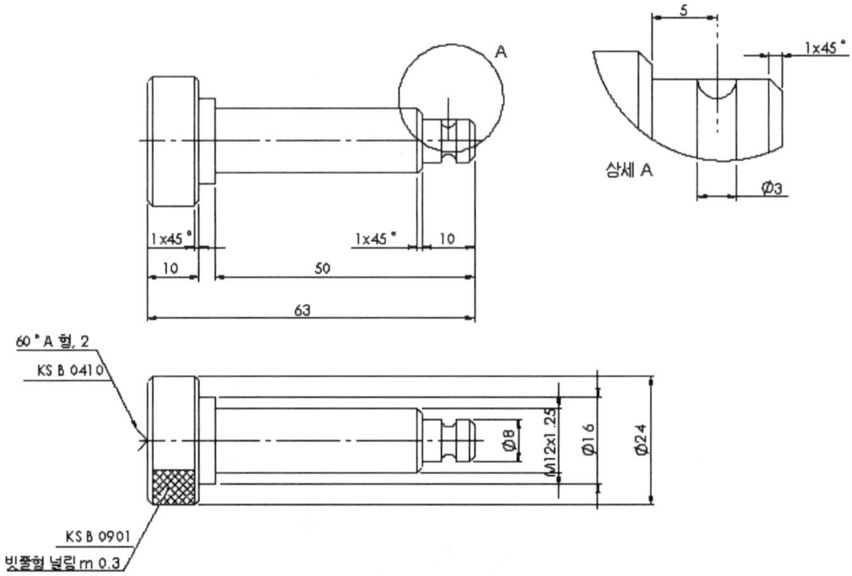

그림 2-1-19 리드 스크류의 투상도 및 치수

(8) 이동 조(⑨번 부품)의 형상 특징과 정보

(가) 형상 특징

리드 스크류와 조립되어 베이스의 가이드 홈을 따라 제품을 밀어서 고정하는 조이며 치공구의 클램프에 해당한다.

이동 조의 외관은 그림 2-1-20 (a)와 같으며 주요 형상 부분은 그림 2-1-20 (b)와 같다. 즉, 주요 형상은 다음과 같이 크게 3부분으로 나뉜다.

- 리드스크류와 이동 조 조립 구멍 부분이 있다.
- 멈춤핀 구멍 부분이 있다.
- 베이스 이동 돌출 부분이 있다.

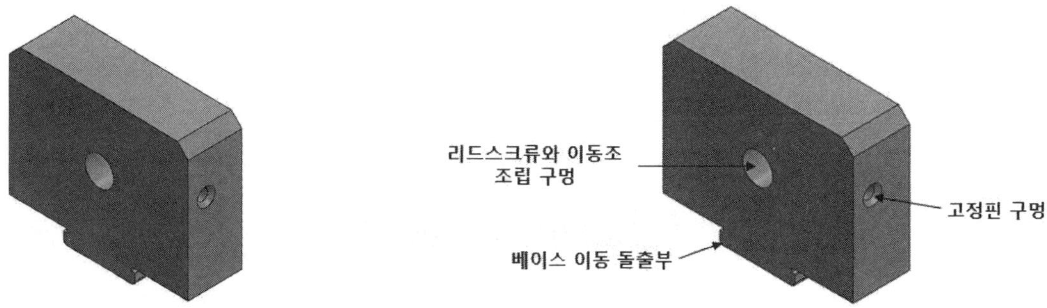

(a) 외관　　　　　　　　b) 주요 형상 부분

그림 2-1-20 이동 조의 외관과 주요 형상 부분

(나) 형상 정보

이동 조에 대한 투상도 및 치수는 그림 2-1-21과 같다.

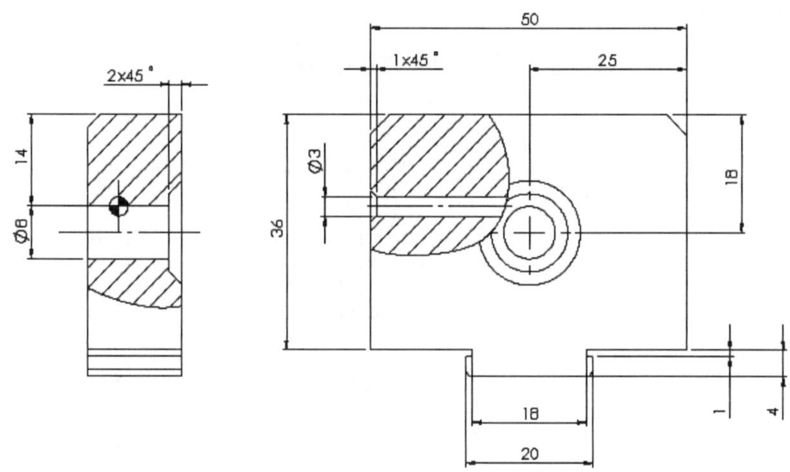

그림 2-1-21 이동 조의 투상도 및 치수

(9) 고정 핀(⑩번 부품)의 형상 특징과 정보

(가) 형상 특징

리드 스크류의 회전에 의해 이동 조가 움직일 수 있도록 리드 스크류가 빠지지 않도록 고정하는 역할을 한다. 고정 핀의 외관은 그림 2-1-22 (a)와 같으며 주요 형상 부분은 그림 2-1-22 (b)와 같다. 즉, 주요 형상은 다음과 같이 크게 3부분으로 나뉜다.

- 15°경사 부분이 있다.
- 둥근 부분이 있다.
- 라운딩 부분이 있다.

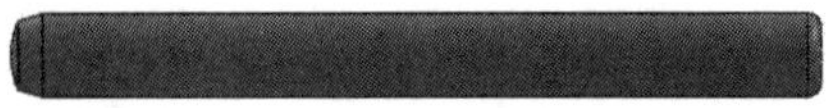

(a) 외관

(b) 주요 형상 부분

그림 2-1-22 고정 핀의 외관과 주요 형상 부분

(나) 형상 정보

고정 핀에 대한 투상도 및 치수는 그림 2-1-23과 같다.

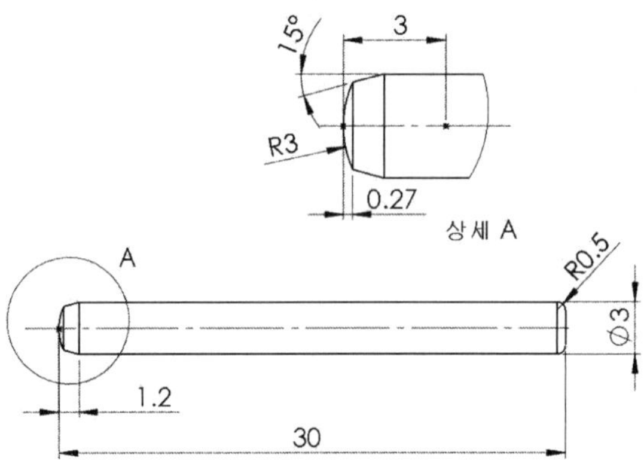

그림 2-1-23 고정 핀의 투상도 및 치수

(10) 맞춤 핀(⑪번 부품)의 형상 특징과 정보

(가) 형상 특징

리밍 지그의 베이스와 조 서포터 및 로케이터를 일정 거리에 위치하도록 위치 맞춤 역할을 하며 억지 끼워 맞춤을 한다. 맞춤 핀의 외관은 그림 2-1-24 (a)와 같으며 주요 형상 부분은 그림 2-1-24 (b)와 같다. 즉, 주요 형상은 다음과 같이 크게 3부분으로 나뉜다.

- 15°경사 부분이 있다.
- 둥근 부분이 있다.
- 라운딩 부분이 있다.

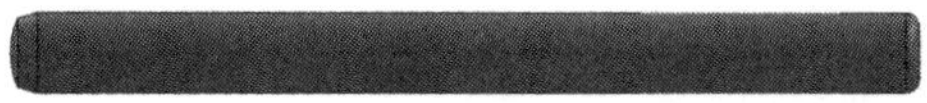

(a) 외관

(b) 주요 형상 부분

그림 2-1-24 맞춤 핀의 외관과 주요 형상 부분

(나) 형상 정보

맞춤 핀에 대한 투상도 및 치수는 그림 2-1-25와 같다.

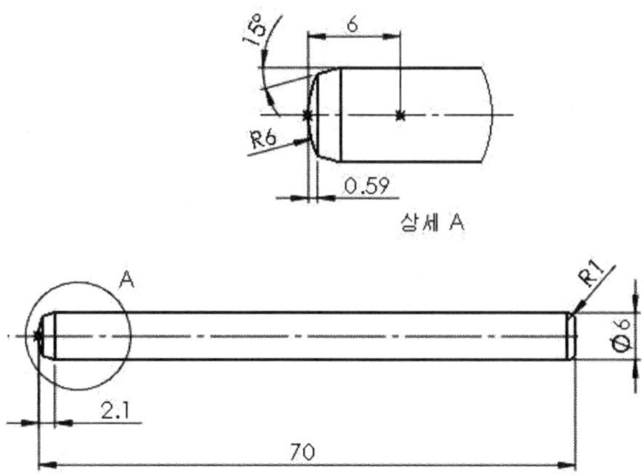

그림 2-1-25 맞춤 핀의 투상도 및 치수

1-1-4 작업 조건

(1) 3D 모델링도 작업을 한다.

(2) 부품들의 3D 모델링도에 대해 흑백으로 출력 시 잘 나타나도록 렌더링 작업을 한다(배경 처리는 생략한다).

(3) 부품마다 실물의 특징이 가장 잘 나타나는 등각 축을 2개 선택하여 등각 이미지를 2개씩 나타낸다(단, 부품은 단면으로 나타내지 않는다).

1-2 학습 활동

1-2-1 베이스 형상모델링

(1) 스케치 화면 설정하기

수행 : 스케치 화면 설정하기

① 초기 화면의 풀다운 메뉴에서 (새 문서 아이콘)을 선택한다.
② 기본 모듈 가운데 파트를 선택한다.
③ 스케치 탭을 클릭하고 기준 평면을 정면으로 한다.
④ 스케치( ) 실행을 클릭하여 스케치 화면을 설정한다.

(2) 기초형상 모델링

수행 : 기초형상 단면 스케치하기

① 스케치 도구에서 중심 직사각형을 선택하고 그림 2-1-26 (a)와 같이 2개의 사각형을 스케치 하고 치수를 각각 82×16 및 20×4.5로 정의한다.
② 요소 잘라내기 도구로 불필요한 선을 제거한다.
③ 스케치를 완료한다.

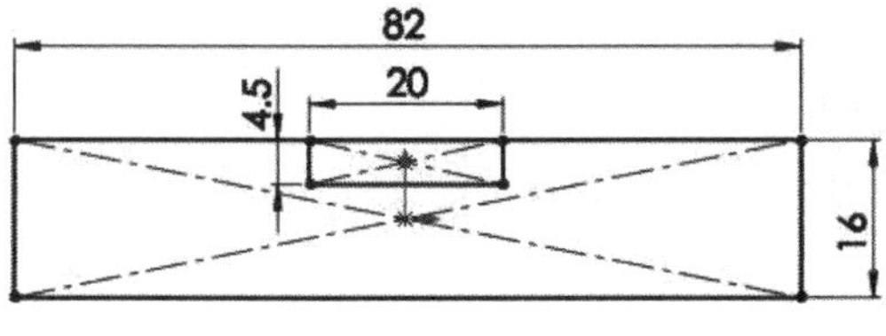

(a) 중심 직사각형 스케치

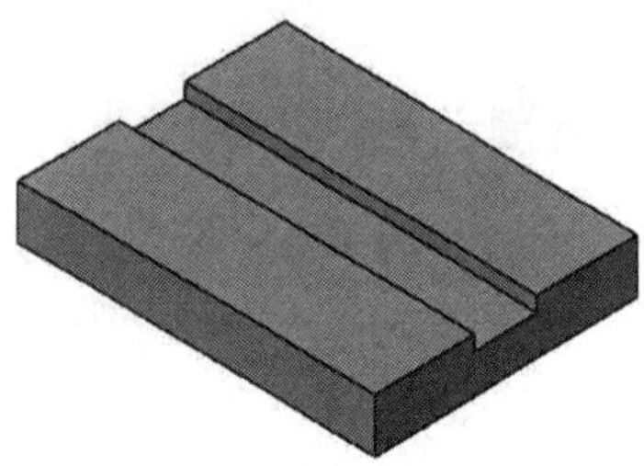

(b) 기초 형상 모습

그림 2-1-26 기초형상 모델링

수행 : 단면형상 돌출하기

① 피처 도구에서 돌출 보스/베이스 도구를 선택한다.
② 돌출 속성 창에서 방향1을 블라인드 형태로 하고 깊이를 110으로 한다.
③ 완료✔를 클릭하여 그림 2-1-26 (b)와 같이 형상을 완성한다.

(3) 모서리 라운딩

수행 : 라운딩하기

① 피처 도구에서 필렛 도구를 선택한다.
② 필렛 속성 창에서 반지름을 6으로 한다.
③ 완료✔를 클릭하여 그림 2-1-27과 같이 형상을 완성한다.

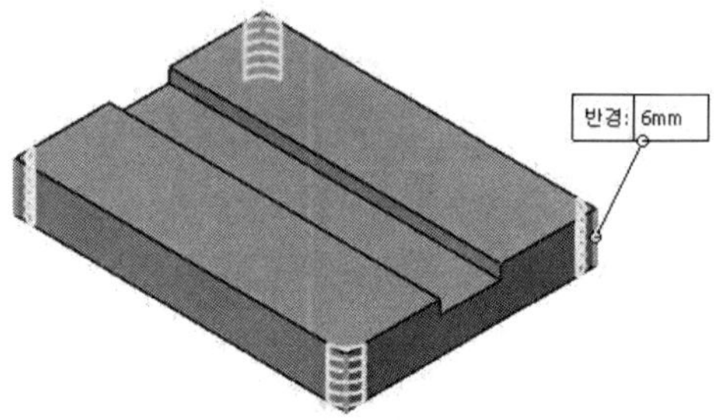

그림 2-1-27 모서리 필렛 형상모델링

(4) 리머 가공여유 구멍

생각하기 : 리머 가공여유 구멍은 무엇일까?

베이스에 리머 가공을 하면 베이스 밑면까지 도달하는데 이때 리머가 약간 베이스의 밑면 안쪽까지 지나쳐야지 완전한 리밍을 할 수 있다. 따라서 리머가 지나쳐 가공할 수 있도록 만든 여유 구멍을 말한다.

수행 : 구멍 모델링하기

① 피처 도구에서 구멍가공 마법사를 선택한다.
② 구멍가공 마법사 창에서 구멍 유형은 구멍으로 표준 규격 KS, 구멍 유형을 드릴 크기로 한다.
③ 구멍 스팩은 크기를 지름 10으로 하고 마침 조건을 관통으로 한다.
④ 위치는 그림 2-1-28과 같이 윗면으로부터 46 ㎜ 떨어진 곳에, 가운데 구멍은 베이스 중심을 지나도록 하며 구멍 사이 간격은 20 ㎜로 한다.
⑤ 완료✔를 클릭한다.

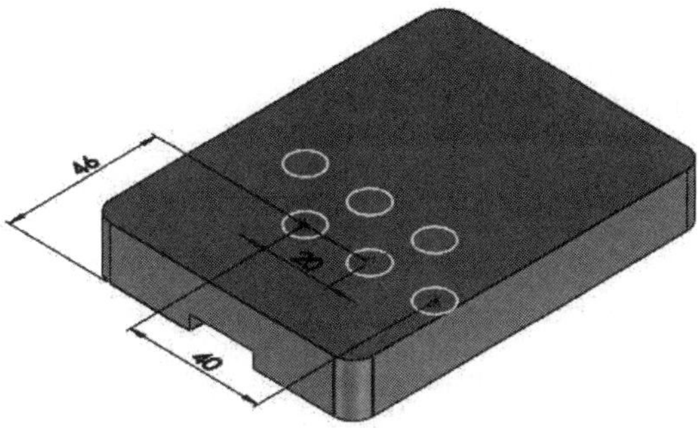

그림 2-1-28 리머 가공여유 구멍의 위치

(5) 스크류 서포터 고정나사 구멍

수행 : 구멍 모델링하기

① 피처 도구에서 구멍가공 마법사를 선택한다.

② 구멍가공 마법사 창에서 구멍 유형을 직선 탭의 탭 구멍으로 한다.

③ 표준 규격을 KS, 유형은 탭 구멍으로 한다.

④ 구멍 스팩은 크기를 M5로 하고 마침조건은 관통으로 한다.

⑤ 옵션은 나사산 표시로 한다.

⑥ 위치는 그림 2-1-29 (a)와 같이 밑면으로부터 13 ㎜ 떨어진 곳에, 베이스 중심에서 25 ㎜ 떨어진 구멍으로 한다.

⑦ 피처 탭에서 대칭 복사를 선택하고 좌우 대칭이 되도록 ⑤에서 만든 구멍을 그림 2-1-29 (b)와 같이 우측면에 대해 복사한다.

⑧ 완료✔를 클릭한다.

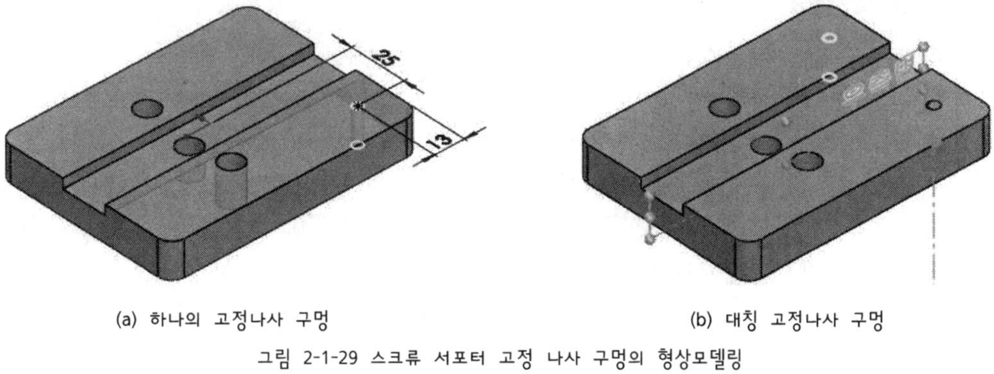

(a) 하나의 고정나사 구멍　　(b) 대칭 고정나사 구멍

그림 2-1-29 스크류 서포터 고정 나사 구멍의 형상모델링

(6) 조 서포터 고정나사 구멍

수행 : 구멍 모델링하기

① 구멍가공 마법사 창에서 구멍 유형을 카운터 보어로 한다.

② 규격은 KS로 유형은 구멍붙이 볼트 KS B 1003으로 한다.

③ 구멍 스팩은 크기를 M6으로 하고 마침은 보통으로 한다.

④ 사용자 정의 크기 표시를 체크하여 각각 관통 구멍 지름 6.6, 카운터 보어 지름 11, 카운터 보어 깊이 6.5로 한다.

⑤ 마침 조건은 "관통"으로 한다.

⑥ 위치는 그림 2-1-30 (a)와 같이 뒷면으로부터 26 mm 떨어진 곳에, 가운데 구멍은 베이스 중심을 지나도록 하며 구멍 사이 간격은 31 mm로 한다.

⑦ 완료✔를 클릭한다(그림 2-1-30 (b)).

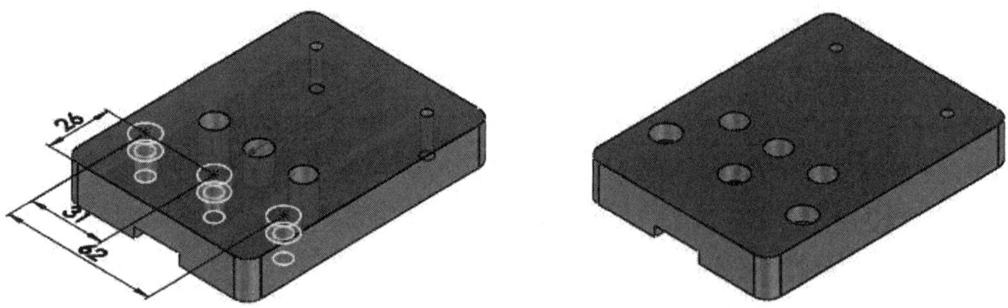

(a) 위치 설정 (b) 완성 모습

그림 2-1-30 조 서포터 고정나사 구멍 모델링

(7) 맞춤 핀 구멍

수행 : 구멍 모델링하기

① 피처 도구에서 구멍가공 마법사를 선택한다.

② 구멍가공 마법사 창에서 구멍 유형을 구멍으로 하고 표준 규격을 KS로 한다.

③ 유형을 맞춤핀 구멍으로 하고 구멍 스팩은 크기를 지름 6으로, 맞춤을 호칭으로 한다.

④ 마침 조건은 관통으로 한다.

⑤ 위치는 그림 2-1-31 (a)와 같이 윗면으로부터 10 mm 떨어진 곳에, 구멍은 베이스 중심을 지나도록 한다.

수행 : 모떼기

① 피처 도구에서 필렛을 선택하고 모떼기를 선택한다.
② 그림 2-1-31 (b)와 같이 베이스 밑면의 맞춤 핀 구멍에 대해 모떼기는 0.5×45°로 한다.
③ 완료✔를 클릭한다.

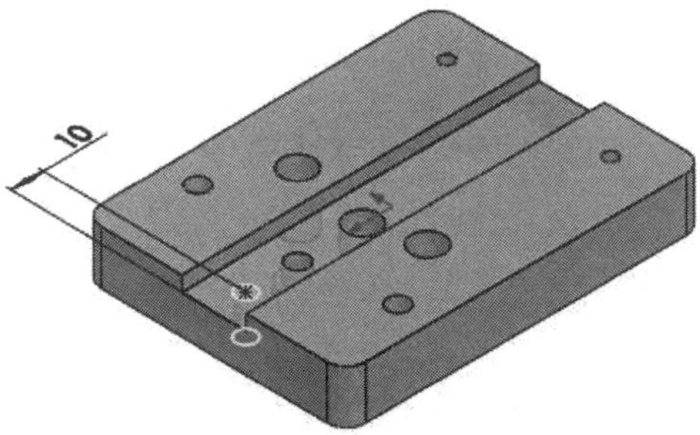

(a) 핀 구멍 위치

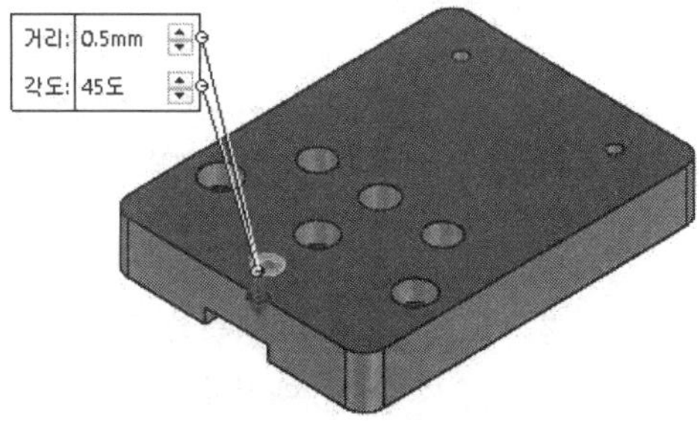

(b) 모떼기 설정

그림 2-1-31 맞춤 핀 구멍 형상모델링

(8) 가이드 홈 모떼기

수행 : 모떼기

① 피처 도구에서 모떼기로 한다.
② 각도-거리의 모떼기 변수는 거리 1 ㎜로 한다.
③ 완료✔를 클릭한다(그림 2-1-32).

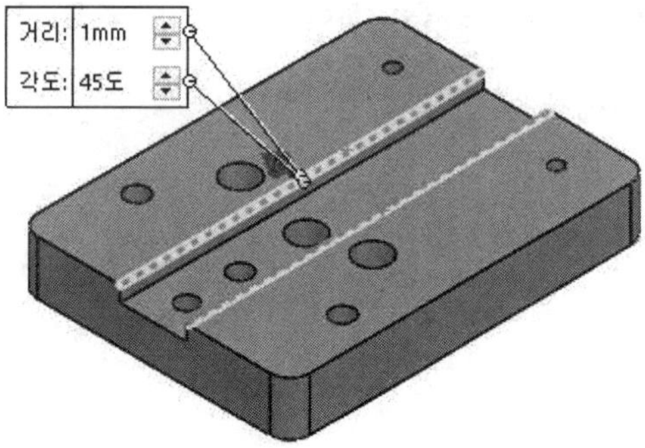

그림 2-1-32 모떼기 모델링

(9) 재질 편집

생각하기 : 베이스의 재질은 어떻게 정하는지?

부품 ① 베이스의 재질은 구조용 합금강을 보통 사용하며 여기서는 많이 사용하는 크롬 몰리브덴 강(SCM415)을 사용하기로 하였다. 그러나 SolidWorks에서는 기본적으로 제공하지 않고 있으므로 부록1의 사용자 정의 재질의 편집을 통해 만든 사용자 정의 재질에서 편집하기로 한다.

수행 : 베이스의 재질 설정하기

① 디자인 트리의 재질 항목에 커서를 갖고 간다.
② 마우스 오른쪽 버튼을 클릭하여 재질편집을 선택한다.
③ 사용자 정의 재질에서 크롬-몰리브덴강의 “SCM415”를 선택한다.
④ 적용을 클릭하고 닫기를 클릭하여 완료한다.

(10) 질량 파악

생각하기 : 베이스의 질량은 왜 파악하는지?

베이스의 재질은 SCM415 합금강을 선정하기로 앞에서 결정했다. 그런데 베이스의 재질은 질량과 연결되고 이러한 질량은 장치나 기구 등을 제작할 때 제작비와 직결될 때가 많으므로 부품의 재질이나 치수의 최적화를 통해 질량을 최적화 할 필요가 있으므로 질량을 알아야 할 필요성이 있다.

수행 : SCM415 재질의 부품 물성치 확인

① 풀다운 메뉴의 도구에서 계산 탭을 클릭한다.
② 물성치(⚖)를 클릭한다.
③ 그림 2-1-33처럼 결과에서 질량이 990.24그램으로 나타났다.

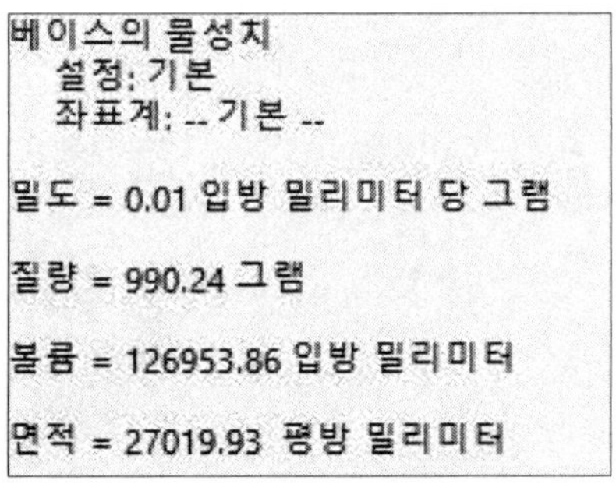

그림 2-1-33 베이스의 물성치(질량)

(11) 저장하기

수행 : 최종 형상 저장하기

① 저장 도구(💾)에서 다른 이름으로 저장하기를 클릭한다.
② 저장할 디렉토리를 정하고 파일이름을 “베이스“로 한다.
③ 저장 버튼을 클릭한다.

(12) 등각 보기

생각하기 : 부품을 명확하게 보여기 위해서는 어떻게 하면 좋을까?

부품을 형상모델링 하였지만 부분적으로 가려져 명확하게 부품을 전달하지 못하는 경우가 있다. 그렇다면 부품을 명확하게 전달 표현하기 위해서는 등각으로 표현하되 두 방향에 대해 표현해야 명확할 경우가 많기 때문에 두 방향에 대해 표현한다. 다시 말하면 좌측 위 등각방향과 등각 우측 위 등각방향으로 표현해야 명확한 전달이 될 수도 있고, 좌측 위 등각방향과 등각 우측 아래 등각방향으로 표현해야 명확한 전달이 될 수도 있다. 상황에 맞춰 두 방향으로 나타내면 거의 부품의 형상 전달 표현은 가능할 것으로 본다.

수행 : 좌측 위 등각 View 설정 및 저장하기

① 뷰 방향(🧊)을 클릭한다.
② 좌측 위 등각은 그림 2-1-34 (a)와 같이 등각 보기를 선택한다.
③ 파일은 그림 파일(*.jpg)로 파일 이름을 “좌측 위 등각 보기_베이스”로 저장한다.

수행 : 우측 아래 등각 View 설정 및 저장하기

① 뷰 방향(🧊)을 클릭한다.
② 우측 아래 등각은 그림 2-1-34 (b)와 같이 등각 보기를 선택한다.
③ 파일은 그림 파일(*.jpg)로 파일 이름을 “우측 아래 등각 보기_베이스”로 저장한다.

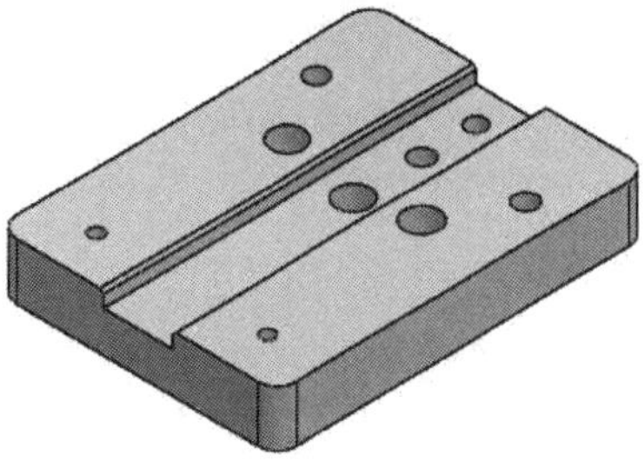

(a) 좌측 위 등각 보기

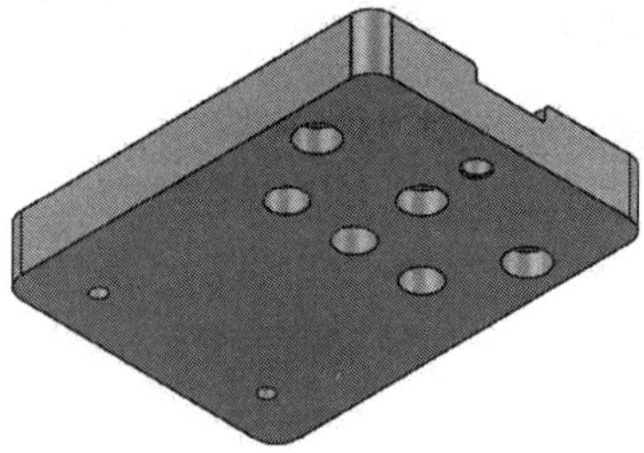

(b) 우측 아래 등각 보기

그림 2-1-34 베이스의 재질 선택 모습

(13) 렌더링 하기

수행 : 표현 편집하기

① 부품 편집 화면의 표현 편집( )을 선택한다.
② 새 스와치 작성에서 “표준”으로 한다.
③ 확인을 클릭한다.

수행 : 화면 편집하기

① 화면 편집( )을 선택하고 기본에서 배경을 “없음”으로 한다.
② 바닥 정렬을 저면도 평면으로 한다.
③ PhotoView 360 조명에서 환경 회전을 90도로 하고 확인을 클릭한다.

수행 : 렌더링 파일 저장하기

① 미리 보기 창을 클릭한다.
② 렌더링 모습을 보고 그림 2-1-35와 같이 원하는 렌더링 모습이면 저장을 누른다.
③ 렌더링 파일은 그림 파일(*.jpg)로 파일 이름을 “렌더링_베이스”로 저장한다.

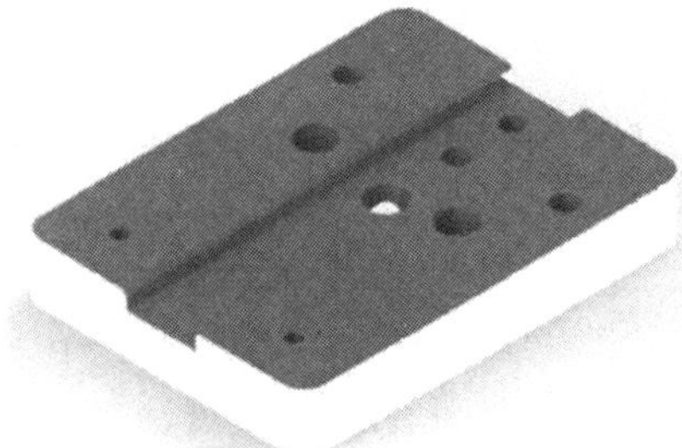

그림 2-1-35 렌더링 설정 및 결과 모습

1-2-2 조 서포터 형상모델링

생각하기 : 조 서포터의 형상모델링은 어떤 순서로 할까?

그림 2-1-4 (b)의 부품② 조 서포터를 형상모델링 하는 방법에는 여러 방법이 있겠지만 가공적인 측면에서 형상모델링을 하는 것이 가공의 공정도 이해할 수 있으므로 가공적인 측면에서 형상모델링 하도록 한다.

(1) 기초형상

수행 : 스케치 화면 설정하기

① 초기 화면의 풀다운 메뉴에서 (새 문서 아이콘)을 선택한다.
② 기본 모듈 가운데 파트를 선택한다.
③ 스케치 탭을 클릭하고 기준 평면을 정면으로 한다.
④ 스케치( ) 실행을 클릭하여 스케치 화면을 설정한다.

수행 : 직육면체 스케치하기

① 스케치 도구에서 중심 직사각형을 선택하고 그림 2-1-36 (a)와 같이 스케치 하고 치수를 82×43으로 정의한다.
② 스케치를 완료한다.

수행 : 단면형상 돌출하기

① 피처 도구로 가서 돌출 컷을 선택한다.
② 돌출 컷 창에서 방향1을 블라인드 형태로 하고 깊이를 55로 한다.
③ 완료 를 클릭하여 그림 2-1-36 (b)와 같이 형상을 완성한다.

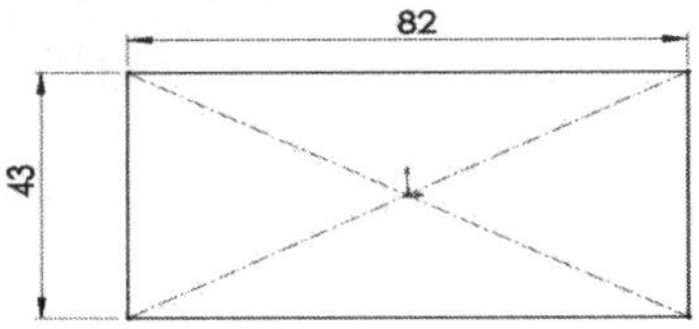

(a) 중심 직사각형 스케치

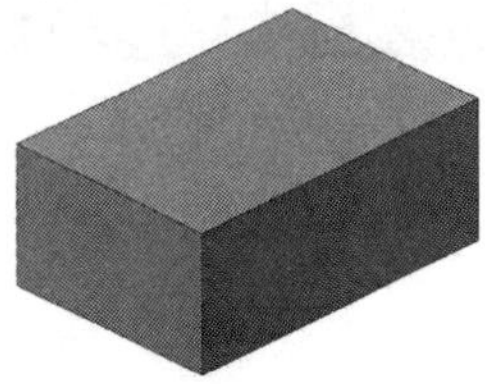

(b) 직육면체

그림 2-1-36 기초형상 모델링

(2) 조 형상모델링

생각하기 : 조 부분은 어떤 형상일까?

그림 2-1-4 (b)의 부품 ② 조 서포터의 조 부분을 보면 조 서포터와 로케이터가 결합되기 위해 사각 홈을 가공하는 부분이 윗부분에 있다. 따라서 조 서포터의 조에 대해 서포터 윗부분을 아랫부분보다 여유를 주는 것이 균형적인 면에서 좋다고 본다.

수행 : 조 부분 스케치하기

① 스케치 도구에서 코너 직사각형을 선택하고 그림 2-1-37 (a)과 같이 검토 결과에 따라 윗부분을 조금 여유를 주는 치수를 정의한다.

② 스케치를 완료한다.

수행 : 조 부분 컷 돌출하기

① 피처 도구로 가서 돌출 컷을 선택한다.

② 돌출 컷 창에서 방향1을 관통으로 한다.

③ 완료✔를 클릭하여 그림 2-1-37 (b)와 같이 형상을 완성한다.

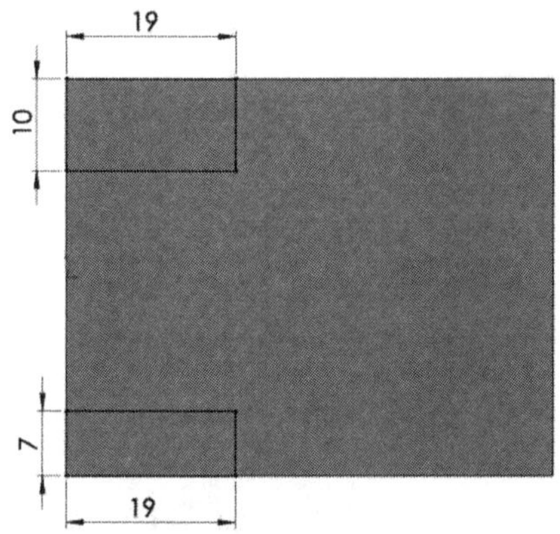

(a) 스케치

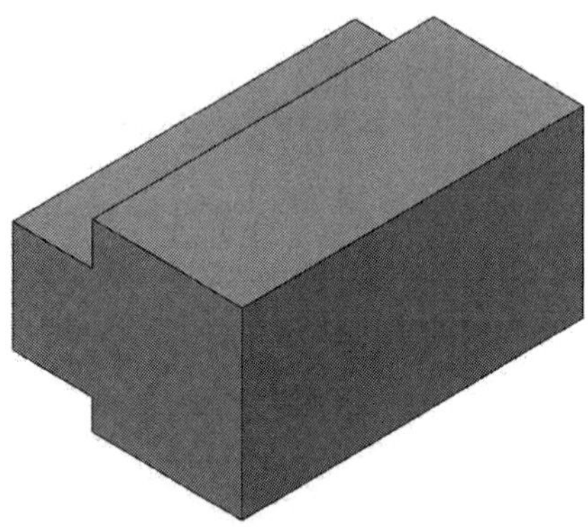

(b) 완성 형상

그림 2-1-37 조 형상모델링

(3) 리밍 구멍 및 부시 삽입 구멍 형상모델링

생각하기 : 리밍 구멍과 부시 삽입 구멍은 어떻게 모델링 할까?

먼저 칼라 없는 부시의 외경 크기를 검토해야 한다. 부시의 외경에 따라 삽입 구멍이 결정되기 때문이다. 부시의 크기는 부시 내경이 9 ㎜이므로 KS표에 의하면 외경은 15 ㎜이며 길이는 12, 16, 20 및 25 ㎜ 가운데 선택하게 되어 있는데 여기서는 12 ㎜를 선택한다. 그리고 리밍 구멍 부분은 관통 구멍으로 리머 헤드가 들어가도 문제없도록 리밍 구멍(9 ㎜)보다 크게 하여 11 ㎜로 하면 된다. 따라서 두 가지를 만족하기 위해서는 구멍가공마법사의 카운터보어로 구멍 가공을 하는 것이 바람직하다.

수행 : 부시 삽입 구멍 모델링하기

① 피처 도구에서 구멍가공 마법사를 선택한다.
② 구멍가공 마법사 창에서 구멍 유형을 카운터 보어로 한다.
③ 표준 규격을 KS로, 유형을 구멍붙이 볼트 KS B 1003으로 한다.
④ 구멍 스팩의 크기는 M10, 맞춤은 보통으로 한다.
⑤ 사용자 정의 크기 표시를 체크하고 관통 구멍지름 11 ㎜, 카운터 보어(부시 삽입) 지름 15 ㎜, 카운터 보어(부시 삽입) 깊이 12 ㎜로 한다.
⑥ 마침조건은 관통으로 한다.
⑦ 위치는 옆면으로부터 10 ㎜ 떨어진 곳에, 가운데 구멍은 조 중심을 지나도록 하며 구멍 사이 간격은 20 ㎜로 하고 완료 한다(그림 2-1-38 (a)).

수행 : 모떼기하기

① 피처 도구에서 필렛의 모떼기를 선택한다.
② 카운터 보어의 모서리에 대해 모떼기는 1×45°로 한다(그림 2-1-38 (b)).
③ 완료✔를 클릭한다.

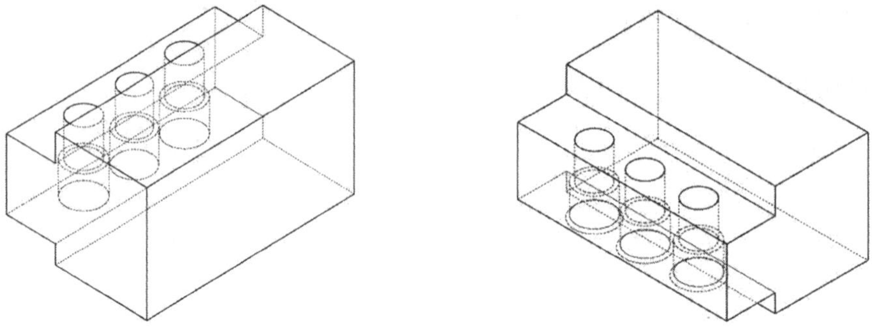

(a) 카운터 보어 (b) 카운터 보어 모떼기

그림 2-1-38 조에 대한 카운터 보어 모델링

(4) 모서리 모떼기 및 라운딩 형상모델링

수행 : 모떼기하기

① 피처 도구에서 필렛의 모떼기를 선택한다.
② 조의 측면 좌우 모서리에 대해 모떼기는 8×45°로 한다(그림 2-1-39 (a)).
③ 조의 상면 모서리에 대해 모떼기는 2×45°로 한다(그림 2-1-39 (b)).
④ 완료✔를 클릭한다.

수행 : 필렛하기

① 피처 도구에서 필렛의 필렛을 선택한다.
② 필렛의 반지름을 6 ㎜로 한다(그림 2-1-39 (c)).
③ 완료✔를 클릭한다.

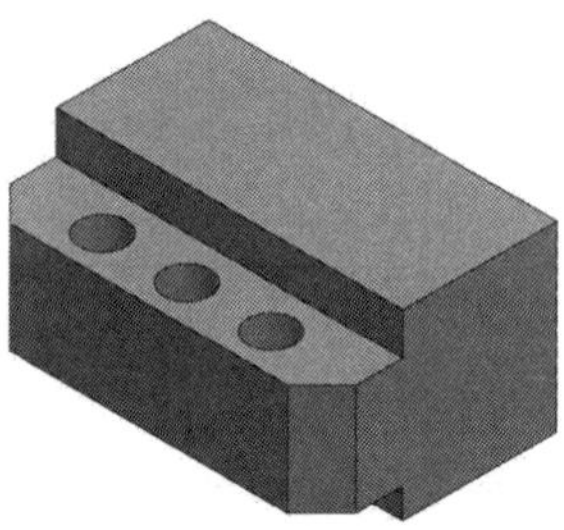

(a) 모떼기1

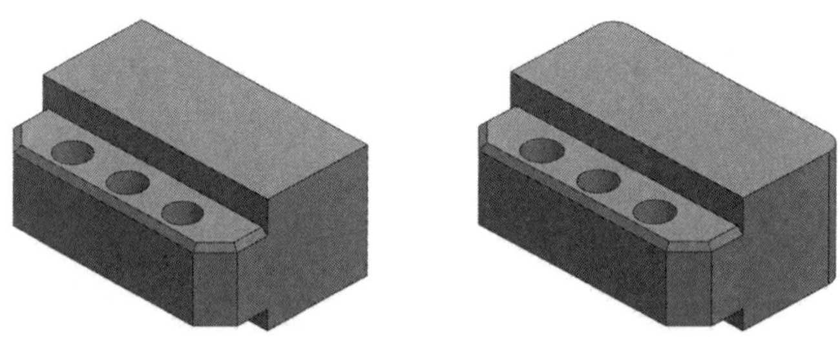

(b) 모떼기2(c) 라운딩

그림 2-1-39 모서리 모떼기 및 라운딩 형상모델링

(5) 조 서포터와 로케이터 결합 홈 형상모델링

수행 : 단면 스케치하기

① 스케치 도구에서 코너 사각형을 선택한다.
② 그림 2-1-40 (a)와 같이 스케치 한다.
③ 스케치 완료한다.

수행 : 단면 돌출하기

① 피처 도구에서 돌출 컷을 선택한다.
② 관통으로 그림 2-1-40 (b)와 같이 컷 돌출 시킨다.
③ 완료✔를 클릭한다.

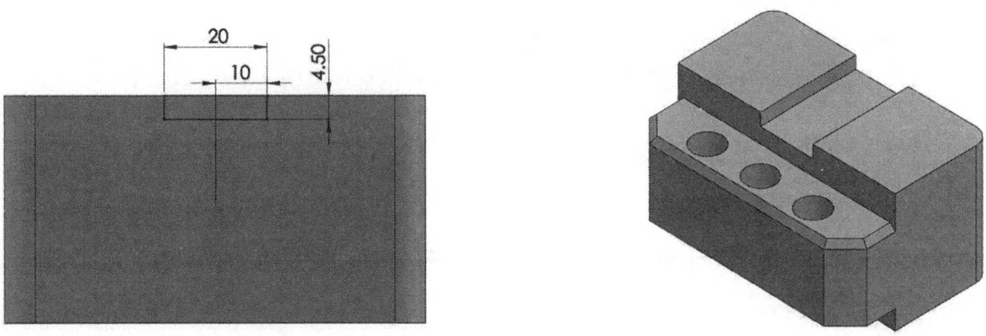

(a) 코너 사각형 스케치　　(b) 돌출 컷

그림 2-1-40 조 서포터와 로케이트 결합 홈 형상 모델링

(6) 베이스 결합 돌출부 형상모델링

수행 : 단면 스케치하기

① 스케치 도구에서 선의 중심선을 선택한다.
② 중심선을 조 서포터의 중심을 지나도록 스케치 한다.
③ 선을 선택한다.
④ 그림 2-1-41 (a)와 같이 베이스와 결합될 단면을 스케치를 하고 치수 정의한다.

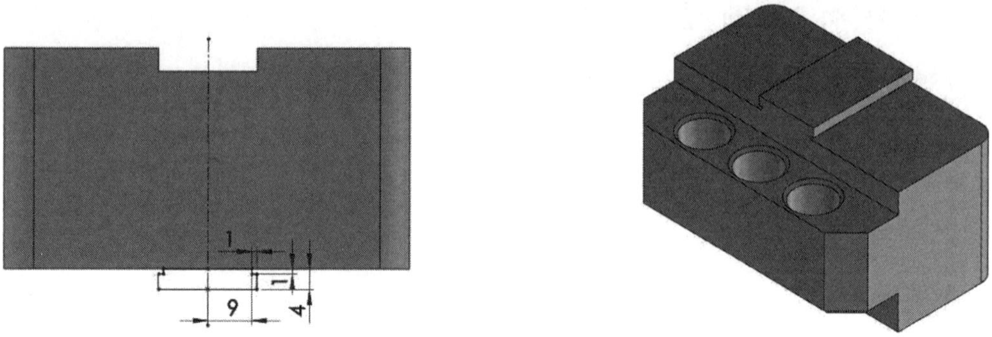

(a) 다각형 스케치 (b) 돌출

그림 2-1-41 베이스 결합 돌출부 형상모델링

수행 : 단면 돌출하기

① 피처 도구에서 돌출/베이스를 선택한다.

② 블라인드 형태로 깊이를 36 ㎜로 한다.

③ 완료✔를 클릭한다(그림 2-1-41 (b)).

수행 : 결합 홈 라운딩하기

① 피처 도구에서 필렛으로 한다.

② 베이스 및 로케이터 조립 부분의 모서리 필렛 변수는 대칭의 반경 1 ㎜로 한다(그림 2-1-42).

③ 완료✔를 클릭한다.

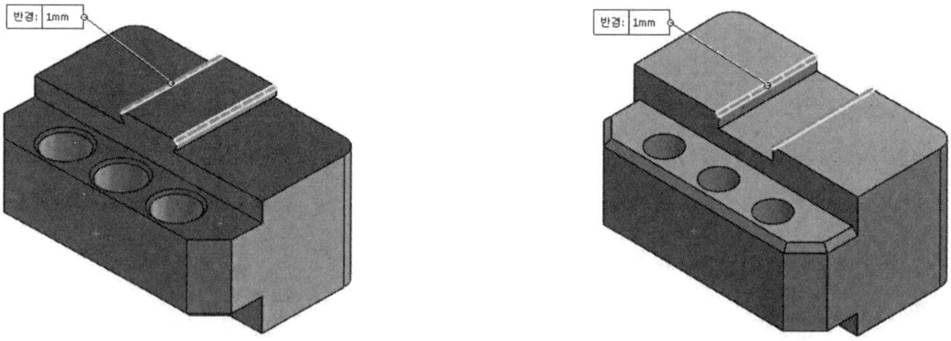

(a) 베이스 결합 부분 (b) 로케이터 결합 부분

그림 2-1-42 결합 부분의 필렛 모델링

(7) 맞춤 핀 구멍 형상모델링

수행 : 구멍 모델링하기

① 피처 도구에서 구멍가공 마법사를 선택한다.

② 구멍가공 마법사 창에서 구멍 유형을 구멍으로 하고, 표준규격은 ISO, 유형은 나사 여유값으로 한다.

③ 구멍 스팩은 M6, 보통으로 한다.

④ 사용자 정의 표시를 체크하고 관통 구멍 지름을 6 ㎜로 하고 마침조건은 관통으로 한다.

⑤ 위치는 그림 2-1-43 (a)와 같이 뒷면으로부터 10 ㎜ 떨어진 곳에, 구멍은 조 서포터 중심을 지나도록 한다.

⑥ 완료✔를 클릭한다(그림 2-1-43 (b)).

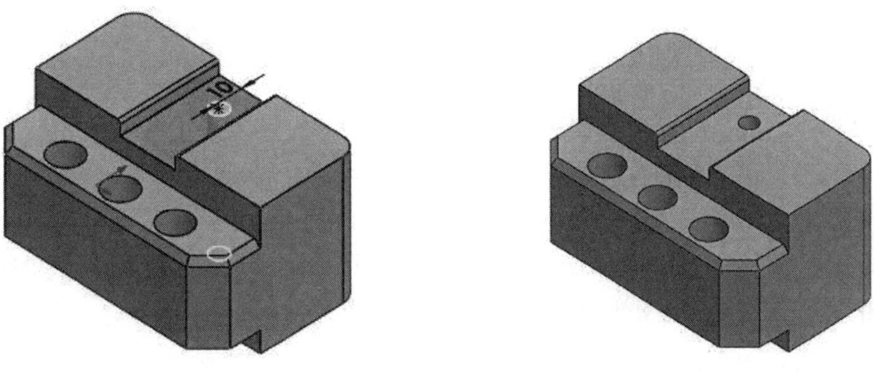

(a) 핀 위치　　　　(b) 완성 핀 구멍

그림 2-1-43 맞춤 핀 구멍 형상모델링

(8) 조 서포터 고정나사 구멍 형상모델링

수행 : 구멍 모델링하기

① 피처 도구에서 구멍가공 마법사를 선택한다.

② 구멍가공 마법사 창에서 구멍 유형을 직선 탭으로 하고 표준규격 KS, 유형은 탭 구멍으로 한다.

③ 구멍 스팩은 M6로 하고 마침조건은 관통으로 한다.

④ 위치는 3개의 구멍이 뒷면으로부터 16 ㎜ 떨어진 곳에, 베이스 중심에 하나의 구멍과 양쪽으로 31 ㎜ 떨어진 2개의 구멍으로 한다.

⑤ 완료✔를 클릭한다(그림 2-1-44).

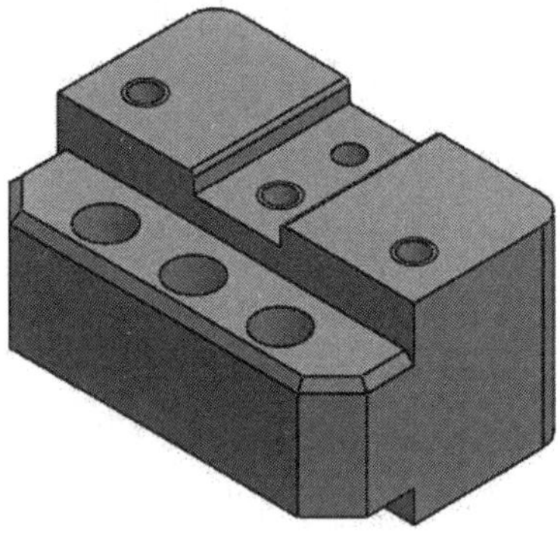

그림 2-1-44 베이스 및 로케이터와의 조립 나사 구멍

(9) 재질 편집

생각하기 : 조 서포터의 재질은 어떻게 정하는지?

부품 ② 조 서포터의 재질은 구조용 합금강을 보통 사용하며 여기서는 많이 사용하는 크롬 몰리브덴 강(SCM415)을 사용하기로 하였다. 그러나 SolidWorks에서는 기본적으로 제공하지 않고 있으므로 부록1의 사용자 정의 재질의 편집을 통해 만든 사용자 정의 재질에서 편집하기로 한다.

수행 : 베이스의 재질 설정하기

① 디자인 트리의 재질 항목에 커서를 갖고 간다.

② 마우스 오른쪽 버튼을 클릭하여 재질편집을 선택한다.

③ 사용자 정의 재질에서 크롬 몰리브덴강의 "SCM415"를 선택한다.

④ 적용을 클릭하고 닫기를 클릭하여 그림 2-1-45와 같이 완료한다.

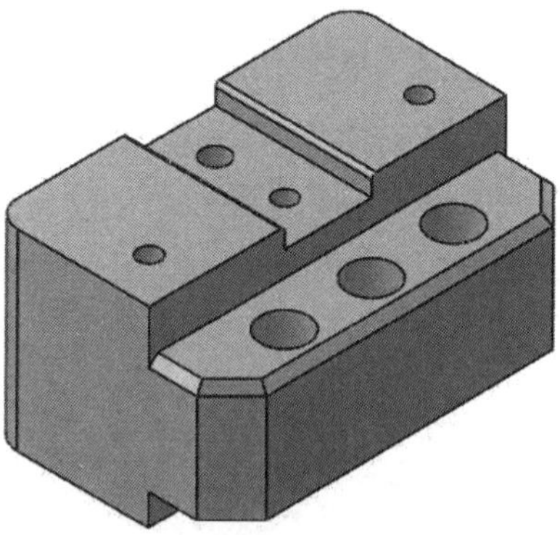

그림 2-1-45 재질(SCM415) 선택 후 조 서포터

(10) 질량 파악

수행 : SCM415 재질의 부품 물성치 확인

① 풀다운 메뉴의 도구에서 계산 탭을 클릭한다.

② 물성치( )를 클릭한다.

③ 그림 2-1-46처럼 결과에서 질량이 1172.22그램으로 나타났다.

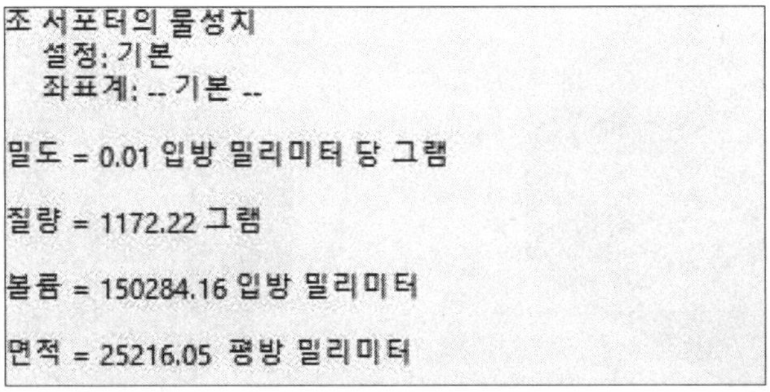

그림 2-1-46 조 서포터의 물성치(질량)

(11) 저장하기

수행 : 최종 형상 저장하기

① 저장 도구( )에서 다른 이름으로 저장하기를 클릭한다.

② 저장할 디렉토리를 정하고 파일이름을 "조 서포터"로 한다.

③ 저장 버튼을 클릭한다.

(12) 등각 보기

수행 : 좌측 위 등각 View 설정 및 저장하기

① 뷰 방향( )을 클릭한다.

② 좌측 위 등각은 그림 2-1-47 (a)와 같이 등각 보기를 선택한다.

③ 파일은 그림 파일(*.jpg)로 파일 이름을 "좌측 위 등각 보기_조 서포터"로 저장한다.

수행 : 우측 아래 등각 View 설정 및 저장하기

① 뷰 방향( )을 클릭한다.
② 우측 아래 등각은 그림 2-1-47 (b)와 같이 등각 보기를 선택한다.
③ 파일은 그림 파일(*.jpg)로 파일 이름을 "우측 아래 등각 보기_조 서포터"로 저장한다.

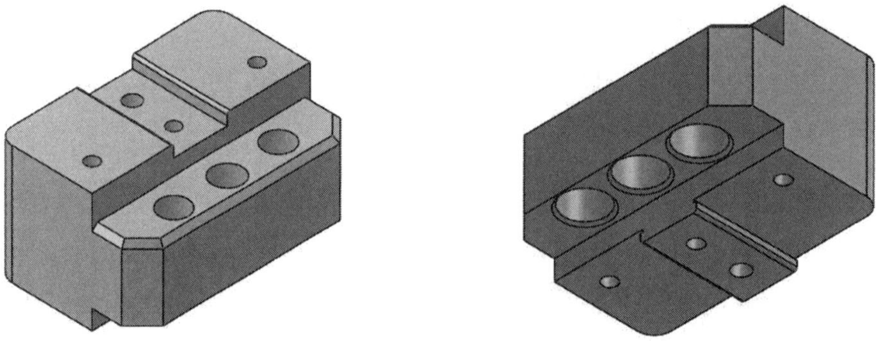

(a) 좌측 위 등각 보기 (b) 우측 아래 등각 보기

그림 2-1-47 조 서포터의 등각 보기

(13) 렌더링 하기

수행 : 표현 편집하기

① 부품 편집 화면의 표현 편집( )을 선택한다.
② 새 스와치 작성에서 "표준"으로 한다.
③ 확인을 클릭한다.

수행 : 화면 편집하기

① 화면 편집( )을 선택하고 기본에서 배경을 "없음"으로 한다.
② 바닥 정렬을 저면도 평면으로 한다.
③ PhotoView 360 조명에서 환경 회전을 90도로 하고 확인을 클릭한다.

수행 : 렌더링 파일 저장하기

① 미리 보기 창을 클릭한다.

② 렌더링 모습을 보고 그림 2-1-48과 같이 원하는 렌더링 모습이면 저장을 누른다.

③ 렌더링 파일은 그림 파일(*.jpg)로 파일 이름을 "렌더링_조 서포터"로 저장한다.

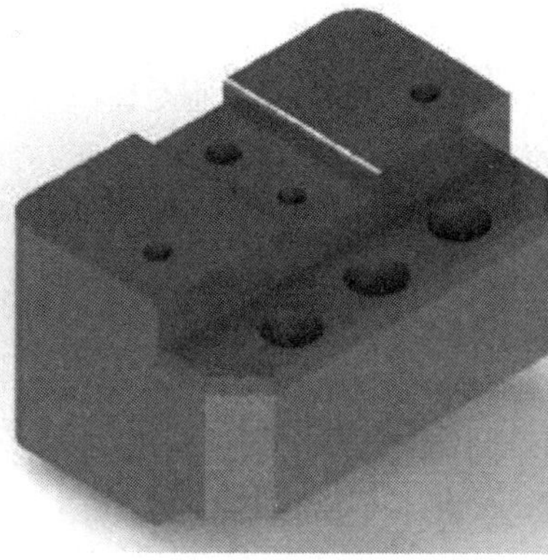

그림 2-1-48 렌더링 설정 및 결과 모습

1-2-3 조 서포터용 부시 형상모델링

생각하기 : 조 서포터용 부시의 형상 치수는 어떻게 정할까?

그림 2-1-4 (b)의 부품 ③ 조 서포터용 부시의 형상 치수에 대해 알아보도록 한다.

그림 2-1-49는 KS B 1030 규격에 정하고 있는 칼라 없는 지그용 부시(고정 부시) 형상의 치수이다. 부품 ③ 조 서포터용 부시는 칼라가 없는 형태이다. 제품 구멍의 지름이 9 ㎜이므로 부시 안쪽 지름 ϕd_1은 9 ㎜로 해야 하며, 부시의 길이 l은 12, 16, 20, 25 가운데 선택하도록 KS에 규정되어 있다. 따라서 여기서는 12 ㎜로 하기로 한다. 한편 바깥지름 ϕd는 KS 규격에 기준치수가 15 ㎜이므로 $\phi 15$ ㎜로 정한다.

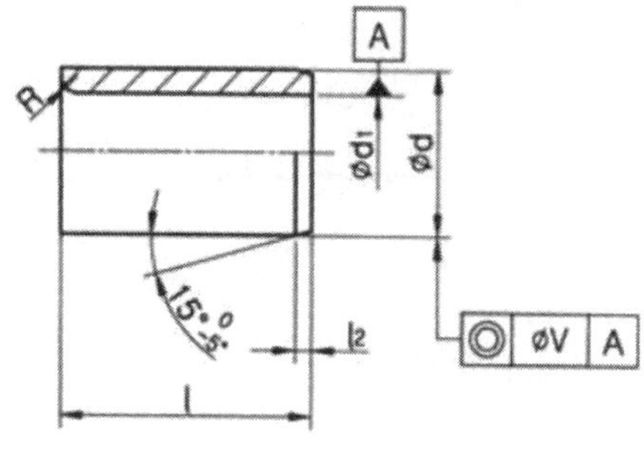

그림 2-1-49 부시의 KS 규격

(1) 기초 형상모델링

수행 : 스케치 화면 설정하기

① 초기 화면의 풀다운 메뉴에서 (새 문서 아이콘)을 선택한다.

② 기본 모듈 가운데 파트를 선택한다.

③ 스케치 탭을 클릭하고 기준 평면을 정면으로 한다.

④ 스케치() 실행을 클릭하여 스케치 화면을 설정한다.

수행 : 회전체 형상모델링

① 스케치 도구에서 중심선을 선택하고 원점에 중심선을 스케치한다.

② 선을 선택하고 그림 2-1-50 (a)와 같이 단면을 스케치하며 치수를 정의한다.

③ 스케치를 완료한다.

④ 피처 도구로 가서 회전 보스/베이스를 선택한다.

⑤ 중심선에 대해 360도 회전시킨다.

⑥ 완료✔를 클릭하여 그림 2-1-50 (b)와 같이 형상을 완성한다.

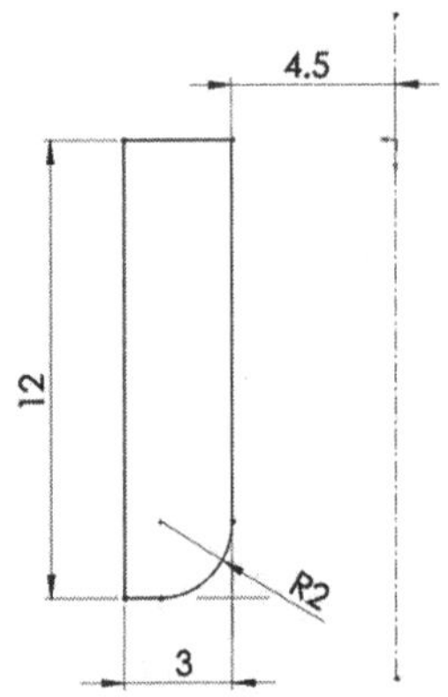

(a) 단면 스케치

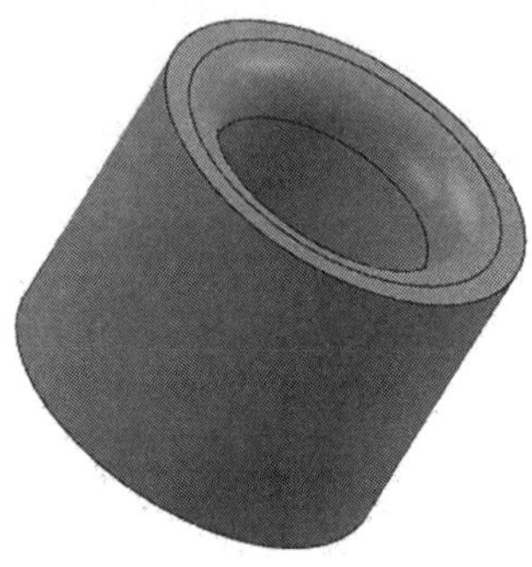

(b) 완성물

그림 2-1-50 회전체 형상 모델링

(2) 모떼기 형상모델링

수행 : 모떼기하기

① 피처 도구에서 필렛의 모떼기를 선택한다.

② 부시의 모서리에 대해 모떼기 l_2는 거리 1.5 ㎜이고 각도는 15°로 한다.

③ 완료✔를 클릭한다(그림 2-1-51).

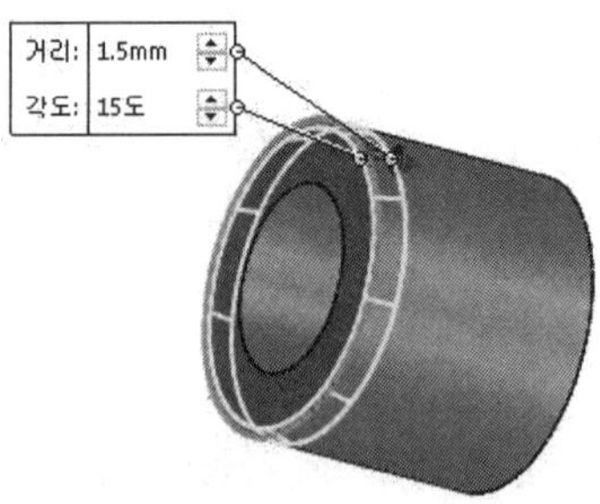

그림 2-1-51 부시 모서리 모떼기 형상모델링

(3) 재질 편집

생각하기 : 조 서포터의용 부시 재질은 어떻게 정하는지?

부품 ③ 조 서포터용 부시의 재질은 동 계통 가운데 인청동을 사용한다. 특히 인청동에는 CAC502A, CAC502B, CAC503A, CAC503B의 4종류가 주로 사용되는데 이 가운데 주석(Sn) 비율이 가장 높은 Cu84.0-88.0 Sn12.0-15. P0.15-0.50의 CAC503B을 사용하기로 한다. 이것의 기계적 특징은 KS D 6024에 의해 인장강도가 255(N/㎟), 브리넬 경도가 HBW90이상으로 내마모성이 강하다. 그러나 SolidWorks에서는 이것을 제공하지 않으므로 편집한 부품재질 카테고리에서 CAC503B를 사용하기로 한다.

수행 : 조 서포터용 부시의 재질 설정하기

① 디자인 트리의 재질 항목에 커서를 갖고 간다.
② 마우스 오른쪽 버튼을 클릭하여 재질편집을 선택한다.
③ 동 합금에서 CAC503B를 선택한다.
④ 적용을 클릭하고 닫기를 클릭하여 그림 2-1-52와 같이 완료한다.

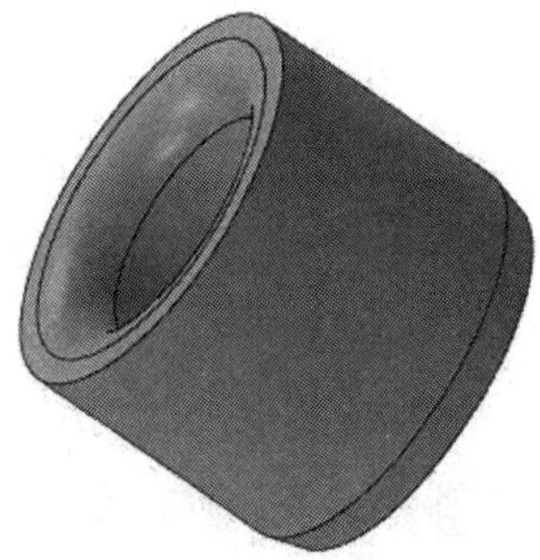

그림 2-1-52 조 서포터용 부시의 재질 선택 후 부품

(4) 질량 파악

수행 : 부품 물성치 확인

① 풀다운 메뉴의 도구에서 계산 탭을 클릭한다.
② 물성치( )를 클릭한다.
③ 그림 2-1-53처럼 결과에서 질량이 11.66그램으로 나타났다.

조 서포터용 부시의 물성치
설정: 기본
좌표계: -- 기본 --

밀도 = 0.01 입방 밀리미터 당 그램

질량 = 11.66 그램

볼륨 = 1316.54 입방 밀리미터

면적 = 1090.58 평방 밀리미터

그림 2-1-53 조 서포터용 부시의 물성치(질량)

(5) 저장하기

수행 : 최종 형상 저장하기

① 저장 도구( )에서 다른 이름으로 저장하기를 클릭한다.
② 저장할 디렉토리를 정하고 파일이름을 "조 서포터용 부시"로 한다.
③ 저장 버튼을 클릭한다.

(6) 등각 보기

수행 : 좌측 위 등각 View 설정 및 저장하기

① 뷰 방향( )을 클릭한다.
② 좌측 위 등각은 그림 2-1-54 (a)와 같이 등각 보기를 선택한다.
③ 파일은 그림 파일(*.jpg)로 파일 이름을 "좌측 위 등각 보기_조 서포터용 부시"로 저장한다.

수행 : 우측 아래 등각 View 설정 및 저장하기

① 뷰 방향( )을 클릭한다.
② 우측 아래 등각은 그림 2-1-54 (b)와 같이 등각 보기를 선택한다.
③ 파일은 그림 파일(*.jpg)로 파일 이름을 "우측 아래 등각 보기_조 서포터용 부시"로 저장한다.

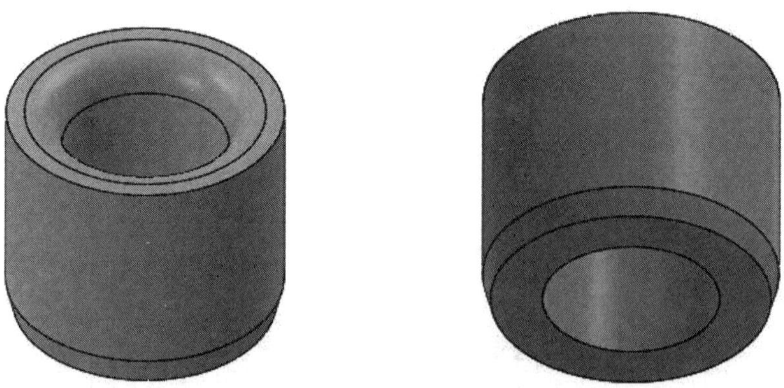

(a) 좌측 위 등각 보기　　(b) 우측 아래 등각 보기

그림 2-1-54 조 서포터용 부시의 등각보기

(7) 렌더링 하기

수행 : 표현 편집하기

① 부품 편집 화면의 표현 편집( )을 선택한다.
② 새 스와치 작성에서 "표준"으로 한다.
③ 확인을 클릭한다.

수행 : 화면 편집하기

① 화면 편집( )을 선택하고 기본에서 배경을 "없음"으로 한다.
② 바닥 정렬을 저면도 평면으로 한다.
③ PhotoView 360 조명에서 환경 회전을 90도로 하고 확인을 클릭한다.

수행 : 렌더링 파일 저장하기

① 미리 보기 창을 클릭한다.
② 렌더링 모습을 보고 그림 2-1-55와 같이 원하는 렌더링 모습이면 저장을 누른다.
③ 렌더링 파일은 그림 파일(*.jpg)로 파일 이름을 "렌더링_조 서포터용 부시"로 저장한다.

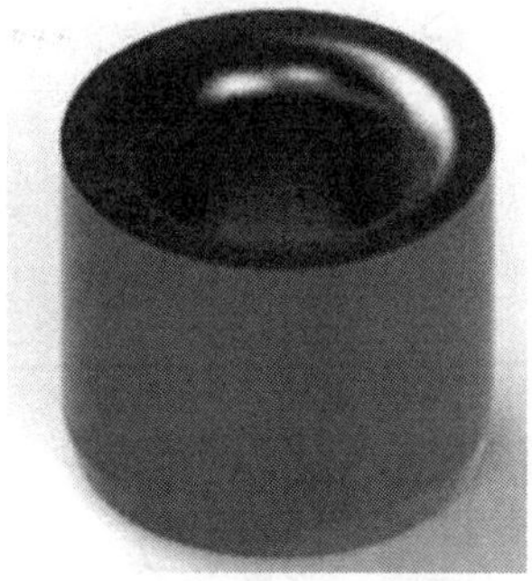

그림 2-1-55 렌더링 설정 및 결과 모습

1-2-4 로케이터 형상모델링

(1) 기초 형상모델링

수행 : 스케치 화면 설정하기

① 초기 화면의 풀다운 메뉴에서 (새 문서 아이콘)을 선택한다.
② 기본 모듈 가운데 파트를 선택한다.
③ 스케치 탭을 클릭하고 기준 평면을 정면으로 한다.
④ 스케치( ) 실행을 클릭하여 스케치 화면을 설정한다.

수행 : 단면 스케치하기

① 스케치 탭에서 중심 직사각형을 선택하고 그림 2-1-56 (a)와 같이 스케치 하고 치수를 82×12로 정의한다.

② 스케치를 완료한다.

수행 : 단면 돌출하기

① 피처 탭으로 가서 돌출 보스/베이스를 선택한다.

② 보스-돌출 창에서 방향1을 블라인드 형태로 하고 깊이를 90으로 한다.

③ 완료✔를 클릭하여 그림 2-1-56 (b)와 같이 형상을 완성한다.

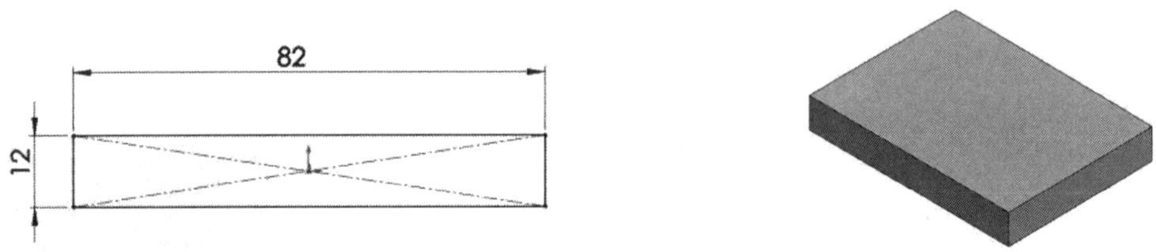

(a) 중심 직사각형 스케치　　(b) 직육면체

그림 2-1-56 기초형상 모델링

(2) 모서리 형상모델링

수행 : 모떼기 설정하기

① 피처 탭에서 필렛의 모떼기를 선택한다.

② 조의 측면 좌우 모서리에 대해 모떼기는 13×45°로 한다(그림 2-1-57 (a)).

수행 : 라운드 설정하기

① 피처 탭에서 필렛의 필렛을 선택한다.

② 필렛의 반지름을 6 ㎜로 한다(그림 2-1-57 (b)).

③ 완료✔를 클릭한다.

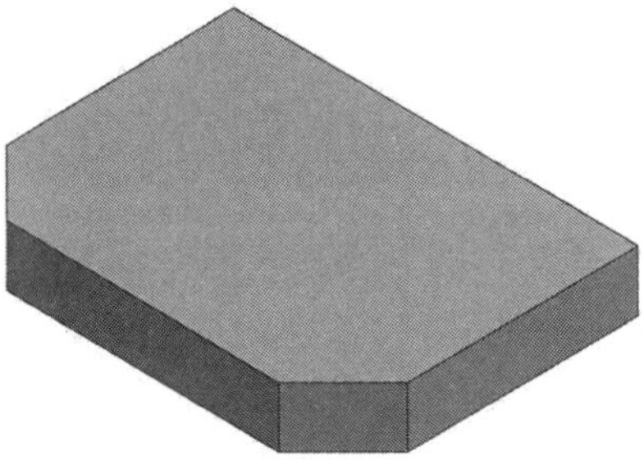

(a) 모떼기

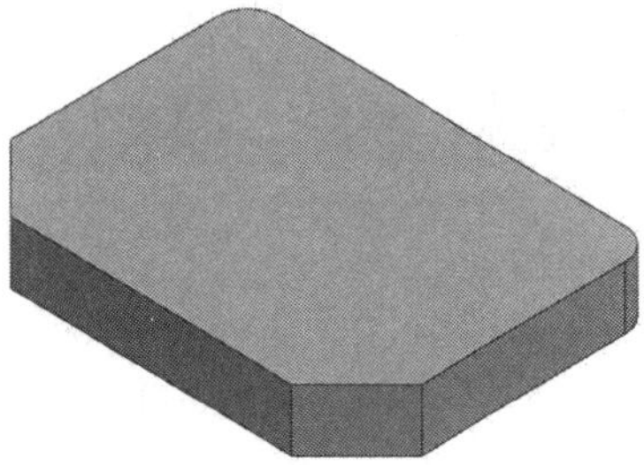

(b) 라운딩

그림 2-1-57 모서리 모떼기 및 라운딩 형상모델링

(3) 조 서포터 결합 돌출부 형상모델링

수행 : 단면 스케치하기

① 스케치 탭에서 선의 중심선을 선택한다.

② 중심선을 저 서포터의 중심을 지나도록 스케치 한다.

③ 선을 선택한다.

④ 그림 2-1-58 (a)와 같이 베이스와 결합될 단면을 스케치를 한다.

수행 : 단면 돌출하기

① 피처 탭에서 돌출/베이스를 선택한다.

② 블라인드 형태로 깊이를 36 ㎜로 한다.

③ 완료✔를 클릭한다(그림 2-1-58(b)).

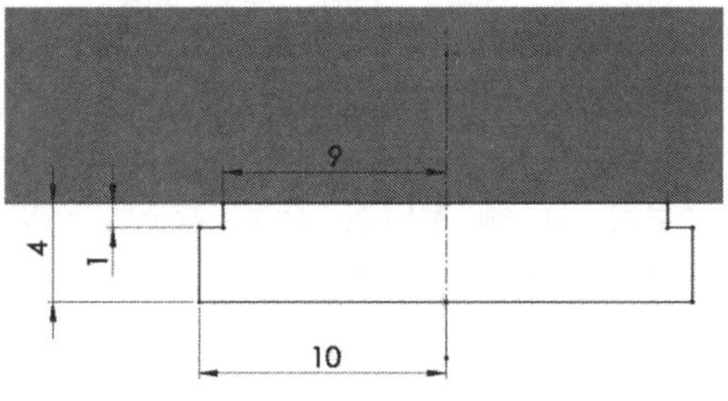

(a) 다각형 스케치

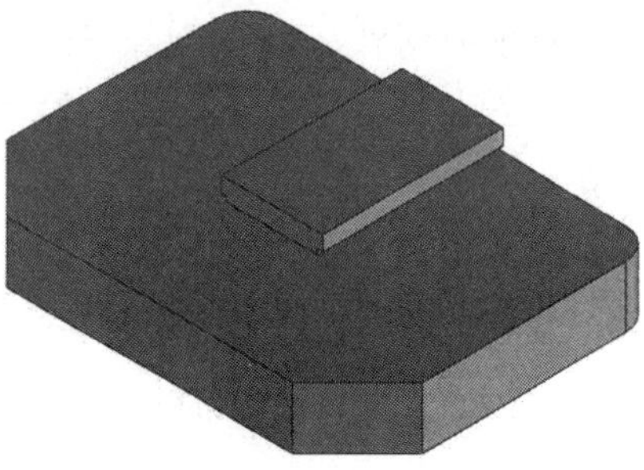

(b) 돌출

그림 2-1-58 조 서포터 결합 돌출부 형상모델링

(4) 결합 부분의 라운딩 모델링

수행 : 라운드 설정하기

① 피처 탭에서 필렛으로 한다.

② 필렛 변수는 대칭의 반경 1 ㎜로 한다(그림 2-1-59 (a)).

③ 완료✔를 클릭한다(그림 2-1-59 (b)).

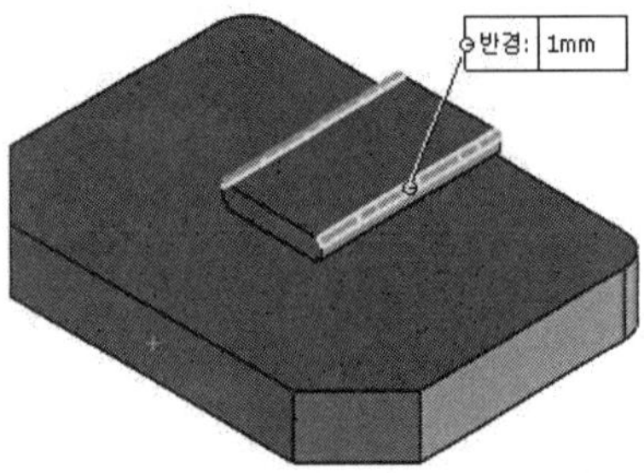

(a) 조 서포터 결합 부분

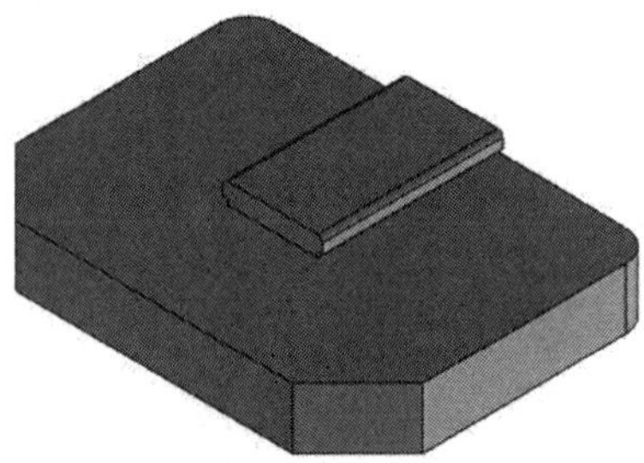

(b) 완성물

그림 2-1-59 결합 부분의 필렛 모델링

(5) 조 서포터 체결 구멍 모델링

수행 : 구멍 설정하기

① 피처 탭에서 구멍가공 마법사를 선택한다.

② 구멍가공 마법사 창에서 구멍 유형을 카운터 보어로 한다.

③ 표준 규격을 KS로, 유형을 구멍붙이 볼트 KS B 1003으로 한다.

④ 구멍 스팩의 크기는 M6, 맞춤은 보통으로 한다.

⑤ 사용자 정의 크기 표시를 체크하고 관통 구멍지름 6 ㎜, 카운터 보어 지름 11 ㎜, 카운터 보어 깊이 6.5 ㎜로 한다.

⑥ 마침조건은 관통으로 한다.

⑦ 위치는 그림 2-1-60 (a)와 같이 뒷면으로부터 26 ㎜ 떨어진 곳에, 가운데 구멍은 로케이터 중심을 지나도록 하며 구멍 사이 간격은 31 ㎜로 하고 완료 한다.

⑧ 완료✔를 클릭한다(그림 2-1-60 (b)).

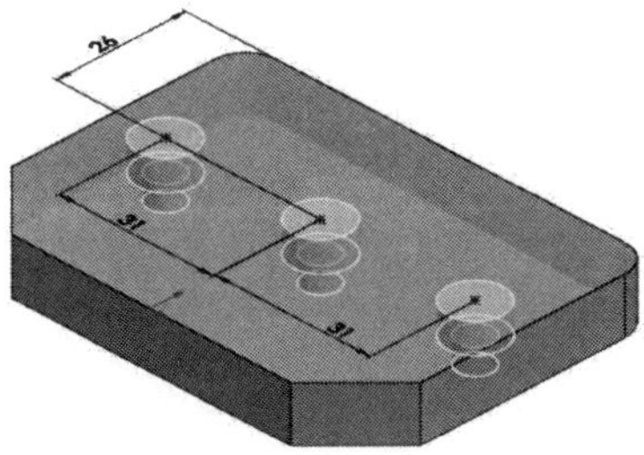

(a) 카운터 보어 위치

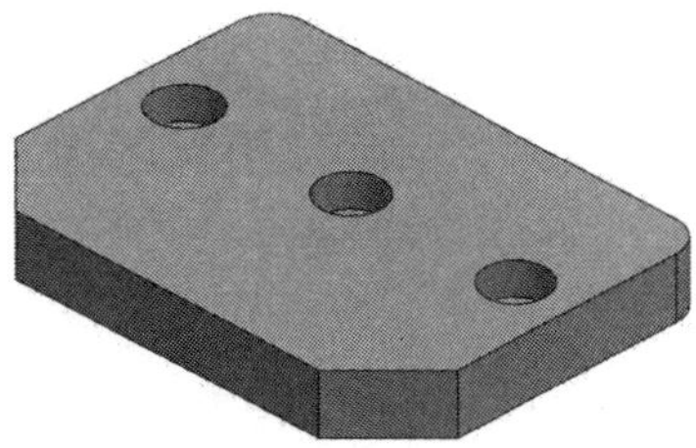

(b) 카운터 보어 완성물

그림 2-1-60 조 서포터 조립 구멍에 대한 카운터 보어 모델링

(6) 리머 가이드 구멍 모델링

수행 : 구멍 설정하기

① 피처 탭에서 구멍가공 마법사를 선택한다.

② 구멍가공 마법사 창에서 구멍 유형을 카운터 보어로 한다.

③ 표준 규격을 KS로, 유형을 구멍붙이 볼트 KS B 1003으로 한다.

④ 구멍 스팩의 크기는 M12, 맞춤은 보통으로 한다.

⑤ 사용자 정의 크기 표시를 체크하고 관통 구멍지름 14 ㎜, 카운터 보어 지름 18 ㎜, 카운터 보어 깊이 2 ㎜로 한다.

⑥ 마침조건은 관통으로 한다.

⑦ 위치는 그림 2-1-61 (a)와 같이 뒷면으로부터 46 ㎜ 떨어진 곳에 3개의 구멍이 일직선상에 놓이며, 가운데 구멍은 로케이터 중심을 지나도록 하며 구멍 사이 간격은 20 ㎜로 하고 완료 한다.

⑧ 완료✔를 클릭한다(그림 2-1-61 (b)).

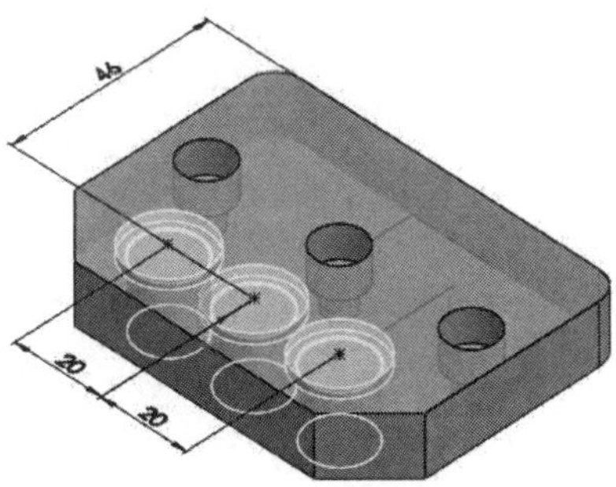

(a) 카운터 보어 위치

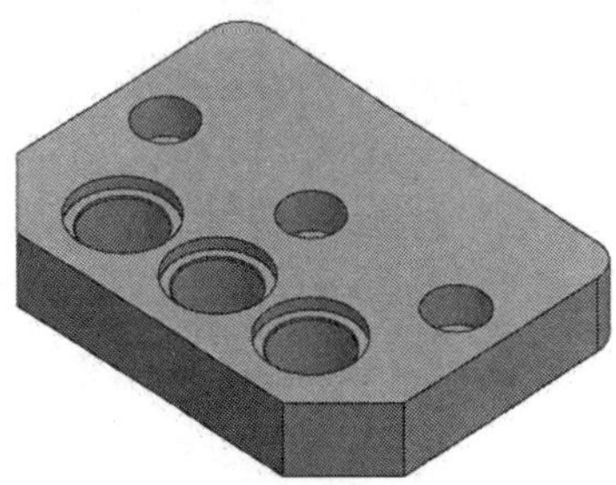

(b) 카운터 보어 완성물

그림 2-1-61 부시 구멍에 대한 카운터 보어 모델링

(7) 맞춤 핀 구멍 모델링

수행 : 구멍 설정하기

① 피처 탭에서 구멍가공 마법사를 선택하고 구멍 유형을 구멍으로 하고, 표준규격은 KS, 유형은 맞춤 핀 구멍으로 한다.

② 구멍 스팩은 Ø6.0, 맞춤은 호칭으로 한다.

③ 마침조건은 관통으로 한다.

④ 위치는 그림 2-1-62 (a)와 같이 뒷면으로부터 10 ㎜ 떨어진 곳에, 구멍은 로케이터 중심을 지나도록 한다.

⑤ 피처 탭에서 필렛의 모떼기를 선택하고 거리를 0.5 ㎜ 각도를 45°로 한다.

⑥ 완료✔를 클릭한다(그림 2-1-62 (b)).

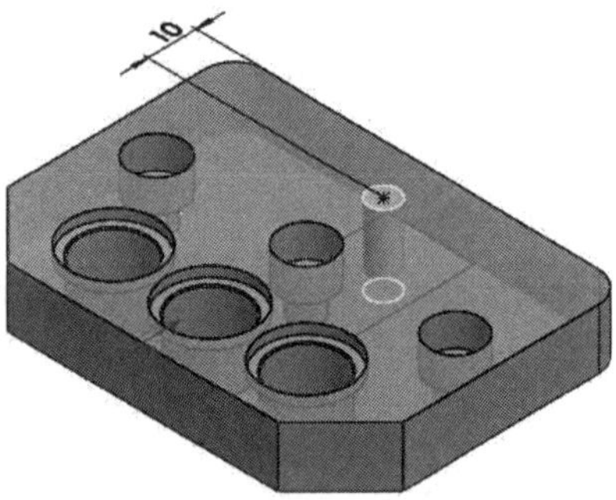

(a) 핀 위치

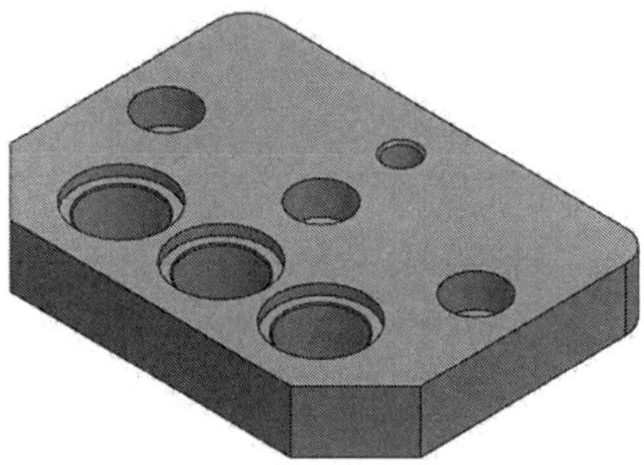

(b) 완성 핀 구멍

그림 2-1-62 맞춤 핀 구멍 형상모델링

(8) 모서리 모떼기 모델링

수행 : 모떼기 설정하기

① 피처 탭에서 필렛의 모떼기를 선택한다.

② 로케이터의 모서리에 대해 모떼기는 2×45°로 한다(그림 2-1-63 (a)).

③ 완료✔를 클릭한다(그림 2-1-63 (b)).

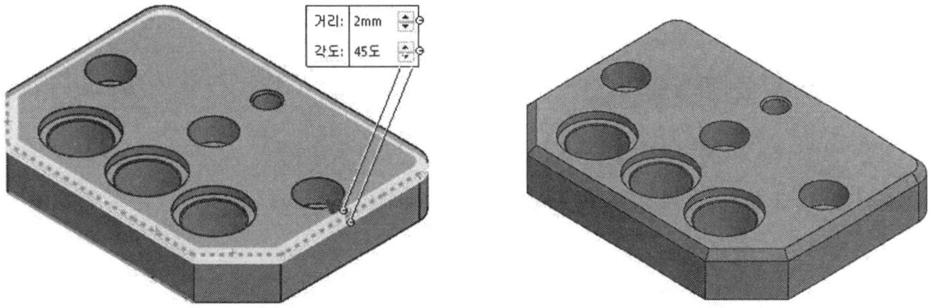

(a) 모떼기　　　　(b) 완성물

그림 2-1-63 모서리 모떼기 형상모델링

(9) 재질 편집

생각하기 : 로케이터 재질은 어떻게 정하는지?

부품 ④ 로케이터의 재질은 열처리한 크롬 몰리브덴 합금강으로 경도가 좋은 SCM430을 사용한다.

수행 : 로케이터의 재질 설정하기

① 디자인 트리의 재질 항목에 커서를 갖고 간다.
② 마우스 오른쪽 버튼을 클릭하여 재질편집을 선택한다.
③ 크롬 몰리브덴 합금강에서 SCM430를 선택한다.
④ 적용을 클릭하고 닫기를 클릭하여 완료한다.

(10) 질량 파악

수행 : SCM430 재질의 부품 물성치 확인

① 풀다운 메뉴의 도구에서 계산 탭을 클릭한다.
② 물성치( )를 클릭한다.
③ 그림 2-1-64처럼 결과에서 질량이 386.14 그램으로 나타났다.

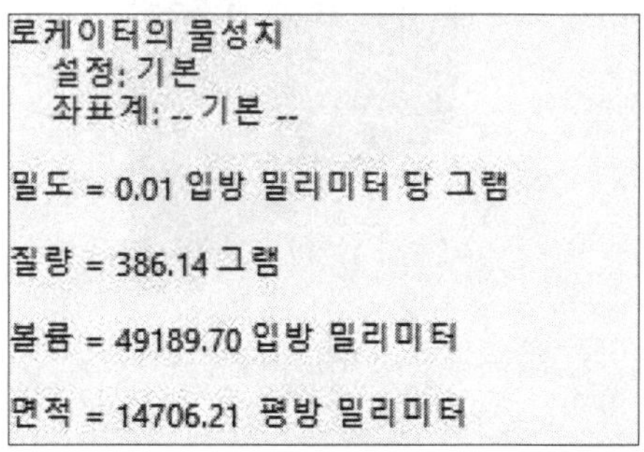

그림 2-1-64 로케이터의 물성치(질량)

(11) 저장하기

수행 : 최종 형상 저장하기

① 저장 도구()에서 다른 이름으로 저장하기를 클릭한다.
② 저장할 디렉토리를 정하고 파일이름을 "로케이터"로 한다.
③ 저장 버튼을 클릭한다.

(12) 등각 보기

수행 : 좌측 위 등각 View 설정 및 저장하기

① 뷰 방향()을 클릭한다.
② 좌측 위 등각은 그림 2-1-65 (a)와 같이 등각 보기를 선택한다.
③ 파일은 그림 파일(*.jpg)로 파일 이름을 "좌측 위 등각 보기_로케이터"로 저장한다.

수행 : 우측 아래 등각 View 설정 및 저장하기

① 뷰 방향()을 클릭한다.
② 우측 아래 등각은 그림 2-1-65 (b)와 같이 등각 보기를 선택한다.
③ 파일은 그림 파일(*.jpg)로 파일 이름을 "우측 아래 등각 보기_로케이터"로 저장한다.

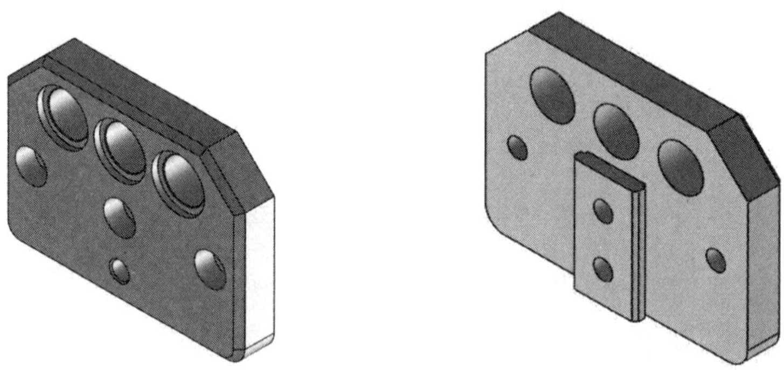

(a) 좌측 위 등각 보기　　(b) 우측 아래 등각 보기

그림 2-1-65 로케이터의 등각보기

(13) 렌더링 하기

수행 : 표현 편집하기

① 부품 편집 화면의 표현 편집( )을 선택한다.
② 새 스와치 작성에서 "표준"으로 한다.
③ 확인을 클릭한다.

수행 : 화면 편집하기

① 화면 편집( )을 선택하고 기본에서 배경을 "없음"으로 한다.
② 바닥 정렬을 저면도 평면으로 한다.
③ PhotoView 360 조명에서 환경 회전을 90도로 하고 확인을 클릭한다.

수행 : 렌더링 파일 저장하기

① 미리 보기 창을 클릭한다.
② 렌더링 모습을 보고 그림 2-1-66과 과 같이 원하는 렌더링 모습이면 저장을 누른다.
③ 렌더링 파일은 그림 파일(*.jpg)로 파일 이름을 "렌더링_베이스"로 저장한다.

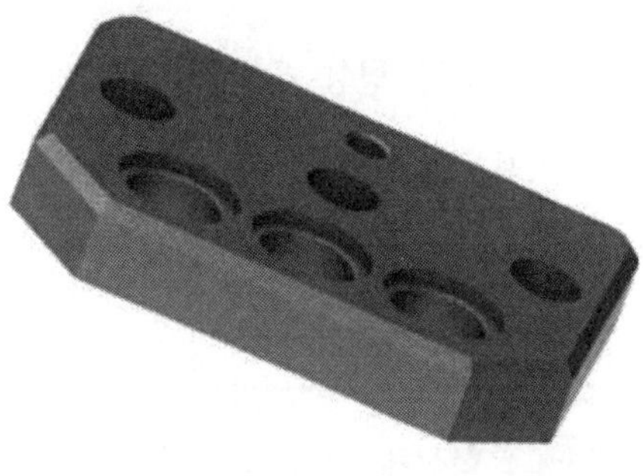

그림 2-1-66 렌더링 설정 및 결과 모습

1-2-5 로케이터용 부시 형상모델링

생각하기 : 로케이터용 부시의 형상 치수는 어떻게 정할까?

그림 2-1-4 (b)의 부품 ⑤ 로케이터용 부시의 형상 치수에 대해 알아보도록 한다.

그림 2-1-67은 KS B 1030 규격에 정하고 있는 칼라 있는 지그용 부시(고정 부시) 형상의 치수이다. 부품 ⑤ 로케이터 부시는 칼라가 있는 형태이다. 제품

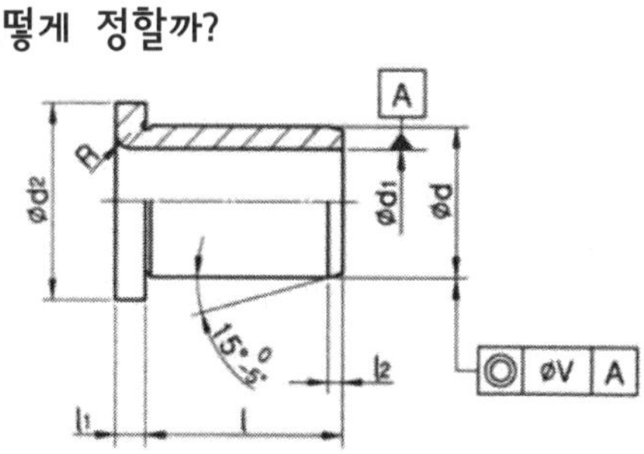

그림 2-1-67 부시의 KS 규격

구멍의 지름이 9 ㎜이므로 부시 안쪽 지름 ϕd_1은 9 ㎜로 해야 하며, 부시의 길이 l은 12, 16, 20, 25 가운데 선택하도록 KS에 규정되어 있으므로 여기서는 12 ㎜로 하기로 한다. 한편 바깥지름 ϕd는 KS 규격에 기준치수가 15 ㎜이므로 ϕ15 ㎜로 정한다. 반면 칼라 부분은 지름 ϕd_2는 19 ㎜이며, 높이 l_1는 4 ㎜이다.

(1) 기초 형상모델링

수행 : 스케치 화면 설정하기

① 초기 화면의 풀다운 메뉴에서 (새 문서 아이콘)을 선택한다.
② 기본 모듈 가운데 파트를 선택한다.
③ 스케치 탭을 클릭하고 기준 평면을 정면으로 한다.
④ 스케치( ) 실행을 클릭하여 스케치 화면을 설정한다.

수행 : 단면 형상 스케치

① 스케치 도구에서 중심선을 선택하고 원점에 중심선을 스케치한다.
② 선을 선택하고 그림 2-1-68 (a)와 같이 단면을 스케치하며 치수를 정의한다.
③ 스케치를 완료한다.

수행 : 회전체 형상 모델링

① 피처 도구로 가서 회전 보스/베이스를 선택한다.
② 중심선에 대해 360도 회전시킨다.
③ 완료를 클릭하여 그림 2-1-68 (b)와 같이 형상을 완성한다.

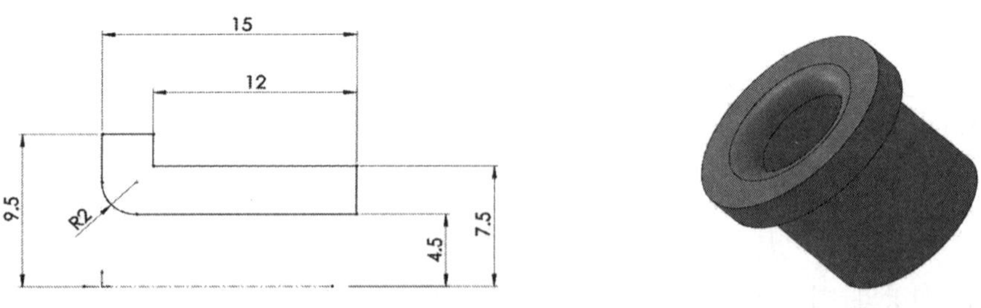

(a) 단면 스케치 (b) 완성물

그림 2-1-68 회전체 부시 형상 모델링

(2) 모떼기 형상모델링

수행 : 모떼기

① 피처 도구에서 필렛의 모떼기를 선택한다.

② 그림 2-1-69 (a)와 같이 부시의 모서리에 대해 모떼기 l_2는 거리 1.5 ㎜이고 각도는 15°로 한다.

③ 완료✔를 클릭한다(그림 2-1-69 (b)).

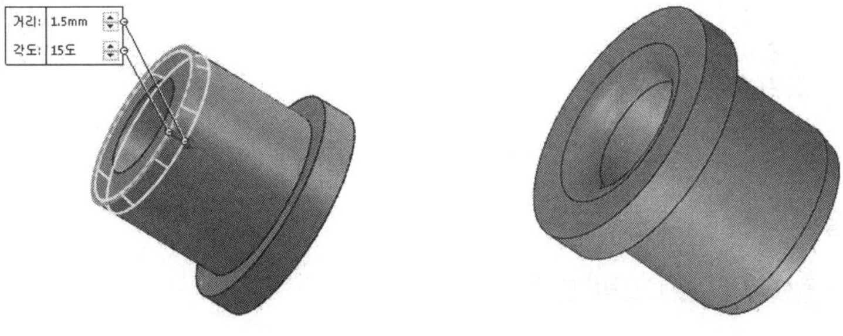

(a) 모떼기 설정값　　　　(b) 완성물

그림 2-1-69 부시 모서리 모떼기 형상모델링

(3) 재질 편집

생각하기 : 로케이터용 부시 재질은 어떻게 정하는지?

부품 ④ 로케이터용 부시의 재질은 구리합금 계통 가운데 인청동을 사용한다. 특히 인청동 가운데 내마모성이 강한 CAC503B을 사용하기로 한다. 그러나 SolidWorks에서는 이것을 제공하지 않으므로 편집한 부품재질 카테고리에서 CAC503B를사용하기로 한다.

수행 : 로케이터용 부시의 재질 설정하기

① 디자인 트리의 재질 항목에 커서를 갖고 간다.

② 마우스 오른쪽 버튼을 클릭하여 재질편집을 선택한다.

③ 동 합금에서 CAC503B를 선택한다.

④ 적용을 클릭하고 닫기를 클릭하여 그림 2-1-70과 같이 완료한다.

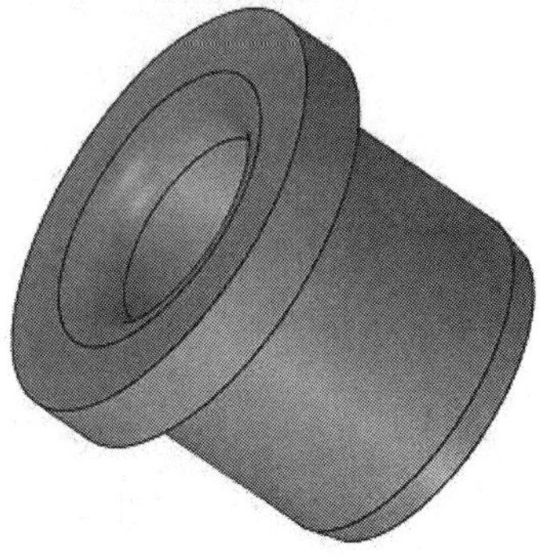

그림 2-1-70 로케이터용 부시의 재질 선택 후 부품

(4) 질량 파악

수행 : 인청동 재질의 부품 물성치 확인

① 풀다운 메뉴의 도구에서 계산 탭을 클릭한다.

② 물성치( )를 클릭한다.

③ 그림 2-1-71처럼 결과에서 질량이 17.51그램으로 나타났다.

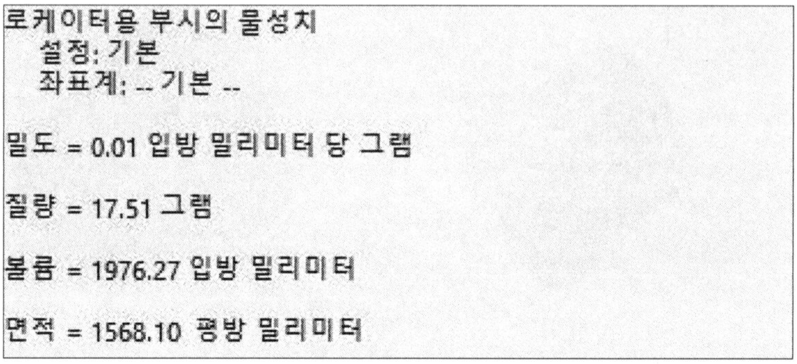

그림 2-1-71 로케이터용 부시의 물성치(질량)

(5) 저장하기

수행 : 최종 형상 저장하기

① 저장 도구( )에서 다른 이름으로 저장하기를 클릭한다.

② 저장할 디렉토리를 정하고 파일이름을 "로케이터용 부시"로 한다.

③ 저장 버튼을 클릭한다.

(6) 등각 보기

수행 : 좌측 위 등각 View 설정 및 저장하기

① 뷰 방향( )을 클릭한다.

② 좌측 위 등각은 그림 2-1-72 (a)와 같이 등각 보기를 선택한다.

③ 파일은 그림 파일(*.jpg)로 파일 이름을 "좌측 위 등각 보기_로케이터용 부시"로 저장한다.

수행 : 우측 아래 등각 View 설정 및 저장하기

① 뷰 방향(아이콘)을 클릭한다.

② 우측 아래 등각은 그림 2-1-72 (b)와 같이 등각 보기를 선택한다.

③ 파일은 그림 파일(*.jpg)로 파일 이름을 "우측 아래 등각 보기_로케이터용 부시"로 저장한다.

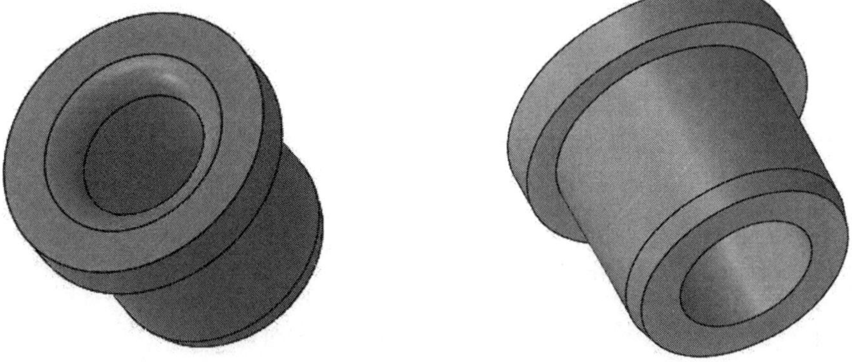

(a) 좌측 위 등각 보기 (b) 우측 아래 등각 보기

그림 2-1-72 로케이터용 부시의 등각보기

(7) 렌더링 하기

수행 : 표현 편집하기

① 부품 편집 화면의 표현 편집(아이콘)을 선택한다.

② 새 스와치 작성에서 "표준"으로 한다.

③ 확인을 클릭한다.

수행 : 화면 편집하기

① 화면 편집(아이콘)을 선택하고 기본에서 배경을 "없음"으로 한다.

② 바닥 정렬을 저면도 평면으로 한다.

③ PhotoView 360 조명에서 환경 회전을 90도로 하고 확인을 클릭한다.

수행 : 렌더링 파일 저장하기

① 미리 보기 창을 클릭한다.
② 렌더링 모습을 보고 그림 2-1-73과 같이 원하는 렌더링 모습이면 저장을 누른다.
③ 렌더링 파일은 그림 파일(*.jpg)로 파일 이름을 "렌더링_로케이터용 부시"로 저장한다.

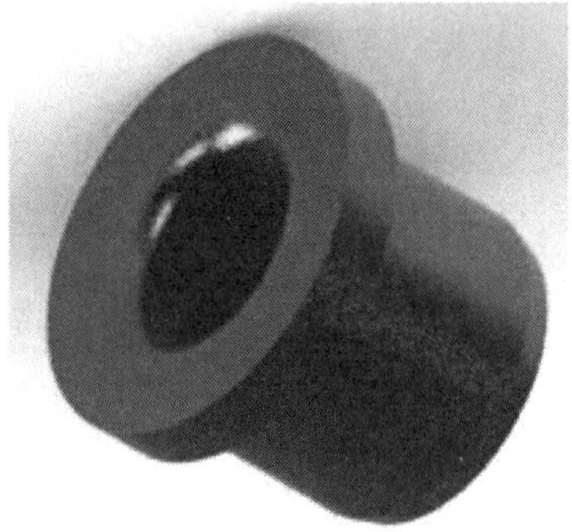

그림 2-1-73 렌더링 설정 및 결과 모습

1-2-6 리드스크류 서포터 형상모델링

(1) 기초 형상모델링

수행 : 스케치 화면 설정하기

① 초기 화면의 풀다운 메뉴에서 (새 문서 아이콘)을 선택한다.
② 기본 모듈 가운데 파트를 선택한다.
③ 스케치 탭을 클릭하고 기준 평면을 정면으로 한다.
④ 스케치( ) 실행을 클릭하여 스케치 화면을 설정한다.

수행 : 직육면체 스케치하기

① 스케치 도구에서 중심 직사각형을 선택하고 그림 2-1-74 (a)와 같이 스케치 하고 치수를 70×30으로 정의한다.
② 스케치를 완료한다.

수행 : 단면형상 돌출하기

① 피처 도구로 가서 돌출 컷을 선택한다.
② 돌출 컷 창에서 방향1을 블라인드 형태로 하고 깊이를 18로 한다.
③ 완료✔를 클릭하여 그림 2-1-74 (b)와 같이 형상을 완성한다.

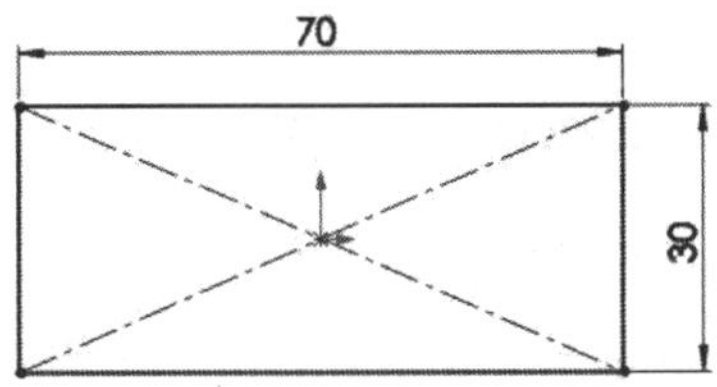

(a) 중심 직사각형 스케치

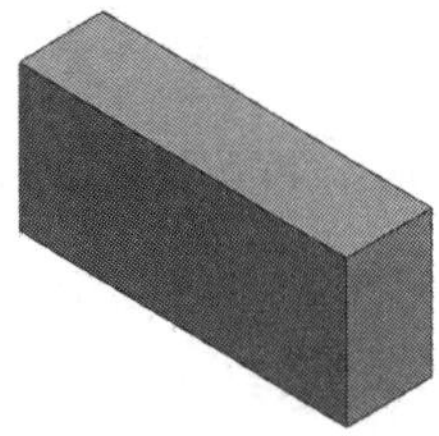

(b) 직육면체

그림 2-1-74 기초형상 모델링

(2) 베이스 이동 돌출부 형상모델링

수행 : 단면 스케치하기

① 스케치 탭에서 선의 중심선을 선택한다.

② 중심선을 원점을 지나도록 스케치 한다.

③ 선을 선택한다.

④ 그림 2-1-75 (a)와 같이 베이스와 결합될 돌출부 단면을 중심선에 대해 반쪽 스케치를 하고 치수 정의한다.

⑤ 요소 대칭복사를 선택하고 중심선에 대해 돌출부 단면이 좌우 대칭되게 복사한다.

⑥ 스케치를 완료한다.

수행 : 단면 돌출하기

① 피처 탭에서 돌출/베이스를 선택한다.

② 블라인드 형태로 깊이를 18 ㎜로 한다.

③ 완료✔를 클릭한다(그림 2-1-75 (b)).

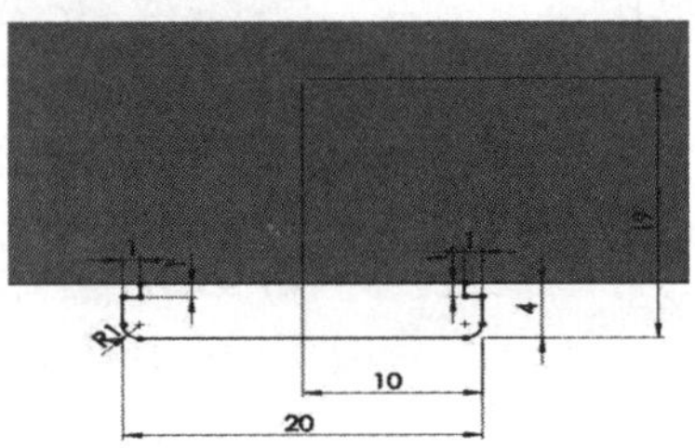

(a) 다각형 스케치

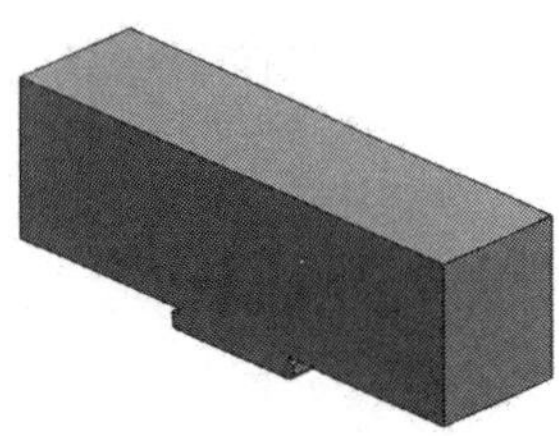

(b) 돌출

그림 2-1-75 베이스 이동 돌출부 형상모델링

(3) 리드 스크류 구동 부분 형상모델링

생각하기 : 리드 스크류 구동 부분은 목적이 무엇이며 어떤 형상일까?

리드 스크류 구동 부분은 리드 스크류가 이동하면서 이동 조를 움직이게 하여 제품을 고정시키는 역할을 한다. 따라서 리드 스크류가 이동하기 위한 나사 구멍이 필요하며 이 나사 부분의 형상모델링은 나선형 곡선과 스윕 컷 도구가 필요한 형상이다.

수행 : 서포터 단면 스케치하기

① 스케치 탭에서 코너 직사각형을 선택하고 그림 2-1-76 (a)와 같이 검토 결과에 따라 윗부분을 조금 여유를 주는 치수를 정의한다.

② 스케치를 완료한다.

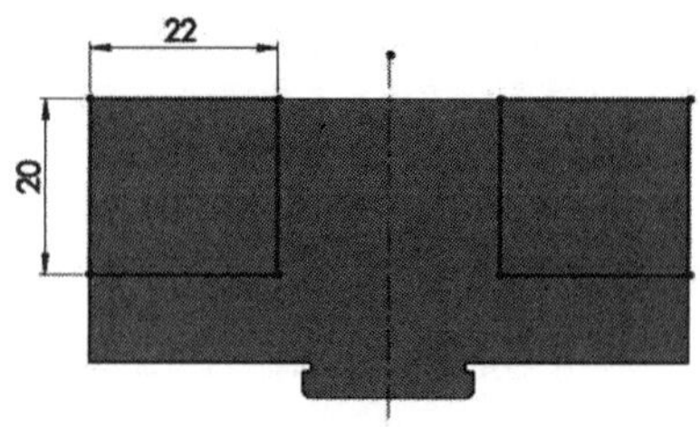

(a) 스케치

수행 : 단면 컷 돌출하기

① 피처 탭으로 가서 돌출 컷을 선택한다.

② 돌출 컷 창에서 방향1을 관통으로 한다.

③ 완료✔를 클릭하여 그림 2-1-76 (b)와 같이 형상을 완성한다.

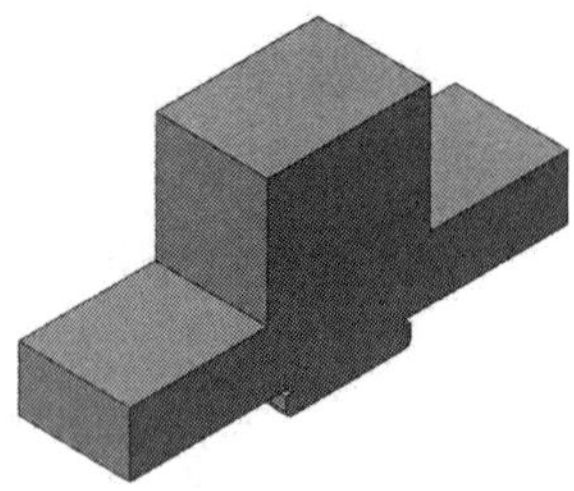

(b) 컷 형상

수행 : 모떼기하기

① 피처 탭에서 필렛의 모떼기를 선택한다.

② 서포터 모서리에 대해 모떼기는 6×45°로 한다.

③ 완료✔를 클릭한다(그림 2-1-76 (c)).

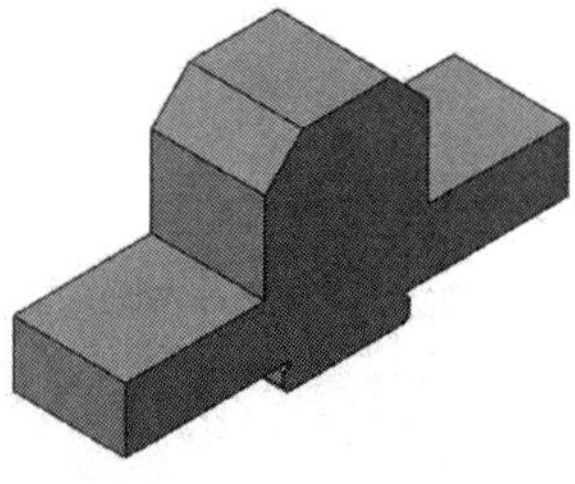

(c) 모떼기 형상

그림 2-1-76 서포터 모델링

수행 : 드릴구멍 설정하기

① 피처 탭에서 구멍가공 마법사를 선택한다.
② 구멍가공 마법사 창에서 구멍 유형을 구멍으로 하고, 표준규격은 KS, 유형은 드릴 크기로 한다.
③ 구멍 스팩은 M12, 보통으로 한다.
④ 사용자 정의 표시를 체크하고 관통 구멍 지름을 6 ㎜로 하고 마침조건은 관통으로 한다.
⑤ 위치는 그림 2-1-77 (a)와 같이 뒷면으로부터 10 ㎜ 떨어진 곳에, 구멍은 조 서포터 중심을 지나도록 한다.
⑥ 완료✔를 클릭한다.

수행 : 모떼기하기

① 피처 탭에서 필렛의 모떼기를 선택한다.
② 서포터 구멍 모서리에 대해 모떼기는 0.2×45°로 한다.
③ 완료✔를 클릭한다(그림 2-1-77 (b)).

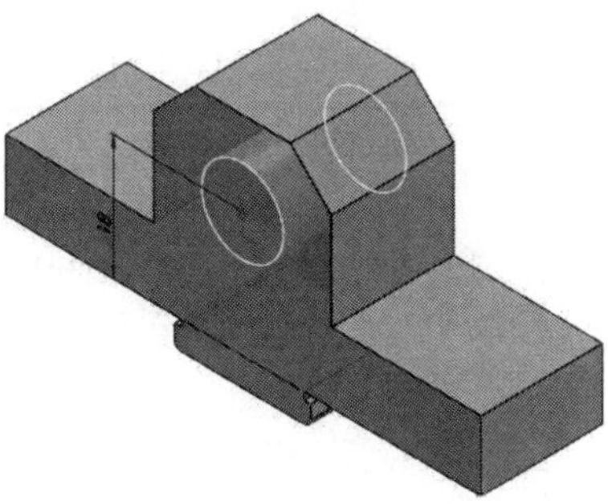

(a) 구멍 위치

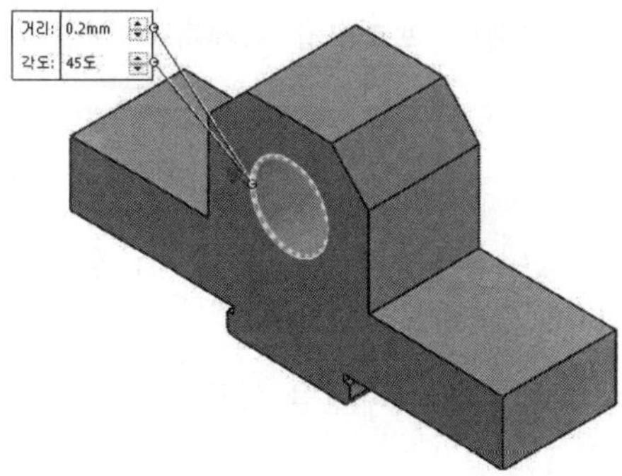

(b) 구멍 모서리 모떼기

그림 2-1-77 드릴 구멍 형상모델링

수행 : 나선형 곡선 설정하기

① 피처 탭에서 곡선의 나선형 곡선을 선택한다.
② 나선형 단면 정의할 원의 스케치 평면을 리드 스크류를 서포트 할 면으로 한다.
③ 스케치 화면에서 기준 원을 지름 12로 스케치한다(그림 2-1-78 (a)).

④ 스케치 완료한다.

⑤ 피처 탭의 곡선에서 나선형 곡선을 선택한다.

⑥ 파라미터는 일정 피치로 하고 피치를 1.75, 회전은 12, 시작 각도는 270으로 한다.

⑦ 완료를 클릭한다(그림 2-1-78 (b)).

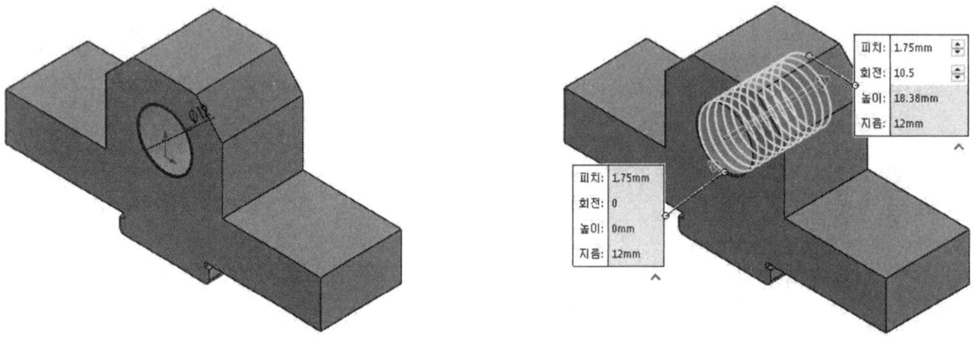

(a) 기준 원 스케치 (b) 나선형 곡선

그림 2-1-78 나선형 곡선 모델링

수행 : 프로파일 스케치면 생성

① 피처 탭을 클릭한다.

② 참조형상에서 기준면을 클릭한다.

③ 기준면 속성 창에서 제1 참조는 나선형 곡선의 끝점, 제2 참조는 나선을 클릭한다.

④ 확인을 클릭한다.

⑤ 평면의 이름을 프로파일 스케치 평면으로 바꾼다.

수행 : 프로파일 형상 생성

① 프로파일 스케치 평면에 대해 스케치를 클릭한다.

② 스케치 탭에서 중심선을 선택하고 평면의 원점에 대해 그림 2-1-79 (a)와 같이 사다리꼴 모양으로 스케치를 하고 치수를 KS 규격에 맞춰 정의한다.

③ 확인을 클릭한다.

수행 : 나선형 곡선 스윕 컷하기

① 피처 탭의 스윕 컷을 선택한다.

② 프로파일은 사다리꼴 단면 스케치, 경로는 나선형 곡선을 선택한다.

③ 완료✔를 클릭한다(그림 2-1-79(b)).

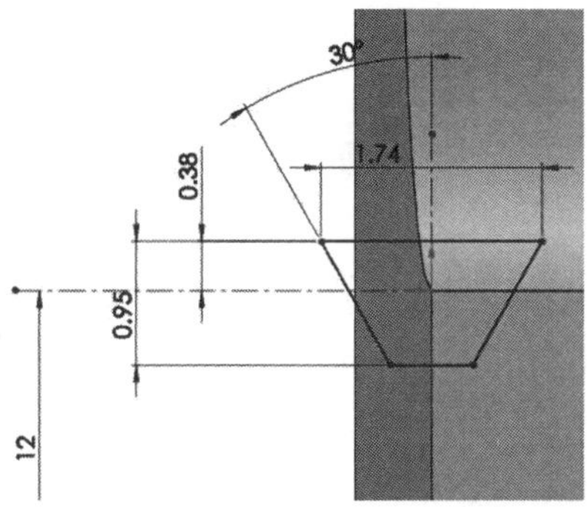

(a) 기준 원 스케치

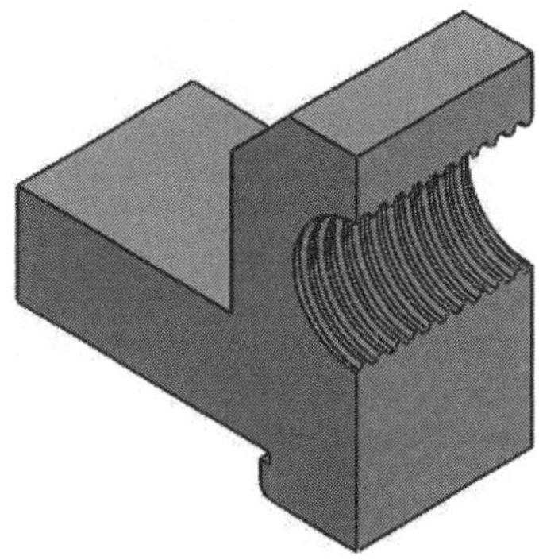

(b) 암나사 형상

그림 2-1-79 가이드 나사 형상모델링

(4) 스크류 서포터의 베이스 고정 부분 형상모델링

생각하기 : 스크류 서포터의 베이스 고정부분은 역할이 무엇이며 어떤 형상일까?

스크류 서포터의 베이스 고정 부분은 제품을 고정할 때 밖으로 밀려나지 않도록 하는 역할을 한다. 따라서 단단하게 고정하기 위해 나사에 의한 고정으로 한다. 나사에 의한 고정 부분은 나사머리가 튀어나오지 않기 위해 카운터 보어로 형상모델링 하여 나사머리가 표면에 나오기 않도록 하는 형상이어야 한다. 그러기 위해서는 구멍가공마법사의 카운터 보어 도구를 사용하여야 한다.

수행 : 고정구멍 설정하기

① 피처 탭에서 구멍가공 마법사를 선택한다.

② 구멍가공 마법사 창에서 구멍 유형을 카운터 보어로 하고 표준규격 KS, 유형은 구멍붙이 볼트 KS B 1003으로 한다.

③ 구멍 스팩은 M5로 하고 마침조건은 관통으로 한다.

④ 위치는 2개의 구멍이 앞면으로부터 9 ㎜, 원점으로부터 25 ㎜ 떨어진 곳에 양쪽으로 대칭되게 모델링 한다(그림 2-1-80 (a)).

⑤ 완료✔를 클릭한다(그림 2-1-80 (b)).

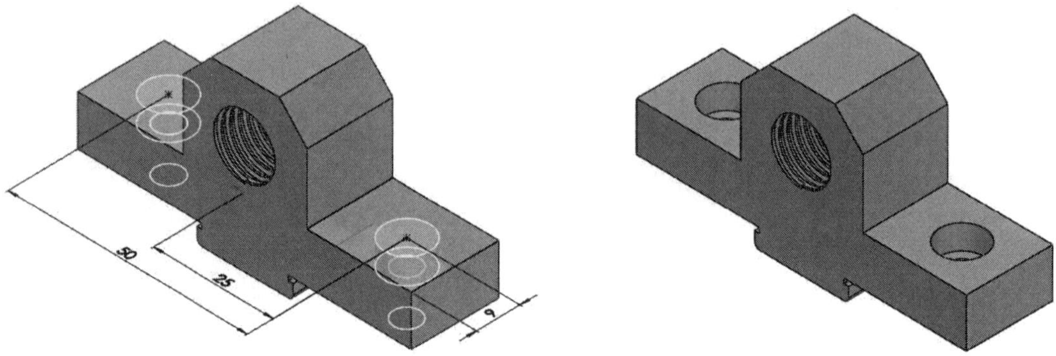

(a) 구멍 위치 (b) 완성 구멍

그림 2-1-80 스크류 서포터 고정 구멍

수행 : 모떼기하기

① 피처 탭에서 필렛의 모떼기를 선택한다.

② 서포터 모서리에 대해 모떼기는 2×45°로 한다(그림 2-1-81 (a)).

③ 완료✔를 클릭한다(그림 2-1-81 (b)).

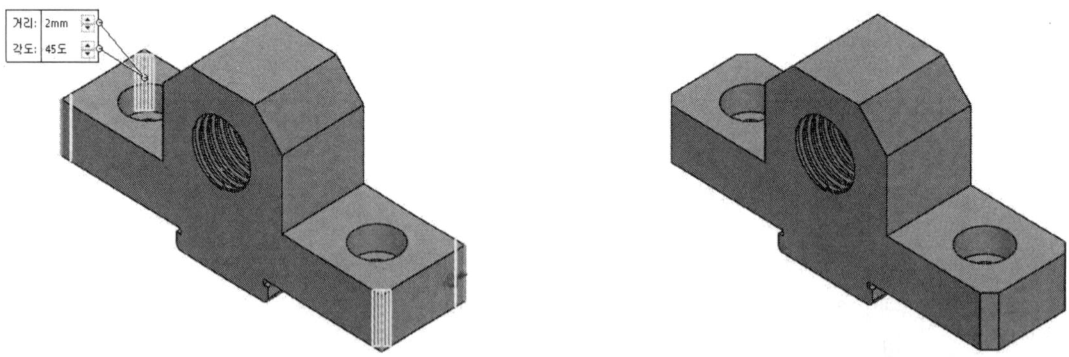

(a) 모떼기 조건 (b) 완성 형상

그림 2-1-81 서포터 모델링

(5) 재질 편집

생각하기 : 리드 스크류 서포터의 재질은 어떻게 정하는지?

리드스크류 서포터의 재질은 열처리한 크롬 몰리브덴 합금강으로 경도가 좋은 SC415를 사용한다.

수행 : 리드 스크류 서포터의 재질 설정하기

① 디자인 트리의 재질 항목에 커서를 갖고 간다.
② 마우스 오른쪽 버튼을 클릭하여 재질편집을 선택한다.
③ 철강 재료에서 SCM415를 선택한다.
④ 적용을 클릭하고 닫기를 클릭하여 완료한다.

(6) 질량 파악

수행 : SCM415 재질의 부품 물성치 확인

① 풀다운 메뉴의 도구에서 계산 탭을 클릭한다.
② 물성치( )를 클릭한다.
③ 그림 2-1-82처럼 결과에서 질량이 153.08그램으로 나타났다.

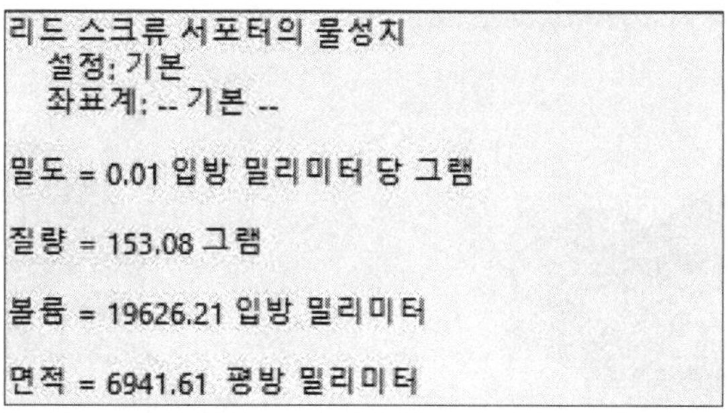

그림 2-1-82 리드스크류 서포터의 물성치(질량)

(7) 저장하기

수행 : 최종 형상 저장하기

① 저장 도구()에서 다른 이름으로 저장하기를 클릭한다.
② 저장할 디렉토리를 정하고 파일이름을 "리드 스크류 서포터"로 한다.
③ 저장 버튼을 클릭한다.

(8) 등각 보기

수행 : 좌측 위 등각 View 설정 및 저장하기

① 뷰 방향()을 클릭한다.
② 좌측 위 등각은 그림 2-1-83 (a)와 같이 등각 보기를 선택한다.
③ 파일은 그림 파일(*.jpg)로 파일 이름을 "좌측 위 등각 보기_리드스크류 서포터"로 저장한다.

수행 : 우측 아래 등각 View 설정 및 저장하기

① 뷰 방향()을 클릭한다.
② 우측 아래 등각은 그림 2-1-83 (b)와 같이 등각 보기를 선택한다.
③ 파일은 그림 파일(*.jpg)로 파일 이름을 "우측 아래 등각 보기_리드스크류 서포터"로 저장한다.

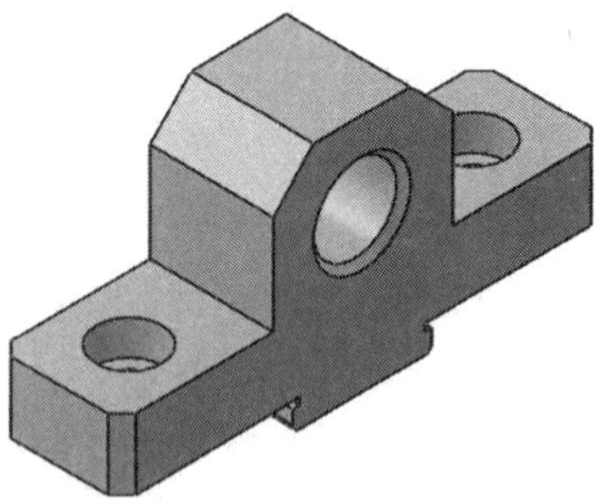

(a) 좌측 위 등각 보기

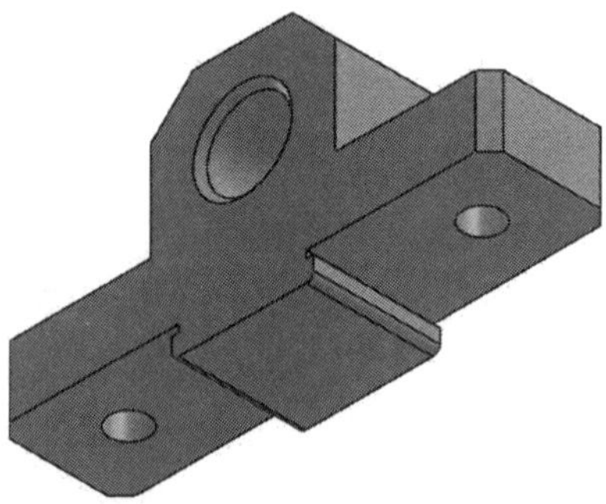

(b) 우측 아래 등각 보기

그림 2-1-83 리드스크류 서포터의 재질 선택 모습

(9) 렌더링 하기

수행 : 표현 편집하기

① 부품 편집 화면의 표현 편집( )을 선택한다.
② 새 스와치 작성에서 "표준"으로 한다.
③ 확인을 클릭한다.

수행 : 화면 편집하기

① 화면 편집( )을 선택하고 기본에서 배경을 "없음"으로 한다.
② 바닥 정렬을 저면도 평면으로 한다.
③ PhotoView 360 조명에서 환경 회전을 90도로 하고 확인을 클릭한다.

수행 : 렌더링 파일 저장하기

① 미리 보기 창을 클릭한다.
② 렌더링 모습을 보고 그림 2-1-84와 같이 원하는 렌더링 모습이면 저장을 누른다.
③ 렌더링 파일은 그림 파일(*.jpg)로 파일 이름을 "렌더링_리드스크류 서포터"로 저장한다.

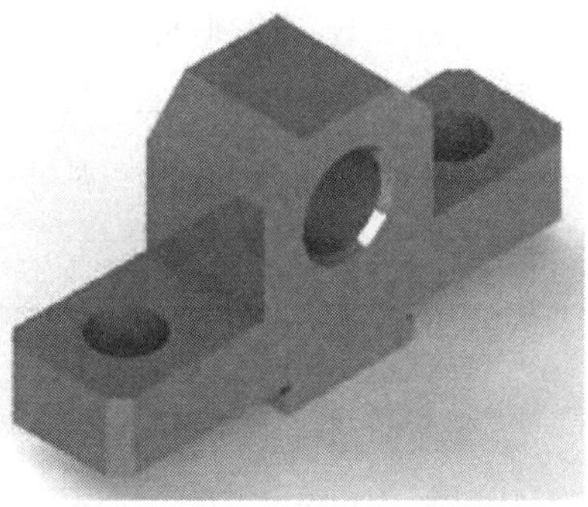

그림 2-1-84 렌더링 설정 및 결과 모습

1-2-7 리드 스크류 형상모델링

생각하기 : 리드 스크류의 형상 치수는 어떻게 정할까?

그림 2-1-4 (b)의 부품 ⑧ 리드 스크류의 형상 치수에 대해 알아보도록 한다.

나사 부분은 미터 보통 나사로 M12×1.5 형상의 치수이며 센터 구멍은 리드 스크류의 양쪽에 하며 그림 2-1-85와 같이 KS B 0410에서 정하고 있는데 A형으로 호칭 지름을 2로 한다. 리드 스크류 손잡이 부분은 직경이 24 ㎜이고 폭은 10 ㎜로 널링을 하는데 KS B 0901 규격에 따라 빗줄형의 모듈이 0.3인 것으로 한다.

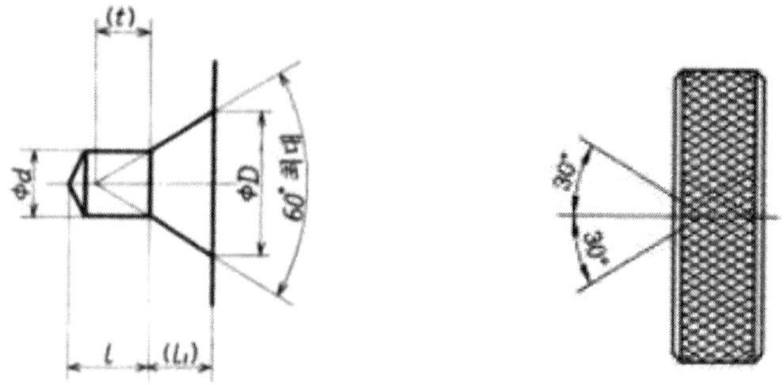

(a) 센터 구멍 (b) 널링

그림 2-1-85 센터 구멍의 KS B 0410 규격

(1) 기초 형상모델링

수행 : 스케치 화면 설정하기

① 초기 화면의 풀다운 메뉴에서 (새 문서 아이콘)을 선택한다.
② 기본 모듈 가운데 파트를 선택한다.
③ 스케치 탭을 클릭하고 기준 평면을 정면으로 한다.
④ 스케치( ) 실행을 클릭하여 스케치 화면을 설정한다.

수행 : 회전단면 스케치하기

① 스케치 탭에서 중심선을 선택하고 원점에 중심선을 스케치한다.
② 선을 선택하고 그림 2-1-86 (a)와 같이 회전단면을 스케치하며 치수를 정의한다.
③ 스케치를 완료한다.

수행 : 회전 단면 회전보스하기

① 피처 탭으로 가서 회전 보스/베이스를 선택한다.
② 중심선에 대해 360도 회전시킨다.
③ 완료✔를 클릭하여 그림 2-1-86 (b)와 같이 형상을 완성한다.

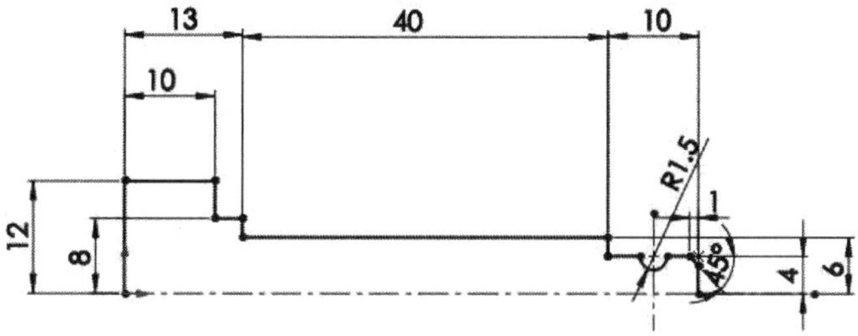

(a) 회전단면 스케치

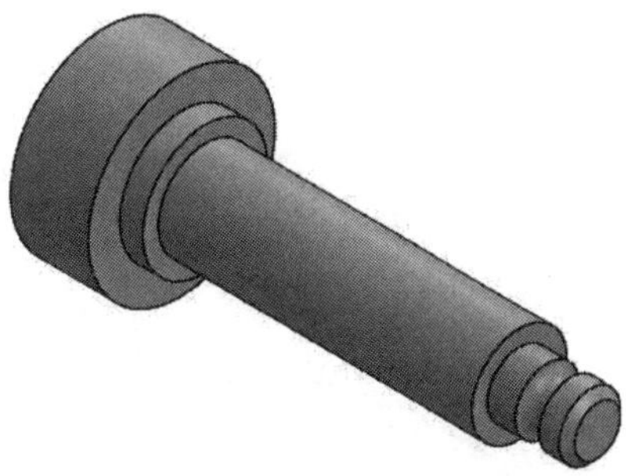

(b) 완성물

그림 2-1-86 회전체 형상 모델링

(2) 센터 구멍 형상모델링

생각하기 : 센터 구멍의 역할과 센터 구멍은 어떻게 표현하는지?

선반 가공시 공작물의 끝을 센터로 지지하기 위한 구멍으로 센터 구멍은 센터링 머신을 사용하여 센터 드릴로 가공한다. SolidWorks에서는 구멍가공 마법사를 사용하여 구멍 유형으로 나타내는데 구멍 스펙은 KS B 0410에 규정되어 있으므로 그에 따라 센터 구멍 형상을 만들어야 한다.

수행 : 구멍 가공 마법사를 이용한 센터 구멍1

① 피처 탭에서 "구멍 가공 마법사"를 선택한다.

② 유형에서 구멍 유형을 "구멍"으로 하고 표준 규격을 "KS", 유형을 "드릴 크기"로 한다.

③ 구멍 스팩에서 크기는 ∅1로 한다.

④ 마침 조건은 "블라인드 형태", 블라인드 구멍 깊이는 1.87(KS B 0410에서 0.97 (l_1)+0.9(t)=1.87)로 한다.

⑤ 옵션에서 안쪽 카운터 싱크를 체크하고 가까운 쪽 카운터 싱크 지름을 2.12, 안쪽 카운터 싱크 각도를 60°로 한다.

⑥ 위치에서 센터 구멍을 낼 면을 선정하고 중심에 위치하면 마우스 왼쪽 버튼을 누른다.

⑦ 확인을 클릭하면 형상모델링이 완료된다.

수행 : 구멍 가공 마법사를 이용한 센터 구멍2

① 피처 탭에서 "구멍 가공 마법사"를 선택한다.

② 유형에서 구멍 유형을 "구멍"으로 하고 표준 규격을 "KS", 유형을 "드릴 크기"로 한다.

③ 구면 스팩에서 크기는 ∅1로 한다.

④ 마침 조건은 "블라인드 형태", 블라인드 구멍 깊이는 1.87(KS B 0410에서 0.97(l_1)+0.9(t)=1.87)로 한다.

⑤ 옵션에서 안쪽 카운터 싱크를 체크하고 가까운 쪽 카운터 싱크 지름을 2.12, 안쪽 카운터 싱크 각도를 60°로 한다.

⑥ 위치에서 센터 구멍을 낼 반대쪽 면을 선정하고 중심에 위치하면 마우스 왼쪽 버튼을 누른다.

⑦ 확인을 클릭하면 형상모델링이 완료된다(그림 2-1-87).

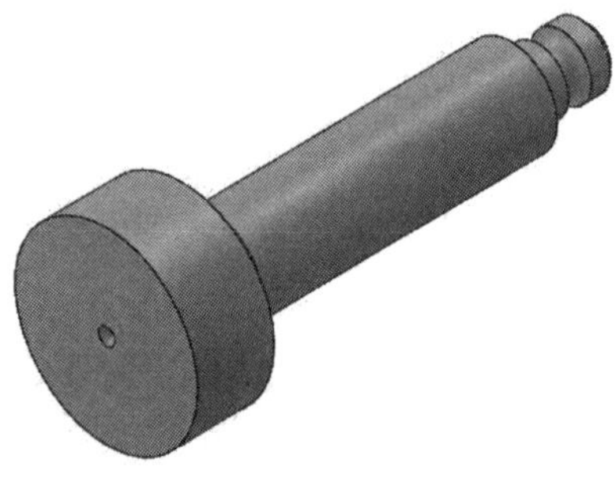

그림 2-1-87 센터 구멍

(3) 모떼기 형상모델링

수행 : 모떼기하기

① 피처 탭에서 필렛의 모떼기를 선택한다.

② 리드 스크류 머리 부분의 모서리에 대해 모떼기 거리 1 ㎜이고 각도는 45°로 한다.

③ 완료✔를 클릭한다(그림 2-1-88).

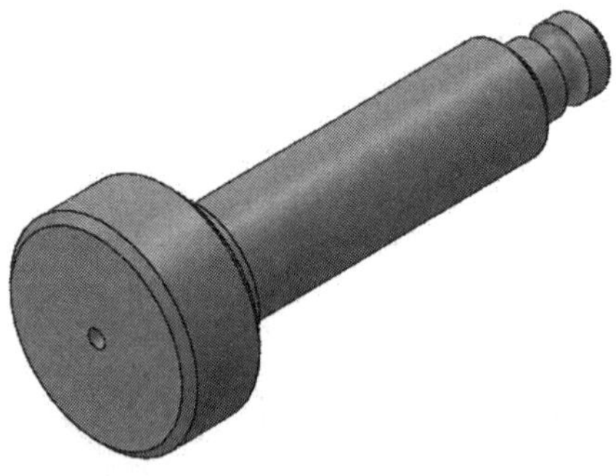

그림 2-1-88 머리 부분의 모서리 모떼기 형상모델링

(4) 나사 형상모델링

수행 : 구멍가공마법사에 의한 나사산 생성

① 형상 도구에서 구멍가공마법사의 나사산 도구를 클릭한다.

② 나사산 속성 창에서 그림 2-1-89 (a)과 같이 속성을 입력한다. 여기서 모서리선은 모떼기 바깥쪽 원을 말한다.

③ 확인을 클릭한다(그림 2-1-89 (b)).

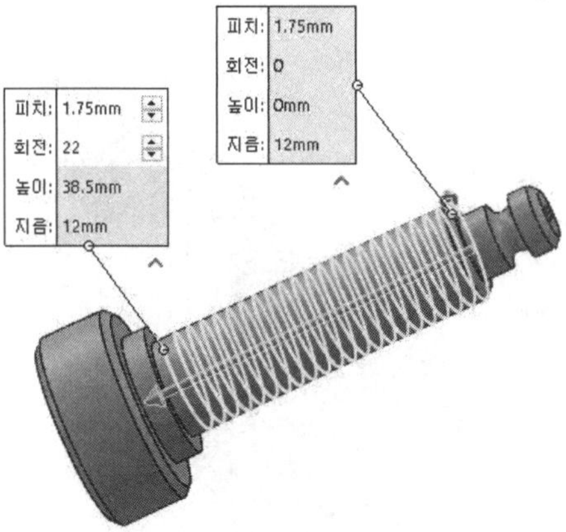

(a) 나사산 속성 설정

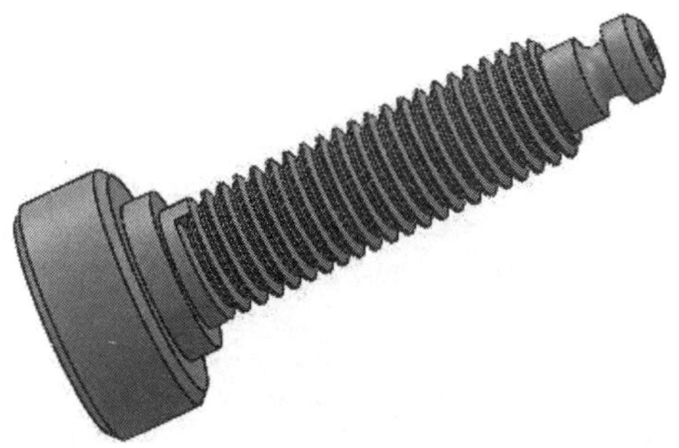

(b) 나사산 완료 모습

그림 2-1-89 나선형 곡선 모델링

(5) 리드 스크류 손잡이 널링

생각하기 : 널링의 치수 및 형상모델링은 어떻게 할까?

빗살 널링의 모듈 m은 KS 규격상 0.5, 0.3 0.2가 있으므로 이 가운데 0.3으로 하면 피치는 0.942($t = \pi m = 3.14 \times 0.3 = 0.942$)㎜이다. 널링 모델링은 널링이 곡면을 따라 형성되는 나선형 곡선에 의해 스윕 컷 형상으로 생성되므로 먼저 나선형 곡선을 만들어 이 곡선에 널링 단면을 스케치하고 스윕 컷으로 형상모델링 해야 한다.

수행 : 나선형 곡선 설정하기

① 스케치 탭을 클릭하고 널링이 시작할 단면을 스케치 면으로 설정한다.
② 요소변환을 클릭하고 널링이 형성될 원을 클릭하고 스케치 완료한다(그림 2-1-90 (a)).
③ 피처 탭에서 곡선의 나선형 곡선을 선택한다.
④ 나선형 곡선 설정 창에서 정의 기준을 "높이와 회전"으로 한다.
⑤ 파라미터는 일정 피치로 하고 높이를 10, 회전은 1/12(KS 표준 규격 30°), 시작 각도는 90으로 한다.
⑥ 완료✔를 클릭한다(그림 2-1-90 (b)).

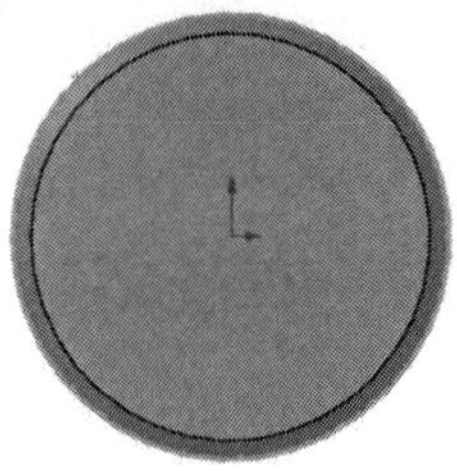

(a) 요소변환

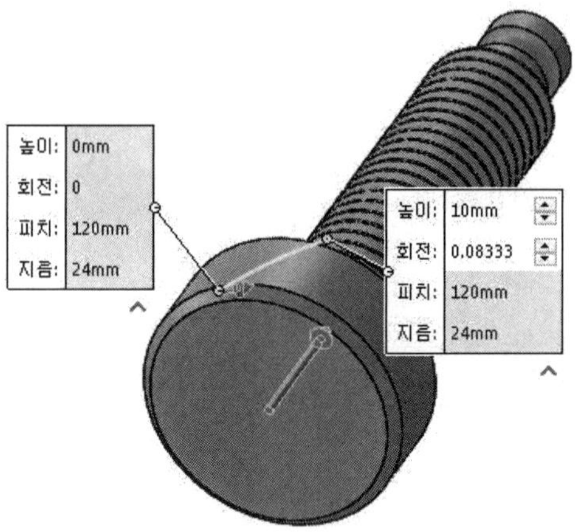

(b) 나선형 곡선 설정

그림 2-1-90 나선형 곡선 모델링

수행 : 프로파일 단면형상 생성

① 손잡이 정면을 스케치 평면으로 하고 스케치를 클릭한다.
② 선의 중심선을 선택하고 원점에 대해 중심선을 원의 끝 부분까지 스케치한다.
③ 스케치 탭에서 세 점 중심사각형을 선택하고 사각형의 중심이 중심선 끝에 일치하게 사각형을 스케치한다.
④ 사각형의 끝점을 그림 2-1-91 (a)와 같이 중심선에 대각선이 일치하게 구속한다.
⑤ 사각형의 치수를 KS 규격에 맞춰 모듈 m을 0.3으로 하면 한 변의 길이가 피치의 1/2이며 피치는 0.942 ㎜이다. 따라서 약 0.47 ㎜로 한다.
⑥ 스케치 완료한다.

수행 : 나선형 곡선 스윕 컷하기

① 피처 탭의 스윕 컷을 선택한다.
② 프로파일은 사각형 단면 스케치, 경로는 나선형 곡선을 선택한다.
③ 완료✔를 클릭한다(그림 2-1-91 (b)).

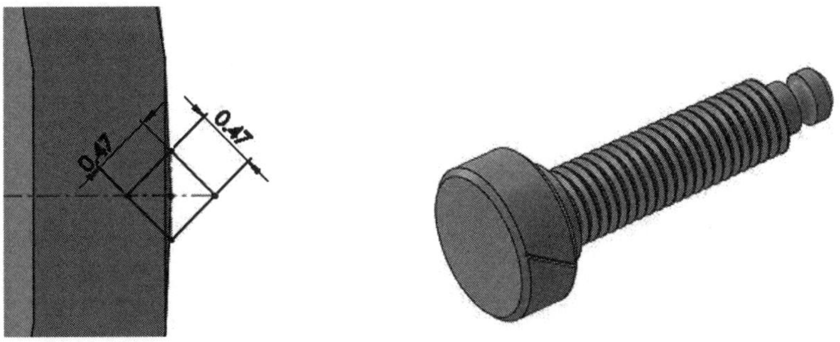

(a) 널링 단면 (b) 하나의 널링

그림 2-1-91 하나의 널링 생성과정

수행 : 스윕 컷 원형 패턴하기

① 피처 탭의 원형 패턴을 선택한다.
② 피처 및 면은 컷-스윕을 회전 파라미터는 손잡이 외부 원통면을 선택한다.
③ 패턴 수는 피치 0.94 ㎜를 생각하여 360도에 대해 54를 선택하고 동등 간격으로 한다.
④ 완료✔를 클릭한다(그림 2-1-92 (a)).

수행 : 스윕 컷 원형 패턴 대칭 복사하기

① 피처 탭의 참조형상의 기준면을 선택한다.
② 제1참조는 손잡이 정면을 제2참조는 손잡이 후면을 선택하여 두 면의 중간에 새로운 평면을 생성하고 완료한다.
③ 대칭 복사를 선택하고 평면1에 대해 원형 패턴이 대칭되게 한다(그림 2-1-92 (b)).
④ 완료✔를 클릭한다(그림 2-1-92 (c)).

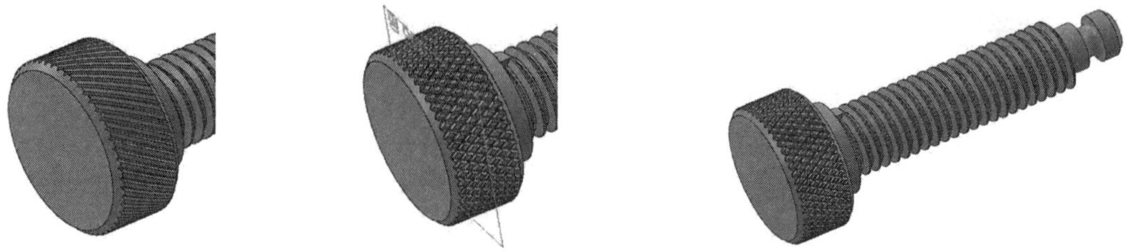

(a) 널링 패턴 (b) 패턴 복사 (c)완성 모습

그림 2-1-92 원형 패턴 복사 및 널링 완성 모습

(6) 재질 편집

생각하기 : 리드 스크류 재질은 어떻게 정하는지?

부품 ⑨ 리드 스크류의 재질은 열처리한 크롬 몰리브덴 합금강으로 경도가 좋은 SCM430을 사용한다.

수행 : 리드 스크류의 재질 설정하기

① 디자인 트리의 재질 항목에 커서를 갖고 간다.
② 마우스 오른쪽 버튼을 클릭하여 재질편집을 선택한다.
③ 크롬 몰리브덴 합금강 재료에서 SCM430을 선택한다.
④ 적용을 클릭하고 닫기를 클릭하여 완료한다.

(7) 질량 파악

수행 : SCM430 재질의 부품 물성치 확인

① 풀다운 메뉴의 도구에서 계산 탭을 클릭한다.
② 물성치( )를 클릭한다.
③ 그림 2-1-93처럼 결과에서 질량이 72.09그램으로 나타났다.

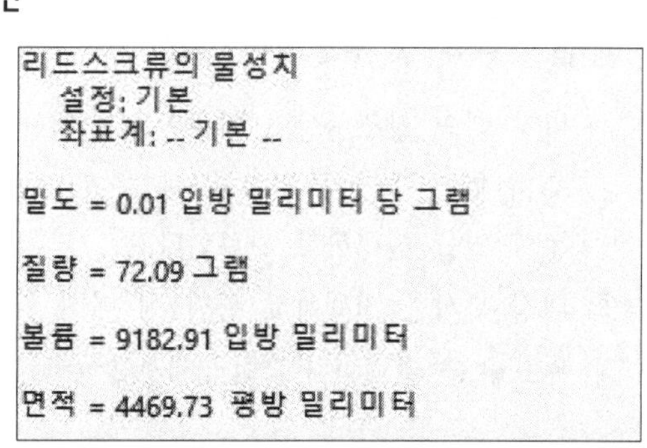

그림 2-1-93 리드 스크류의 물성치(질량)

(9) 저장하기

수행 : 최종 형상 저장하기

① 저장 도구(💾)에서 다른 이름으로 저장하기를 클릭한다.
② 저장할 디렉토리를 정하고 파일이름을 "리드 스크류"로 한다.
③ 저장 버튼을 클릭한다.

(12) 등각 보기

수행 : 좌측 위 등각 View 설정 및 저장하기

① 뷰 방향(▣)을 클릭한다.
② 좌측 위 등각은 그림 2-1-94 (a)와 같이 등각 보기를 선택한다.
③ 파일은 그림 파일(*.jpg)로 파일 이름을 "좌측 위 등각 보기_리드 스크류"로 저장한다.

수행 : 우측 아래 등각 View 설정 및 저장하기

① 뷰 방향(▣)을 클릭한다.
② 우측 아래 등각은 그림 2-1-94 (b)와 같이 등각 보기를 선택한다.
③ 파일은 그림 파일(*.jpg)로 파일 이름을 "우측 아래 등각 보기_리드 스크류"로 저장한다.

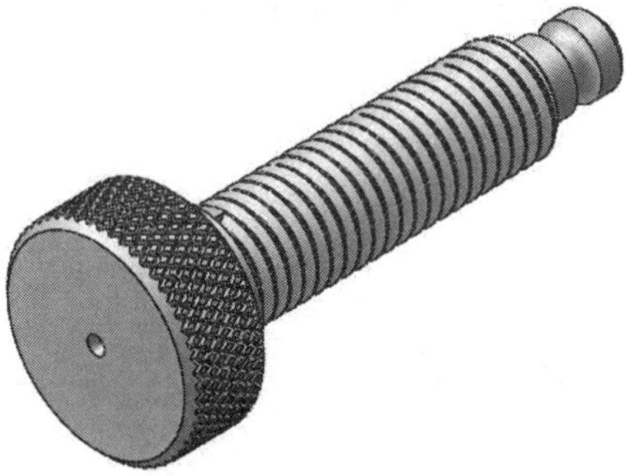

(a) 좌측 위 등각 보기

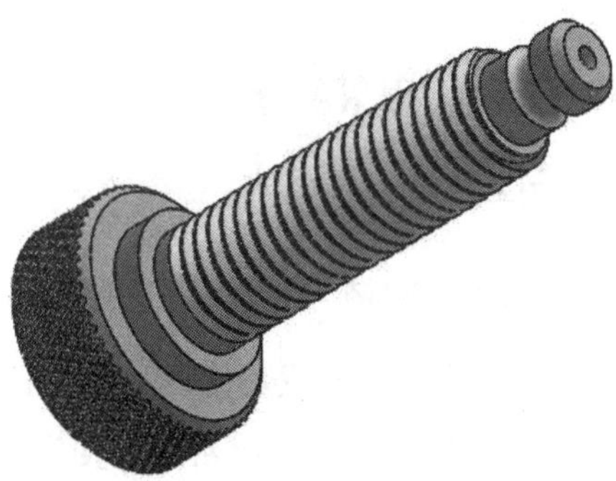

(b) 우측 아래 등각 보기

그림 2-1-94 리드 스크류의 등각보기

(13) 렌더링 하기

수행 : 표현 편집하기

① 부품 편집 화면의 표현 편집( )을 선택한다.
② 새 스와치 작성에서 "표준"으로 한다.
③ 확인을 클릭한다.

수행 : 화면 편집하기

① 화면 편집( )을 선택하고 기본에서 배경을 "없음"으로 한다.
② 바닥 정렬을 저면도 평면으로 한다.
③ PhotoView 360 조명에서 환경 회전을 90도로 하고 확인을 클릭한다.

수행 : 렌더링 파일 저장하기

① 미리 보기 창을 클릭한다.
② 렌더링 모습을 보고 그림 2-1-95와 같이 원하는 렌더링 모습이면 저장을 누른다.
③ 렌더링 파일은 그림 파일(*.jpg)로 파일 이름을 "렌더링_리드 스크류"로 저장한다.

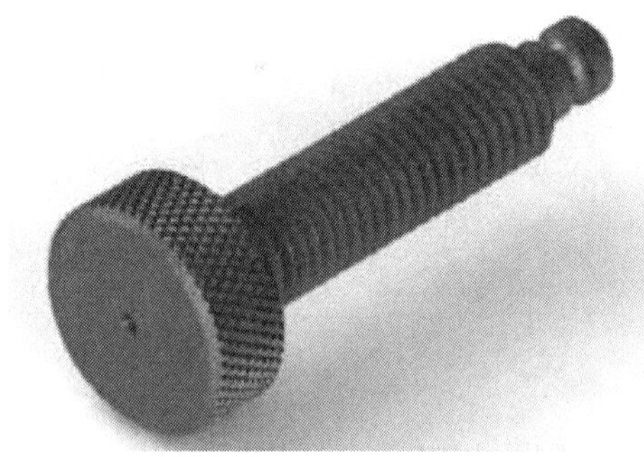

그림 2-1-95 렌더링 설정 및 결과 모습

1-2-8 이동조 형상모델링

(1) 기초 형상모델링

수행 : 스케치 화면 설정하기

① 초기 화면의 풀다운 메뉴에서 (새 문서 아이콘)을 선택한다.
② 기본 모듈 가운데 파트를 선택한다.
③ 스케치 탭을 클릭하고 기준 평면을 정면으로 한다.
④ 스케치( ) 실행을 클릭하여 스케치 화면을 설정한다.

수행 : 직육면체 스케치하기

① 스케치 탭에서 중심 직사각형을 선택하고 그림 2-1-96(a)와 같이 스케치 하고 치수를 70×30으로 정의한다.

② 스케치를 완료한다.

수행 : 단면형상 돌출하기

① 피처 탭으로 가서 돌출 컷을 선택한다.

② 돌출 컷 창에서 방향1을 블라인드 형태로 하고 깊이를 15로 한다.

③ 완료✔를 클릭하여 그림 2-1-96 (b)와 같이 형상을 완성한다.

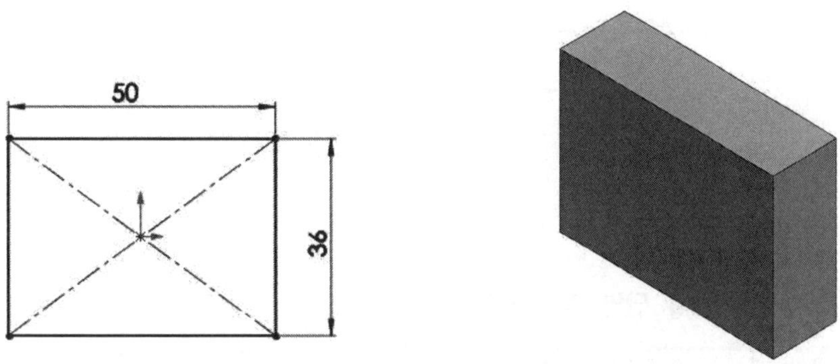

(a) 중심 직사각형 스케치　　(b) 직육면체

그림 2-1-96 기초형상 모델링

(2) 베이스 이동 돌출부

수행 : 단면 스케치하기

① 스케치 탭에서 선의 중심선을 선택한다.

② 중심선을 원점을 지나도록 스케치 한다.

③ 선을 선택한다.

④ 그림 2-1-97 (a)와 같이 베이스와 결합될 돌출부 단면을 중심선에 대해 반쪽 스케치를 하고 치수 정의한다.

⑤ 요소 대칭복사를 선택하고 중심선에 대해 돌출부 단면이 좌우 대칭되게 복사한다.

⑥ 스케치를 완료한다.

수행 : 단면 돌출하기

① 피처 탭에서 돌출/베이스를 선택한다.
② 블라인드 형태로 깊이를 15 mm로 한다.
③ 완료✔를 클릭한다(그림 2-1-97 (b)).

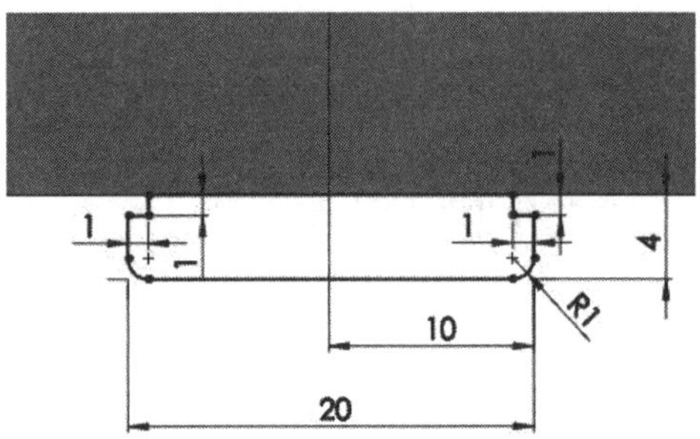

(a) 다각형 스케치

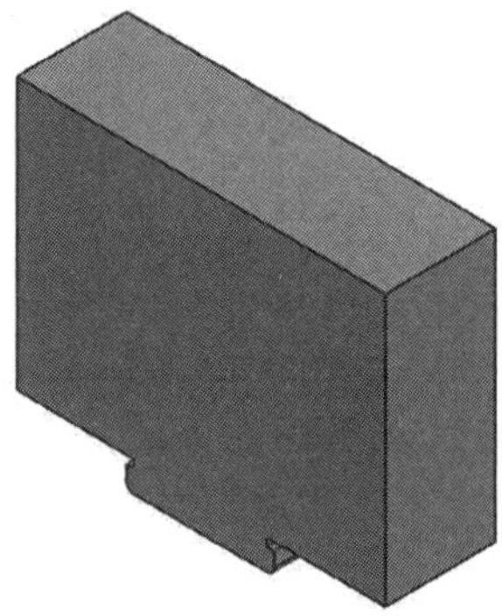

(b) 돌출

그림 2-1-97 베이스 이동 돌출부 형상모델링

(3) 리드 스크류 닿는 부분

수행 : 스크류 삽입 단면 스케치하기

① 스케치 탭에서 원을 선택한다.
② 원은 원점에 일치하고 지름 12 mm 정의한다.
③ 스케치를 완료한다.

수행 : 원 단면 컷 돌출하기

① 피처 탭으로 가서 돌출 컷을 선택한다.
② 돌출 컷 창에서 방향1을 블라인드 형태로 하고 깊이를 2 mm로 한다.
③ 완료✔를 클릭하여 형상을 완성한다.

수행 : 모떼기하기

① 피처 탭에서 필렛의 모떼기를 선택한다.

② 스크류 삽입 모서리에 대해 모떼기는 2×45°로 한다.

③ 완료✔를 클릭한다(그림 2-1-98 (a)).

수행 : 드릴구멍 설정하기

① 피처 탭에서 구멍가공 마법사를 선택한다.

② 구멍가공 마법사 창에서 구멍 유형을 구멍으로 하고, 표준규격은 KS, 유형은 드릴 크기로 한다.

③ 구멍 스팩은 ϕ8.0, 마침조건은 관통으로 한다.

④ 위치는 원점에 일치하게 한다.

⑤ 완료✔를 클릭한다(그림 2-1-98 (b)).

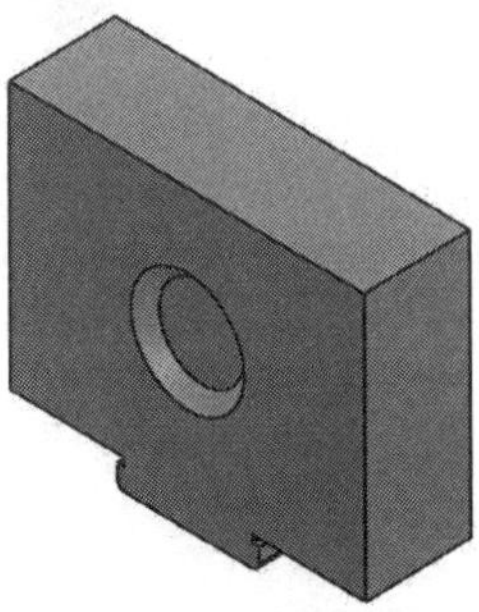

(a) 컷 형상

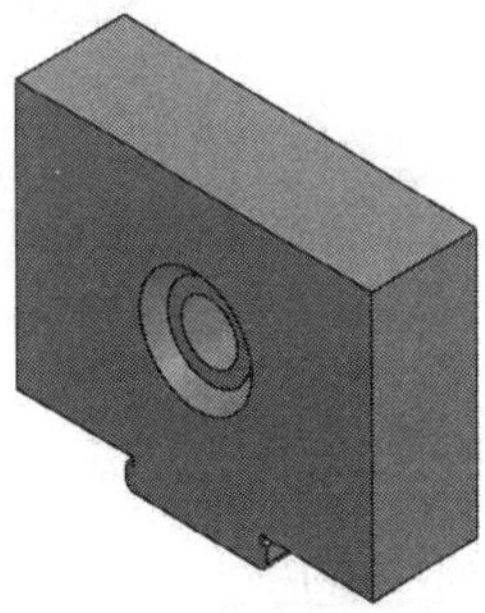

(b) 컷 형상

그림 2-1-98 서포터 모델링

(4) 맞춤핀 구멍 모델링

수행 : 드릴구멍 설정하기

① 피처 탭에서 구멍가공 마법사를 선택한다.

② 구멍가공 마법사 창에서 구멍 유형을 구멍으로 하고, 표준규격은 KS, 유형은 맞춤핀 구멍으로 한다.

③ 구멍 스팩은 ϕ3.0, 맞춤은 끼워 맞춤, 마침조건은 관통으로 한다.

④ 위치는 그림 2-1-99 (a)와 같이 각 모서리에 대해 5 ㎜, 4 ㎜로 한다.

⑤ 완료✔를 클릭한다.

수행 : 모떼기하기

① 피처 탭에서 필렛의 모떼기를 선택한다.
② 서포터 구멍 모서리에 대해 모떼기는 0.2×45°로 한다.
③ 완료✔를 클릭한다(그림 2-1-99 (b)).

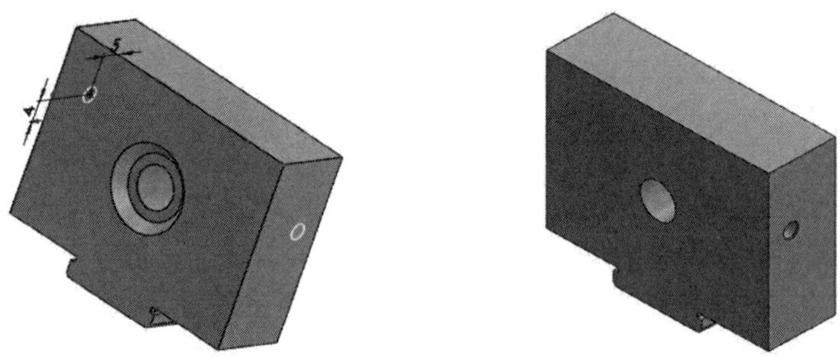

(a) 구멍 위치 (b) 구멍 모서리

모떼기

그림 2-1-99 맞춤 핀 구멍 형상모델링

(5) 서포트 모서리 모떼기

수행 : 모떼기하기

① 피처 탭에서 필렛의 모떼기를 선택한다.
② 서포터 모서리에 대해 모떼기는 3×45°로 한다(그림 2-1-100 (a)).
③ 완료✔를 클릭한다(그림 2-1-100 (b)).

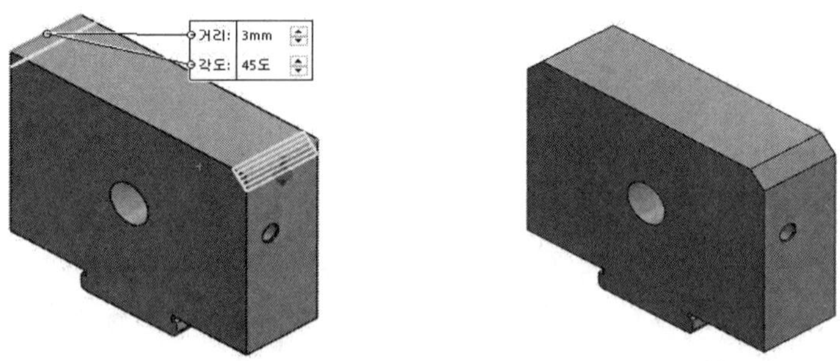

(a) 모떼기 조건 (b) 완성 형상

그림 2-1-100 이동 조 모떼기 모델링

(6) 재질 편집

생각하기 : 이동조 재질은 어떻게 정하는지?

부품 ⑨ 이동조의 재질은 일반 철강 재료인 SM45C를 사용한다.

수행 : 이동 조의 재질 설정하기

① 디자인 트리의 재질 항목에 커서를 갖고 간다.
② 마우스 오른쪽 버튼을 클릭하여 재질편집을 선택한다.
③ 철강 재료에서 SM45C를 선택한다.
④ 적용을 클릭하고 닫기를 클릭하여 완료한다.

(7) 질량 파악

수행 : SCM415 재질의 부품 물성치 확인

① 풀다운 메뉴의 도구에서 계산 탭을 클릭한다.
② 물성치( )를 클릭한다.
③ 그림 2-1-101처럼 결과에서 질량이 207.71그램으로 나타났다.

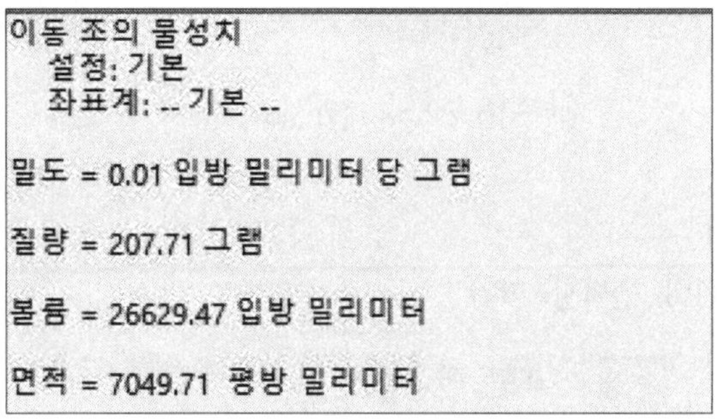

그림 2-1-101 이동 조의 물성치(질량)

(8) 저장하기

수행 : 최종 형상 저장하기

① 저장 도구( )에서 다른 이름으로 저장하기를 클릭한다.
② 저장할 디렉토리를 정하고 파일이름을 “이동 조“로 한다.
③ 저장 버튼을 클릭한다.

(9) 등각 보기

수행 : 좌측 위 등각 View 설정 및 저장하기

① 뷰 방향( )을 클릭한다.

② 좌측 위 등각은 그림 2-1-102 (a)와 같이 등각 보기를 선택한다.
③ 파일은 그림 파일(*.jpg)로 파일 이름을 "좌측 위 등각 보기_이동 조"로 저장한다.

수행 : 우측 아래 등각 View 설정 및 저장하기

① 뷰 방향( )을 클릭한다.
② 우측 아래 등각은 그림 2-1-102 (b)와 같이 등각 보기를 선택한다.
③ 파일은 그림 파일(*.jpg)로 파일 이름을 "우측 아래 등각 보기_이동 조"로 저장한다.

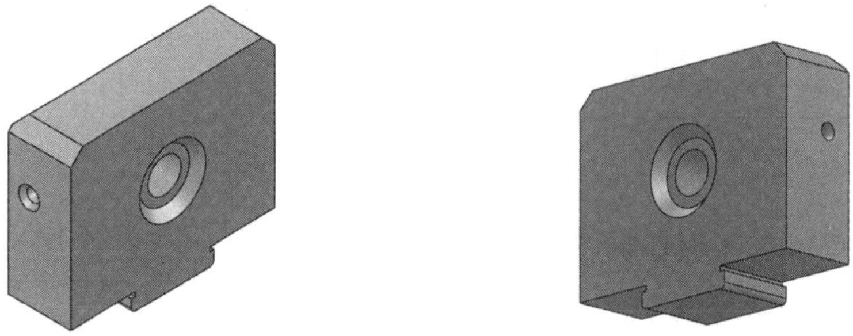

(a) 좌측 위 등각 보기　　　(b) 우측 아래 등각 보기

그림 2-1-102 이동 조의 등각보기

(10) 렌더링 하기

수행 : 표현 편집하기

① 부품 편집 화면의 표현 편집( )을 선택한다.
② 새 스와치 작성에서 "표준"으로 한다.
③ 확인을 클릭한다.

수행 : 화면 편집하기

① 화면 편집( )을 선택하고 기본에서 배경을 "없음"으로 한다.
② 바닥 정렬을 저면도 평면으로 한다.
③ PhotoView 360 조명에서 환경 회전을 90도로 하고 확인을 클릭한다.

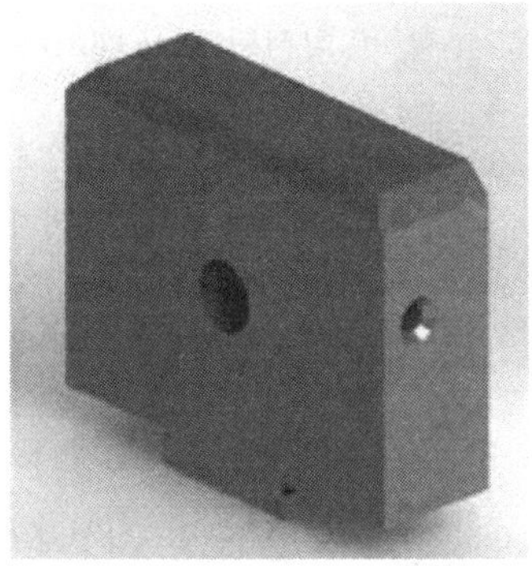

그림 2-1-103 이동 조 설정 및 결과 모습

수행 : **렌더링 파일 저장하기**

① 미리 보기 창을 클릭한다.

② 렌더링 모습을 보고 그림 2-1-103과 같이 원하는 렌더링 모습이면 저장을 누른다.

③ 렌더링 파일은 그림 파일(*.jpg)로 파일 이름을 "렌더링_이동 조"로 저장한다.

1-2-9 고정 핀 형상모델링

생각하기 : **고정 핀은 어떻게 정할까?**

고정 핀은 리드 스크류를 고정하는 일종의 평행 핀(멈춤 핀)으로 그림 2-1-4 (c)와 같이 KS B ISO 8734-3×30-A-St에서 정하였으므로 호칭 지름을 ∅3 ㎜로 호칭 길이는 30 ㎜로 한다. 그리고 A종이므로 7-1-3 (a)에서 변수 c는 1.2, 변수 a는 0.27로 형상 모델링하기로 한다.

(1) 기초 형상모델링

수행 : **스케치 화면 설정하기**

① 초기 화면의 풀다운 메뉴에서 🗋(새 문서 아이콘)을 선택한다.

② 기본 모듈 가운데 파트를 선택한다.

③ 스케치 탭을 클릭하고 기준 평면을 정면으로 한다.

④ 스케치( ) 실행을 클릭하여 스케치 화면을 설정한다.

생각하기 : **고정 핀의 회전 단면 스케치 어떻게 정할까?**

고정 핀은 A종으로 호칭 지름이 ∅3 ㎜이고 핀의 길이는 호칭 길이는 30 ㎜로 정하였으므로 반지름 ∅1.5 ㎜, 길이 30 ㎜의 직사각형에 모떼기 1.2×15°, 을 스케치한다.

수행 : 회전단면 스케치하기

① 스케치 탭에서 중심선을 선택하고 원점에 중심선을 스케치한다.
② 코너 직사각형을 선택하고 그림 2-1-104 (a)와 같이 회전단면을 스케치하며 치수를 정의한다.
③ 스케치를 완료한다.

수행 : 회전 단면 회전보스하기

① 피처 탭으로 가서 회전 보스/베이스를 선택한다.
② 중심선에 대해 360도 회전시킨다.
③ 완료✔를 클릭하여 그림 2-1-104 (b)와 같이 형상을 완성한다.

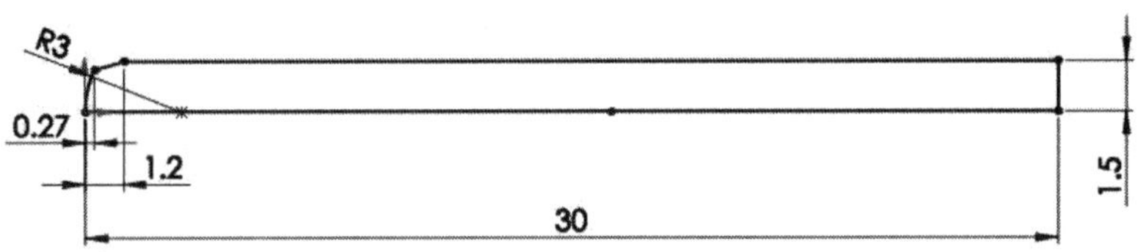

(a) 회전단면 스케치

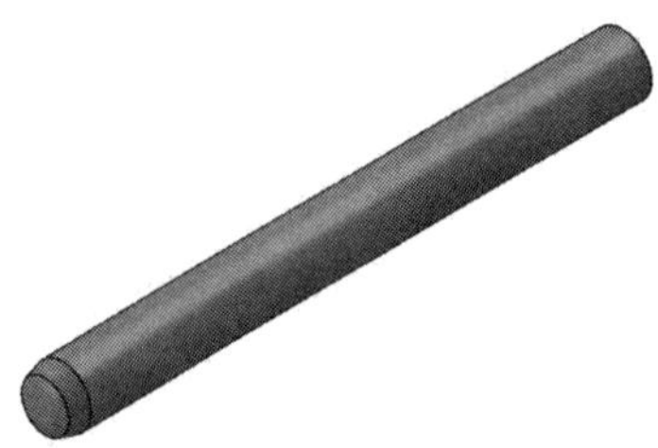
(b) 완성물

그림 2-1-104 회전체 형상 모델링

(2) 라운딩 형상모델링

생각하기 : 고정 핀의 모서리 부분의 라운딩은 어떻게 정할까?

고정 핀은 그림 2-1-4 (c)에서 정한 A종의 경우 호칭 지름이 ∅3 ㎜이면 라운딩 반경은 0.3~0.8이므로 0.5 ㎜로 한다.

수행 : 필렛하기

① 피처 탭에서 필렛의 필렛을 선택한다.
② 고정 핀 모서리는 반지름 0.5 ㎜로 설정한다.
③ 완료✔를 클릭한다(그림 2-1-105).

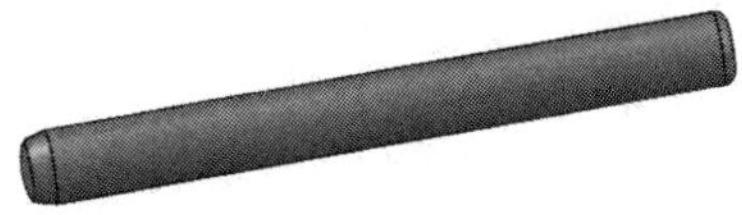

그림 2-1-105 끝 부분 모서리의 라운딩 형상모델링

(3) 재질 편집

생각하기 : 고정 핀의 재질은 어떻게 정하는지?

부품 ⑩ 고정 핀의 재질은 KS 규격에 STB2를 사용하지만 SolidWorks 재질 편집에 없으므로 여기서는 철강 재료 가운데 SM45C로 한다.

수행 : 고정 핀의 재질 설정하기

① 디자인 트리의 재질 항목에 커서를 갖고 간다.
② 마우스 오른쪽 버튼을 클릭하여 재질편집을 선택한다.
③ 철강 재료에서 SM45C를 선택한다.
④ 적용을 클릭하고 닫기를 클릭하여 완료한다.

(4) 질량 파악

수행 : SCM415 재질의 부품 물성치 확인

① 풀다운 메뉴의 도구에서 계산 탭을 클릭한다.
② 물성치( )를 클릭한다.
③ 질량은 1.63그램으로 나타났다.

(5) 저장하기

수행 : 최종 형상 저장하기

① 저장 도구( )에서 다른 이름으로 저장하기를 클릭한다.
② 저장할 디렉토리를 정하고 파일이름을 "고정 핀"로 한다.
③ 저장 버튼을 클릭한다.

(6) 등각 보기

수행 : 좌측 위 등각 View 설정 및 저장하기

① 뷰 방향( )을 클릭한다.
② 좌측 위 등각은 그림 2-1-106 (a)와 같이 등각 보기를 선택한다.
③ 파일은 그림 파일(*.jpg)로 파일 이름을 "좌측 위 등각 보기_고정 핀"로 저장한다.

수행 : 우측 아래 등각 View 설정 및 저장하기

① 뷰 방향( )을 클릭한다.
② 우측 아래 등각은 그림 2-1-106 (b)와 같이 등각 보기를 선택한다.
③ 파일은 그림 파일(*.jpg)로 파일 이름을 "우측 아래 등각 보기_고정 핀"로 저장한다.

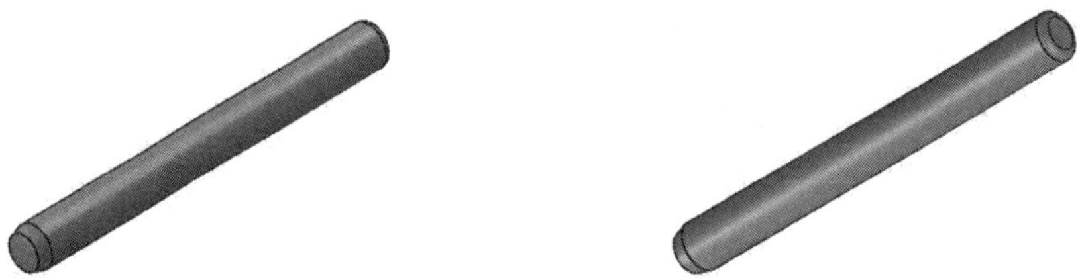

(a) 좌측 위 등각 보기 (b) 우측 아래 등각 보기

그림 2-1-106 고정 핀의 좌측 위 등각보기

(7) 렌더링 하기

수행 : 표현 편집하기

① 부품 편집 화면의 표현 편집( )을 선택한다.
② 새 스와치 작성에서 "표준"으로 한다.
③ 확인을 클릭한다.

수행 : 화면 편집하기

① 화면 편집( )을 선택하고 기본에서 배경을 "없음"으로 한다.
② 바닥 정렬을 저면도 평면으로 한다.
③ PhotoView 360 조명에서 환경 회전을 90도로 하고 확인을 클릭한다.

수행 : 렌더링 파일 저장하기

① 미리 보기 창을 클릭한다.

② 렌더링 모습을 보고 그림 2-1-107과 같이 원하는 렌더링 모습이면 저장을 누른다.

③ 렌더링 파일은 그림 파일(*.jpg)로 파일 이름을 "렌더링_고정 핀"로 저장한다.

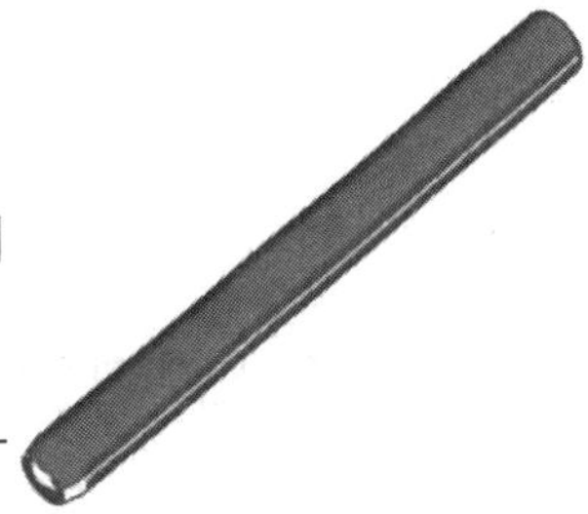

그림 2-1-107 고정 핀 설정 및 결과 모습

1-2-10 맞춤 핀 형상모델링

생각하기 : 맞춤 핀은 무엇일까?

"맞춤 핀(Dowel pin)"이라 함은 평행핀의 일종으로서 담금질된 정밀도가 높은 핀이며 금형 등의 위치결정에 사용된다. 맞춤 핀을 사용할 때에는 억지 끼워 맞춤으로 한다.

(1) 기초 형상모델링

수행 : 스케치 화면 설정하기

① 초기 화면의 풀다운 메뉴에서 □(새 문서 아이콘)을 선택한다.

② 기본 모듈 가운데 파트를 선택한다.

③ 스케치 탭을 클릭하고 기준 평면을 정면으로 한다.

④ 스케치( ) 실행을 클릭하여 스케치 화면을 설정한다.

생각하기 : 맞춤 핀의 회전 단면 스케치 어떻게 정할까?

그림 2-1-4 (c)과 같이 KS B ISO 8734-6×70-A-St에서 정였으므로 호칭 지름을 ∅6 ㎜로 호칭 길이는 70 ㎜로 한다. 그리고 A종이므로 7-1-3 (a)에서 변수 c는 2.1로 변수 a는 0.59로 회전단면 스케치 한다.

수행 : 회전단면 스케치하기

① 스케치 탭에서 중심선을 선택하고 원점에 중심선을 스케치한다.

② 코너 직사각형을 선택하고 그림 2-1-108 (a)와 같이 회전단면을 스케치하며 치수를 정의한다.

③ 스케치를 완료한다.

수행 : 회전 단면 회전보스하기

① 피처 탭으로 가서 회전 보스/베이스를 선택한다.

② 중심선에 대해 360도 회전시킨다.

③ 완료✔를 클릭하여 그림 2-1-108 (b)와 같이 형상을 완성한다.

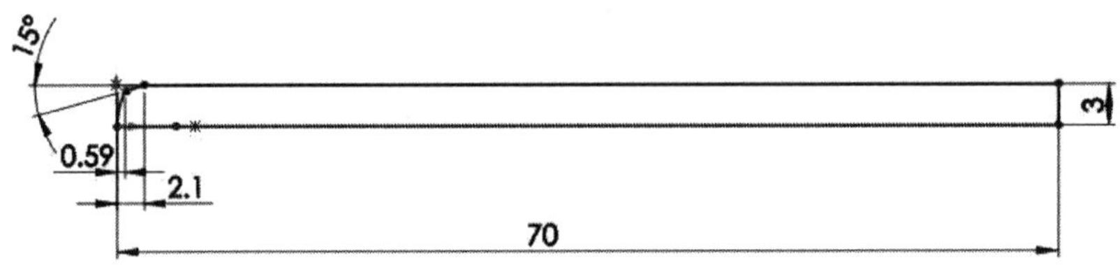

(a) 회전단면 스케치

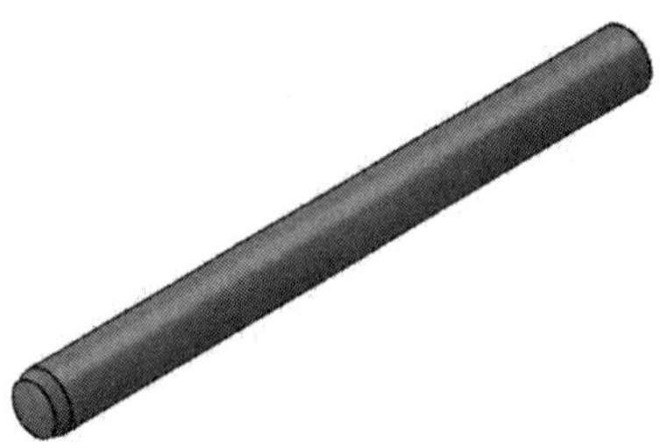

(b) 완성물

그림 2-1-108 회전체 형상 모델링

(2) 라운딩 형상모델링

생각하기 : 맞춤 핀의 모서리 부분의 라운딩은 어떻게 정할까?

맞춤 핀은 그림 2-1-4 (c)에서 정한 A종의 경우 호칭 지름이 ∅6 ㎜이면 라운딩 반경은 0.4~1.1이므로 1 ㎜로 한다.

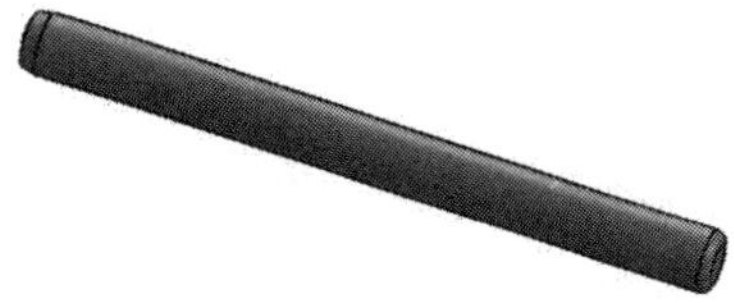

그림 2-1-109 끝 부분 모서리의 라운딩 형상모델링

수행 : **모떼기하기**

① 피처 탭에서 필렛의 필렛을 선택한다.
② 맞춤 핀 모서리는 반지름 1 ㎜로 설정한다.
③ 완료✔를 클릭한다(그림 2-1-109).

(3) 재질 편집

생각하기 : **맞춤 핀의 재질은 어떻게 정하는지?**

부품 ⑪ 맞춤 핀의 재질은 KS 규격에 STB2를 사용하지만 SolidWorks 재질 편집에 없으므로 여기서는 철강 재료 가운데 SM45C로 한다.

수행 : **맞춤 핀의 재질 설정하기**

① 디자인 트리의 재질 항목에 커서를 갖고 간다.
② 마우스 오른쪽 버튼을 클릭하여 재질편집을 선택한다.
③ 철강 재료에서 SM45C를 선택한다.
④ 적용을 클릭하고 닫기를 클릭하여 완료한다.

(4) 질량 파악

수행 : **SCM415 재질의 부품 물성치 확인**

① 풀다운 메뉴의 도구에서 계산 탭을 클릭한다.
② 물성치(⚖)를 클릭한다.
③ 질량은 15.29그램으로 나타났다.

(5) 저장하기

수행 : **최종 형상 저장하기**

① 저장 도구(💾)에서 다른 이름으로 저장하기를 클릭한다.
② 저장할 디렉토리를 정하고 파일이름을 "맞춤 핀"로 한다.
③ 저장 버튼을 클릭한다.

(6) 등각 보기

수행 : 좌측 위 등각 View 설정 및 저장하기

① 뷰 방향( )을 클릭한다.

② 좌측 위 등각은 그림 2-1-110 (a)와 같이 등각 보기를 선택한다.

③ 파일은 그림 파일(*.jpg)로 파일 이름을 "좌측 위 등각 보기_맞춤 핀"로 저장한다.

수행 : 우측 아래 등각 View 설정 및 저장하기

① 뷰 방향( )을 클릭한다.

② 우측 아래 등각은 그림 2-1-110 (b)와 같이 등각 보기를 선택한다.

③ 파일은 그림 파일(*.jpg)로 파일 이름을 "우측 아래 등각 보기_맞춤 핀"로 저장한다.

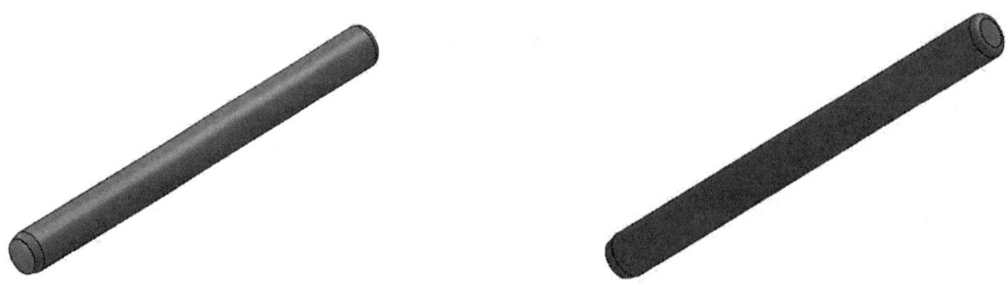

(a) 좌측 위 등각 보기 (b) 우측 아래 등각 보기

그림 2-1-110 맞춤 핀의 등각보기

(7) 렌더링 하기

수행 : 표현 편집하기

① 부품 편집 화면의 표현 편집( )을 선택한다.

② 새 스와치 작성에서 "표준"으로 한다.

③ 확인을 클릭한다.

수행 : 화면 편집하기

① 화면 편집( )을 선택하고 기본에서 배경을 “없음”으로 한다.

② 바닥 정렬을 저면도 평면으로 한다.

③ PhotoView 360 조명에서 환경 회전을 90도로 하고 확인을 클릭한다.

수행 : 렌더링 파일 저장하기

① 미리 보기 창을 클릭한다.

② 렌더링 모습을 보고 그림 2-1-111과 같이 원하는 렌더링 모습이면 저장을 누른다.

③ 렌더링 파일은 그림 파일(*.jpg)로 파일 이름을 “렌더링_맞춤 핀”로 저장한다.

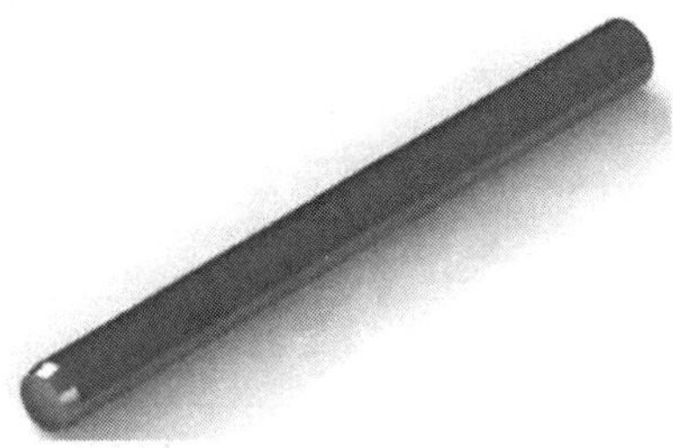

그림 2-1-111 고정 핀 설정 및 결과 모습

1-3 학습 정리

1-3-1 3D 형상모델링 종합정리

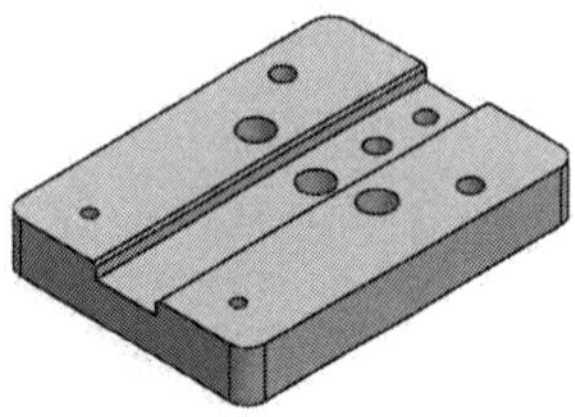

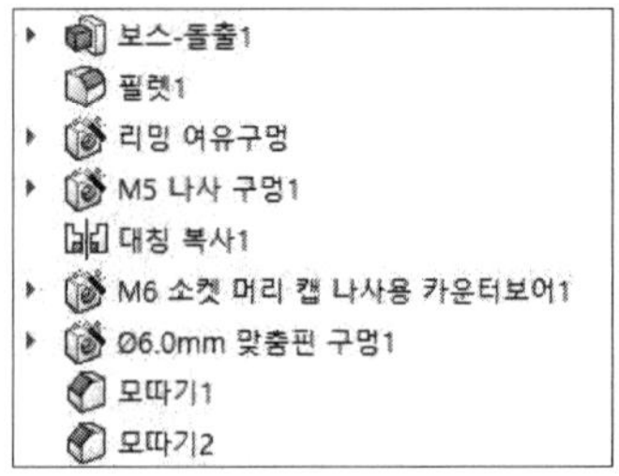

품명	베이스	품번	1
재질	SCM415	질량	990.24 g

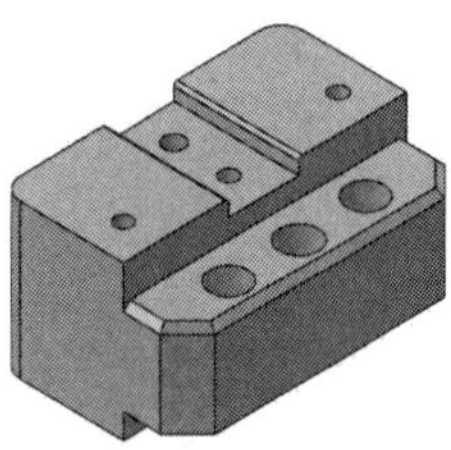

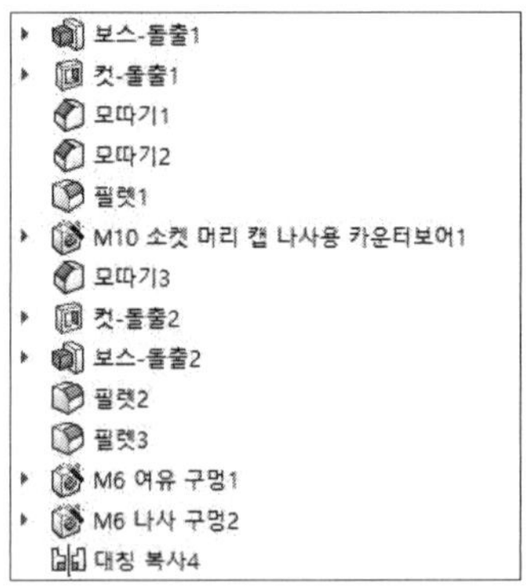

품명	조 서포터	품번	2
재질	SCM415	질량	1172.22 g

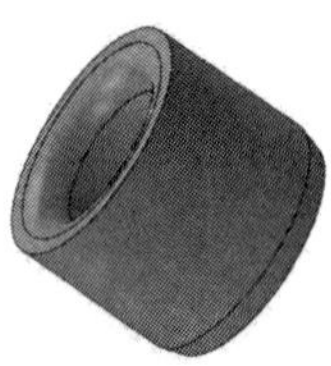

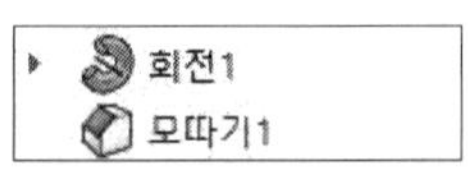

품명	조 서포터용 부시	품번	3
재질	CAC503B	질량	11.66 g

<table>
<tr><td colspan="2">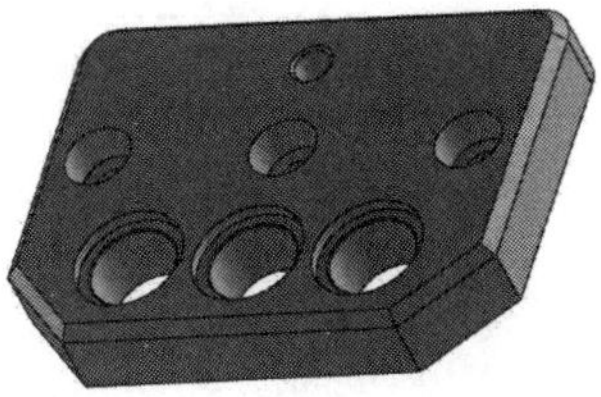</td><td colspan="2">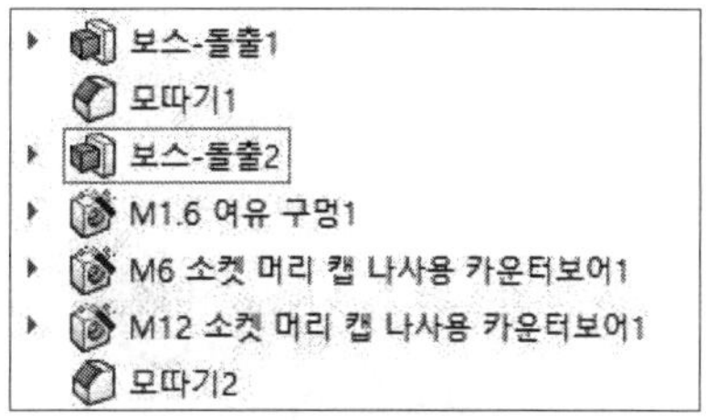
</td></tr>
<tr><td>품명</td><td>로케이터</td><td>품번</td><td>4</td></tr>
<tr><td>재질</td><td>SCM430</td><td>질량</td><td>386.14 g</td></tr>
<tr><td colspan="2">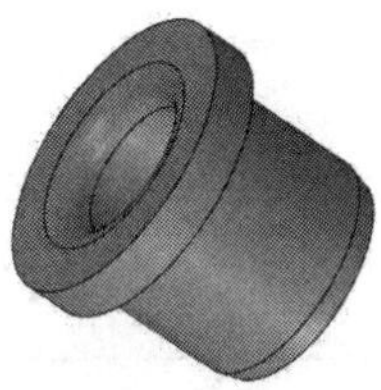</td><td colspan="2">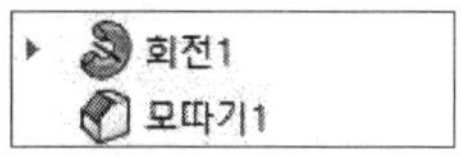
</td></tr>
<tr><td>품명</td><td>로케이터용 부시</td><td>품번</td><td>1</td></tr>
<tr><td>재질</td><td>CAC503B</td><td>질량</td><td>17.51 g</td></tr>
<tr><td colspan="2">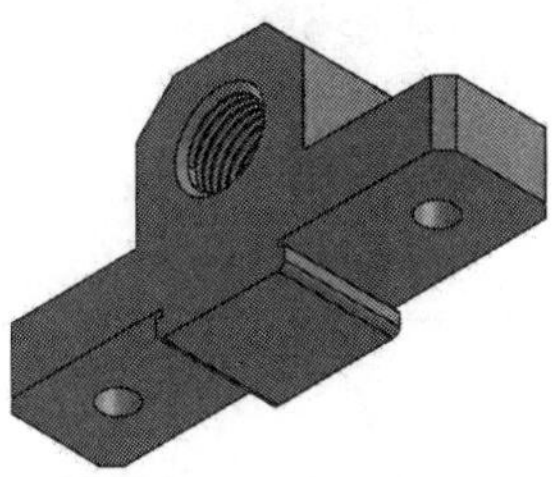</td><td colspan="2">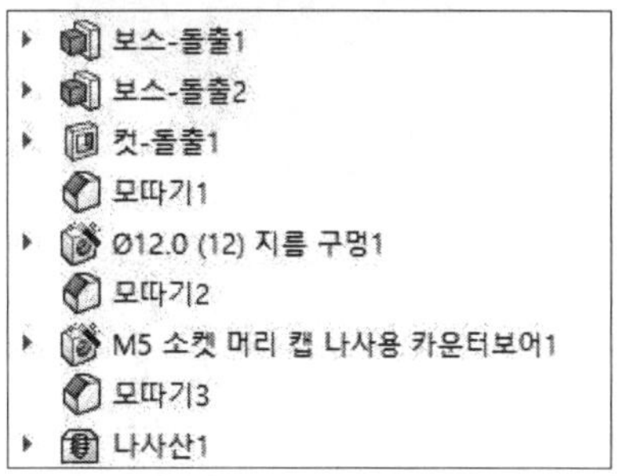
</td></tr>
<tr><td>품명</td><td>리드 스크류 서포터</td><td>품번</td><td>2</td></tr>
<tr><td>재질</td><td>SCM415</td><td>질량</td><td>153.08 g</td></tr>
</table>

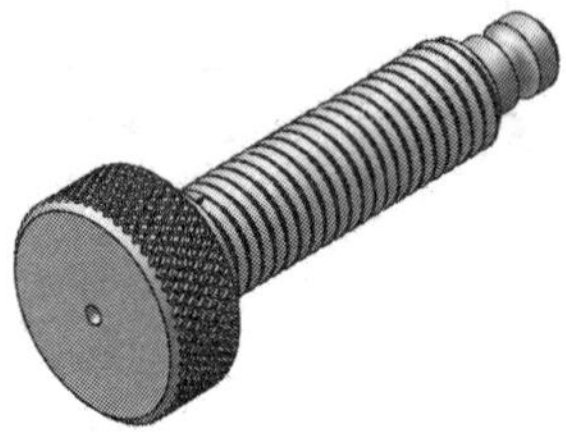

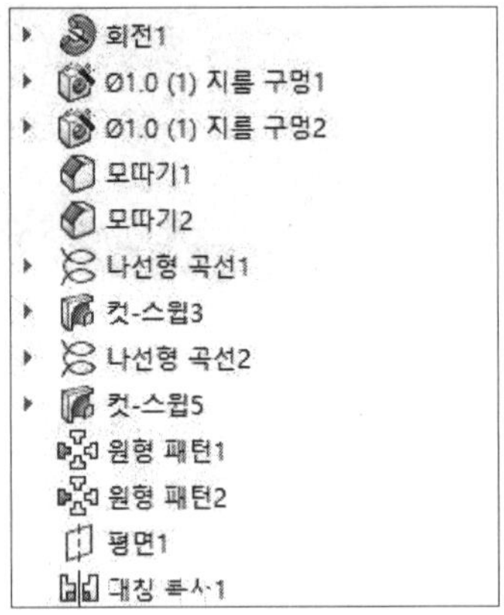

품명	리드 스크류	품번	3
재질	SCM430	질량	72.09 g

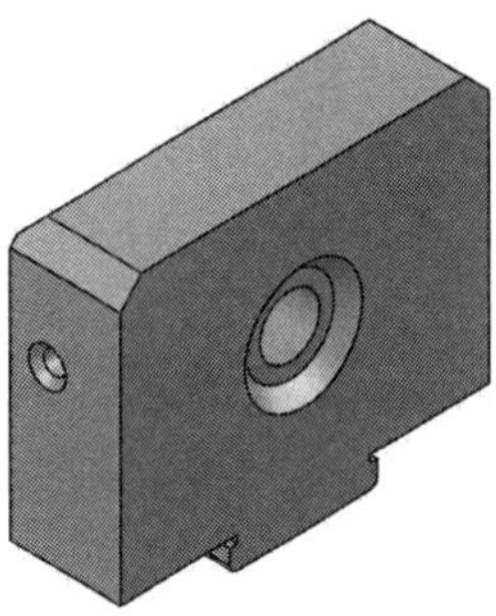

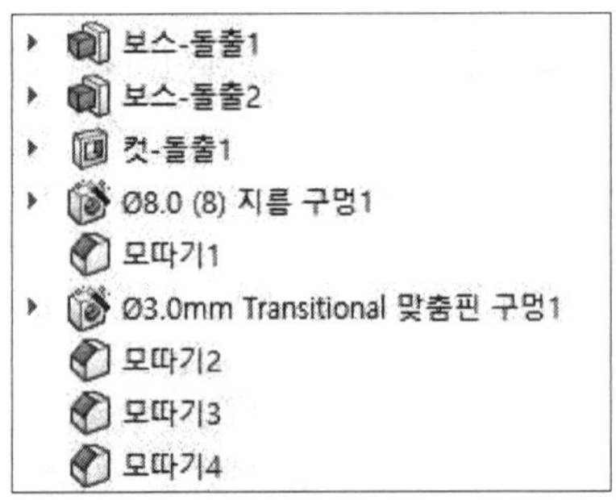

품명	이동 조	품번	4
재질	SM45C	질량	207.71 g

1-3-2 등각 보기 종합정리

(1) 베이스 등각 보기

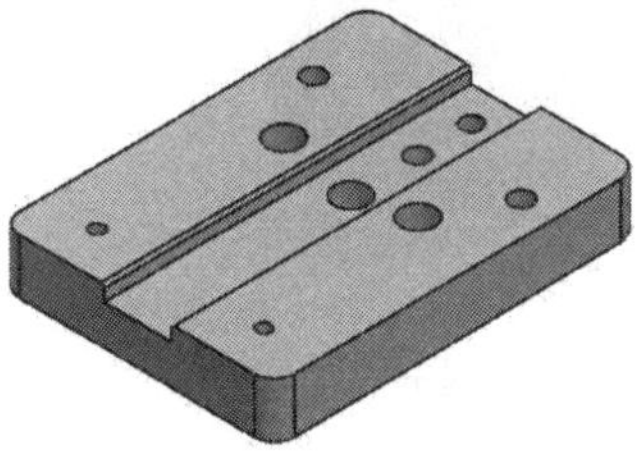

(a) 좌측 위 등각 보기

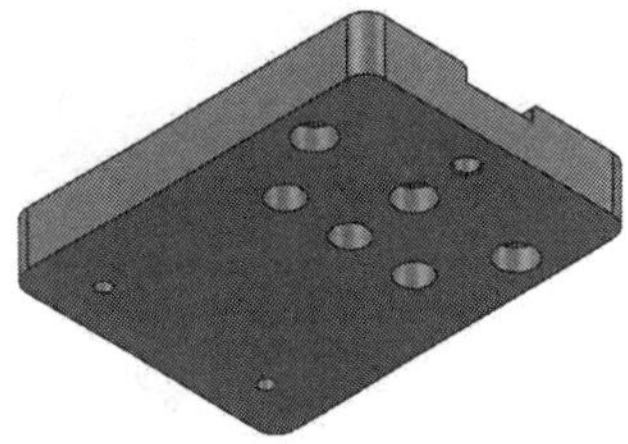

(b) 우측 아래 등각 보기

그림 2-1-112 베이스의 2방향의 등각 보기

(2) 조 서포터 등각 보기

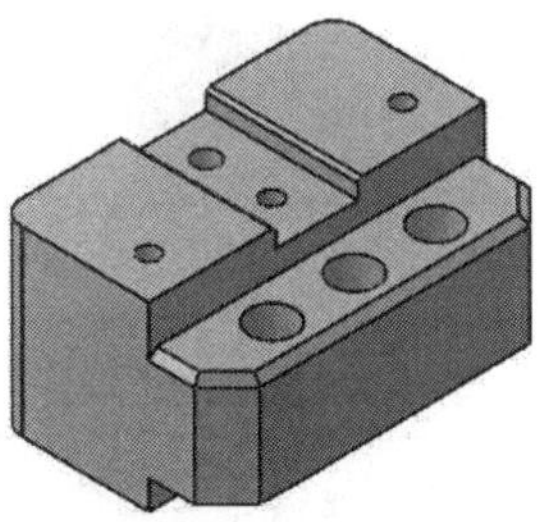

(a) 좌측 위 등각 보기

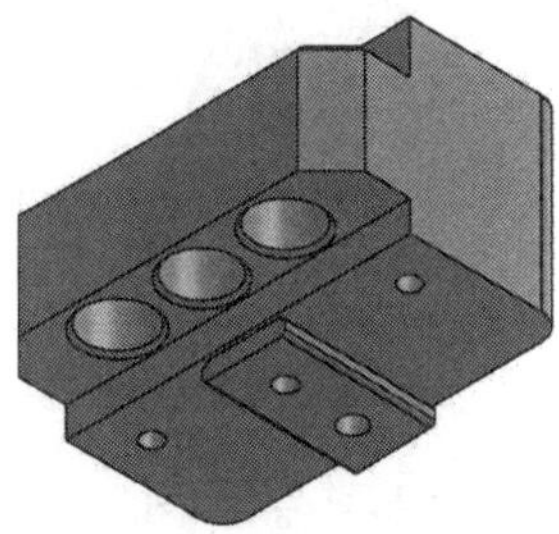

(b) 우측 아래 등각 보기

그림 2-1-113 조 서포터의 2방향의 등각 보기

(3) 조 서포터용 부시 등각 보기

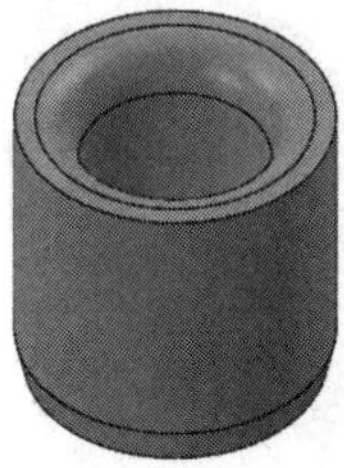

(a) 좌측 위 등각 보기

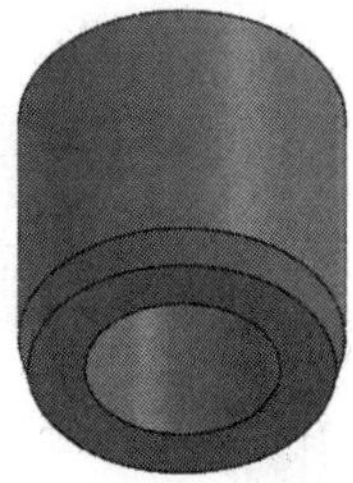

(b) 우측 아래 등각 보기

그림 2-1-114 조 서포터용 부시의 2방향의 등각 보기

(4) 로케이터 등각 보기

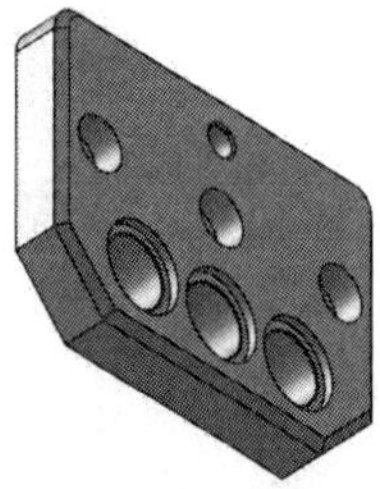

(a) 좌측 위 등각 보기

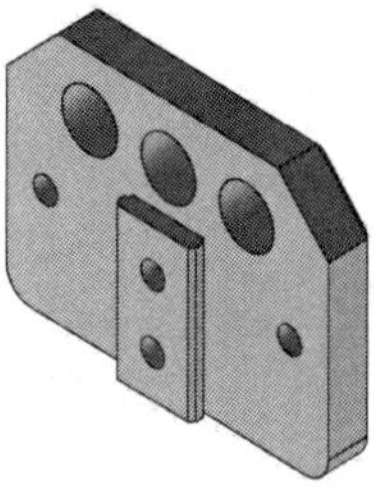

(b) 우측 아래 등각 보기

그림 2-1-115 로케이터의 2방향의 등각 보기

(5) 로케이터용 부시 등각 보기

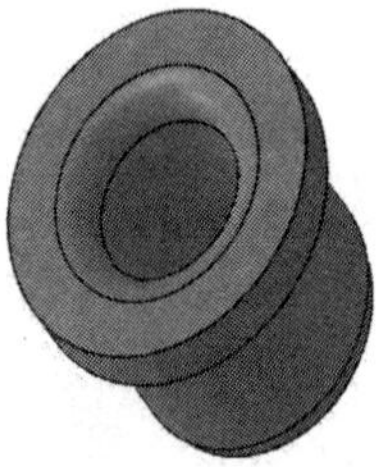

(a) 좌측 위 등각 보기

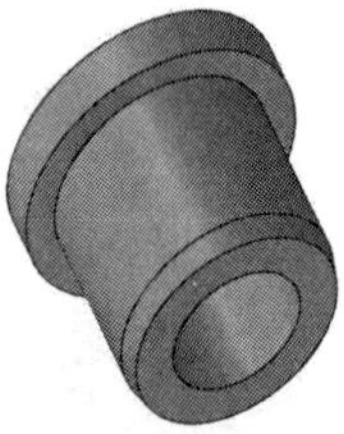

(b) 우측 아래 등각 보기

그림 2-1-116 로케이터용 부시의 2방향의 등각 보기

(6) 리드스크류 서포터 등각 보기

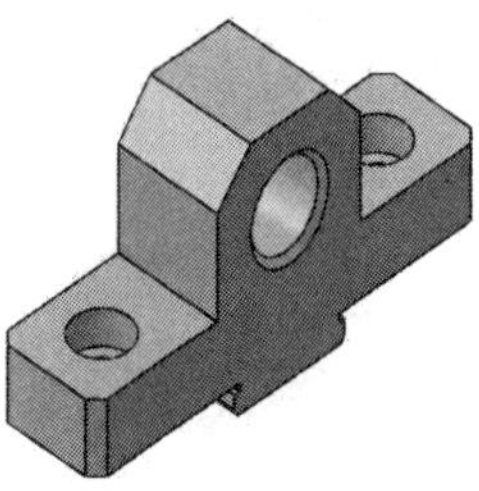

(a) 좌측 위 등각 보기

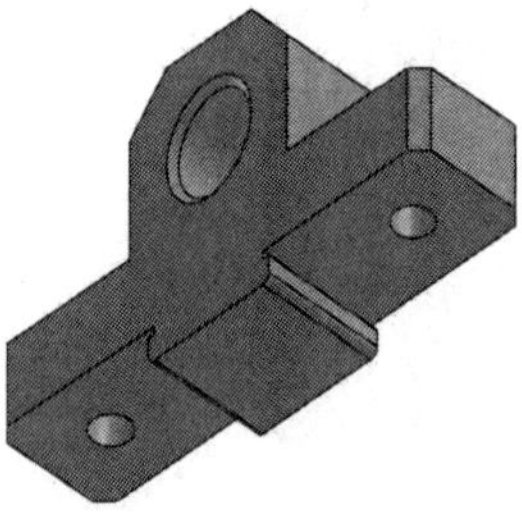

(b) 우측 아래 등각 보기

그림 2-1-117 리드스크류 서포터의 2방향의 등각 보기

(7) 리드스크류 등각 보기

(a) 좌측 위 등각 보기 (b) 우측 아래 등각 보기

그림 2-1-118 리드스크류의 2방향의 등각 보기

(8) 이동 조 등각 보기

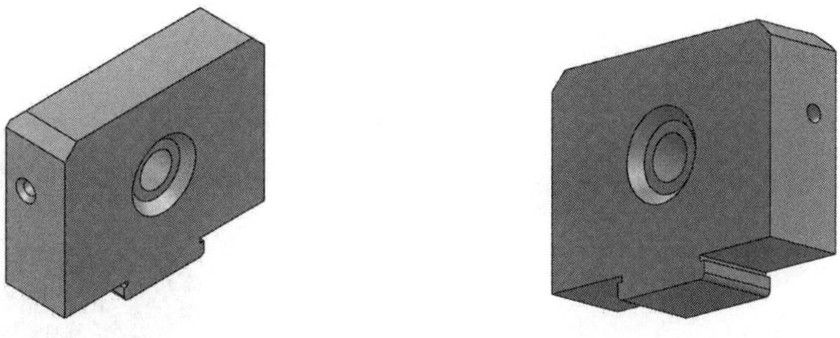

(a) 좌측 위 등각 보기 (b) 우측 아래 등각 보기

그림 2-1-119 이동 조의 2방향의 등각 보기

(9) 고정 핀 등각 보기

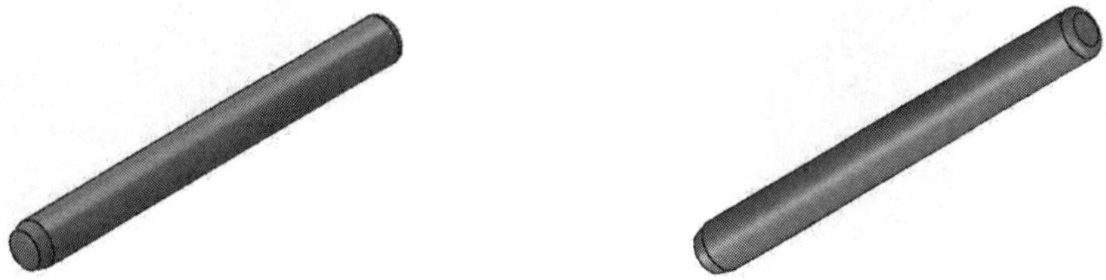

(a) 좌측 위 등각 보기 (b) 우측 아래 등각 보기

그림 2-1-120 고정 핀의 2방향의 등각 보기

(10) 멈춤 핀 등각 보기

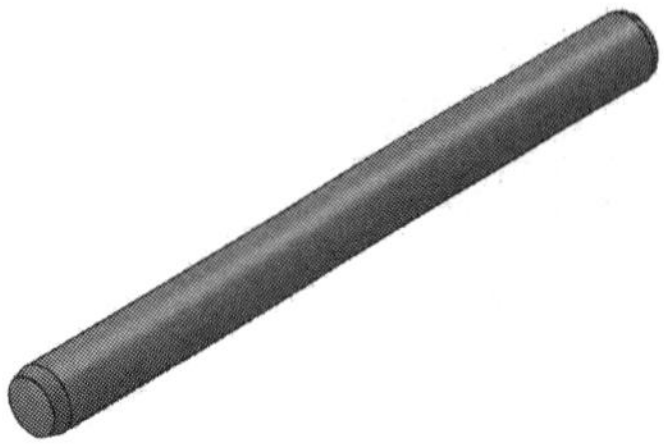

(a) 좌측 위 등각 보기

(b) 우측 아래 등각 보기

그림 2-1-121 멈춤 핀의 2방향의 등각 보기

1-3-3 렌더링 종합정리

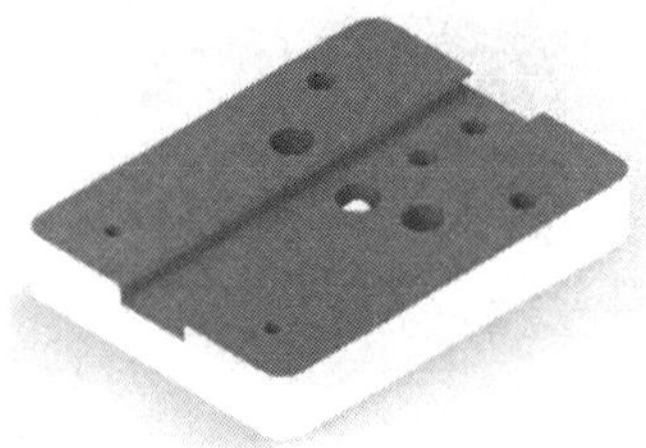		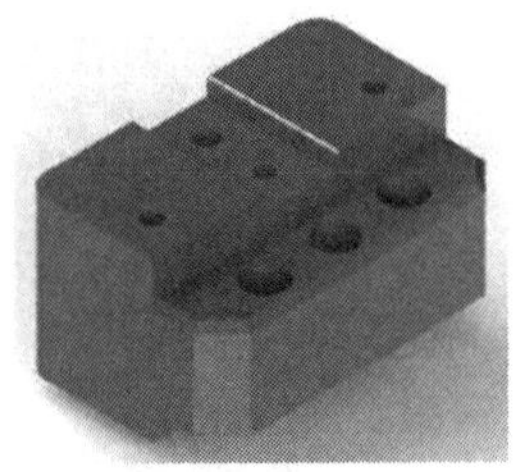	
품명	베이스	품명	조 서포터
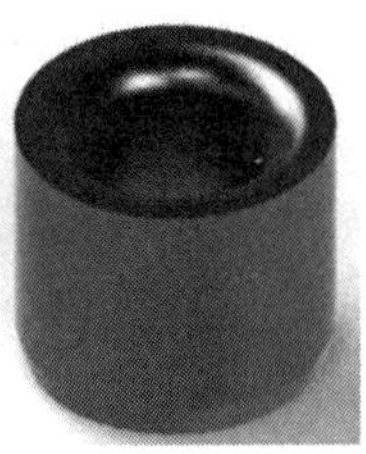		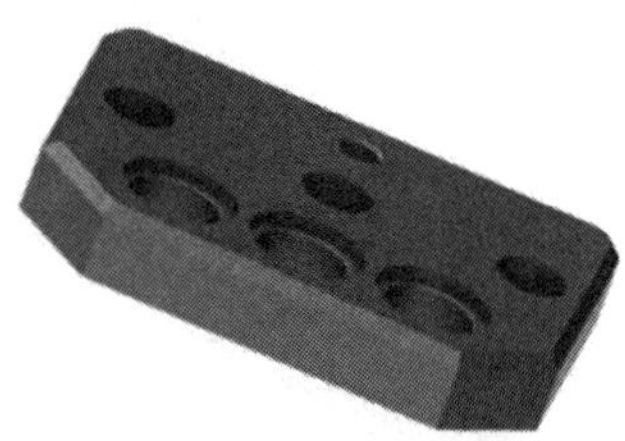	
품명	조 서포터용 부시	품명	로케이터

<table>
<tr><td colspan="2">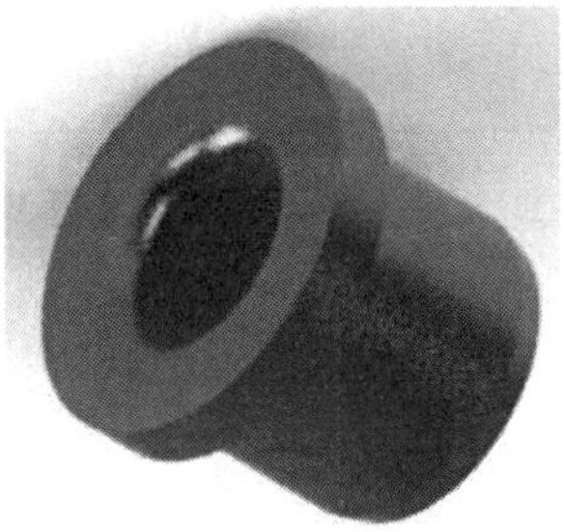</td><td colspan="2">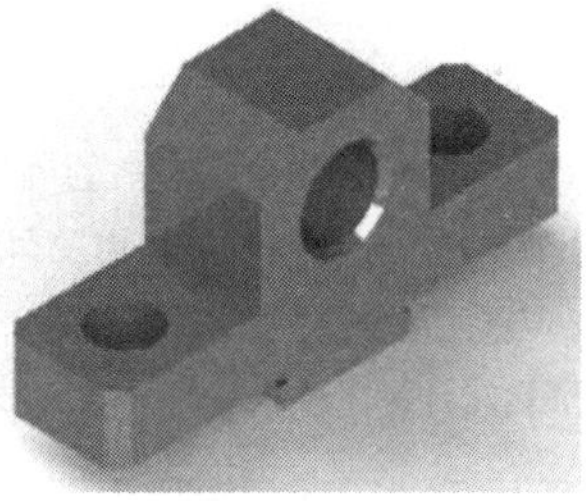</td></tr>
<tr><td>품명</td><td>로케이터용 부시</td><td>품명</td><td>리드스크류 서포터</td></tr>
<tr><td colspan="2">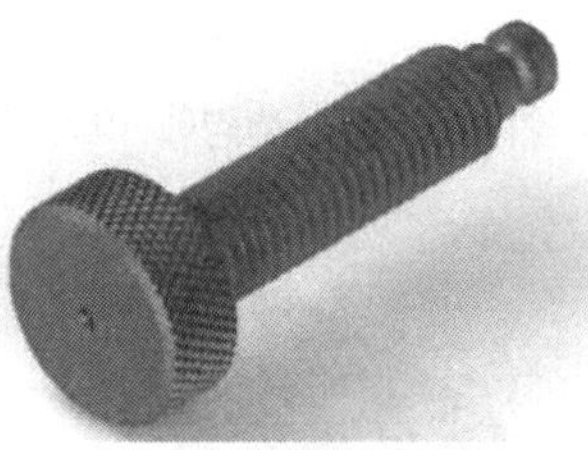</td><td colspan="2">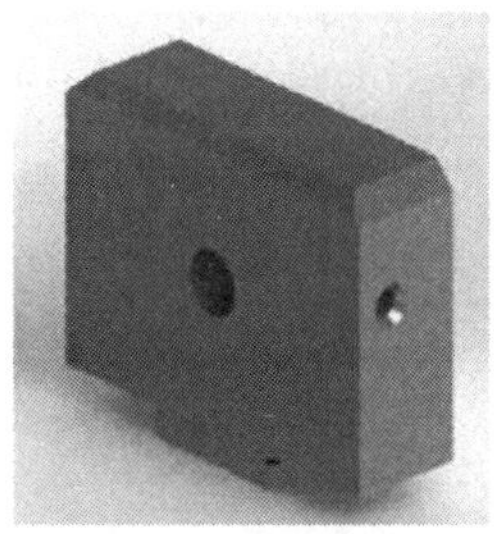</td></tr>
<tr><td>품명</td><td>리드스크류</td><td>품명</td><td>이동 조</td></tr>
<tr><td colspan="2">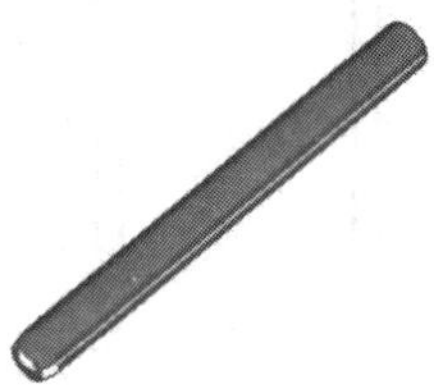</td><td colspan="2">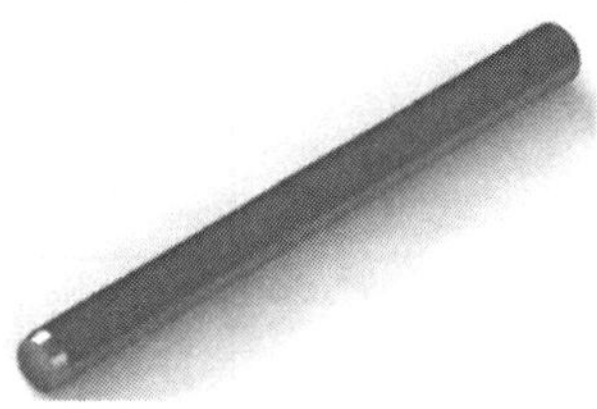</td></tr>
<tr><td>품명</td><td>고정 핀</td><td>품명</td><td>멈춤 핀</td></tr>
</table>

1-4 자율 평가

이 자율평가의 목적은 앞에서 익힌 역할에 따른 부품의 형상모델링 방법을 다 이해하고 설계 변경 사항에 대해 자기 주도적으로 작업을 실시하고 평가가 가능한지를 확인하기 위함이다. 본인의 부족한 점에 대해 파악하는 태도를 기르고 부족하다면 다른 사람의 도움을 받거나 본인 스스로 앞의 내용을 더욱 자세히 학습하는 자기주도 학습에 목적이 있다.

1-4-1 자율평가 문제

그림 2-1-1의 리밍 지그에서 부품이 다음과 같이 주어진 설계 변경 사항에 따라 작업을 실시하라.

(1) 부품 설계 변경 사항

- 가공 제품이 문제 그림 2-1과 같이 변경되었을 때 가공 제품의 변경에 따라 그림 2-1-1의 리밍 지그를 설계 변경하라.

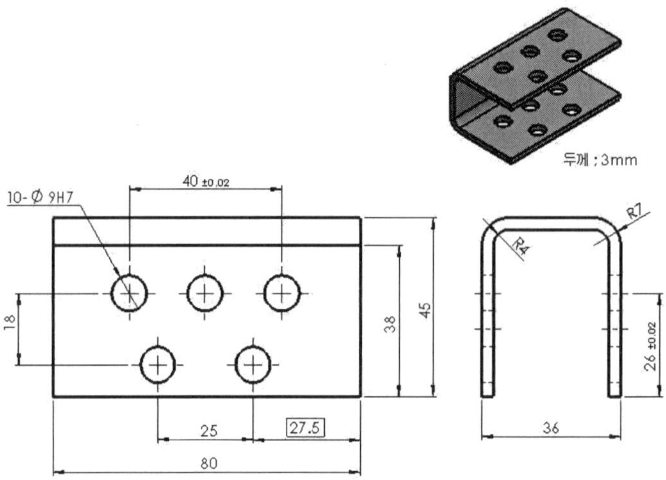

문제그림 2-1 가공 제품

(2) 3D 모델링도 작업

- 가공 제품의 변경에 따른 리밍 지그의 부품에 대한 설계 변경을 반영한 후에 3D 모델링도 작업을 실시한다.
- 3D 모델링도는 형상을 잘 나타내는 등각축을 잡아서 각 부품 당 2개의 View를 나타내시오.
- 3D 형상모델을 렌더링 처리하시오.

1-4-2 자율평가 답안

(1) 변경 사항

- 가공 제품의 변경에 따라 베이스의 길이 변경 및 리머 가공 여유 구멍 위치가 변경되어야 한다.
- 가공 제품의 변경에 따라 조 서포터의 조 길이 변경 및 리머 가공 구멍 위치가 변경되어야 한다.
- 가공 제품의 변경에 따라 로케이터의 길이 변경 및 리머 가공 구멍 위치가 변경되어야 한다.

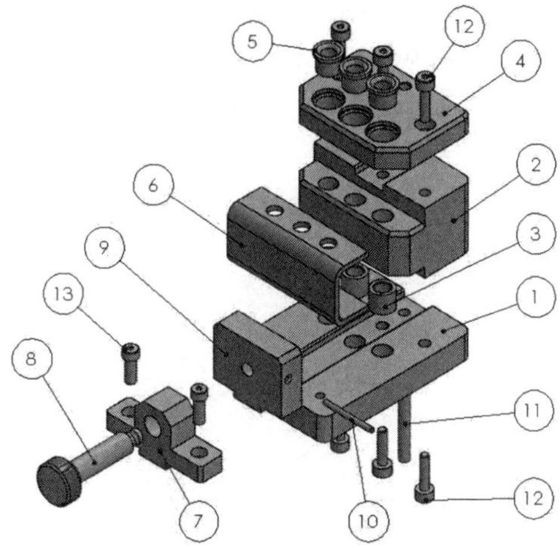

답안그림 1-1 리밍 지그의 부품 번호

(2) 3D 형상모델링도

① 변경 베이스 형상모델링

- 베이스의 길이가 135 ㎜로 변경되었다.
- 리머 가공여유 구멍은 구멍가공 마법사의 드릴크기 도구를 이용하고 크기는 같으며 위치를 답안그림 2-1과 같이 치수 설정함.

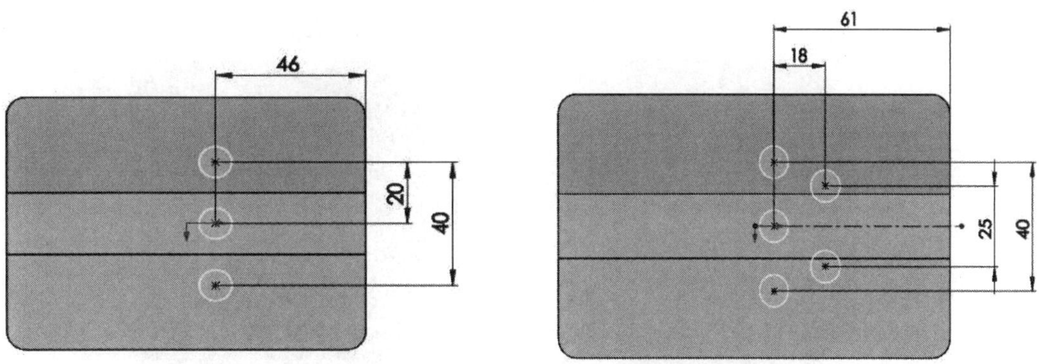

(a) 변경 전의 치수　　　(b) 변경 후의 치수

답안그림 2-1 변경 베이스 리머 가공 여유구멍 위치의 치수 정의

② 변경 조 서포터 형상모델링

- 조 서포터의 길이가 75 ㎜로 변경되었다.
- 조의 컷 돌출 길이가 40 ㎜로 변경되었다.
- 조 서포터용 부시 삽입 구멍은 구멍가공 마법사의 카운터보어 도구를 이용하고 크기는 같으며 위치를 답안그림 2-2와 같이 치수 설정함.

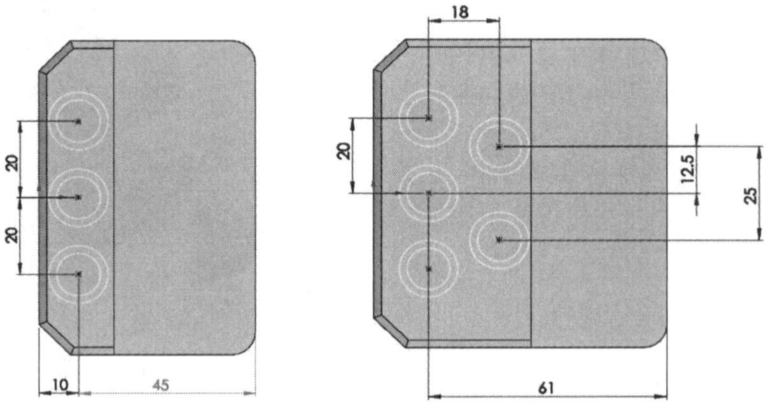

(a) 변경 전의 치수 (b) 변경 후의 치수

답안그림 2-2 변경 조 서포터용 부시 삽입 구멍 위치의 치수 정의

③ 변경 로케이터 형상모델링

- 로케이의 길이가 75 ㎜로 변경되었다.
- 로케이터용 부시 삽입 구멍은 구멍가공 마법사의 카운터보어 도구를 이용하고 크기는 같으며 위치를 답안그림 2-3과 같이 치수 설정함.

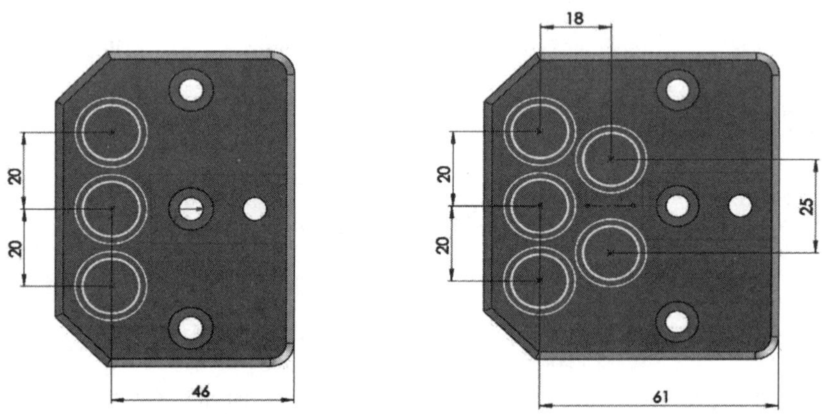

(a) 변경 전의 치수 (b) 변경 후의 치수

답안그림 2-3 변경 로케이터용 부시 삽입 구멍 위치의 치수 정의

④ 형상모델링의 종합 정리

<table>
<tr><td colspan="2">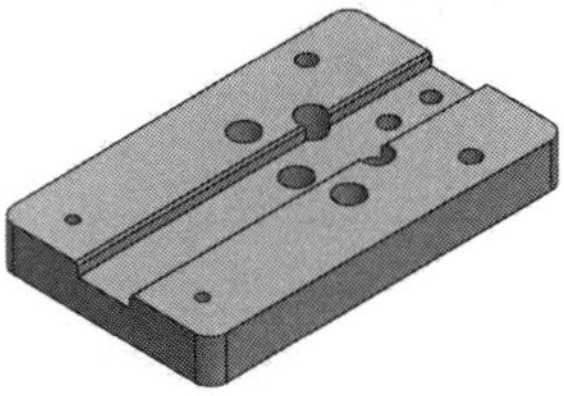</td><td colspan="2">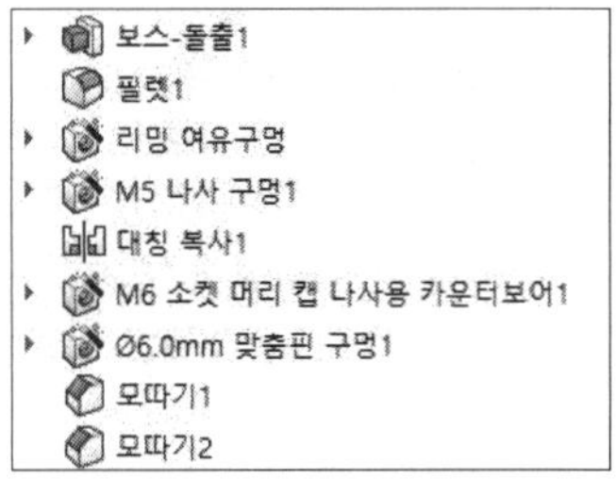
</td></tr>
<tr><td>품명</td><td>베이스</td><td>품번</td><td>1</td></tr>
<tr><td>재질</td><td>SCM415</td><td>질량</td><td>1209.88 g</td></tr>
<tr><td colspan="2">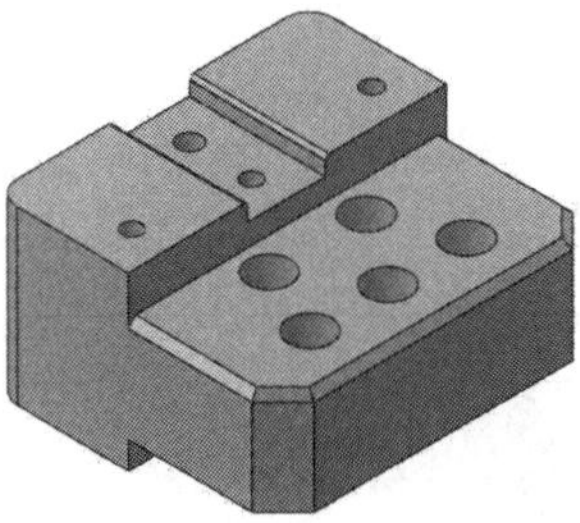</td><td colspan="2">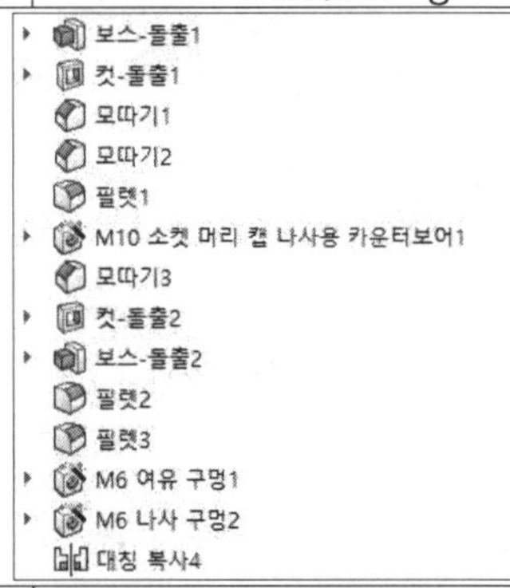
</td></tr>
<tr><td>품명</td><td>조 서포터</td><td>품번</td><td>2</td></tr>
<tr><td>재질</td><td>SCM415</td><td>질량</td><td>1439.17 g</td></tr>
<tr><td colspan="2">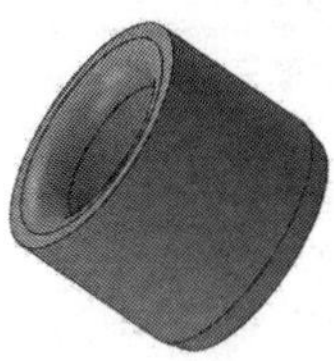</td><td colspan="2">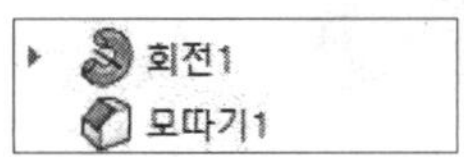
</td></tr>
<tr><td>품명</td><td>조 서포터용 부시</td><td>품번</td><td>3</td></tr>
<tr><td>재질</td><td>CAC503B</td><td>질량</td><td>11.66 g</td></tr>
<tr><td colspan="2">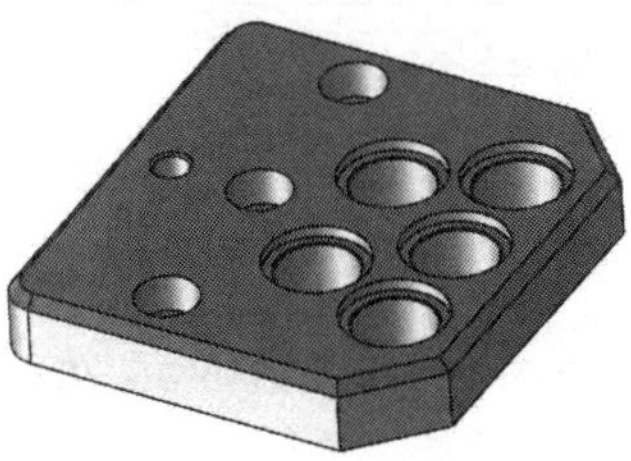</td><td colspan="2">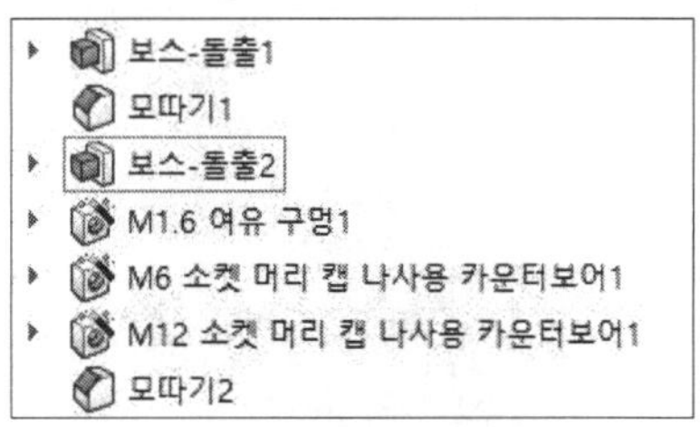
</td></tr>
<tr><td>품명</td><td>로케이터</td><td>품번</td><td>4</td></tr>
<tr><td>재질</td><td>SCM430</td><td>질량</td><td>475.45 g</td></tr>
</table>

<table>
<tr><td colspan="2">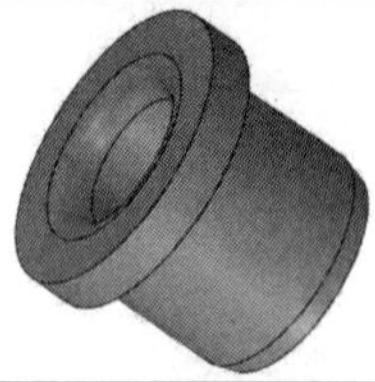</td><td colspan="2">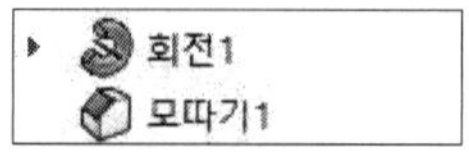
</td></tr>
<tr><td>품명</td><td>로케이터용 부시</td><td>품번</td><td>1</td></tr>
<tr><td>재질</td><td>CAC503B</td><td>질량</td><td>17.51 g</td></tr>
<tr><td colspan="2">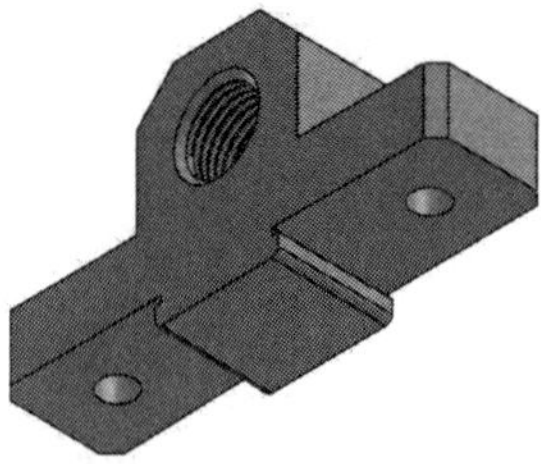</td><td colspan="2">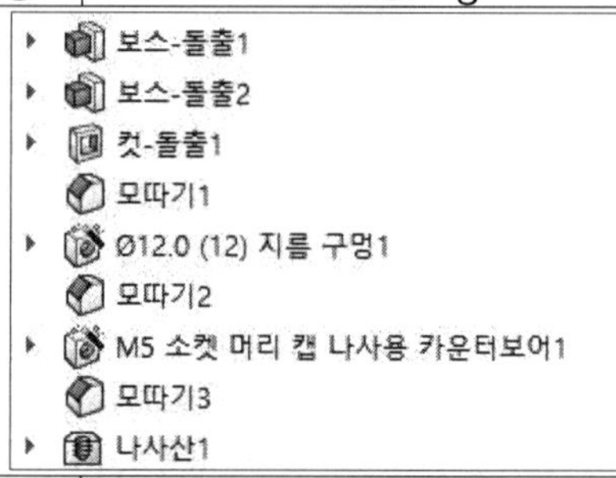
</td></tr>
<tr><td>품명</td><td>리드 스크류 서포터</td><td>품번</td><td>2</td></tr>
<tr><td>재질</td><td>SCM415</td><td>질량</td><td>153.08 g</td></tr>
<tr><td colspan="2">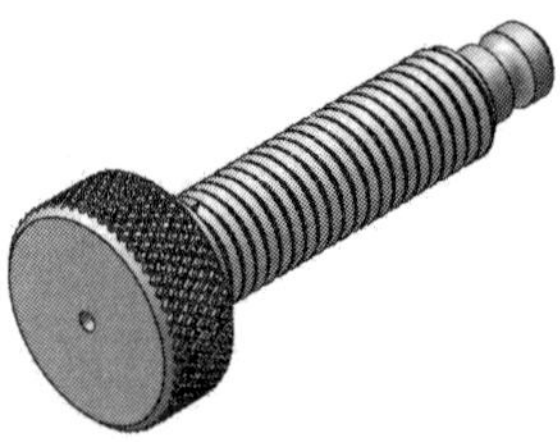</td><td colspan="2">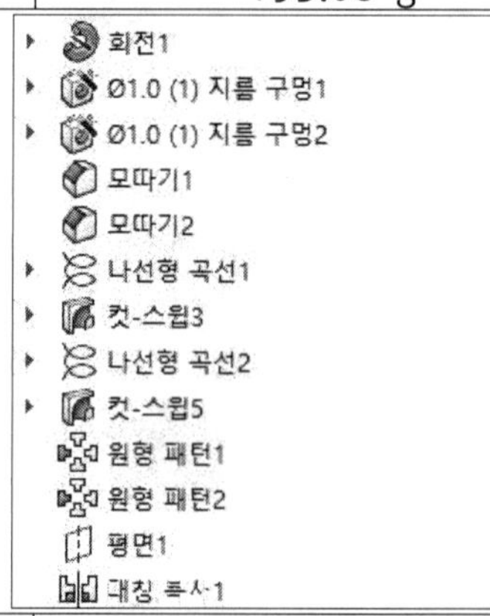
</td></tr>
<tr><td>품명</td><td>리드 스크류</td><td>품번</td><td>3</td></tr>
<tr><td>재질</td><td>SCM430</td><td>질량</td><td>72.09 g</td></tr>
<tr><td colspan="2">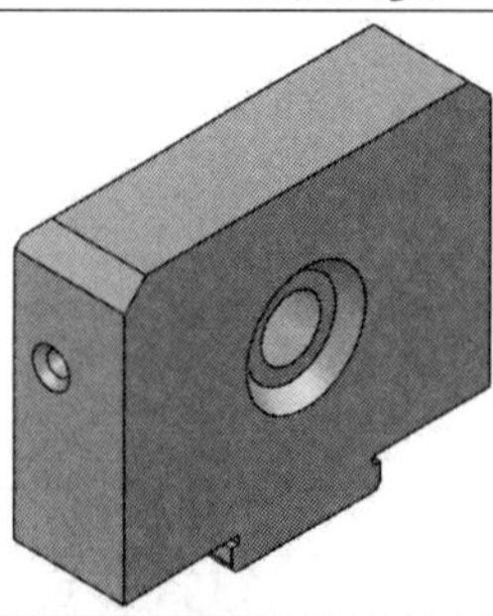</td><td colspan="2">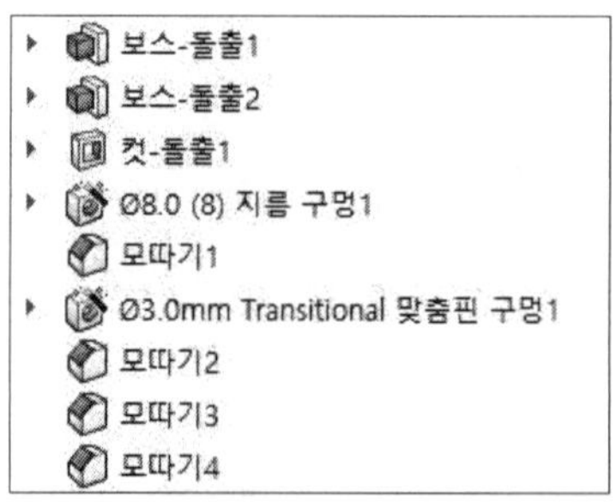
</td></tr>
<tr><td>품명</td><td>이동 조</td><td>품번</td><td>4</td></tr>
<tr><td>재질</td><td>SM45C</td><td>질량</td><td>207.71 g</td></tr>
</table>

(3) 등각 보기

① 변경 베이스 등각 보기

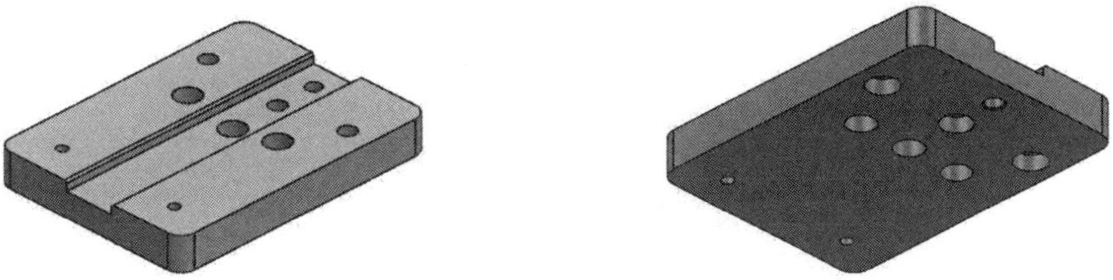

(a) 좌측 위 등각 보기 (b) 우측 아래 등각 보기

답안그림 3-1 베이스의 2방향의 등각 보기

② 변경 조 서포터 등각 보기

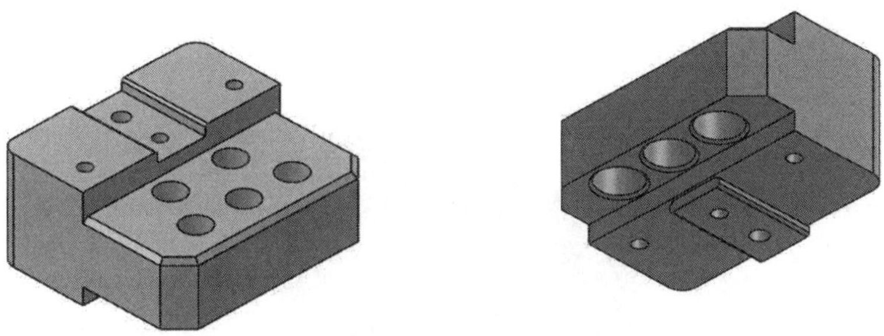

(a) 좌측 위 등각 보기 (b) 우측 아래 등각 보기

답안그림 3-2 조 서포터의 2방향의 등각 보기

③ 변경 로케이터 등각 보기

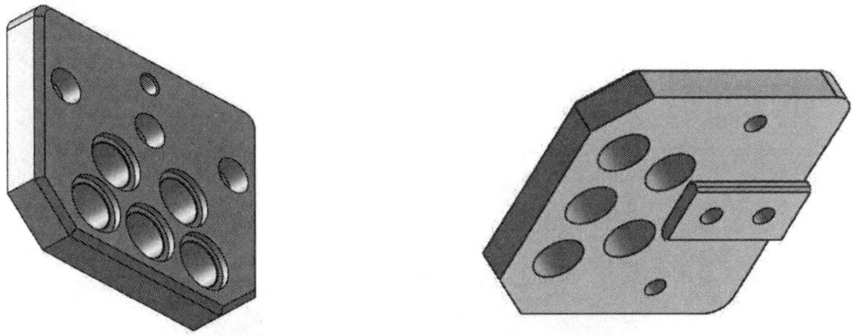

(a) 좌측 위 등각 보기 (b) 우측 아래 등각 보기

답안그림 3-3 로케이터의 2방향의 등각 보기

(4) 렌더링

① 변경 베이스 렌더링

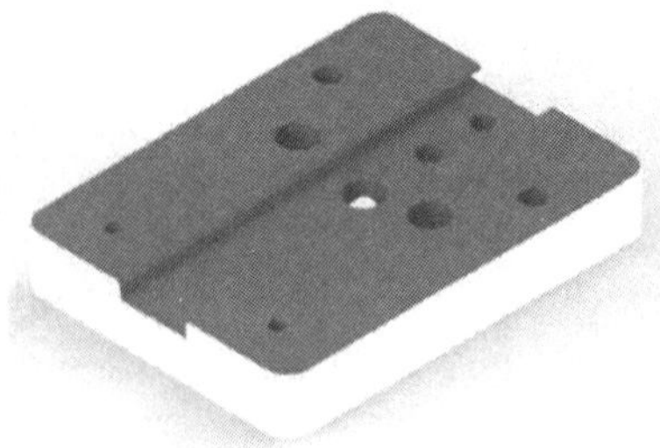

답안그림 4-1 베이스의 렌더링

② 변경 조 서포터 렌더링

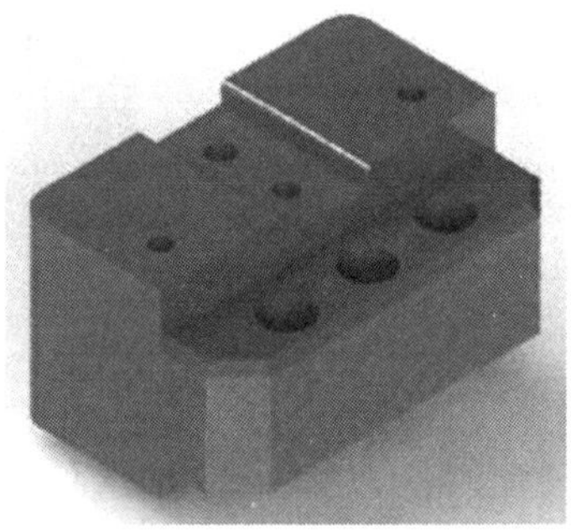

답안그림 4-2 조 서포터의 렌더링

③ 변경 로케이터 렌더링

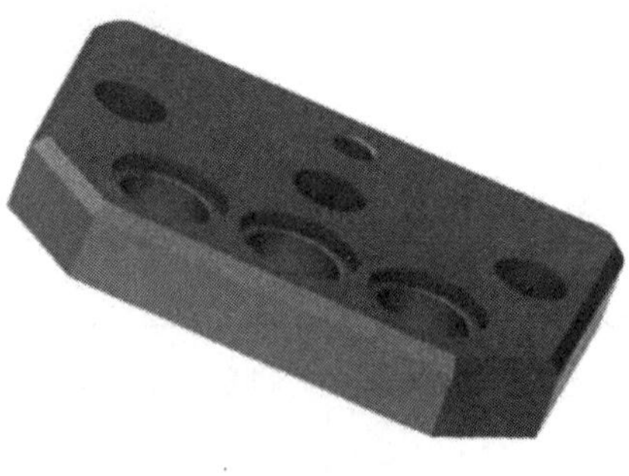

답안그림 4-3 로케이터의 렌더링

자율평가 결과 점검표

학습자 성명 :	평가 날짜 :
평가 제목 : 리밍 지그 부품 형상모델링	

		성취 수준		
		일치하지 못했음	일치 했음	일치하지 못한 이유
베이스	질량 일치			
	등각 보기			
	렌더링			
조 서포터	질량 일치			
	등각 보기			
	렌더링			
로케이터	질량 일치			
	등각 보기			
	렌더링			

성취수준 : 위의 모든 항목에 대해 “일치했음”, 즉 완성도 100%로 답하여야 합니다.

만일 “일치하지 못했음”에 답을 했다면 **치수 또는 재질이** 틀리다는 의미이므로 그 원인을 찾는 것이 좋을 것이다. 본인의 **치수나 재질이** 맞다고 생각하면 일치하지 않아도 좋지만 그 이유를 이유란에 적고 확실한지 다시 한 번 확인 하십시오.

2 조립 및 분해 형상모델링

2-1 학습준비

2-1-1 작업 과제

그림 2-2-1 (a)는 리밍 지그 부품을 조립한 모습이며 그림 2-2-1 (b)는 리밍 지그를 부품 분해한 모습이다. 이와 같은 부품 조립과 부품 분해를 작업 과제로 한다.

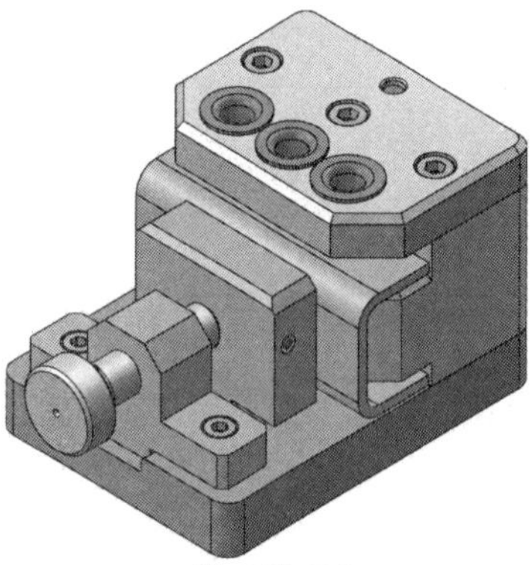

(b) 조립 모습

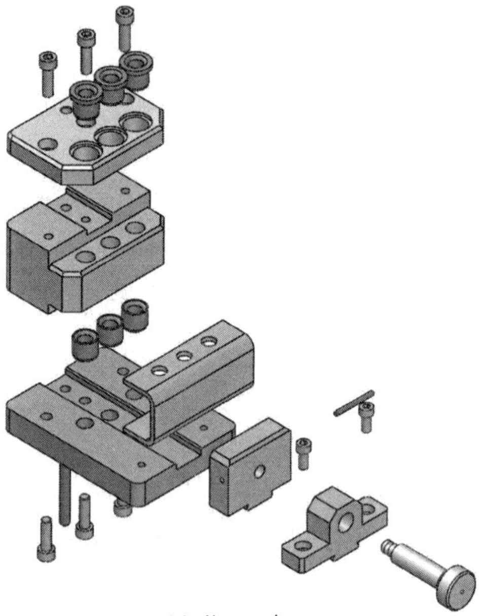

(b) 분해 모습

그림 2-2-1 작업 과제

2-1-2 작업 조건

(1) 조립은 앞에서 부품 형상모델링 한 부품을 이용한다.

(2) 부품 조립 후 부품간의 간섭은 없는지 체크한다.

(3) 부품 조립 후 흑백으로 출력 시 잘 나타나도록 렌더링 작업을 한다(배경 처리는 생략한다).

(4) 조립도의 특징이 가장 잘 나타나는 등각 축을 2개 선택하여 등각 이미지를 2개씩 나타 낸다(단, 조립도 단면하여 나타내지 않는다).

2-2 학습 활동

2-2-1 조립 형상모델링

(1) 작업준비하기

수행 : 스케치 화면 들어가기

① 풀다운 메뉴에서 새로 만들기 아이콘을 선택한다.

② 어셈블리를 선택한다.

(2) 고정 베이스 부품 삽입하기

생각하기 : 베이스는 어떤 역할을 하며 어떻게 고정 시키는지?

리밍 지그장치에서 베이스는 드릴링 머신의 테이블에 고정되어 리밍 작업을 할 때 리밍 장치가 움직이지 않도록 하는 역할을 한다. 따라서 일정 위치에 고정되는 것으로 생각하면 되는데 보통은 어셈블리 정면과 고정할 부품의 정면이 일치하는 경우(조립 형상모델이 정면에서 가장 보기 좋은 뷰)는 "자유롭게 움직이기"하여 자유롭게 움직이게 한 후에 부품의 정면과 어셈블리 정면이 일치하도록 일치 메이트 하고 다시 고정시키지만 일치하지 않은 경우(조립 형상모델이 정면에서 보기 좋지 않은 뷰)는 "자유롭게 움직이기"를 선택하여 자유롭게 움직이게 한 후에 어셈블리 정면과 부품의 우측면이 일치하도록 일치 메이트 하고 다시 고정시키면 된다. 고정을 해지하는 방법은 마우스 오른쪽 버튼을 눌러 보조 메뉴 가운데 "자유롭게 움직이기"를 선택하면 고정을 풀 수 있다.

수행 : 베이스 부품 모델 불러오기

① 부품 삽입을 클릭한다.

② 어셈블리 창의 찾아보기를 클릭한다.

③ 해당 파일이 창에 있으면 더블 클릭하고 Drag & Drop으로 부품을 어셈블리 창에 갖다 놓는다.

④ 마우스의 오른쪽 버튼을 눌러 메뉴가운데 "자유롭게 움직이기"를 선택한다.

⑤ 베이스의 우측면과 어셈블리 정면이 일치하도록 메이트 한다. 다만 메이트 맞춤이 반대 방향()으로 하고자 할 경우는 방향을 바꿔 주면 된다.

⑥ 베이스의 윗면과 어셈블리 윗면이 일치하도록 메이트 한다.
⑦ 다시 마우스의 오른쪽 버튼을 눌러 메뉴가운데 "고정"을 선택한다.

(3) 베이스와 조 서포터 조립

생각하기 : 조 서포터 조립은 어떻게 해야 하는가?

조 서포터는 제품을 모양에 맞춰 제작되는 부분이며 베이스에 고정되어야 하므로 우선적으로 베이스의 리밍 여유 구멍과 조 서포터의 리밍 구멍이 동심뿐만 아니라 맞춤 핀이 베이스와 조 서포터 및 로케이터를 하나로 연결하는 핀이므로 맞춤 핀이 통과하는 베이스의 맞춤 핀 구멍과도 동심으로 해야 한다. 그리고 베이스 윗면과 조 서포터 밑면이 고정되도록 일치 메이트 해야 한다.

수행 : 조 서포터 부품 모델 불러오기

① 부품 삽입을 클릭한다.
② 어셈블리 창의 찾아보기를 클릭한다.
③ 조 서포터 파일이 창에 있으면 더블 클릭하고 Drag & Drop으로 부품을 어셈블리 창에 갖다 놓는다.
④ 또 한 번 더블 클릭하고 Drag & Drop으로 부품을 어셈블리 창에 갖다 놓는다.

수행 : 부품간의 메이트 하기

① 어셈블리 도구상자에서 메이트 아이콘 을 클릭한다.
② 조 서포터의 가운데 리밍 구멍과 베이스의 가운데 리밍 여유 구멍을 동심으로 메이트 한다.
③ 조 서포터의 맞춤 핀 구멍과 베이스의 맞춤 핀 구멍을 동심으로 메이트 한다(그림 2-2-2 (a)).
④ 조 서포터의 베이스 조립 돌출 부분 밑면과 베이스의 조 서포터 조립 홈 윗면을 일치 메이트 한다(그림 2-2-2 (b)).
⑤ 확인을 클릭한다.

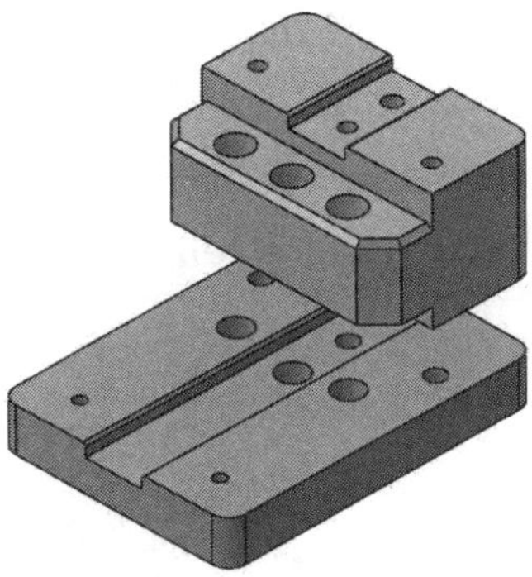

(a) 동심 메이트 결과

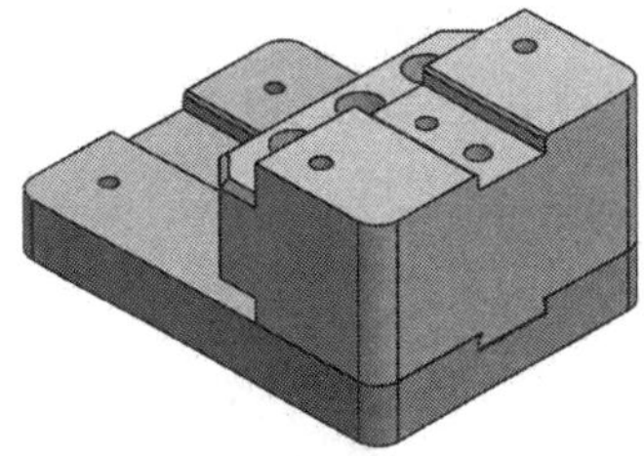

(b) 일치 메이트 결과

그림 2-2-2 조 서포터 조립과정

(4) 조 서포터용 부시 조립

생각하기 : 조 서포터용 부시 조립은 어떻게 해야 하는가?

조 서포터용 부시는 먼저 하나의 조립부터 실행한다. 즉, 조 서포터의 첫 번째 구멍과 부시의 원통 부분을 동심 메이트 뿐만 아니라 조 서포터 밑면에서 부시가 튀어 나오면 안 되므로 조 서포터의 밑면과 부시의 밑면을 일치 메이트 해야 한다. 그런데 이미 베이스를 조립한 상태이므로 일치 메이트하기 어려울 경우 임시적으로 베이스를 감추기 하여 일치 메이트 하면 된다. 그런데 3개의 조 서포터용 부시가 조립되어야 하므로 나머지 두 개는 선형패턴으로 간단히 조립할 수 있다.

수행 : 조 서포터용 부시 부품 모델 불러오기

① 부품 삽입을 클릭한다.
② 어셈블리 창의 찾아보기를 클릭한다.
③ 조 서포터용 부시 부품을 어셈블리 창에 갖다 놓는다.
④ 모두 3개의 조 서포터용 부시 부품을 어셈블리 창에 갖다 놓는다.

수행 : 부품간의 메이트 하기

① 어셈블리 도구상자에서 메이트 아이콘 을 클릭한다.
② 조 서포터의 가운데 첫 번째 리밍 구멍과 조 서포터용 부시의 외부 면을 동심으로 메이트 한다.

③ 베이스를 감추기하고 나서 조 서포터의 밑면과 조 서포터용 부시의 밑면을 일치로 메이트 한다(그림 2-2-3 (a)).

④ 첫 번째 조립된 조 서포터용 부시에 대해 선형 팬턴 도구를 사용하여 20 mm 간격으로 3개의 인스턴스를 설정하고 확인을 클릭한다(그림 2-2-3 (b)).

⑤ 확인을 클릭한다.

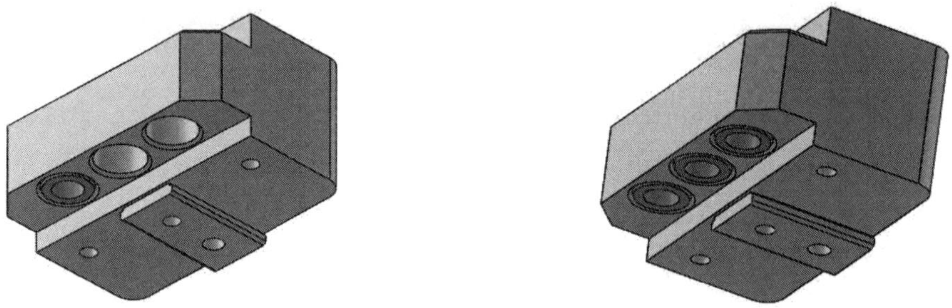

(a) 동심 및 일치 메이트 (b) 선형 패턴

그림 2-2-3 부시의 조립과정

(5) 로케이터 조립

생각하기 : 로케이터 조립은 어떻게 해야 하는가?

로케이터 조립 역시 리밍 구멍과 맞춤 핀 구멍이 조 서포터의 리밍 구멍과 맞춤 핀 구멍과 동심이 되는 것이 중요하므로 동심 메이트를 하고 로케이터 밑면과 조 서포터 윗면이 일치되도록 조립해야 한다.

수행 : 로케이터 부품 모델 불러오기

① 부품 삽입을 클릭한다.

② 어셈블리 창의 찾아보기를 클릭한다.

③ 로케이터 부품을 어셈블리 창에 갖다 놓는다.

수행 : 부품간의 메이트 하기

① 어셈블리 도구상자에서 메이트 아이콘 을 클릭한다.

② 로케이터의 가운데 리밍 구멍과 조 서포터의 가운데 리밍 구멍을 동심으로 메이트 한다.

③ 로케이터의 맞춤 핀 구멍과 조 서포터의 맞춤 핀 구멍을 동심으로 메이트 한다(그림 2-2-4 (a)).

④ 조 서포터의 윗면과 로케이터의 밑면을 일치 메이트 한다(그림 2-2-4 (b)).

⑤ 확인을 클릭한다.

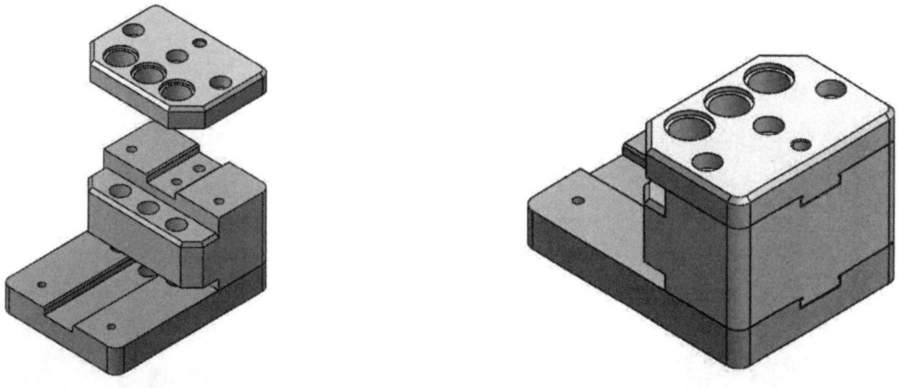

(a) 동심 메이트 결과 (b) 일치 메이트 결과

그림 2-2-4 로케이터 조립 과정

(6) 로케이터용 부시 조립

생각하기 : 로케이터용 부시 조립은 어떻게 해야 하는가?

로케이터용 부시는 먼저 하나의 조립부터 실행한다. 즉, 로케이터의 첫 번째 구멍과 부시의 원통 부분을 동심 메이트 뿐만 아니라 부시가 칼라를 가지고 있으므로 이 칼라 밑면이 로케이터의 카운터 보어 면과 일치하도록 해야 한다. 그런데 3개의 로케이터용 부시가 조립되어야 하므로 나머지 두 개는 선형패턴으로 간단히 조립할 수 있다.

수행 : 로케이터용 부시 부품 모델 불러오기

① 부품 삽입을 클릭한다.

② 어셈블리 창의 찾아보기를 클릭한다.

③ 로케이터용 부시 부품을 어셈블리 창에 갖다 놓는다.

④ 모두 3개의 로케이터용 부시 부품을 어셈블리 창에 갖다 놓는다.

수행 : 부품간의 메이트 하기

① 어셈블리 도구상자에서 메이트 아이콘 을 클릭한다.

② 로케이터의 가운데 첫 번째 리밍 구멍과 로케이터용 부시의 원통 면이 동심하도록 메이트 한다.

③ 로케이터의 카운터 보어 밑면과 로케이터용 부시의 칼라 밑면을 일치 메이트 한다(그림 2-2-5 (a)).

④ 첫 번째 조립된 로케이터용 부시에 대해 선형 팬턴 도구를 사용하여 20 ㎜ 간격으로 3개의 인스턴스를 설정하고 확인을 클릭한다(그림 2-2-5 (b)).

⑤ 확인을 클릭한다.

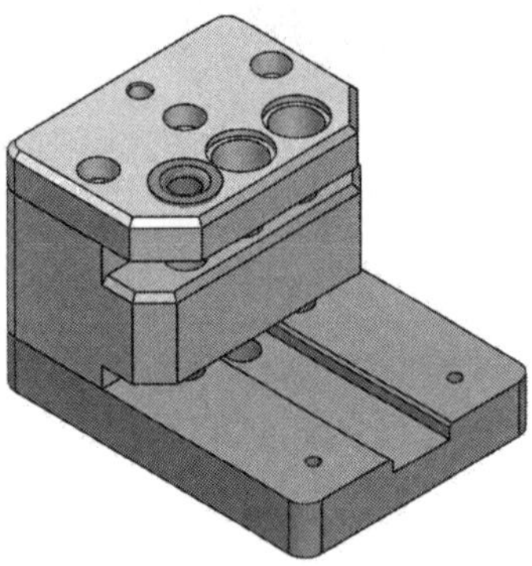

(a) 동심 및 일치 메이트

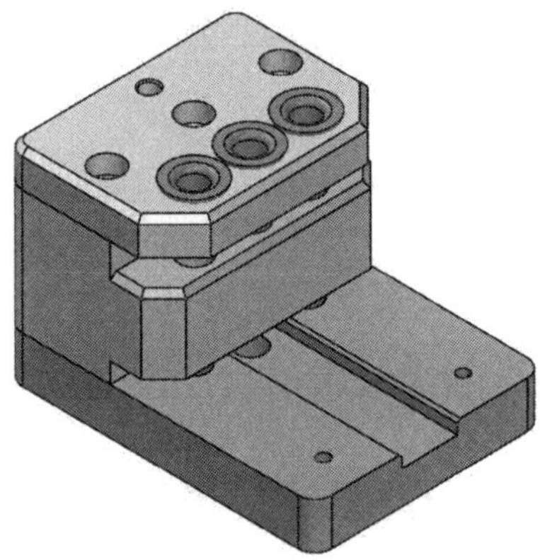

(b) 선형 패턴

그림 2-2-5 조 서포터 조립과정

(7) 제품 조립

생각하기 : 제품 조립은 어떻게 해야 하는가?

제품은 ㄷ자형이며 이에 따라 조 서포터의 조가 만들어져 있으므로 조 서포터의 조에 조립하면 된다. 우선 제품 리밍 첫 번째 구멍 및 세 번째 구멍과 조 서포터용 부시의 첫 번째 구멍 및 세 번째 구멍과 동심으로 하고 제품 위쪽 밑면이 조 윗면과 일치하도록 해야 한다.

수행 : 제품 부품 모델 불러오기

① 부품 삽입을 클릭한다.
② 어셈블리 창의 찾아보기를 클릭한다.
③ 제품 부품을 어셈블리 창에 갖다 놓는다.

수행 : 부품간의 메이트 하기

① 어셈블리 도구상자에서 메이트 아이콘 을 클릭한다.
② 조 서포터의 첫 번째 구멍과 제품 첫 번째 구멍이 동심하도록 메이트 한다.
③ 조 서포터의 세 번째 구멍과 제품 세 번째 구멍이 동심하도록 메이트 한다(그림 2-2-6 (a)).
④ 조 서포터의 윗면과 제품 ㄷ자 위쪽의 밑면을 일치 메이트 한다(그림 2-2-6 (b)).
⑤ 확인을 클릭한다.

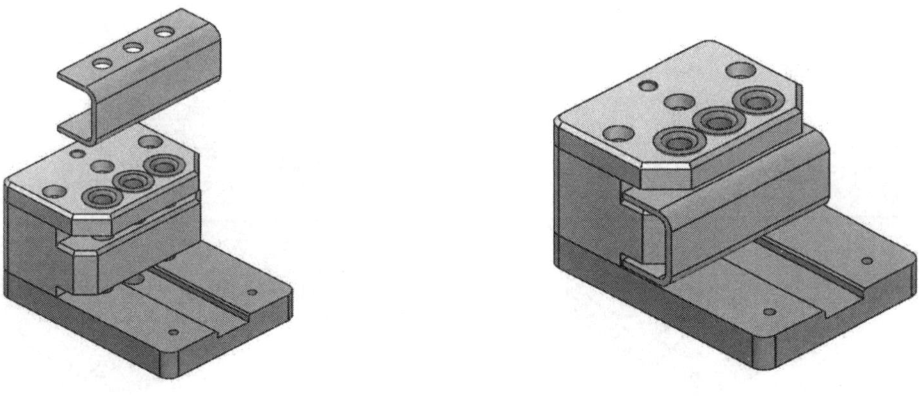

(a) 동심 메이트 결과 (b) 일치 메이트 결과

그림 2-2-6 제품 조립 과정

(8) 리드 스크류 서포터 조립

생각하기 : 리드 스크류 서포터 조립은 어떻게 해야 하는가?

리드 스크류 서포터는 리드 스크류를 회전시켜 나사산을 따라 직선으로 움직이게 하는 서포터이므로 베이스에 고정되어 있어야 한다. 따라서 리드 스크류 서포터의 고정 나사 구멍과 베이스의 고정 부분이 동심이어야 하며 리드 스크류 서포터가 베이스에 밀착되도록 조립해야 한다.

수행 : 리드 스크류 서포터 부품 모델 불러오기

① 부품 삽입을 클릭한다.
② 어셈블리 창의 찾아보기를 클릭한다.
③ 리드 스크류 서포터 부품을 어셈블리 창에 갖다 놓는다.

수행 : 부품간의 메이트 하기

① 어셈블리 도구상자에서 메이트 아이콘 을 클릭한다.
② 리드 스크류 서포터의 두 개의 고정나사 구멍과 베이스 두 개의 고정구멍이 동심하도록 메이트 한다(그림 2-2-7 (a)).
③ 리드 스크류 서포터의 베이스 조립 돌출 부분의 밑면과 베이스 조립 홈 윗면이 일치하도록 메이트 한다(그림 2-2-7 (b)).
④ 확인을 클릭한다.

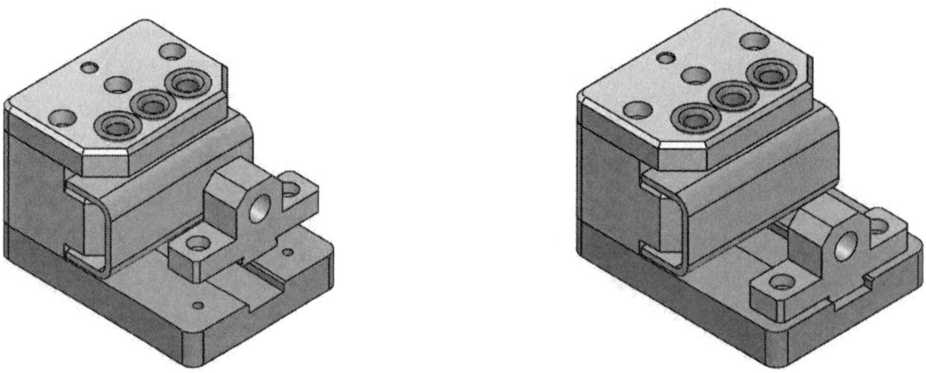

(a) 동심 메이트 결과 (b) 일치 메이트 결과

그림 2-2-7 리드 스크류 서포터 조립과정

(9) 이동 조 조립

생각하기 : 이동 조 조립은 어떻게 해야 하는가?

이동 조는 리드 스크류의 회전에 의한 직선 운동의 작용을 받아 제품을 고정시키는 부품으로 이동 조의 리드 스크류 구멍과 리드 스크류 서포터의 리드 스크류 구멍이 직선으로 움직이도록 조립하여야 한다.

수행 : 이동 조 부품 모델 불러오기

① 부품 삽입을 클릭한다.
② 어셈블리 창의 찾아보기를 클릭한다.
③ 이동 조 부품을 어셈블리 창에 갖다 놓는다.

수행 : 부품간의 메이트 하기

① 어셈블리 도구상자에서 메이트 아이콘 을 클릭한다.
② 이동 조의 리드스크류 결합 구멍과 리드스크류 서포터의 리드스크류 결합 구멍이 동심하도록 메이트 한다(그림 2-2-8 (a)).
③ 이동 조의 이동 돌출 밑면과 베이스 이동 홈의 밑면이 일치하도록 메이트 한다.
④ 이동 조가 제품에 밀착했다고 가정하여 이동 조의 이동 앞면과 제품의 밀착 면이 일치하도록 메이트 한다(그림 2-2-8 (b)).
⑤ 확인을 클릭한다.

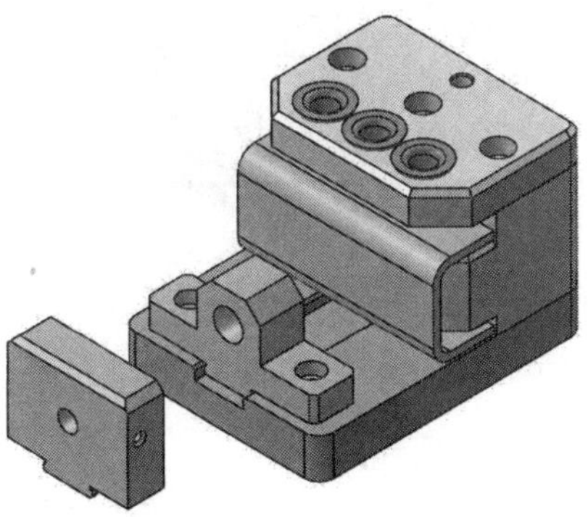

(a) 동심 메이트 결과

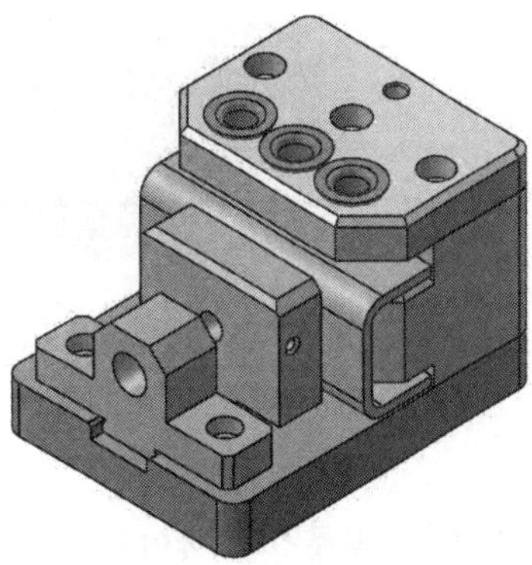

(b) 일치 메이트 결과

그림 2-2-8 이동 조 조립 과정

(10) 리드 스크류 조립

생각하기 : 리드 스크류 조립은 어떻게 해야 하는가?

리드 스크류는 이동 조와 결합되어 이동 조를 밀어 제품을 움직이지 않도록 고정하거나 제품을 분리할 때 이동 조를 움직이게 하는 부품이므로 리드 스크류 서포터와 조립하여야 할뿐 아니라 이동 조와 조립해야 한다. 따라서 리드 스크류의 회전 원통 면과 리드 스크류 서포터의 나사 구멍이 동심이어야 하며 아울러 이동 조의 리드 스크류 조립 구멍과 동심이어야 한다. 또한 리드 스크류의 고정 핀 원통 홈이 이동 조의 고정 핀 구멍과 접해야 한다.

수행 : 리드 스크류 부품 모델 불러오기

① 부품 삽입을 클릭한다.
② 어셈블리 창의 찾아보기를 클릭한다.
③ 리드 스크류 부품을 어셈블리 창에 갖다 놓는다.

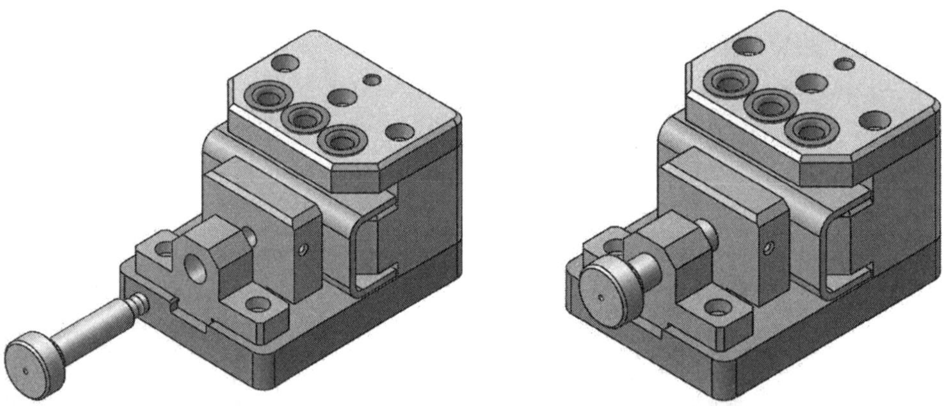

(a) 동심 메이트 결과 (b) 탄젠트 메이트 결과

그림 2-2-9 리드 스크류 조립 과정

수행 : 부품간의 메이트 하기

① 어셈블리 도구상자에서 메이트 아이콘 을 클릭한다.
② 리드 스크류의 나사 원통 면과 리드 스크류 서포터의 구멍을 동심 메이트 한다.
③ 리드 스크류의 나사 원통 면과 이동 조의 리드 스크류 조립 구멍을 동심 메이트 한다(그림 2-2-9 (a)).
④ 리드 스크류의 고정 핀 조립 원통 홈과 이동 조의 고정 핀 구멍을 탄젠트 메이트 한다(그림 2-2-9 (b)).
⑤ 확인을 클릭한다.

(11) 고정 핀 조립

생각하기 : 고정 핀 조립은 어떻게 해야 하는가?

고정 핀은 리드 스크류와 이동 조가 결합하는 역할을 하므로 리드 스크류의 고정 핀 원통 홈과 이동 조의 고정 핀 구멍이 접하여 빠지지 않도록 이동 조의 옆면과 고정 핀의 끝면을 일치 메이트 해야 한다.

수행 : 이동조용 맞춤 핀 부품 모델 불러오기

① 부품 삽입을 클릭한다.
② 어셈블리 창의 찾아보기를 클릭한다.
③ 고정 핀 부품을 어셈블리 창에 갖다 놓는다.

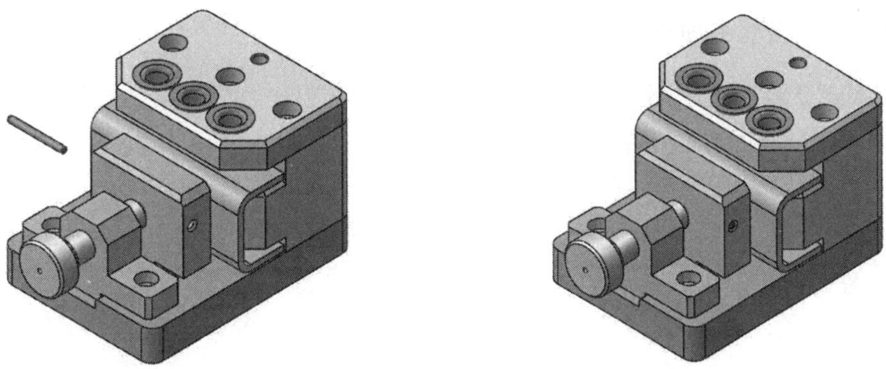

(a) 동심 메이트 결과 (b) 일치 메이트 결과

그림 2-2-10 고정 핀 조립 과정

수행 : 부품간의 메이트 하기

① 어셈블리 도구상자에서 메이트 아이콘 을 클릭한다.
② 이동 조의 고정 핀 구멍과 고정 핀의 원통 면이 동심하도록 메이트 한다. 그런데 고정 핀의 경우 테이퍼 부분이 끼워져야 하므로 방향을 잘 선택해야 한다(그림 2-2-10 (a)).
③ 이동 조의 옆면과 고정 핀의 끝면이 일치하도록 메이트 한다(그림 2-2-10 (b)).
④ 확인을 클릭한다.

(12) 맞춤 핀 조립

생각하기 : 맞춤 핀 조립은 어떻게 해야 하는가?

맞춤 핀은 베이스를 비롯하여 조 서포터와 로케이터가 같은 위치에서 결합과 분리가 가능하도록 된 부품으로 맞춤 핀의 원통 면과 베이스의 맞춤 핀 구멍이 동심 되게 하고 빠지지 않도록 베이스 바닥 밑면과 맞춤 핀의 끝면을 일치 시키는 조립을 해야 한다.

수행 : 베이스용 맞춤 핀 부품 모델 불러오기

① 부품 삽입을 클릭한다.
② 어셈블리 창의 찾아보기를 클릭한다.
③ 맞춤 핀 부품을 어셈블리 창에 갖다 놓는다.

수행 : 부품간의 메이트 하기

① 어셈블리 도구상자에서 메이트 아이콘 을 클릭한다.
② 베이스의 맞춤 핀 구멍과 맞춤 핀의 원통 면이 동심하도록 메이트 한다(그림 2-2-11 (a)).
③ 베이스의 바닥 밑면과 맞춤 핀의 끝면이 일치하도록 메이트 한다(그림 2-2-11 (b)).
④ 확인을 클릭한다.

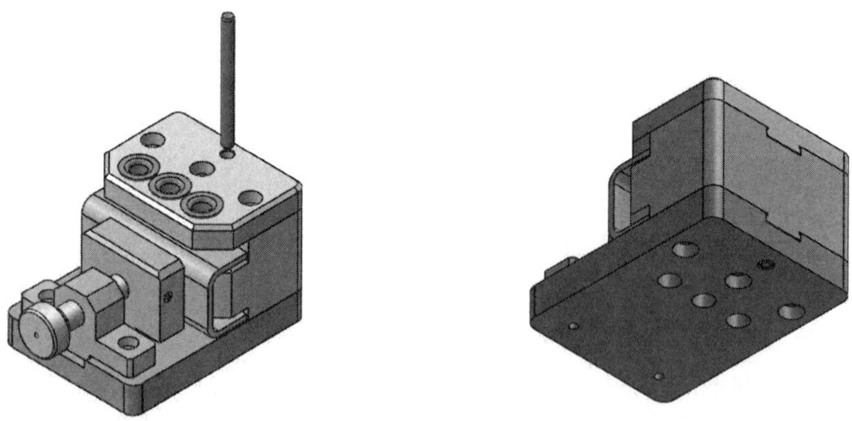

(a) 동심 메이트 결과(b) 일치 메이트 결과

그림 2-2-11 맞춤 핀 조립 과정

(13) 로케이터 나사 조립

생각하기 : 로케이터 나사 조립은 어떻게 하는가?

로케이터 나사는 조 서포터와 고정하기 위한 체결 부품으로 3D CAD 모델러에는 라이브러리에 여러 나라 체결 부품들을 제공하고 있다. 따라서 규격 부품들은 라이브러리에서 가져와서 조립만 하면 된다. 조립은 나사의 원통 면과 로케이터의 나사 구멍을 동심으로 하고 로케이터 카운터 보어 자리앉기 윗면에 소켓머리 밑면이 일치하도록 조립하면 된다.

수행 : 설계 라이브러리에서 나사 가져오기

① 작업창의 오른쪽에 설계 라이브러리()를 클릭한다.
② Toolbox를 클릭한다. 만약 애드인 되지 않았다면 애드인 시켜야 한다.
③ 볼트가 KS에 있으므로 KS를 클릭한다.
④ 볼트와 나사에서 소켓머리 나사를 클릭한다.
⑤ 소켓머리 나사 가운데 구멍붙이 볼트를 Drag & Drop으로 부품을 어셈블리 창에 갖다 놓는다.
⑥ 구멍붙이 볼트의 사양(M6×20×20-N)을 설정한다.
⑦ 확인을 클릭한다.

수행 : 부품간의 메이트 하기

① 어셈블리 도구상자에서 메이트 아이콘 을 클릭한다.
② 나사의 원통부분과 로케이터 나사 구멍과 동심되도록 메이트 한다. 방향이 반대일 경우는 방향을 바꿔주도록 한다.
③ 나사 소켓 머리의 밑면과 로케이터의 자리 파기 밑면과 일치하도록 메이트 한다.
④ 확인을 클릭한다(그림 2-2-12 (a)).

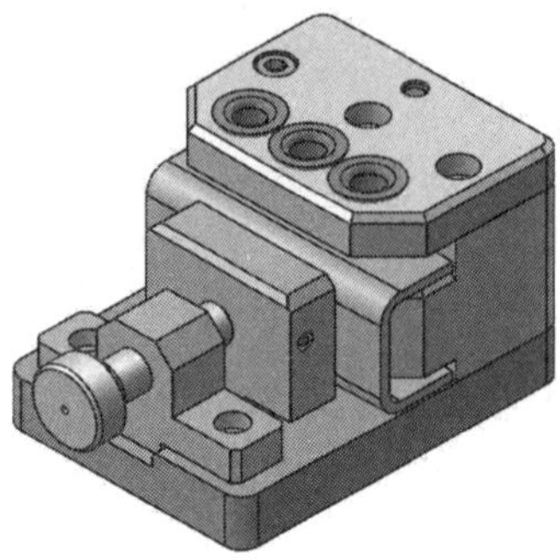

(a) 하나의 나사 조립

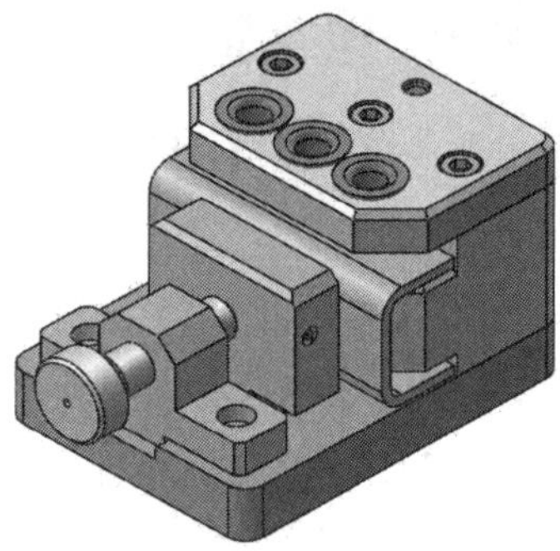

(b) 선형 패턴 결과

그림 2-2-12 나사 조립 과정

수행 : 부품 선형패턴 하기

① 부품 선형 패턴을 클릭한다.

② 방향1은 로케이터의 오른쪽 옆면을 클릭한다.

③ 거리는 31 ㎜로 한다.

④ 인스턴스 수를 3으로 한다.

⑤ 패턴할 요소는 조립한 볼트를 선택한다.

⑥ 확인을 클릭한다(그림 2-2-12 (b)).

(14) 베이스 나사 조립

생각하기 : 베이스 나사 조립은 어떻게 하는가?

이 베이스 나사는 조 서포터를 고정하기 위한 체결 부품이며 로케이터 나사와 규격은 같은 것으로 3D CAD 모델러에는 라이브러리에 여러 나라 체결 부품들을 제공하고 있다. 따라서 규격 부품들은 라이브러리에서 가져와서 조립만 하면 된다. 조립은 나사의 원통 면과 베이스의 나사 구멍을 동심으로 하고 베이스 카운터 보어 자리앉기 윗면에 나사의 소켓머리 밑면이 일치하도록 조립하면 된다.

수행 : 설계 라이브러리에서 나사 가져오기

① 작업창의 오른쪽에 설계 라이브러리(아이콘)를 클릭한다.

② Toolbox를 클릭한다. 만약 애드인 되지 않았다면 애드인 시켜야 한다.

③ 볼트가 KS에 있으므로 KS를 클릭한다.

④ 볼트와 나사에서 소켓머리 나사를 클릭한다.

⑤ 소켓머리 나사 가운데 구멍붙이 볼트를 Drag & Drop으로 부품을 어셈블리 창에 갖다 놓는다.

⑥ 구멍붙이 볼트의 사양(M6×20×20-N)을 설정한다.

⑦ 확인을 클릭한다.

수행 : 부품간의 메이트 하기

① 어셈블리 도구상자에서 메이트 아이콘 을 클릭한다.

② 볼트의 나사부분과 베이스 구멍과 동심되도록 메이트 한다. 방향이 반대일 경우는 방향을 바꿔주도록 한다.

③ 볼트의 밑면과 베이스의 자리 파기 밑면과 일치하도록 메이트 한다.

④ 확인을 클릭한다(그림 2-2-13 (a)).

수행 : 부품 선형패턴 하기

① 부품 선형 패턴을 클릭한다.

② 방향1은 베이스의 오른쪽 옆면을 클릭한다.

③ 거리는 31 ㎜로 한다.

④ 인스턴스 수를 3으로 한다.

⑤ 패턴할 요소는 조립한 볼트를 선택한다.

⑥ 확인을 클릭한다(그림 2-2-13 (b)).

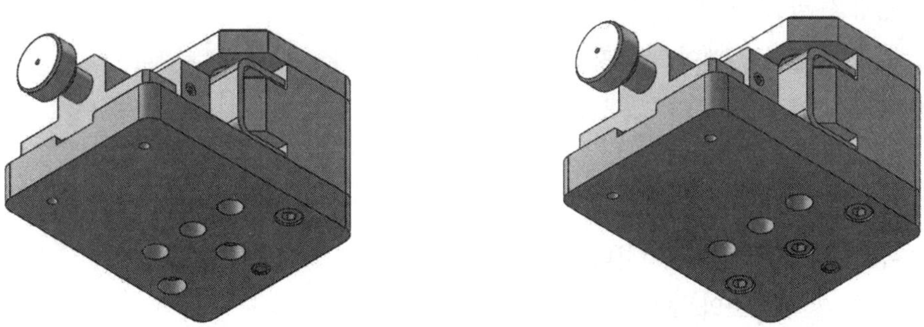

(a) 하나의 나사 조립　　　(b) 선형 패턴 결과

그림 2-2-13 나사 조립과정

(15) 리드 스크류 서포터의 나사 조립

생각하기 : 리드 스크류 서포터의 나사 조립은 어떻게 하는가?

이 리드 스크류 서포터 볼트는 리드 스크류 서포터를 베이스에 고정하기 위한 체결 부품이며 3D CAD 모델러에는 라이브러리에 여러 나라 체결 부품들을 제공하고 있다. 따라서 규격 부품들은 라이브러리에서 가져와서 조립만 하면 된다. 조립은 나사의 원통 면과 베이스의 나사 구멍을 동심으로 하고 베이스 카운터 보어 자리 앉기 윗면에 소켓 머리 밑면이 일치하도록 조립하면 된다.

수행 : 설계 라이브러리에서 나사 가져오기

① 작업창의 오른쪽에 설계 라이브러리(▥)를 클릭한다.
② Toolbox를 클릭한다. 만약 애드인 되지 않았다면 애드인 시켜야 한다.
③ 볼트가 KS에 있으므로 KS를 클릭한다.
④ 볼트와 나사에서 소켓머리 나사를 클릭한다.
⑤ 소켓머리 나사 가운데 구멍붙이 볼트를 Drag & Drop으로 부품을 어셈블리 창에 갖다 놓는다.
⑥ 구멍붙이 볼트의 사양(M5×12×12-N)을 설정한다.
⑦ 확인을 클릭한다.

수행 : 부품간의 메이트 하기

① 어셈블리 도구상자에서 메이트 아이콘 ◪을 클릭한다.
② 볼트의 나사부분과 베이스 구멍과 동심되도록 메이트 한다. 방향이 반대일 경우는 방향을 바꿔주도록 한다.
③ 볼트의 밑면과 베이스의 자리 파기 밑면과 일치하도록 메이트 한다.
④ 확인을 클릭한다(그림 2-2-14 (a)).

수행 : 부품 선형패턴 하기

① 부품 선형 패턴을 클릭한다.
② 방향1은 베이스의 오른쪽 옆면을 클릭한다.
③ 거리는 50 ㎜로 한다.
④ 인스턴스 수를 2으로 한다.

⑤ 패턴할 요소는 조립한 볼트를 선택한다.

⑥ 확인을 클릭한다(그림 2-2-14 (b)).

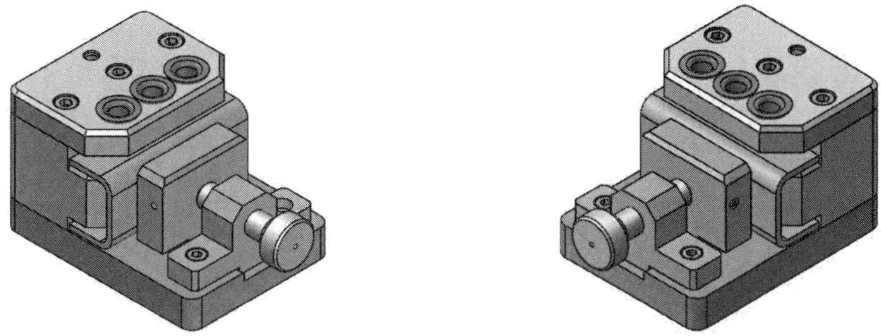

(a) 하나의 나사 조립　　　　(b) 선형 패턴 결과

그림 2-2-14 나사 조립 과정

(16) 저장하기

수행 : 최종 형상 저장하기

① 저장 도구()에서 다른 이름으로 저장하기를 클릭한다.

② 저장할 디렉토리를 정하고 파일이름을 “리밍 지그_조립형상”으로 한다.

③ 저장 버튼을 클릭한다.

2-2-1-2 부품간의 간섭 체크

생각하기 : 부품간의 간섭체크는 왜 해야 하는가?

앞에서도 서술했지만 장치나 장비의 조립 시 현장에서 부품 치수오차로 인해 조립이 되지 않으면 재가공 재설계를 하여야 하므로 부품의 크기가 커지면 경제적 손실이 매우 크다. 이러한 것을 방지하기 위해 설계단계에서 부품간의 간섭을 체크하는 것이다.

수행 : 부품간의 간섭 체크하기

① 계산 탭에서 간섭탐지 도구()을 선택한다.

② 그림 2-2-15 (a)와 같이 속성 창이 나타나며 여기서 선택 부품이 “리밍 지그”인지 확인한다.

③ 제외된 부품은 고정되는 부분으로 간섭과는 연관 없는 조립 나사와 평행핀 등을 선택한다.

④ 옵션에서 “간섭 파트 투영 표시”를 체크한다.

⑤ 선택부품 밑의 계산을 클릭한다.

⑥ 결과에 간섭 상태가 나타나는데 여기서는 그림 2-2-15 (b)와 같이 간섭 상태가 없는 것으로 나타난다.

⑦ 확인 버튼을 클릭한다.

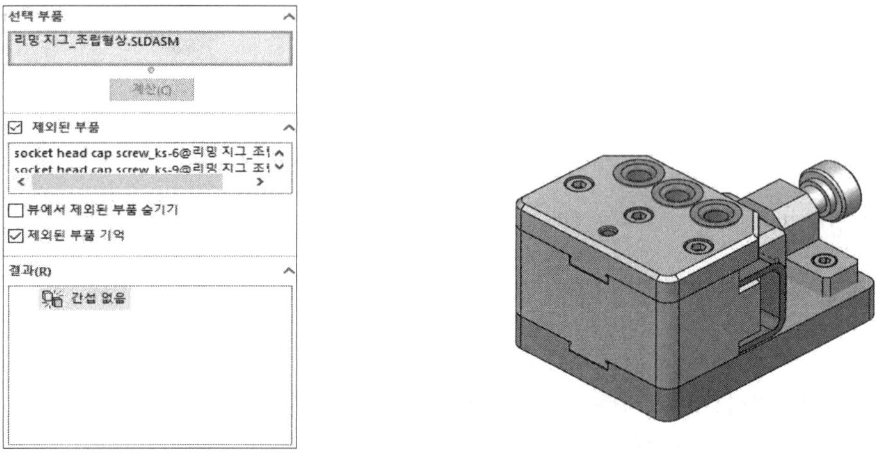

(a) 간3체크 결과 (b) 간섭 없음 경우

그림 2-2-15 간섭 체크

2-2-1-3 등각 보기

생각하기 : 장치를 명확하게 보여기 위해서는 어떻게 하면 좋을까?

동력전달 장치는 왼쪽과 오른쪽의 형상이 다르다. 따라서 양쪽 부분이 잘 보이도록 해야 명확하게 장치의 조립 형상을 전달할 필요가 있다. 따라서 왼쪽 좌측 위 등각방향과 오른쪽 우측 위 등각방향으로 표현해야 명확한 전달이 될 수 있다.

수행 : 등각 View 설정하기

① 뷰 방향( )을 클릭한다.

② 첫 번째는 그림 2-1-16 (a)와 같이 왼쪽의 좌측 위 등각 보기를 선택한다.

③ 두 번째는 그림 2-1-16 (b)와 같이 오른쪽의 우측 아래 등각 보기를 선택한다.

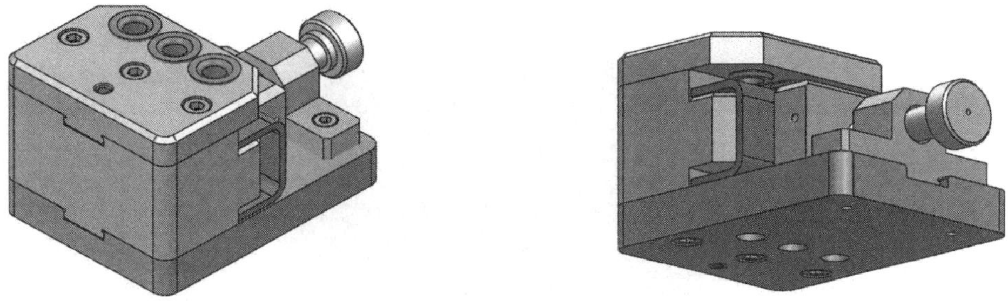

(a) 좌측 위 등각 보기 (b) 우측 아래 등각 보기

그림 2-1-16 리밍 지그의 2방향의 등각 보기

2-2-1-4 렌더링

수행 : 표현 편집하기

① 렌더링 탭을 선택한다.

② 렌더링 편집 화면의 표현 편집( )을 선택한다.

③ 새 스와치 작성에서 "표준"으로 한다.

④ 확인을 클릭한다.

수행 : 화면 편집하기

① 화면 편집( )을 선택하고 기본에서 배경을 "없음"으로 한다.

② 바닥 정렬을 저면도 평면으로 한다.

③ PhotoView 360 조명에서 환경 회전을 90도로 하고 확인을 클릭한다.

수행 : 렌더링 파일 저장하기

① 미리 보기 창을 클릭한다.

② 렌더링 모습을 보고 원하는 렌더링 모습이면 저장을 누른다.

③ 렌더링 파일은 그림 파일(*.jpg)로 파일 이름을 "렌더링_리밍 지그"로 저장한다(그림 2-2-17).

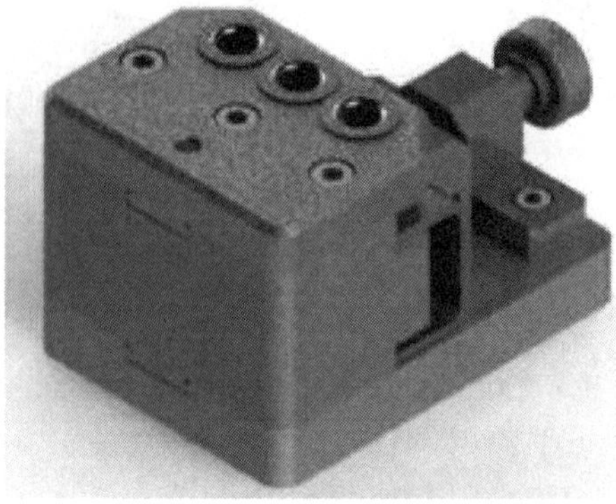

그림 2-2-17 렌더링 결과 모습

2-2-2 분해 형상모델링

생각하기 : **분해는 왜하는지?**

그림 2-2-1 (b)를 보면 알 수 있듯이 분해도는 장치에서 전체의 부품들이 어떤 것이 있으며 서로 부품 간에 어떤 형태로 조립이 될 것인지 알 수 있다. 또한 이것은 도면에서 장치의 부품들의 BOM을 작성하는데 사용되기도 한다.

(1) 작업준비

수행 : **분해도 선택**

① 어셈블리 탭에서 분해도( )를 선택한다.

(2) 조 서포터 고정 나사 분해하기

수행 : **3개의 고정나사 Y축 방향 분해**

① 분해도 창에서 분해 하고자 하는 첫 번째 고정나사를 클릭한다.

② 분해할 방향(분해 창의 y축 방향)을 선택한다. 방향이 반대이면 분해도 창의 화살표를 클릭한다.

③ 분해 거리는 80 ㎜로 한다.

④ "적용"을 누르고 적절한 거리인지 확인한다.
⑤ 분해도 창에서 분해 하고자 하는 두 번째 고정나사를 클릭한다.
⑥ 분해할 방향(분해 창의 y축 방향)을 선택한다.
⑦ 분해 거리는 80 ㎜로 한다.
⑧ "적용"을 누르고 적절한 거리인지 확인한다.
⑨ 분해도 창에서 분해 하고자 하는 세 번째 고정나사를 클릭한다.
⑩ 분해할 방향(분해 창의 y축 방향)을 선택한다.
⑪ 분해 거리는 80 ㎜로 한다.
⑫ "적용"을 누르고 적절한 거리인지 확인한다.
⑬ 거리가 확정되면 완료를 클릭한다(그림 2-2-18).

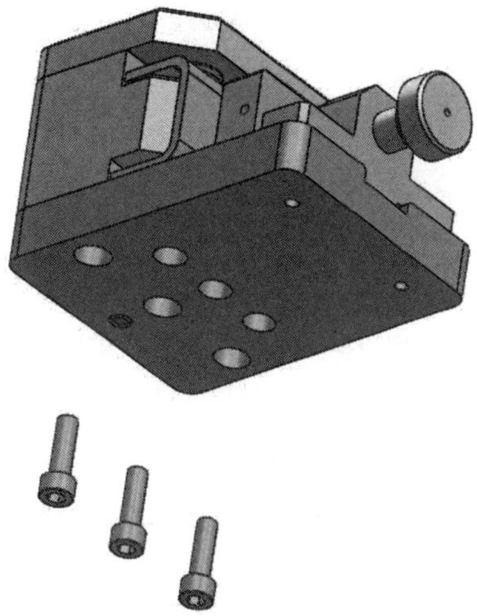

그림 2-2-18 조 서포터 고정 나사 Y축 방향 분해 결과

(3) 맞춤 핀 분해하기

수행 : Y축 방향 분해

① 분해도 창에서 분해 하고자 하는 맞춤 핀을 클릭한다.
② 분해할 방향(분해 창의 y축 방향)을 선택한다. 방향이 반대이면 분해도 창의 화살표를 클릭한다.
③ 분해 거리는 80 ㎜로 한다.
④ "적용"을 누르고 적절한 거리인지 확인한다.
⑤ 거리가 확정되면 완료를 클릭한다(그림 2-2-19).

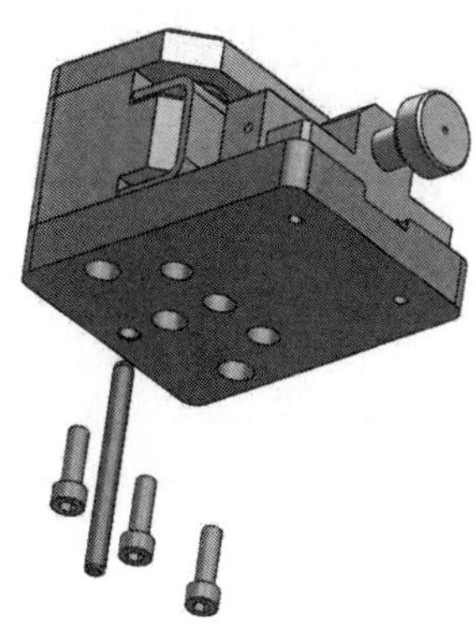

그림 2-2-19 맞춤 핀 분해 결과

(4) 리드스크류 분해하기

수행 : X축 방향 분해

① 분해도 창에서 분해 하고자 하는 리드 스크류를 클릭한다.
② 분해할 방향(분해 창의 x축 방향)을 선택한다. 방향이 반대이면 분해도 창의 화살표를 클릭한다.
③ 분해 거리는 200 ㎜로 한다.
④ "적용"을 누르고 적절한 거리인지 확인한다.
⑤ 거리가 확정되면 완료를 클릭한다(그림 2-2-20).

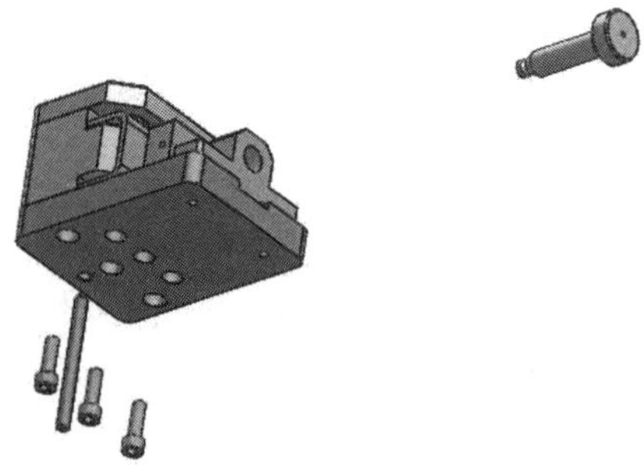

그림 2-2-20 리드스크류 분해 결과

(5) 리드스크류 서포터 분해하기

수행 : X축 방향 분해

① 분해도 창에서 분해 하고자 하는 리드스크류 서포터를 클릭한다.
② 분해할 방향(분해 창의 x축 방향)을 선택한다. 방향이 반대이면 분해도 창의 화살표를 클릭한다.
③ 분해 거리는 130 ㎜로 한다.
④ "적용"을 누르고 적절한 거리인지 확인한다.
⑤ 거리가 확정되면 완료를 클릭한다(그림 2-2-21).

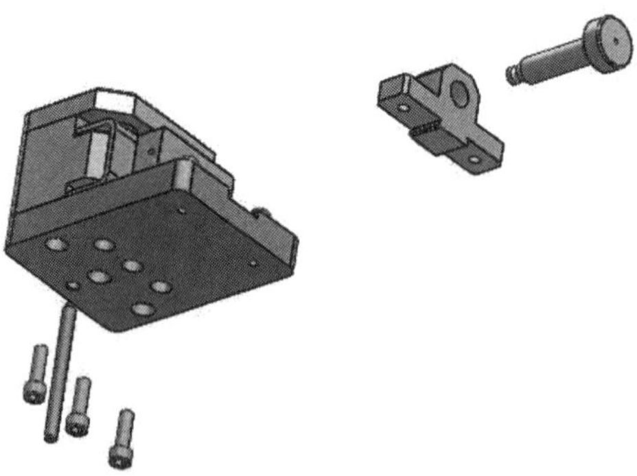

그림 2-2-21 리드스크류 서포터 분해 결과

(6) 리드스크류 서포터 고정 나사 분해하기

수행 : Y축 방향 분해

① 분해도 창에서 분해 하고자 하는 첫 번째 리드스크류 서포터 고정 나사를 클릭한다.
② 분해할 방향(분해 창의 y축 방향)을 선택한다. 방향이 반대이면 분해도 창의 화살표를 클릭한다.
③ 분해 거리는 40 ㎜로 한다.
④ "적용"을 누르고 적절한 거리인지 확인한다.
⑤ 분해도 창에서 분해 하고자 하는 두 번째 리드스크류 서포터 고정 나사를 클릭한다.
⑥ 분해할 방향(분해 창의 y축 방향)을 선택한다. 방향이 반대이면 분해도 창의 화살표를 클릭한다.
⑦ 분해 거리는 40 ㎜로 한다.
⑧ "적용"을 누르고 적절한 거리인지 확인한다.
⑨ 거리가 확정되면 완료를 클릭한다.

수행 : X축 방향 분해

① 분해도 창에서 분해 하고자 하는 첫 번째 리드스크류 서포터 고정 나사를 클릭한다.
② 분해할 방향(분해 창의 x축 방향)을 선택한다. 방향이 반대이면 분해도 창의 화살표를 클릭한다.
③ 분해 거리는 130 ㎜로 한다.
④ "적용"을 누르고 적절한 거리인지 확인한다.
⑤ 거리가 확정되면 완료를 클릭한다.
⑥ 분해도 창에서 분해 하고자 하는 두 번째 리드스크류 서포터 고정 나사를 클릭한다.
⑦ 분해할 방향(분해 창의 x축 방향)을 선택한다. 방향이 반대이면 분해도 창의 화살표를 클릭한다.
⑧ 분해 거리는 130 ㎜로 한다.
⑨ "적용"을 누르고 적절한 거리인지 확인한다.
⑩ 거리가 확정되면 완료를 클릭한다(그림 2-2-22).

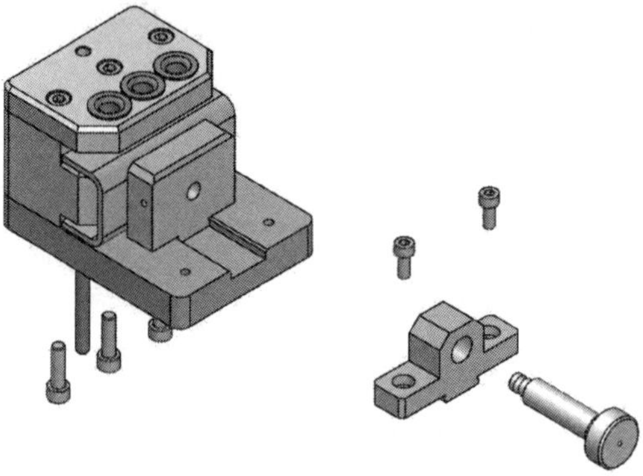

그림 2-2-22 리드스크류 서포터 고정 나사 분해 결과

(7) 이동 조 분해하기

수행 : X축 방향 분해

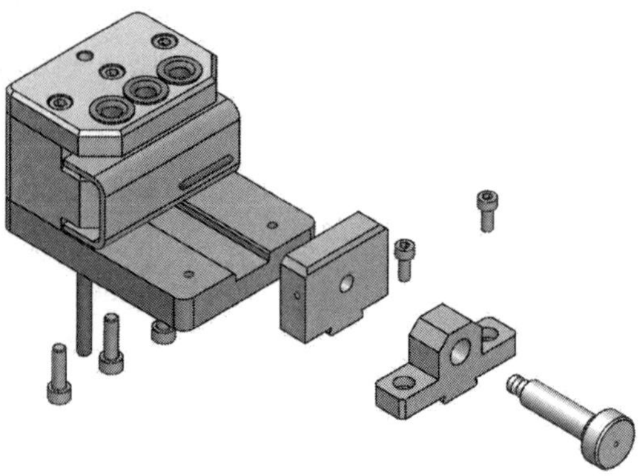

그림 2-2-23 이동 조 분해 결과

① 분해도 창에서 분해 하고자 하는 이동 조를 클릭한다.
② 분해할 방향(분해 창의 x축 방향)을 선택한다. 방향이 반대이면 분해도 창의 화살표를 클릭한다.
③ 분해 거리는 90 ㎜로 한다.
④ “적용”을 누르고 적절한 거리인지 확인한다.
⑤ 거리가 확정되면 완료를 클릭한다(그림 2-2-23).

(8) 고정 핀 분해하기

수행 : Z축 방향 분해

① 분해도 창에서 분해 하고자 하는 이동 조 맞춤 핀을 클릭한다.
② 분해할 방향(분해 창의 z축 방향)을 선택한다. 방향이 반대이면 분해도 창의 화살표를 클릭한다.
③ 분해 거리는 70 ㎜로 한다.
④ “적용”을 누르고 적절한 거리인지 확인한다.
⑤ 거리가 확정되면 완료를 클릭한다.

수행 : X축 방향 분해

① 분해도 창에서 분해 하고자 하는 이동 조 맞춤 핀을 클릭한다.

② 분해할 방향(분해 창의 x축 방향)을 선택한다. 방향이 반대이면 분해도 창의 화살표를 클릭한다.

③ 분해 거리는 90 ㎜로 한다.

④ "적용"을 누르고 적절한 거리인지 확인한다.

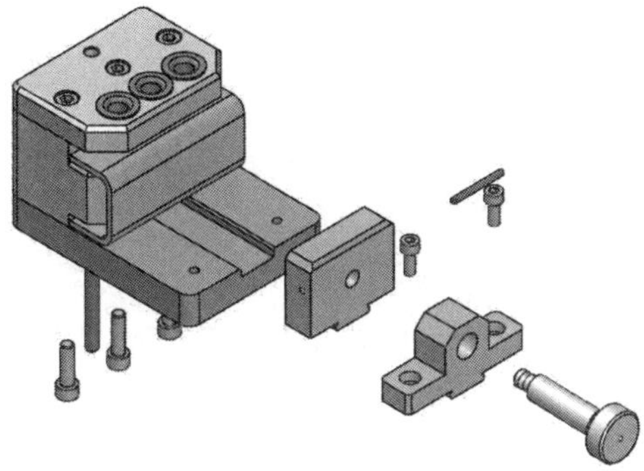

그림 2-2-24 맞춤 핀 분해 결과

⑤ 거리가 확정되면 완료를 클릭한다(그림 2-2-24).

(9) 제품 분해하기

수행 : Y축 방향 분해

① 분해도 창에서 분해 하고자 하는 리밍 지그 제품을 클릭한다.

② 분해할 방향(분해 창의 y축 방향)을 선택한다. 방향이 반대이면 분해도 창의 화살표를 클릭한다.

③ 분해 거리는 30 ㎜로 한다.

④ "적용"을 누르고 적절한 거리인지 확인한다.

⑤ 거리가 확정되면 완료를 클릭한다.

수행 : X축 방향 분해

① 분해도 창에서 분해 하고자 하는 리밍 지그 제품을 클릭한다.

② 분해할 방향(분해 창의 x축 방향)을 선택한다. 방향이 반대이면 분해도 창의 화살표를 클릭한다.

③ 분해 거리는 60 ㎜로 한다.

④ "적용"을 누르고 적절한 거리인지 확인한다.

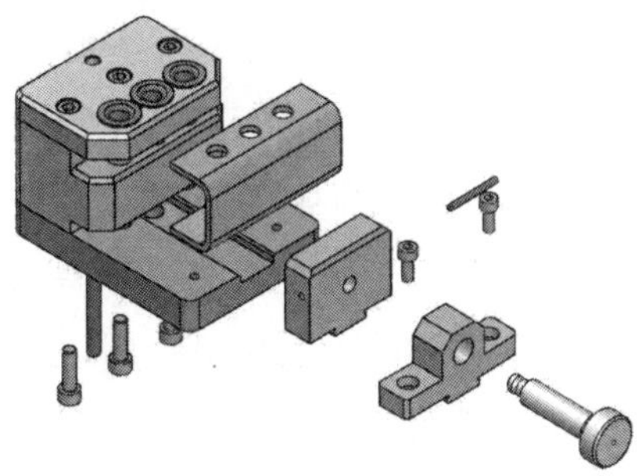

그림 2-2-25 리밍 지그 제품 분해 결과

⑤ 거리가 확정되면 완료를 클릭한다(그림 2-2-25).

(10) 로케이터 분해하기

수행 : Y축 방향 분해

① 분해도 창에서 분해 하고자 하는 로케이터를 클릭한다.

② 분해할 방향(분해 창의 y축 방향)을 선택한다. 방향이 반대이면 분해도 창의 화살표를 클릭한다.

③ 분해 거리는 130 ㎜로 한다.

④ "적용"을 누르고 적절한 거리인지 확인한다.

⑤ 거리가 확정되면 완료를 클릭한다(그림 2-2-26).

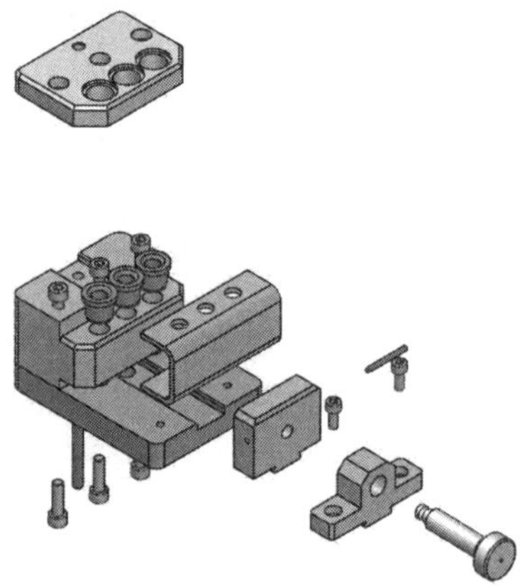

그림 2-2-26 로케이터 분해 결과

(11) 로케이터 고정 나사 분해하기

수행 : 3개의 고정나사 Y축 방향 분해

① 분해도 창에서 분해 하고자 하는 첫 번째 고정나사를 클릭한다.

② 분해할 방향(분해 창의 y축 방향)을 선택한다. 방향이 반대이면 분해도 창의 화살표를 클릭한다.

③ 분해 거리는 190 ㎜로 한다.

④ "적용"을 누르고 적절한 거리인지 확인한다.

⑤ 분해도 창에서 분해 하고자 하는 두 번째 고정나사를 클릭한다.

⑥ 분해할 방향(분해 창의 y축 방향)을 선택한다.

⑦ 분해 거리는 190 ㎜로 한다.

⑧ "적용"을 누르고 적절한 거리인지 확인한다.

⑨ 분해도 창에서 분해 하고자 하는 세 번째 고정나사를 클릭한다.

⑩ 분해할 방향(분해 창의 y축 방향)을 선택한다.

⑪ 분해 거리는 190 ㎜로 한다.

⑫ "적용"을 누르고 적절한 거리인지 확인한다.

⑬ 거리가 확정되면 완료를 클릭한다(그림 2-2-27).

(12) 로케이터용 부시 분해하기

수행 : 3개의 부시 Y축 방향 분해

① 분해도 창에서 분해 하고자 하는 첫 번째 부시를 클릭한다.

② 분해할 방향(분해 창의 y축 방향)을 선택한다. 방향이 반대이면 분해도 창의 화살표를 클릭한다.

③ 분해 거리는 170 ㎜로 한다.

④ "적용"을 누르고 적절한 거리인지 확인한다.

⑤ 거리가 확정되면 완료를 클릭한다.

⑥ 분해도 창에서 분해 하고자 하는 두 번째 부시를 클릭한다.

⑦ 분해할 방향(분해 창의 y축 방향)을 선택한다.

⑧ 분해 거리는 170 ㎜로 한다.

⑨ "적용"을 누르고 적절한 거리인지 확인한다.

⑩ 거리가 확정되면 완료를 클릭한다.

⑪ 분해도 창에서 분해 하고자 하는 세 번째 부시를 클릭한다.

⑫ 분해할 방향(분해 창의 y축 방향)을 선택한다.

⑬ 분해 거리는 170 ㎜로 한다.

⑭ "적용"을 누르고 적절한 거리인지 확인한다.

⑮ 거리가 확정되면 완료를 클릭한다(그림 2-2-28).

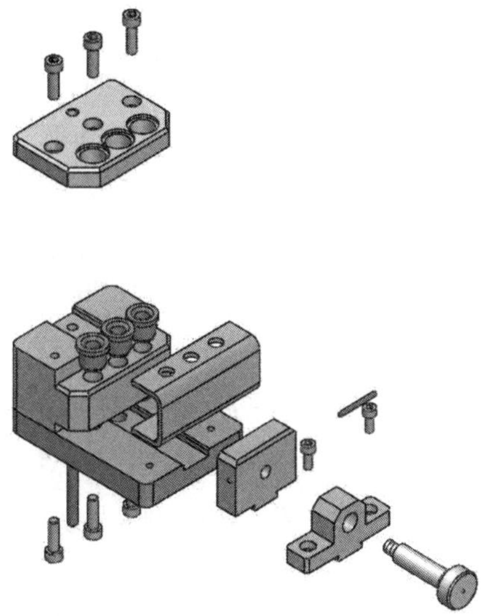

그림 2-2-27 로케이터 고정나사 분해 결과

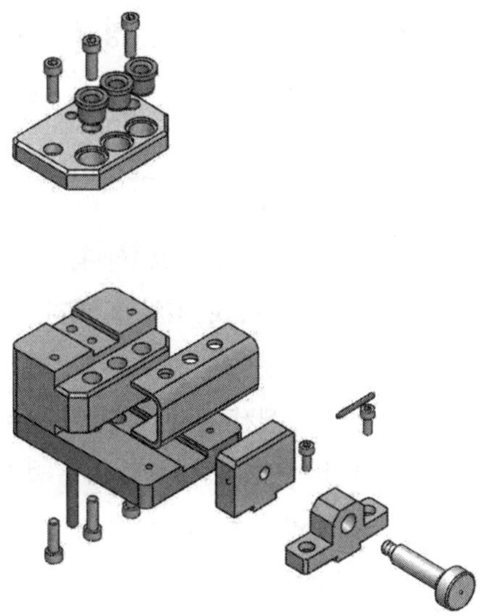

그림 2-2-28 로케이터용 부시 분해 결과

(13) 조 서포터 분해하기

수행 : Y축 방향 분해

① 분해도 창에서 분해 하고자 하는 조 서포터를 클릭한다.
② 분해할 방향(분해 창의 y축 방향)을 선택한다. 방향이 반대이면 분해도 창의 화살표를 클릭한다.
③ 분해 거리는 80 ㎜로 한다.
④ "적용"을 누르고 적절한 거리인지 확인한다.
⑤ 거리가 확정되면 완료를 클릭한다(그림 2-2-29).

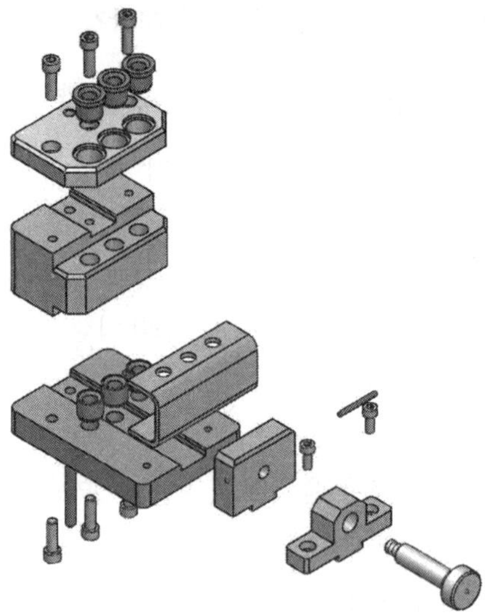

그림 2-2-29 조 서포터 분해 결과

(14) 조 서포터용 부시 분해하기

수행 : 3개의 부시 Y축 방향 분해

① 분해도 창에서 분해 하고자 하는 첫 번째 부시를 클릭한다.
② 분해할 방향(분해 창의 y축 방향)을 선택한다. 방향이 반대이면 분해도 창의 화살표를 클릭한다.
③ 분해 거리는 40 ㎜로 한다.
④ "적용"을 누르고 적절한 거리인지 확인한다.
⑤ 거리가 확정되면 완료를 클릭한다.
⑥ 분해도 창에서 분해 하고자 하는 두 번째 부시를 클릭한다.
⑦ 분해할 방향(분해 창의 y축 방향)을 선택한다.
⑧ 분해 거리는 40 ㎜로 한다.
⑨ "적용"을 누르고 적절한 거리인지 확인한다.
⑩ 거리가 확정되면 완료를 클릭한다.
⑪ 분해도 창에서 분해 하고자 하는 세 번째 부시를 클릭한다.
⑫ 분해할 방향(분해 창의 y축 방향)을 선택한다.
⑬ 분해 거리는 40 ㎜로 한다.

⑭ "적용"을 누르고 적절한 거리인지 확인한다.

⑮ 거리가 확정되면 완료를 클릭한다(그림 2-2-30).

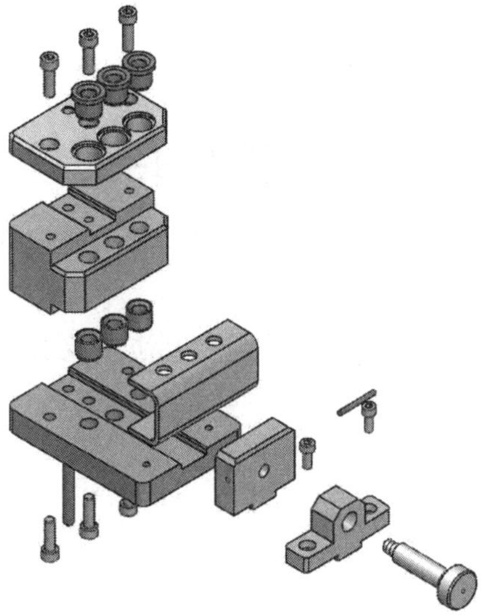

그림 2-2-30 조 서포터용 부시 분해 결과

(15) 저장하기

수행 : 최종 형상 저장하기

① 저장 도구(💾)에서 다른 이름으로 저장하기를 클릭한다.

② 저장할 디렉토리를 정하고 파일이름을 "리밍 지그_분해형상"로 한다.

③ 저장 버튼을 클릭한다.

2-3 학습 정리

2-3-1 조립 및 분해 형상모델링의 이력 종합정리

그림 2-2-31 (a)에서 보면 알 수 있듯이 리밍 지그 장치 조립 형상모델링이 완성되기까지의 이력을 알 수 있다.

그림 2-2-32에서 보면 알 수 있듯이 분해 단계는 총 26단계로 하였다.

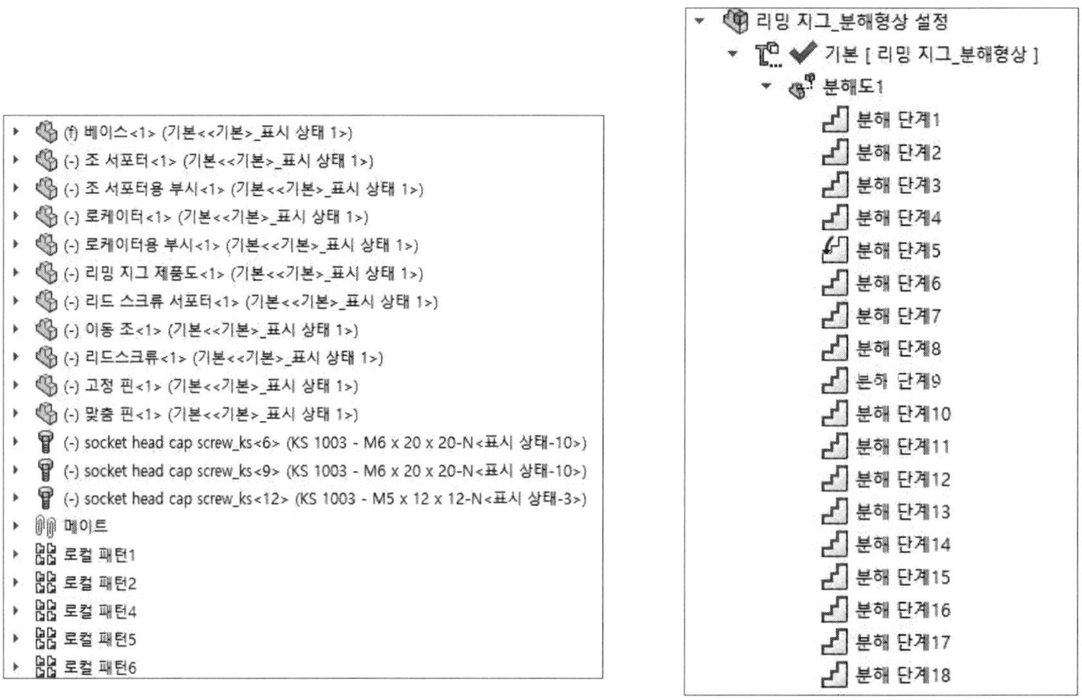

(a) 조립 형상 생성 이력 (b) 분해 형상 생성 이력

그림 2-2-31 리밍 지그 장치 조립 및 분해 형상모델링의 생성 이력

2-3-2 조립 형상모델의 간섭 체크 종합정리

① 계산 탭에서 간섭탐지 도구( )을 선택한다.

② 속성 창이 나타나며 여기서 선택 부품이 “리밍 지그”인지 확인한다.

③ 제외된 부품은 고정되는 부분으로 간섭과는 연관 없는 체결 부품을 선택한다.

④ 간섭 부분을 정확히 확인하기 위해 옵션에서 “간섭 파트 투영 표시”를 체크한다.

⑤ 선택부품 밑의 계산을 클릭한다.

⑥ 결과에 간섭 상태가 없는지 확인한다. 만일 간섭 상태가 있으면 조립 및 부품에 대해 총체적으로 검토해 본다.

⑦ 확인 버튼을 클릭한다.

2-3-3 조립 형상모델의 물성치 종합정리

① 풀다운 메뉴의 도구에서 계산 탭을 클릭한다.

② 물성치( )를 클릭한다.

③ 결과에서 질량이 3256.71그램이 아니라면 부품의 치수 또는 재질이 잘못된 경우이므로 체크하여 질량이 같도록 조치한다.

2-4 자율 평가

이 자율평가는 자기 스스로 평가 문제에 답하고 답안을 비교 평가해 봄으로써 이 자율평가의 목적은 앞에서 익힌 부품의 조립 및 분해 형상모델링 과정에 사용한 기능을 다 이해하고 주어진 문제에 대한 설명이 가능한지를 확인하기 위함이다. 자기 스스로 평가 문제에 답하고 답안을 비교 평가해 봄으로써 본인의 부족한 점에 대해 파악하는 태도를 기르고 부족하다면 다른 사람의 도움을 받거나 본인 스스로 앞의 내용을 더욱 자세히 학습하는 자기주도 학습에 목적이 있다.

2-4-1 자율평가 문제

그림 2-1-1의 리밍 지그에서 부품이 다음과 같이 주어진 설계 변경 사항에 따라 작업을 실시하라.

(1) 부품 설계 변경 사항

- 가공 제품이 문제 그림 2-1과 같이 변경되었을 때 가공 제품의 변경에 따라 그림 2-1-1의 리밍 지그를 설계 변경하라

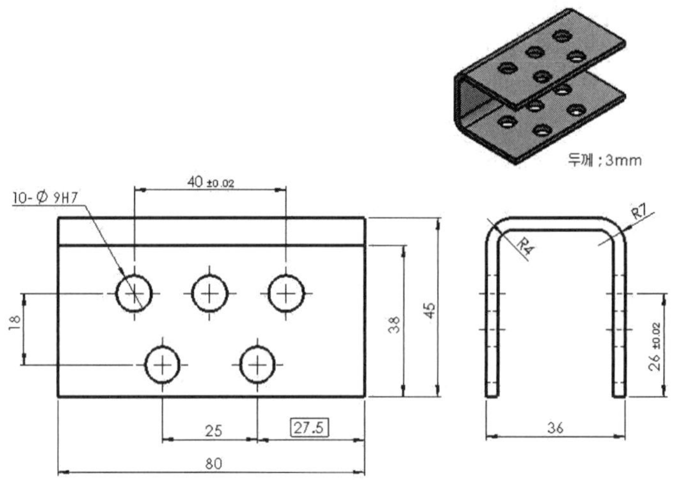

문제그림 2-1 가공 제품

(2) 조립 및 분해 모델링도 작업

- 앞의 설계 변경 사항에 따라 변경된 3D 모델링된 부품에 대해 조립 및 분해 모델링 작업을 실시한다.
- 3D 조립 모델의 형상을 잘 나타내는 등각축을 잡아서 View 작업을 실시한다.
- 조립 형상모델의 간섭체크 작업을 실시한다.
- 조립 형상모델의 물성치 확인 작업을 실시한다.

2-4-2 자율평가 답안

(1) 3D 형상모델도

① 조립 형상모델링

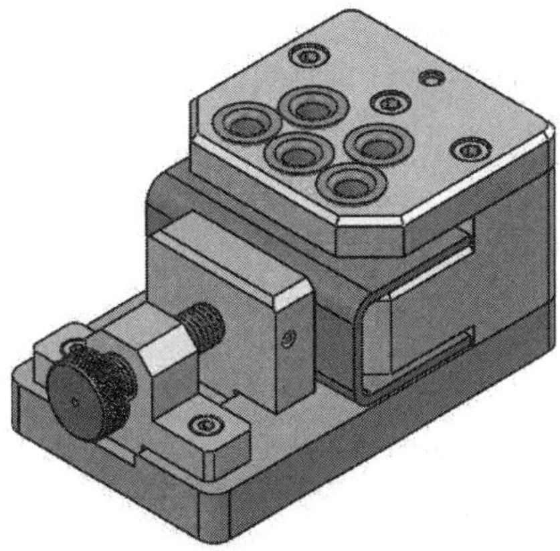

답안그림 1-1 조립 형상모델링

② 분해 형상모델링

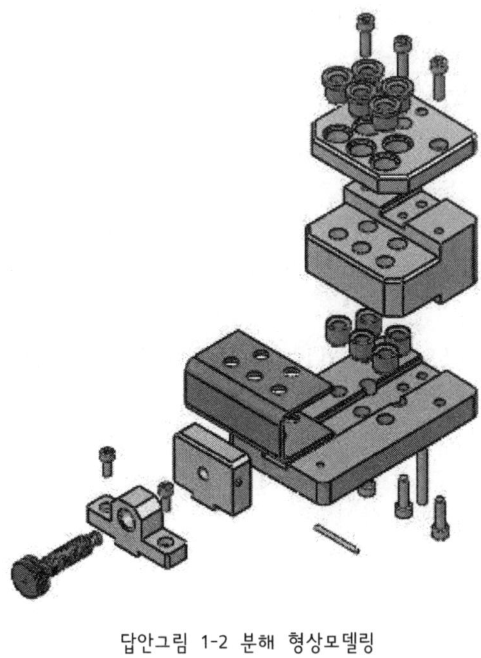

답안그림 1-2 분해 형상모델링

(2) 3D 형상모델의 등각 보기

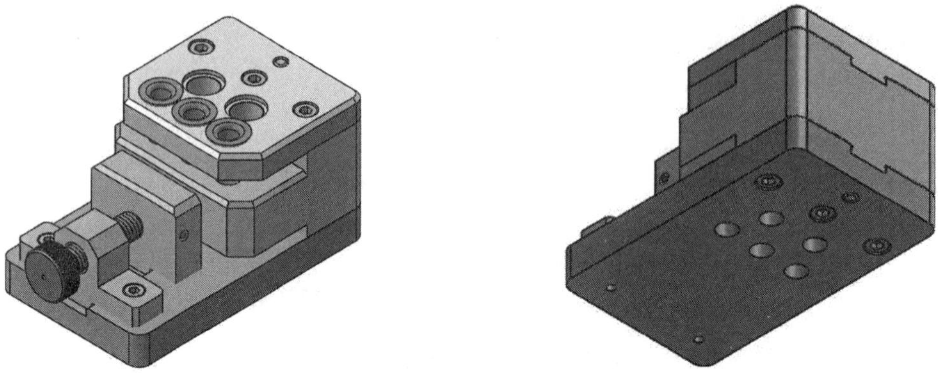

(a) 좌측 위 등각 보기 (b) 우측 아래 등각 보기

답안그림 2-1 리밍 지그 장치의 2방향의 등각 보기

(3) 3D 형상모델의 간섭 체크

① 계산 탭에서 간섭탐지 도구( )을 선택한다.

② 속성 창이 나타나며 여기서 선택 부품이 "자_리밍 지그"인지 확인한다.

③ 제외된 부품은 고정되는 부분으로 간섭과는 연관 없는 조립 부시와 나사를 선택한다.

④ 선택부품 밑의 계산을 클릭한다.

⑤ 결과에 간섭 상태가 없는지 확인한다.

⑥ 확인 버튼을 클릭한다.

(4) 3D 형상모델의 물성치

① 풀다운 메뉴의 도구에서 계산 탭을 클릭한다.

② 물성치( )를 클릭한다.

③ 결과에서 질량이 3934.55그램이 아니라면 부품의 치수 또는 재질이 잘못된 경우이므로 체크하여 질량이 같도록 조치한다.

자율평가 결과 점검표

학습자 성명 :	평가 날짜 :
평가 제목 : 리밍 지그의 부품 조립 및 분해 형상모델링	

	성취 수준		
	일치하지 못했음	일치 했음	일치하지 못한 이유
조립 형상모델링			
분해 형상모델링			
간섭 체크			
질량 일치			

성취수준 : 위의 모든 항목에 대해 "일치했음", 즉 완성도 100%로 답하여야 합니다.

만일 "일치하지 못했음"에 답을 했다면 치수가 틀렸거나 재질을 잘못 선정했다는 의미이므로 그 원인을 찾는 것이 좋을 것이다. 본인의 치수 및 재질이 맞다고 생각하면 일치하지 않아도 좋지만 그 이유를 이유란에 적고 확실한지 다시 한 번 확인 하십시오.

3 도면 작성

3-1 학습준비

3-1-1 관련 지식

3-1-1-1 드릴 부시의 설계 방법

(1) 드릴 부시의 치수 결정 방법

드릴 부시 설계 시 제일 고려할 사항은 위치결정과 드릴의 직경을 선정 하여 치수를 결정하여야 한다. 설계 순서는 다음과 같다.

① 드릴 직경을 결정

- 공작물의 구멍 치수에 의해 결정하되 일반적으로 드릴 작업에서는 드릴의 크기보다 구멍이 크게 가공될 우려가 많으므로 드릴 지름을 잘 결정해야 한다.

② 부시의 내경과 외경 결정

- 결정된 드릴 지름을 호칭 지름으로 하여 고정 부시만으로 할 것인가, 고정 부시와 함께 삽입 부시를 사용할 것인가를 제작될 공작물의 수량과 가공 공정에 따라 결정한다. 부시의 종류가 결정된 후에는 KSB 1030에 의한 부시의 안쪽과 바깥지름 치수를 선택한다.

③ 부시의 길이와 부시 고정판 두께 결정

- 부시 길이 L은 동일 지름에 대하여 고정 부시의 경우 3종류에 의해 선택된다.

④ 부시의 위치결정

(2) 지그의 중심 거리 공차

지그의 중심 거리 공차의 결정 방법은 일반적으로 구멍 중심 거리 공차는 표 2-3-1에서 선택하면 된다. 이 공차는 기준면과 구멍과의 리머 구멍 중심 거리공차는 ± 0.005 ㎜, 드릴 구멍의 중심거리 공차 는 ±0.05 ㎜로 부여한다.

표 2-3-1 지그의 중심 거리 공차 (단위 : 0.001 ㎜)

구멍의 종류 / 중심 거리	180 이하	180 이상
리머 구멍	±5	±10
드릴 구멍	±30	±50

(3) 드릴 부시의 표시 방법

KSB 1030 에서는 부시의 표시 방법은 다음과 같다.

① 적당한 곳에 종류별로 표시하는 기호(드릴용은 D, 리머용은 R), D×L (또는 D×d×L) 및 제조자명 또는 이에 대신하는 것을 표시한다고 되 어있다.

② 부시의 호칭 방법으로서는 명칭, 종류, 용도, D×L(또는 D×d×L)로 되 어 있다. 예를 들면 지그용 부시, 우회전 너치형 삽입 부시, 드릴용 15×22×20 이다. 드릴 부시 표시 방법은 표 2-3-2와 같다.

표 2-3-2 ISO규격의 드릴 부시 표시 방법

부시의 종류	항목별 표시 방법		
	내경	외경	길이
S: 회전 삽입 부시 F: 고정 삽입 부시 L: 플렌지 없는 라이너 부시 HL: 플렌지 붙이 라이너 부시 P: 플렌지 없는 고정 부시 H: 플렌지 붙이 고정 부시	호칭 직경의 표시 문자나 소수, 분수	1/64의 배수	1/16의 배수
표시 방법 : 내경 - 부시의 종류 - 외경 - 길이			
예 : 0.250-P-48-16(내경:0.25, 길이 16 ㎜인 플렌지 없는 고정 부시			

(4) 드릴 부시의 끼워 맞춤 공차 및 흔들림 공차

드릴 부시는 지그 플레이트와의 끼워 맞춤에서 항상 억지 끼워 맞춤으로 압입 안내 부시와 회전삽입 부시는 중간 끼워 맞춤으로 압입한다.

① 지그와 안내 부시 : H7 - n6 또는 H7 - p6

② 안내 부시와 회전삽입 부시 : F7 - m6

③ 안내 부시와 고정삽입 부시 : F7 - h6

드릴 부시의 흔들림 공차는 KS B 1030에 의하면 부시 안지름을 기준으로 하여 바깥지름의 각 부분의 흔들림을 측정하되 그 허용차는 다음 표 2-3-3을 따른다.

표 2-3-3 부시의 흔들림 공차(KS B 1030) (단위 : 0.001 ㎜)

부시의 안지름 구분(㎜)	18 이하	18 초과 50 이하	50 초과 80 이하
흔들림	5	8	10

3-1-1-2 표면거칠기

(1) 표면거칠기 기입 이유

기계장치를 보면 여러 부품들이 있는데 이들 부품들은 원래의 소재를 절삭 가공하여 제작한다. 원래의 소재를 공작기계를 이용하여 표면부터 한 공정씩 소재의 일부를 제거하여 도면에 기입된 최종 치수대로 부품을 만들어 간다.

그런데 절삭가공을 통해 부품을 완성하고 보면 여러 가지 면들이 생기는데 원래의 소재면이 그대로 남아 있는 부분도 있고 정밀공차대로 가공이 되어 평탄한 면도 있다. 정밀 가공된 부분은 원래 소재면과 비교하여 보면 표면이 평탄하고 고르다. 더욱 정밀한 가공을 할수록 더욱 거울 표면과 같이 매끈한 면이 된다. 즉, 표면 거칠기가 좋아진다. 따라서 기계 제작도면을 그릴 때 설계자로서 어떤 부위를 원래 소재대로 하고 어느 부위는 가공을 해야 하는지를 도면에 명시해야 한다. 또한 가공을 해야 하는 면에 대해서도 표면 거칠기의 정도를 지정해야 기능과 호환성에 지장이 없도록 해야 한다.

결론적으로 표면 거칠기를 명시함으로써 부품의 여러 형체들 가운데 가공을 해야 하는 부분과 하지 않아도 좋은 부분을 구분하여 가공해야 하는 부분에 대해 어느 정도 정밀하게 가공을 해야 하는지를 표시한다. 이는 가공비와 연결되므로 너무 지나치게 할 필요는 없다.

(2) 표면 거칠기의 정의

표면 거칠기는 대상물의 표면에서 임의대로 채취한 각 부분에서의 표면 거칠기를 나타내며 파라미터에 따라 숫자로 표시하는 것을 말한다. 표면 거칠기를 산출하는 방법에는 중심선 평균 거칠기(Ra), 최대 높이 거칠기(Rmax) 또는 10점 평균 거칠기(Rz)의 세 가지 방법이 있으며 KS B 0161에 표면 거칠기 정의 및 표시에 관해 규정하고 있다. 표면 거칠기는 국제적으로 중심선 평균 거칠기에 의한 표시법의 사용빈도가 높으므로 중심선 평균 거칠기에 의한 표시법을 사용하도록 하라.

(a) 중심선 평균 거칠기

기호는 Ra로 나타낸다. 거칠기 곡선으로부터 그 평균선의 방향에 기준 길이만큼 뽑아내어, 그 표본 부분의 평균선 방향에 x축을 세로 배율 방향에 y축을 잡고 거칠기 곡선을 $y = f(x)$로 나타내었을 때 식에 따라 구해지는 값을 마이크로(㎛)로 나타낸 것을 말한다.

(b) 최대 높이 거칠기

기호는 Ry로 표시한다. 거칠기 곡선에서 그 평균선의 방향에 기준 길이만큼 뽑아내어, 그 표본 부분의 평균선에서 산봉우리 선과 골바닥 선의 세로 배율의 방향으로 측정하여 이 값을 마이크로(㎛)로 나타낸 것을 말한다.

(c) 10점 평균 거칠기

기호는 Rz로 나타낸다. 거칠기 곡선에서 그 평균선의 방향에 기준 길이만큼 뽑아내어, 그 표본 부분의 평균선에서 세로 배율의 방향으로 측정한 가장 높은 산봉우리부터 5번째 산봉우리까지의 표고(Yp)의 절대값의 평균값과 가장 낮은 골바닥부터 5번째까지의 골바닥의 표고(Yp)의 절대값의 평균값과의 합을 구하여 이 값을 마이크로(㎛)로 나타낸 것을 말한다.

(3) 표면 거칠기의 지시 방법

표면 거칠기를 기계제작 도면에 기입할 경우 반드시 지시해야 하는 사항과 필요할 때만 지시하는 사항이 있다. 반드시 지시해야할 사항은 표면 거칠기의 기입대상이 되는 면, 제거 가공이 필요한지의 여부, 허용하는 표면 거칠기의 최대값 등이다. 그리고 필요에 따라 지시하는 사항은

면의 가공 방법, 표면 거칠기의 길이 방향, 표면 거칠기의 컷 오프값, 다듬질 여유 등이 있다.

표면 거칠기는 표 2-3-4의 표준 수열 가운데 지시하는 것으로 되어 있다. 그 중 중심선 평균 거칠기를 이용하는 것을 추천하고 있다. 이 때 6.3, 25, 100과 같이 수치만을 나타내며 6.3a, 25a와 같은 a는 생략할 수 있다.

표면 거칠기의 지시방법으로서 종래의 삼각기호에 대한 거칠기의 표준 수치는 표 2-3-4의 각 란의 최대 수치이다.

표 2-3-5는 여러 가지 가공 방법에 따라 얻을 수 있는 표면거칠기 값을 산술평균거칠기(Ra)로 나타낸 것이다.

동일한 가공 방법에서 표면 거칠기 값을 작게 할수록 표면이 고운 제품을 얻을 수 있지만, 그만큼 비용이 많이 든다는 점을 염두에 두어야 한다.

표 2-3-4 표면 거칠기와 다듬질 기호(삼각기호)의 관계

다듬질 기호		정도	사용보기	분류	Ry	Rz	Ra
√ (○)	////	일체의 가공이 없는 자연면	압력에 견디어야 하는 곳	자연면	특히 규정 없음		
	∼	고운 자연면은 그대로 두고 아주 거친 곳만 가공	스패너 자루, 휠의 바퀴	주조면, 단조면			
w▽	▽	가공 흔적이 남을 정도의 막다듬질	피스톤의 내면, 축의 끝면	거친 다듬면	100s	100z	25a
x▽	▽▽	가공 흔적이 거의 없는 중다듬질	기어와 크랭크의 측면	보통(중간) 다듬면	25s	25z	6.3a
y▽	▽▽▽	가공 흔적이 전혀 없는 상다듬질	게이지의 측정면, 공작기계의 미끄럼면	고운 다듬면	6.3s	6.3z	1.6a
z▽	▽▽▽▽	광택이 나는 고급 다듬질	래핑, 버핑에 의한 특수 용도의 고급 플랜지 면	정밀 다듬면	0.8s	0.8z	0.2a

표 2-3-5 가공방법에 따른 표면 거칠기

가공 방법	표면 거칠기 값(산술 평균 거칠기, Ra, μm)		
	정밀 가공	보통 가공	거친 가공
사형주조(sand casting)		6.3 ~ 12.5	12.5 ~ 25
금형주조(permanent mold casting)	0.8 ~ 1.6	1.6 ~ 6.3	
다이캐스팅(die casting)		0.8 ~ 3.2	
단조(forging)	1.6 ~ 3.2	3.2 ~ 25	
압출(extrusion)	0.4 ~ 0.8	0.8 ~ 6.3	
압연(rolling)	0.4 ~ 0.8	0.8 ~ 3.2	
셀 밀링(shell milling)	1.6 ~ 3.2	3.2 ~ 25	25 ~ 50
정면밀링(face milling)	0.8 ~ 1.6	1.6 ~ 12.5	12.5 ~ 50
평삭 & 형삭(planing & shaping)		1.6 ~ 12.5	
선삭(turning)	0.2 ~ 1.6	1.6 ~ 6.3	6.3 ~ 50
드릴링(drilling)	3.2 ~ 6.3	6.3 ~ 25	
리밍(reaming)	0.4 ~ 0.8	0.8 ~ 6.3	6.3 ~ 12.5
보링(boring)	0.2 ~ 1.6	1.6 ~ 6.3	6.3 ~ 50
원통연삭(cylindrical grinding)	0.025 ~ 0.4	0.4 ~ 3.2	3.2 ~ 6.3
센터리스연삭(centerless grinding)	0.05 ~ 0.4	0.4 ~ 3.2	
내면연삭(internal grinding)	0.025 ~ 0.4	0.4 ~ 3.2	3.2 ~ 6.3
평면연삭(surface grinding)	0.025 ~ 0.4	0.4 ~ 3.2	3.2 ~ 6.3
브로칭(broaching)	0.2 ~ 0.8	0.8 ~ 3.2	3.2 ~ 6.3
수퍼피니싱(super finishing)	0.025 ~ 0.1	0.1 ~ 0.4	
호닝(honing)	0.025 ~ 0.1	0.1 ~ 0.4	
래핑(lapping)	0.006 ~ 0.05	0.05 ~ 0.4	

3-1-2 작업 과제

3-1-2-1 조립도

앞에서 완성한 리밍 지그에 대해 조립도, 분해도 및 부품도 작성을 작업 과제로 한다.

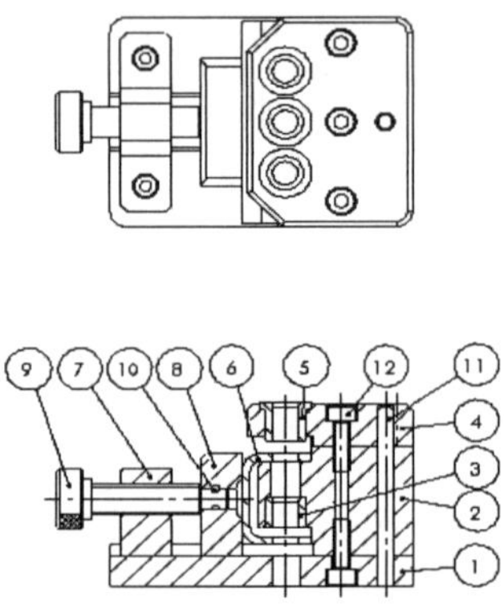

품번	품명	재질	수량
1	베이스	SCM415	1
2	조 서포트	SCM415	1
3	조 서포터용 부시	CAC503B	3
4	로케이터	SCM430	1
5	로케이터용 부시	CAC503B	3
6	리밍 지그 제품도	SM45C	1
7	리드 스크류 서포터	SCM415	1
8	이동 조	SM45C	1
9	리드스크류	SCM430	1
10	고정 핀	SM45C	1
11	맞춤 핀	SM45C	1
12	KS1003 - M6×20 ×20-N		6
13	KS1003 - M5×12 ×12-N		2

도번	투영법	장치명칭	작성		저장
A_01	3각법	리밍 지그	이름	홍준희	2020-01-08
조립도			날자	2020-01-08	충남대학교

그림 2-3-1 리밍 지그 조립도

3-1-2-2 분해도

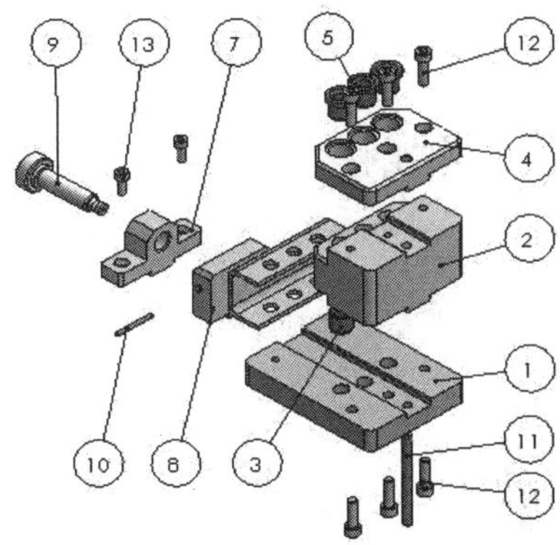

품번	품명	재질	수량
1	베이스	SCM415	1
2	조 서포트	SCM415	1
3	조 서포터용 부시	CAC503B	3
4	로케이터	SCM430	1
5	로케이터용 부시	CAC503B	3
6	리밍 지그 제품도	SM45C	1
7	리드 스크류 서포터	SCM415	1
8	이동 조	SM45C	1
9	리드스크류	SCM430	1
10	고정 핀	SM45C	1
11	맞춤 핀	SM45C	1
12	KS1003 - M6 × 20 × 20-N		6
13	KS1003 - M5 × 12 × 12-N		2

도번	투영법	장치 명칭	작성		저장
B_01	3각법	리밍 지그	이름	홍준희	2020-01-08
분해도			날자	2020-01-08	충남대학교

그림 2-3-2 리밍 지그 분해도

3-1-2-3 부품도

(1) 베이스(①번 부품)의 설계 조건 및 가공 조건

베이스는 전체 구조에서 하부에 위치하여 내부에는 공작물 고정 부분이 있고 리밍 머신의 테이블에 고정하는 부품이다. 아래의 설계 조건과 가공 조건을 고려한 도면이 그림 2-3-3이다.

(가) 설계조건

(a) 맞춤 핀(∅6 ㎜)과 베이스와의 끼워 맞춤은 억지 끼워 맞춤으로 하고 끼워 맞춤 공차는 ∅6N6/m6으로 한다.

(b) 베이스와 조 서포터의 조립은 중간에 가까운 헐거운 끼워 맞춤으로 하고 상용하는 끼워 맞춤(부록 9)에 의해 끼워 맞춤 공차는 20H7/h6으로 한다.

(c) 베이스의 윗면을 데이텀A로 하고 이에 대해 조 서포터 결합 오목 부분의 밑면이 IT6급의 대칭도 공차를 가지면서 옆면도 IT6급의 직각도 공차를 갖도록 한다.

(d) 베이스의 옆면을 또 다른 데이텀B로 하고 이에 대해 조 서포터 결합 오목 부분의 밑면이 IT6급의 직각도 공차를 갖도록 한다.

(나) 가공조건

(a) 밀링, 탭 가공 및 드릴링으로 가공한다.

(b) 베이스의 이동 조 조립 오목 홈에 대해 열처리($H_RC50\pm2$)를 한다.

(c) 데이텀 면에 대해서는 정밀 가공에 의한 08~1.6 ㎛의 표면 거칠기를 갖도록 한다.

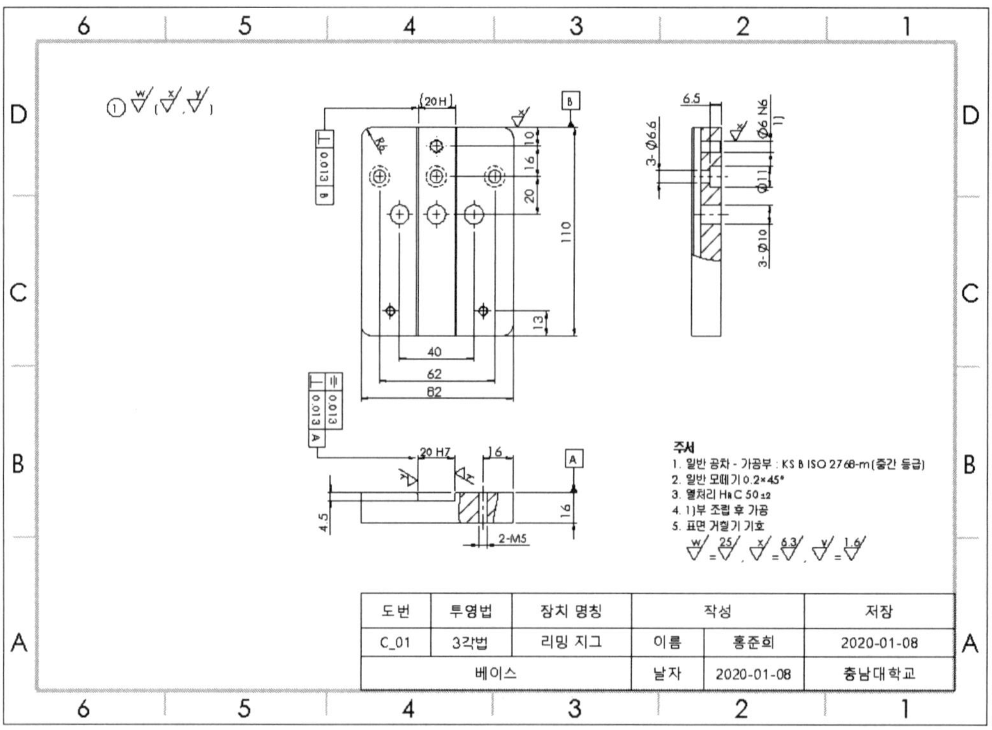

그림 2-3-3 베이스의 도면

(2) 조 서포터(②번 부품)의 설계 조건 및 가공 조건

가공물(제품)을 서포트하는 부품으로 가공물이 여기에 얹어져 가공된다. 따라서 공작물이 가공되어 칩이 발생할 때 배출이 될 수 있도록 지그 판(로케이터)과 일정 간격을 갖도록 설계되어야 한다. 아래의 설계 조건과 가공 조건을 고려한 도면이 그림 2-3-4이다.

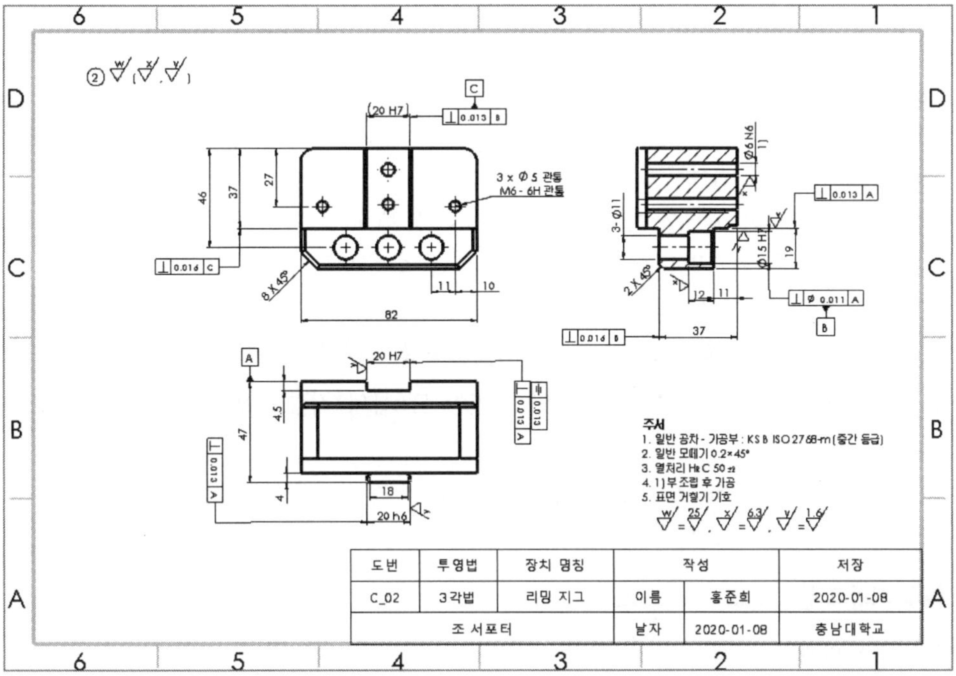

그림 2-3-4 조 서포터의 도면

(가) 설계조건

(a) 맞춤 핀(∅6 ㎜)과 조 서포터와의 끼워 맞춤은 베이스와 마찬가지로 억지 끼워 맞춤으로 하고 끼워 맞춤 공차는 ∅6N6/m6으로 한다. 따라서 조 서포터의 맞춤 핀 구멍에 대한 치수 공차는 ∅6N6로 한다.

(b) 조 서포터에서 베이스의 조립은 중간에 가까운 헐거운 끼워 맞춤으로 하고 상용하는 끼워 맞춤(부록 9)에 의해 끼워 맞춤 공차는 20H7/h6으로 한다. 따라서 조 서포터 조립 볼록 부분(20 ㎜)의 치수 공차는 20h6로 한다.

(c) 조 서포터에서 로케이터의 조립은 중간에 가까운 헐거운 끼워 맞춤으로 하고 상용하는 끼워 맞춤(부록 9)에 의해 끼워 맞춤 공차는 베이스와 마찬가지로 20H7/h6으로 한다. 따라서 로케이터 조립 오목 부분(20 ㎜)의 끼워 맞춤 공차는 20H7로 한다.

(d) 서포터와 부시의 끼워 맞춤 공차는 부시가 가이드 역할을 확실히 하도록 억지 끼워 맞춤 공차로 하며 부시 외경의 치수 공차는 KS B 1030에 의해 ∅15p6이므로 조 서포터와 부시의 끼워 맞춤 공차는 ∅15H7/p6로 한다. 따라서 조 서포터의 부시 조립 구멍에 대한 치수 공차는 ∅15H7로 한다.

(e) 조 서포터의 윗면을 데이텀으로 하고 이에 대해 베이스 결합 볼록 부분의 옆면이 IT6급의 직각도 공차를 갖도록 한다.

(f) 조 서포터의 윗면을 데이텀A로 하고 이에 대해 조 부분의 옆면이 IT6급의 직각도 공차를 가지면서 조 서포터용 부시 삽입 구멍도 IT6급의 직각도 공차를 갖도록 하며 이 면을 또 다른 데이텀B로 한다.

(g) 데이텀B에 대해 조의 윗면이 IT6급의 직각도 공차를 가지도록 한다.

(h) 데이텀B에 대해 로케이터 삽입 밑면이 IT6급의 직각도 공차를 가지면서 데이텀C로 한다.

(i) 데이텀C에 대해 조 부분의 옆면이 IT6급의 직각도 공차를 갖도록 한다.

(나) 가공조건

(a) 밀링과 드릴링으로 가공한다.

(b) 열처리(HRC50±2)를 한다.

(c) 데이텀 면에 대해서는 정밀 가공에 의한 08~1.6 ㎛의 표면 거칠기를 갖도록 한다.

(3) 조 서포터용 부시(③번 부품)의 설계 조건 및 가공 조건

공구의 안내역할을 한다. 조 서포터에 중간 끼워 맞춤으로 고정되어 마모됐을 때 교환이 편리하다. 아래의 설계 조건과 가공 조건을 고려한 도면이 그림 2-3-5이다.

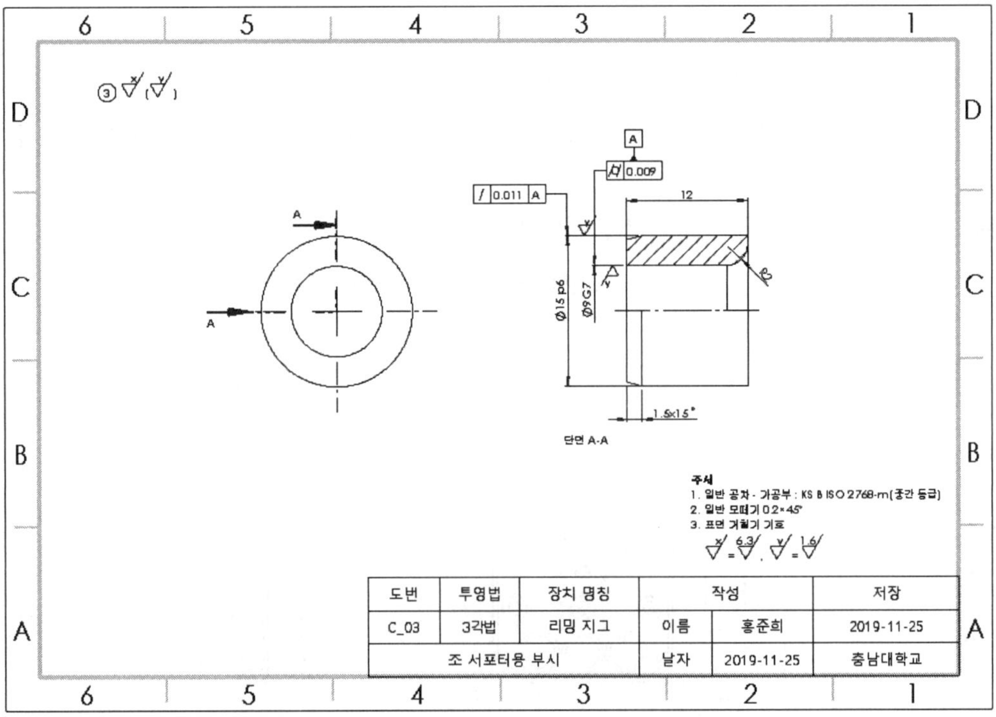

그림 2-3-5 조 서포터용 부시의 도면

(가) 설계조건

(a) 칼라가 없는 형태로 리밍 공작물 구멍(∅9 ㎜)이 8초과 10이하이므로 부시 외경은 KS B 1030 규격에 맞춰 치수를 ∅15 ㎜로 정한다.

(b) 조 서포터에 조립되는 부시 외경(∅15 ㎜)의 치수 공차는 KS B 1030 규격에 맞춰 $\phi 15^{+0.029}_{+0.018}$로 한다.

(c) 조 서포터에 조립되는 부시 길이(12 ㎜)의 치수 공차는 KS B 1030 규격에 맞춰 $12^{\ 0}_{-0.5}$로 한다.

(d) 조 서포터용 부시의 내경에 대한 끼워 맞춤 공차는 KS B 1030 규격에 맞춰 F7로 한다.

(e) 조 서포터에 조립되는 부시 외경에 대한 끼워 맞춤 공차는 KS B 1030 규격에 맞춰 p6로 한다.

(f) 데이텀A는 부시의 삽입 바깥 원통면으로 하며 이것의 IT6급으로 한다.

(g) 부시의 흔들림 공차는 KS B 1030에 따라 데이텀A에 대해 IT6급으로 한다.

(나) 가공조건

(a) 선반으로 외면과 내면을 가공한다.

(b) 데이텀 면에 대해서는 정밀 가공에 의한 0.8~1.6 ㎛의 표면 거칠기를 갖도록 한다.

(4) 로케이터(④번 부품)의 설계 조건 및 가공 조건

아래의 설계 조건과 가공 조건을 고려한 도면이 그림 2-3-6이다.

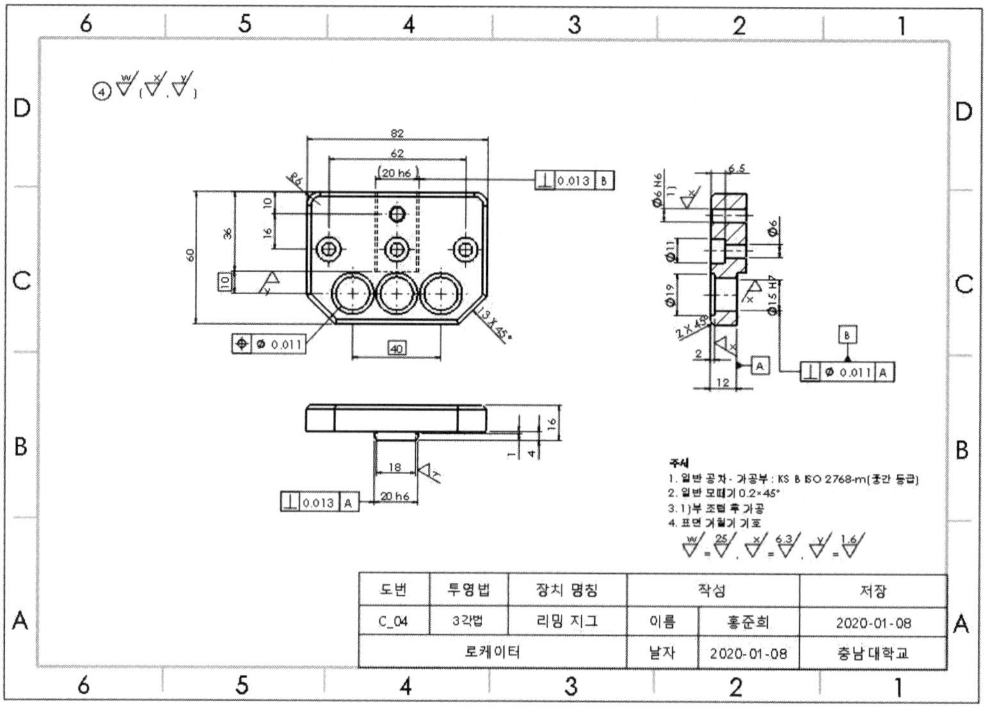

그림 2-3-6 로케이터의 도면

(가) 설계조건

(a) 맞춤 핀(∅6 ㎜)과 로케이터와의 끼워 맞춤은 베이스와 마찬가지로 억지 끼워 맞춤으로 하고 끼워 맞춤 공차는 ∅6N6/m6으로 한다. 따라서 로케이터의 맞춤 핀 구멍에 대한 치수 공차는 ∅6N6로 한다.

(b) 조 서포터에서 로케이터의 조립은 헐거운 끼워 맞춤으로 하고 상용하는 끼워 맞춤에 의해 끼워 맞춤 공차는 조 서포터에서 20H7/h6으로 했으므로 로케이터의 조 서포터 조립 부분의 치수 공차는 20h6로 한다.

(c) 로케이터와 부시의 끼워 맞춤 공차는 부시가 가이드 역할을 확실히 하도록 억지 끼워 맞춤 공차이며 부시 외경의 치수 공차는 KS B 1030에 의해 ∅15p6이고 조 서포터와 부시의 끼워 맞춤 공차는 ∅15H7/p6로 했으므로 로케이터의 부시 삽입 구멍(∅15)을 치수 공차 ∅15H7로 한다.

(d) 로케이터의 밑면을 데이텀A로 하고 이에 대해 부시 삽입 구멍(∅15 ㎜)이 IT6급의 직각도 공차를 가지면서 이 면을 또 다른 데이텀B로 한다.

(e) 데이텀A에 대해 조 서포터 결합 볼록 부분의 옆면이 IT6급의 직각도 공차를 가지도록 한다.

(f) 데이텀B에 대해서도 조 서포터 결합 볼록 부분의 옆면 IT6급의 직각도 공차를 갖도록 한다.

(나) 가공조건

(a) 밀링과 드릴링으로 가공한다.

(b) 데이텀 면에 대해서는 정밀 가공에 의한 0.8~1.6㎛의 표면 거칠기를 갖도록 한다.

(5) 로케이터용 부시(⑤번 부품)의 설계 조건 및 가공 조건

공구의 안내역할을 하며 로케이터에 중간 끼워 맞춤으로 고정되어 마모됐을 때 교환이 편리하다. 아래의 설계 조건과 가공 조건을 고려한 도면이 그림 2-3-7이다.

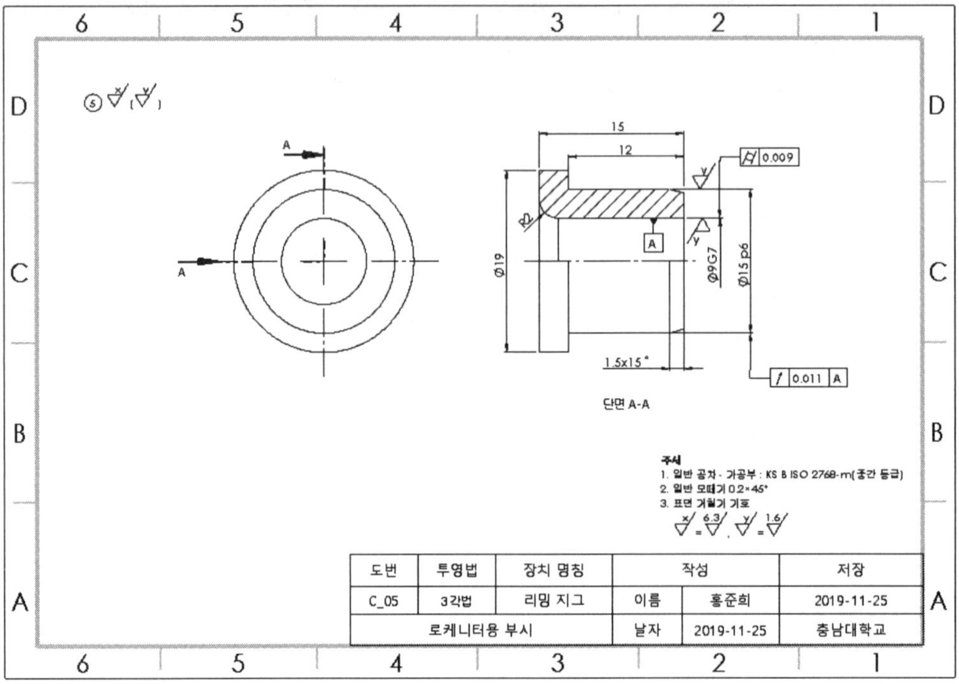

그림 2-3-7 로케이터용 부시의 도면

(가) 설계조건

(a) 칼라가 있는 형태로 리밍 공작물 구멍(∅9 ㎜)이 8초과 10이하이므로 부시 외경은 KS B 1030 규격에 맞춰 치수를 ∅15 ㎜로 정한다.

(b) 로케이터에 삽입되는 부시 외경(∅15 ㎜)의 치수공차는 KS B 1030 규격에 맞춰 $\phi15^{+0.029}_{+0.018}$로 한다.

(c) 로케이터에 삽입되는 부분의 부시 길이(12 ㎜)의 치수공차는 KS B 1030 규격에 맞춰 $12^{\ 0}_{-0.5}$로 한다.

(d) 로케이터용 부시의 내경에 대한 끼워 맞춤 공차는 KS B 1030 규격에 맞춰 F7로 한다.

(e) 로케이터에 조립되는 외경의 끼워 맞춤 공차는 KS B 1030 규격에 맞춰 p6으로 한다.

(f) 데이텀A는 부시의 삽입 바깥 원통면으로 하며 이것의 동심도는 IT6급으로 한다.

(g) 부시의 흔들림 공차는 KS B 1030에 따라 데이텀A에 대해 IT6급으로 한다.

(나) 가공조건

(a) 선반으로 외면과 내면을 가공한다.

(b) 데이텀 면에 대해서는 정밀 가공에 의한 0.8~1.6 ㎛의 표면 거칠기를 갖도록 한다.

(6) 리드 스크류 서포터(⑦번 부품)의 설계 조건 및 가공 조건

리드 스크류가 직선 구동하는데 지지해 주는 부품이다. 아래의 설계 조건과 가공 조건을 고려한 도면이 그림 2-3-8이다.

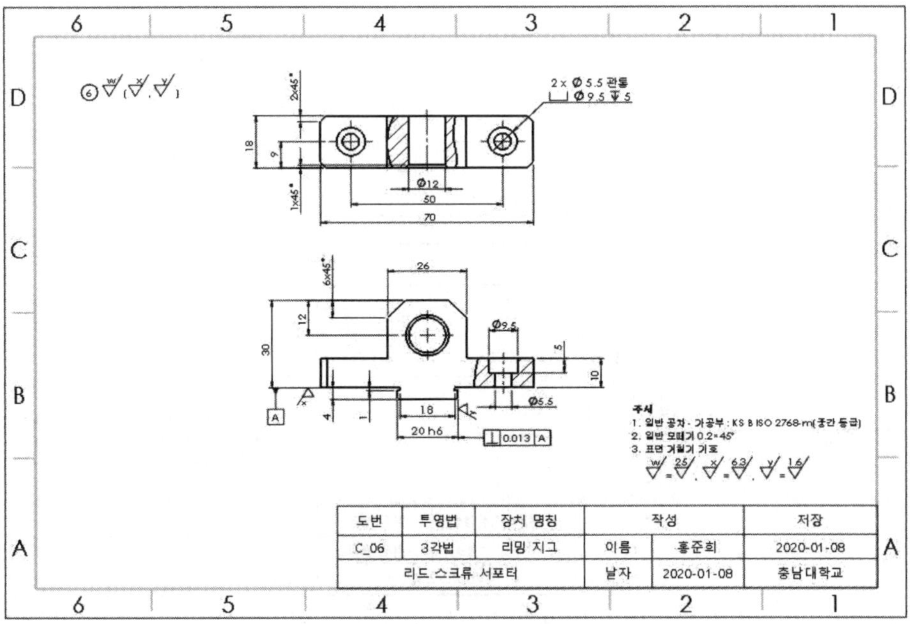

그림 2-3-8 리드 스크류 서포터의 도면

(가) 설계조건

(a) 리드 스크류 서포터와 베이스의 조립은 중간에 가까운 헐거운 끼워 맞춤으로 하고 상용하는 끼워 맞춤(부록 6)에 의해 끼워 맞춤 공차는 20H7/h6으로 한다. 따라서 리드 스크류 서포터의 볼록 슬라이드 부분의 치수 공차를 20h6로 한다.

(b) 베이스와 닿는 리드 스크류 서포터의 밑면을 데이텀 A로 한다.

(c) 데이텀 A에 대해 리드 스크류 서포터 결합 볼록 부분의 옆면이 IT6급의 직각도 공차를 갖도록 한다.

(나) 가공조건

(a) 밀링, 드릴링 및 탭으로 가공한다.

(b) 데이텀 면에 대해서는 정밀 가공에 의한 0.8~1.6㎛의 표면 거칠기를 갖도록 한다.

(7) 리드 스크류(⑧번 부품)의 설계 조건 및 가공 조건

제품(가공물)을 고정하기 위해 조를 이동시키는데 사용하는 나사이다. 아래의 설계 조건과 가공 조건을 고려한 도면이 그림 2-3-9이다.

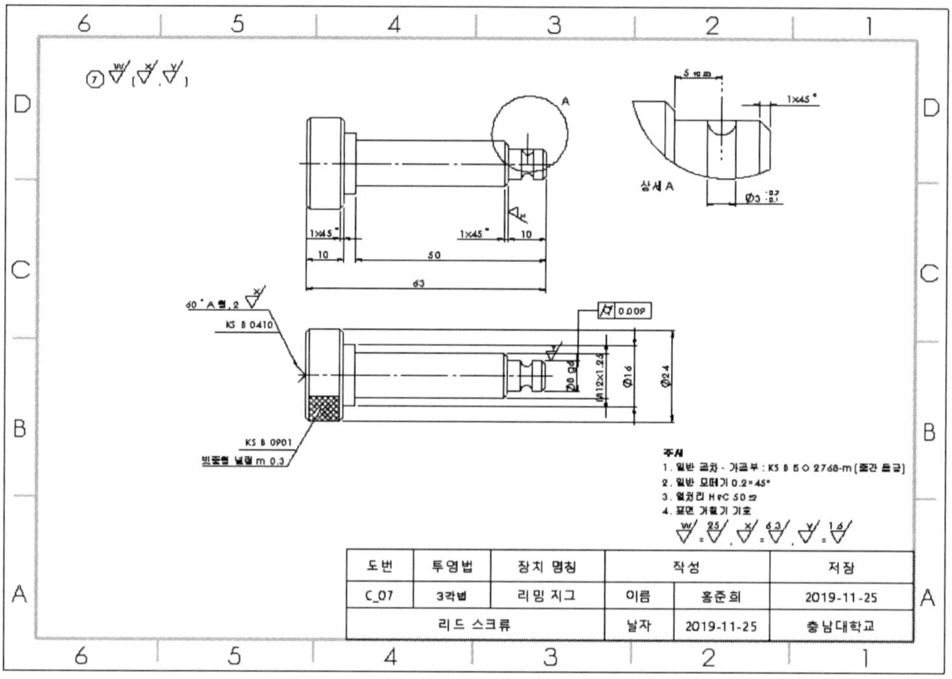

그림 2-3-9 리드 스크류의 도면

(가) 설계조건

(a) 리드 스크류와 이동 조가 삽입 조립되는 부분의 끼워 맞춤은 리드 스크류가 잘 회전되도록 헐거운 끼워 맞춤으로 하고 끼워 맞춤 공차를 ∅8H7/g6로 한다. 따라서 이동 조의 구멍(∅8)에 대한 리드 스크류의 이동 조 조립 외경(∅8)의 치수 공차는 ∅8g6로 한다.

(b) 리드 스크류와 고정 핀가 고정 조립되는 부분의 끼워 맞춤은 리드 스크류가 잘 회전되도록 치수 공차를 주어야 한다. 따라서 리드 스크류의 고정 핀 통과 부분(∅3)에 대한 치수 공차는 $\phi3^{+0.2}_{+0.1}$로 한다.

(c) 리드 스크류의 이동 조 조립 외경(∅8) 부분 원통도는 IT6급으로 한다.

(나) 가공조건

(a) 선반으로 가공하고 열처리(HRC50±2)를 한다.

(b) 데이텀 면에 대해서는 정밀 가공에 의한 0.8~1.6 ㎛의 표면 거칠기를 갖도록 한다.

(8) 이동 조(⑨번 부품)의 설계 조건 및 가공 조건

베이스의 가이드 홈을 따라 제품을 밀어서 고정하는 조이며 치공구의 클램프에 해당한다. 아래의 설계 조건과 가공 조건을 고려한 도면이 그림 2-3-10이다.

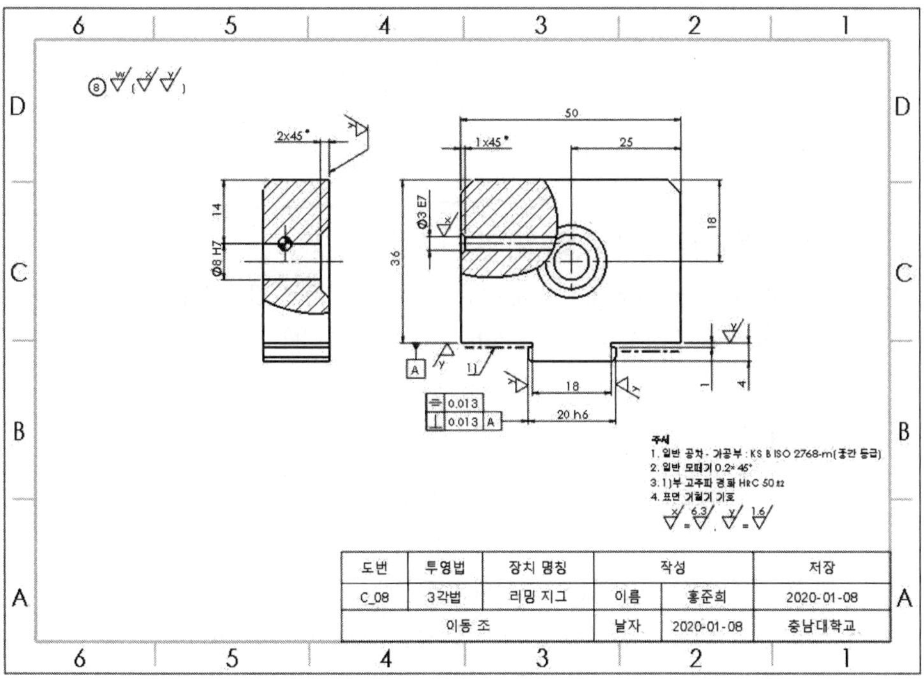

그림 2-3-10 이동 조의 부품도

(가) 설계조건

(a) 이동 조의 조립 볼록 부분과 베이스의 조립 오목 부분의 끼워 맞춤은 이동 조의 왕복 움직임이 원활하도록 헐거운 끼워 맞춤으로 하고 상용하는 끼워 맞춤(부록 6)에 의해 끼워 맞춤 공차는 20H7/h6으로 한다. 따라서 이동 조의 조립 볼록 부분(20 ㎜)의 치수 공차는 20h6로 한다.

(b) 이동 조의 리드 스크류 삽입 구멍과 리드 스크류의 끼워 맞춤은 리드 스크류의 회전이 원활하도록 헐거운 끼워 맞춤으로 ∅8F7/m6으로 한다. 따라서 이동 조의 리드 스크류 삽입 구멍의 치수 공차는 ∅8F7로 한다.

(c) 고정 핀과 이동 조의 고정 핀 구멍의 끼워 맞춤은 고정 핀이 빠지지 말아야 하므로 중간 끼워 맞춤으로 ∅3F7/m6으로 한다. 따라서 이동 조의 고정 핀 구멍의 치수 공차는 ∅3F7로 한다.

(나) 가공조건

(a) 밀링과 드릴링 가공한다.

(b) 모떼기 가공을 한다.

(c) 데이텀 면에 대해서는 정밀 가공에 의한 0.8~1.6 ㎛의 표면 거칠기를 갖도록 한다.

(9) 고정 핀(⑪번 부품)의 설계 조건 및 가공 조건

리밍 지그의 베이스, 조 서포터와 로케이터를 정확한 위치에 결합시키기 위해 사용된다. 아래의 설계 조건과 가공 조건을 고려한 도면이 그림 2-3-11이다.

(가) 설계조건

(a) 취급이 용이하고 안전하게 삽입하기 위해 안내부 끝에 약 5~10° 정도의 테이퍼를 준다.

(b) 맞춤 핀의 길이는 직경(∅3 ㎜)의 1.5~2배 정도 준다.

(c) 고정 핀의 리드 스크류를 고정하기 위한 끼워 맞춤은 헐거운 끼워 맞춤으로 하며 고정 핀의 치수 공차는 ∅3m6로 한다.

(나) 가공조건

(a) 선반 가공한다.

(b) 모떼기 가공을 한다.

(c) 열처리는 퀜칭 템퍼링한다.

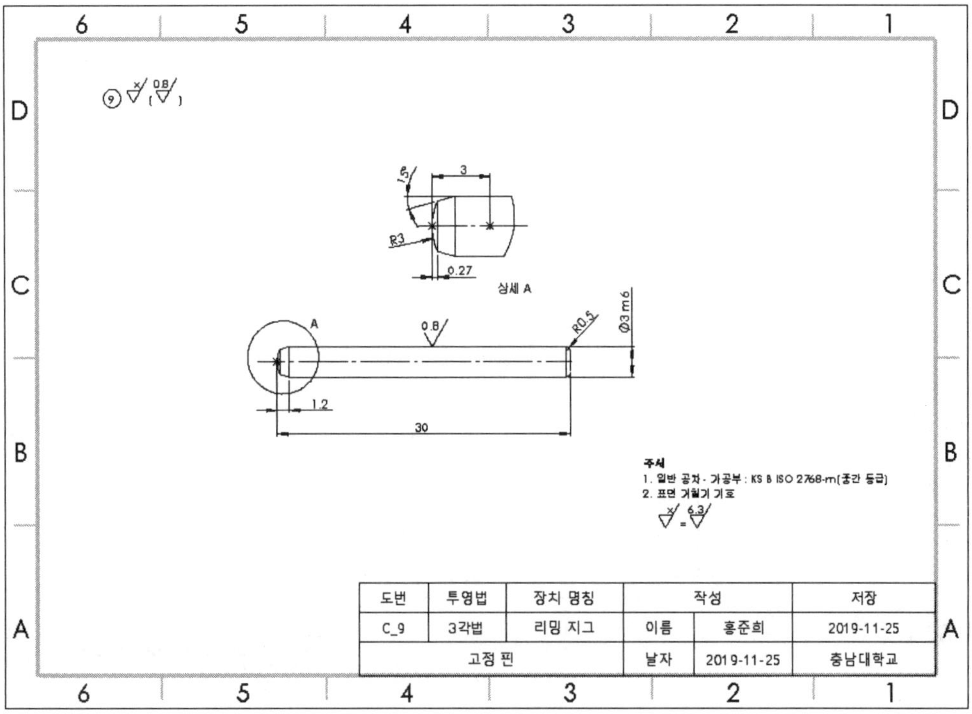

그림 2-3-11 고정 핀의 도면

(10) 맞춤 핀(⑪번 부품)의 설계 조건 및 가공 조건

리밍 지그의 베이스, 조 서포터와 로케이터를 정확한 위치에 결합시키기 위해 사용된다. 아래의 설계 조건과 가공 조건을 고려한 도면이 그림 2-3-12이다.

(가) 설계조건

(a) 취급이 용이하고 안전하게 삽입하기 위해 안내부 끝에 약 5~10° 정도의 테이퍼를 준다.

(b) 맞춤 핀의 길이는 직경(∅6 ㎜)의 1.5~2배 정도 준다.

(c) 맞춤 핀의 끼워 맞춤은 베이스, 조 서포터 및 로케이터와 억지 끼워 맞춤으로 하며 맞춤 핀의 치수 공차는 ∅6m6로 한다.

(나) 가공조건

(a) 선반 가공한다.

(b) 모떼기 가공을 한다.

(c) 열처리는 퀜칭 탬퍼링한다.

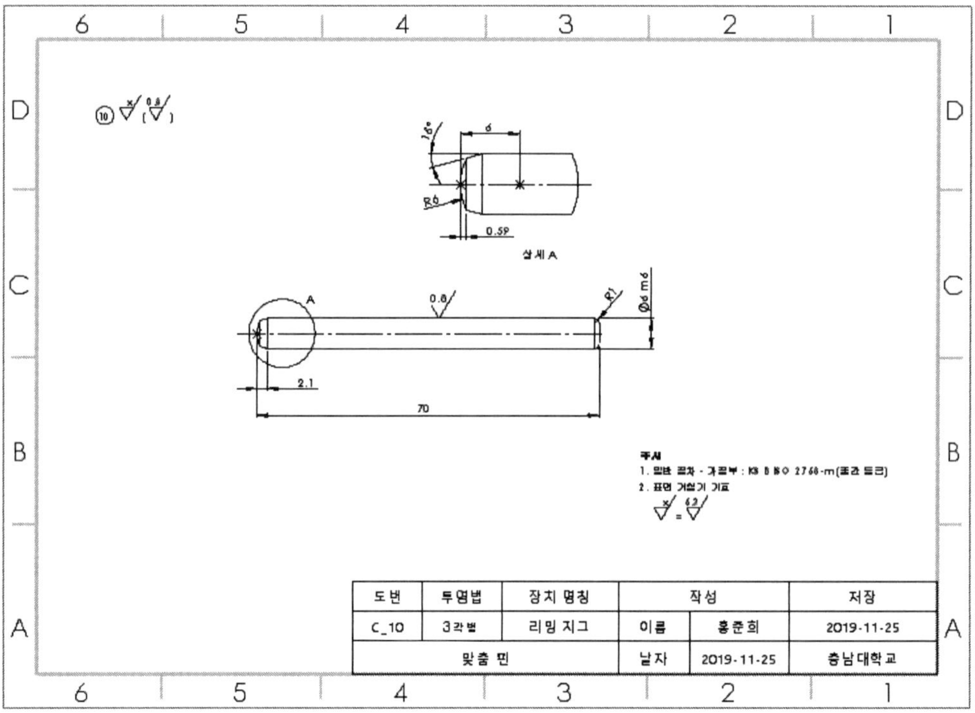

그림 2-3-12 맞춤 핀의 도면

3-1-3 작업 조건

① 그림 2-1-5(b)의 부품 가운데 주요 조립 부품을 도면 작성한다.

② 도면은 제 3각법에 의해 A4 크기 영역에 적절한 크기로 한다.

③ 부품도는 바이스의 기능과 역할을 정확하게 이해하여 투상도, 치수, 치수공차와 끼워 맞춤 공차 기호, 기하 공차 기호, 표면 거칠기 기호 등 부품도 작성에 필요한 모든 사항을 기입한다.

④ 도면은 KS 규격에서 정한 바에 의하고 규정되지 않은 내용은 ISO 규격과 관례에 따른다.

⑤ 도면은 오른쪽 하단부에 표제란을 작성 후 도면 작성을 한다.

3-2 학습 활동

3-2-1 조립도 작성하기

(1) 작업준비하기

수행 : 도면 작성 화면 들어가기

① 풀다운 메뉴에서 새로 만들기 아이콘을 선택한다.
② 기본 모듈 가운데 도면을 선택한다.
③ 시트 형식/크기 설정 창에서 찾아보기를 클릭한다.
④ a4-landscape.slddrt를 설정하고 열기를 한다.
⑤ 확인을 클릭한다.

(2) 시트 편집하기

수행 : 표제란 없애기

① 도면 Management 탭에서 시트형식을 선택한다.
② 시트형식 탭에서 시트 편집을 선택한다.
③ 표제란 부분을 마우스로 전체 드래그 하여 삭제 영역을 정하고 키보드의 삭제 버튼을 클릭한다.
④ 확인을 클릭한다.

(3) 도면 뷰 레이아웃 하기

수행 : 도면 뷰 레이아웃 하기

① 도면 화면 오른쪽의 뷰 팔레트를 선택하여 우측에 창을 띄운다.
② 이 창에서 윗 쪽의 “ ”을 클릭하여 불러 오고자 하는 파일 이름 “리밍 지그”를 선택한다.
③ 도면 뷰에서 윗면 뷰를 드래그 하여 끌어다 도면 시트 화면에 갖다 놓는다(그림 2-3-13).

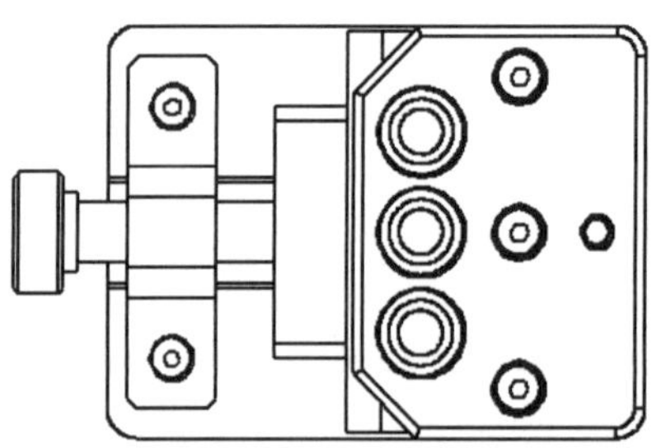

그림 2-3-13 리밍 지그 정면도 뷰

(4) 정면도의 전단면도 표현하기

생각하기 : 전단면도의 경우 어디를 절단할 것인지?

전단면도의 경우는 어느 면을 절단하여 단면으로 나타낼 것인지에 따라 단면도가 다르기 때문에 최대한 내부를 잘 나타낼 수 있는 도면 뷰를 잘 선택해야 한다. 전단면도는 절단되면서 부품 중앙을 지나도록 절단을 하면 된다.

수행 : 윗면 뷰에 대한 전단면도 나타내기

① 뷰 레이아웃에서 "단면도( )"를 클릭한다.

② 절단선에서 "수평( )"을 선택하고 그림 2-3-14 (a)와 같이 절단 부분을 설정한다.

③ 단면 영역을 어떻게 표현할 것인지에 대한 설정 창에서 자동해칭과 체결기 제외를 체크하고 확인을 클릭한다.

④ 그림 2-3-14 (b)와 같이 정면도 밑 부분에 단면도를 나타낸다.

⑤ 확인을 클릭한다.

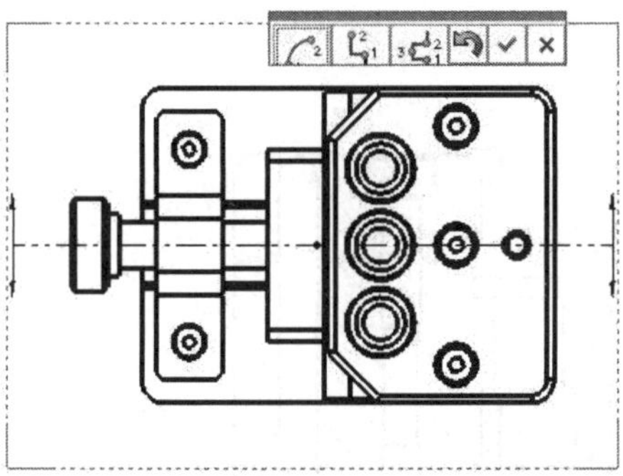

(a) 절단선 표시

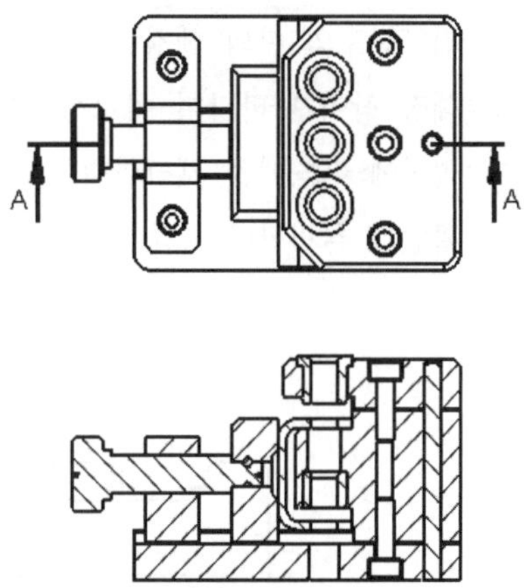

(b) 단면도 결과

그림 2-3-14 전단면도 과정

(5) 해칭 삭제 및 변경하기

생각하기 : 해칭 삭제 및 변경은 언제 하는가?

단면도를 나타내면 단면된 부분은 자동으로 해칭이 된다. 그런데 KS 규격에 따르면 조립도를 단면으로 표시하는 경우에 다음 부품은 원칙적으로 길이 방향으로 절단하지 않는다. 축, 핀, 볼트, 너트, 와셔, 작은 나사, 리벳, 키 ,테이퍼핀, 볼베어링의 볼, 리브, 웨브, 바퀴의 암, 기어 등이 그 예다(KS B 0001 9.2.8). 즉, 스크루, 볼트, 멈춤나사, 너트, 와셔, 키, 핀, 리벳 등의 체결용 부품들과 구름 베어링의 볼 및 롤러, 기어의 치면, 회전축 등은 단면도로 그리지 않는다. 이러한 요소부품들은 절단면 위에 있더라도 단면으로 그리면 쓸데없는 혼란을 주기 때문이다.

수행 : 전단면도의 축 부분 해칭 삭제하기

① 전단면도의 리드 스크류의 해칭 부분에 커서를 갖고 가서 마우스 왼쪽 버튼을 누른다.
② 해칭 창이 나타나며 여기서 "재질 해칭"의 체크를 없애고 속성에 "없음"을 체크한다.
③ 확인을 클릭한다(그림 2-3-15).

수행 : 전단면도의 핀 부분 해칭 삭제하기

① 전단면도의 핀의 해칭 부분에 커서를 갖고 가서 마우스 왼쪽 버튼을 누른다.
② 해칭 창이 나타나며 여기서 "재질 해칭"의 체크를 없앤다.
③ 속성에 "없음"을 체크한다.
④ 확인을 클릭한다(그림 2-3-15).

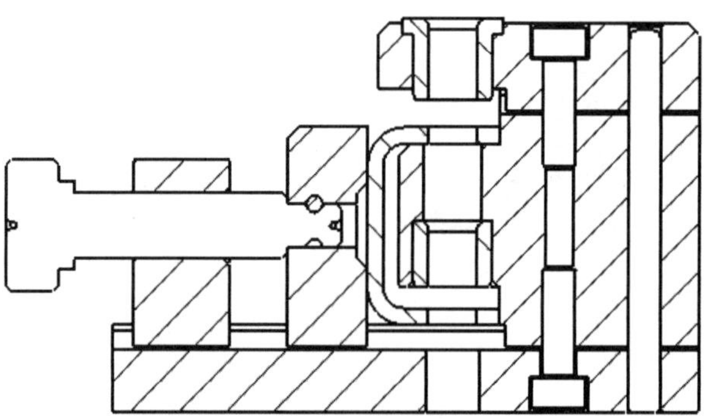

그림 2-3-15 해칭 삭제 및 변경 후 모습

(6) 중심선 및 필요선 나타내기

생각하기 : 필요선이란 무엇인가?

그림 2-3-12를 보면 체결 나사의 경우 필요한 선들이 빠져 있는 것을 알 수 있다. 따라서 이 체결 나사 부분을 선으로 채워 주어야 한다.

수행 : 중심선 나타내기

① 전단면도에 중심선을 나타내려면 주석에서 중심선을 선택한다.
② 중심선 속성 창에서 자동 삽입의 뷰 선택을 체크한다.
③ 도면에서 전단면도를 클릭한다.
④ 확인을 클릭한다(그림 2-3-16).

수행 : 필요선 나타내기

① 스케치 탭을 클릭하여 선 도구를 선택한다.
② 리드 스크류, 볼트 나사 및 핀 부분에 빠진 선을 스케치 하여 채워준다.
③ 확인을 클릭한다(그림 2-3-16).

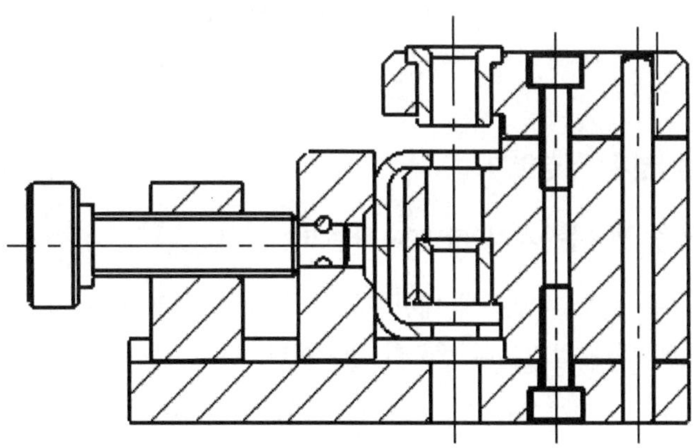

그림 2-3-16 중심선 및 필요선 나타낸 결과

(7) 널링 나타내기

수행 : **널링 표시하기**

① 스케치 탭에서 사각형 도구를 사용하여 사각형을 널링 표시 부분에 스케치 한다.
② 주석 탭에서 "영역 해칭/채우기"를 선택한다.
③ 속성 창에서 해칭패턴을 "ISO (Plastic)"을 선택한다.
④ 해칭영역은 "영역"을 체크하고 해칭 패턴 배율을 정한다.
⑤ 확인을 클릭한다(그림 2-3-17).

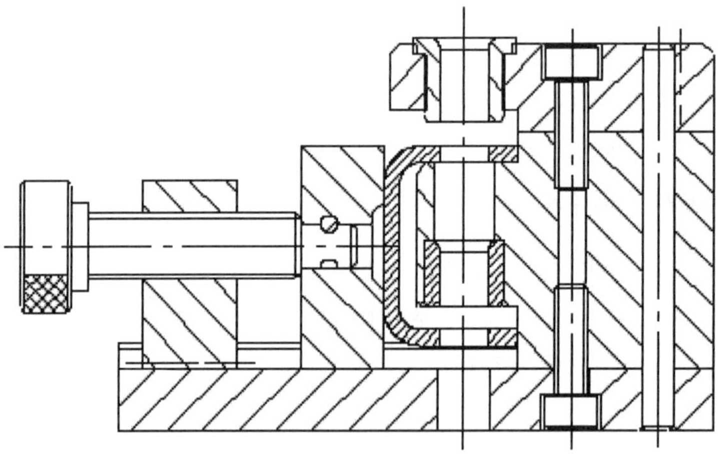

그림 2-3-17 널링 표현 결과

(8) 조립도의 부품 번호 생성하기

생각하기 : **부품 번호는 왜 나타내야 하는가?**

조립도의 부품 번호는 부품에 대한 정보, 즉 BOM(부품란)을 작성할 때와 부품에 대한 도면 작성을 위해 알리는데 필요한 정보이다.

수행 : **전단면도의 부품 번호 생성하기**

① 주석에서 부품 번호를 클릭한다.
② 전단면도에서 베이스 부분에 커서를 갖고 가서 마우스 왼쪽 버튼을 누른다.

③ 연속해서 조 서포터, 조 서포터용 부시, 로케이터, 로케이터용 부시, 리밍 지그 제품, 리드 스크류 서포터, 리드 스크류, 이동 조에 커서를 갖고 가서 마우스 왼쪽 버튼을 누른다. 단, 부품 번호를 고치고자 할 경우는 도면의 부품 번호를 클릭하고 부품 번호 창의 부품 번호 문자에서 "문자"를 클릭하고 원하는 부품 번호를 삽입한다.

④ 확인을 클릭한다(그림 2-3-18).

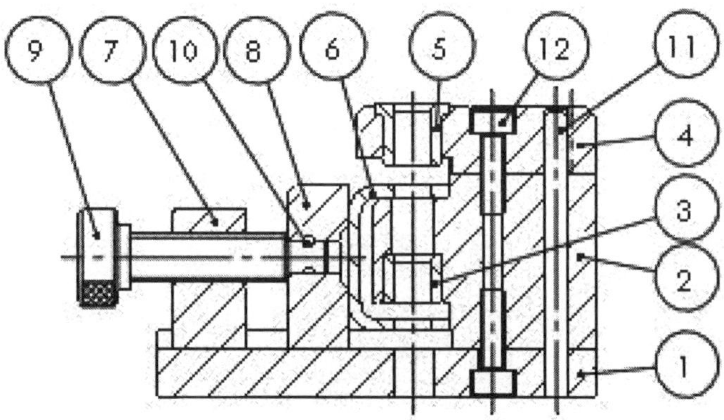

그림 2-3-18 부품 번호 생성 결과

(9) BOM 편집하기

수행 : 부품란 삽입하기

① 주석에서 테이블의 BOM을 클릭한다.

② BOM을 작성할 모델을 지정하라고 메시지가 뜨며 정면도를 클릭한다.

③ BOM메뉴가 나타나며 여기서 테이블 템플릿의 ""을 클릭하고 bom-material을 찾아 선택한다.

④ 확인을 클릭한다.

⑤ 도면에 적당한 위치에 BOM이 배치되도록 커서를 가져가서 왼쪽 버튼을 클릭한다.

⑥ 비고란이 필요 없다면 비고에 커서를 갖고 가서 삭제 버튼을 누른다.

⑦ 테이블에 커서를 갖고 가면 십자모양의 커서가 나타나고 이 때 커서를 움직여 도면 우측 상단에 위치시킨다.

(10) 표제란 삽입하기

수행 : 새로운 표제란 삽입하기

① 시트편집 상태에서 일반테이블을 클릭한다.

② 테이블을 삽입할 수 있는 창이 나타나며 여기서 별표 모양을 클릭하면 미리 만들어 놓은 표제란 테이블 템플릿(예를 들어 A4_1)을 찾아서 가져올 수 있다.

③ 테이블 템플릿을 오른쪽 모서리에 위치하도록 배치한다.

④ 일반테이블 편집 완료 버튼을 누른다(그림 2-3-19).

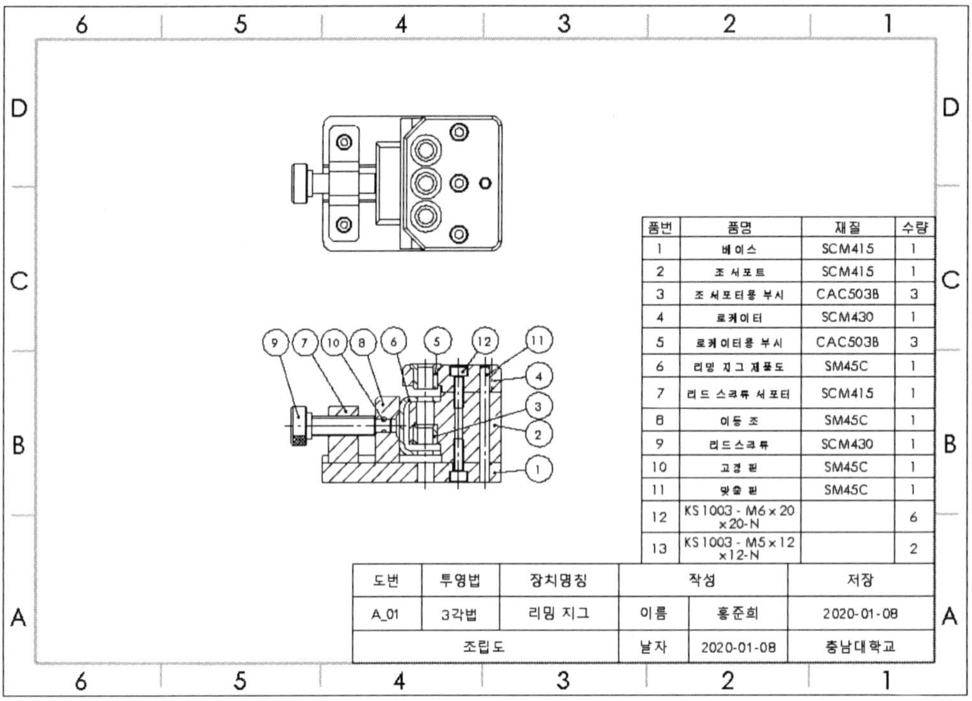

그림 2-3-19 BOM 및 표제란 작성 결과

(11) 저장하기

수행 : 최종 도면 저장하기

① 저장 도구(💾)에서 다른 이름으로 저장하기를 클릭한다.

② 저장할 디렉토리를 정하고 파일이름을 "리밍지그"로 한다.

③ 저장 버튼을 클릭한다.

3-2-2 분해도 작성하기

(1) 작업준비하기

수행 : 도면 작성 화면 들어가기

① 풀다운 메뉴에서 새로 만들기 아이콘을 선택한다.

② 기본 모듈 가운데 도면을 선택한다.

③ 시트 형식/크기 설정 창에서 찾아보기를 클릭한다.

④ a4-landscape.slddrt를 설정하고 열기를 한다.

⑤ 확인을 클릭한다.

(2) 시트 편집하기

수행 : 표제란 없애기

① 도면 Management 탭에서 시트형식을 선택한다.

② 시트형식 탭에서 시트 편집을 선택한다.

③ 표제란 부분을 마우스로 전체 드래그 하여 삭제 영역을 정하고 키보드의 삭제 버튼을 클릭한다.

④ 확인을 클릭한다.

(3) 도면 뷰 레이아웃 하기

수행 : 도면 뷰 레이아웃 하기

① 도면 화면의 오른쪽의 메뉴에서 뷰 팔레트를 선택하여 우측에 창을 띄운다.

② 이 창에서 윗 쪽의 “...”을 클릭하여 불러 오고자 하는 파일 이름을 선택한다. 그러면 창에 뜨고 여기서 등각 분해도를 드래그 하여 끌어다 도면 시트 화면에 갖다 놓는다(그림 2-3-20).

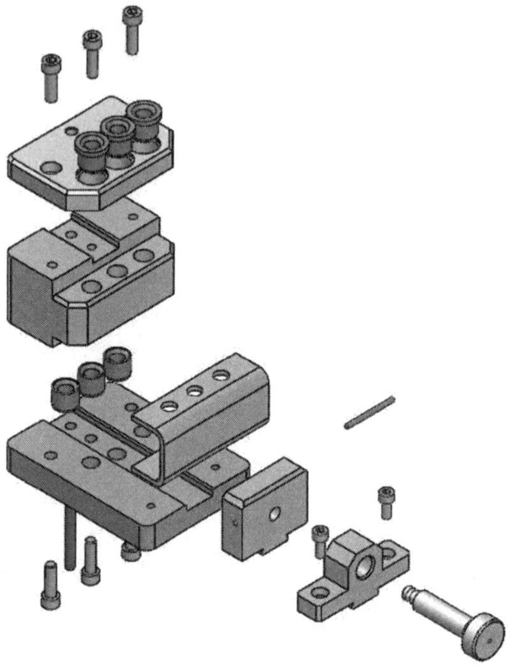

그림 2-3-20 등각 분해도 불러온 모습

(4) 분해도의 부품 번호 생성하기

생각하기 : 부품 번호는 왜 나타내야 하는가?

분해도의 부품 번호는 조립도와 마찬가지로 부품에 대한 정보, 즉 BOM(부품란)을 작성할 때와 부품에 대한 도면 작성을 위해 알리는데 필요한 정보이다.

수행 : 분해도의 부품 번호 생성하기

① 주석에서 부품 번호를 클릭한다.
② 분해도에서 가이드 플레이트 부분에 커서를 갖고 가서 마우스 왼쪽 버튼을 누른다.
③ 연속해서 이동턱, 회전축, 고정턱에 커서를 갖고 가서 마우스 왼쪽 버튼을 누른다.
④ 확인을 클릭한다(그림 2-3-21).

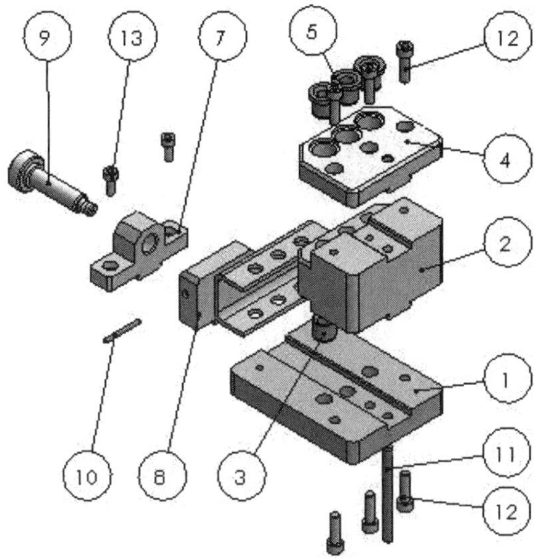

그림 2-3-21 부품 번호 생성 결과

(5) BOM 편집하기

수행 : 부품란 삽입하기

① 주석에서 테이블의 BOM을 클릭한다.

② BOM을 작성할 모델을 지정하라고 메시지가 뜨며 정면도를 클릭한다.

③ BOM메뉴가 나타나며 여기서 테이블 템플릿의 " "을 클릭하고 bom-material을 찾아 선택한다.

④ 확인을 클릭한다.

⑤ 도면에 적당한 위치에 BOM이 배치되도록 커서를 가져가서 왼쪽 버튼을 클릭한다.

⑥ 비고란이 필요 없다면 비고에 커서를 갖고 가서 삭제 버튼을 누른다.

⑦ 테이블에 커서를 갖고 가면 십자모양의 커서가 나타나고 이 때 커서를 움직여 도면 우측 상단에 위치시킨다.

(6) 표제란 삽입하기

수행 : 새로운 표제란 삽입하기

① 시트편집 상태에서 일반테이블을 클릭한다.

② 테이블을 삽입할 수 있는 창이 나타나며 여기서 별표 모양을 클릭하면 미리 만들어 놓은 표제란 테이블 템플릿을 찾아서 가져올 수 있다.

③ 테이블 템플릿을 오른쪽 모서리에 위치하도록 배치한다.

④ 일반테이블 편집 완료 버튼을 누른다(그림 2-3-22).

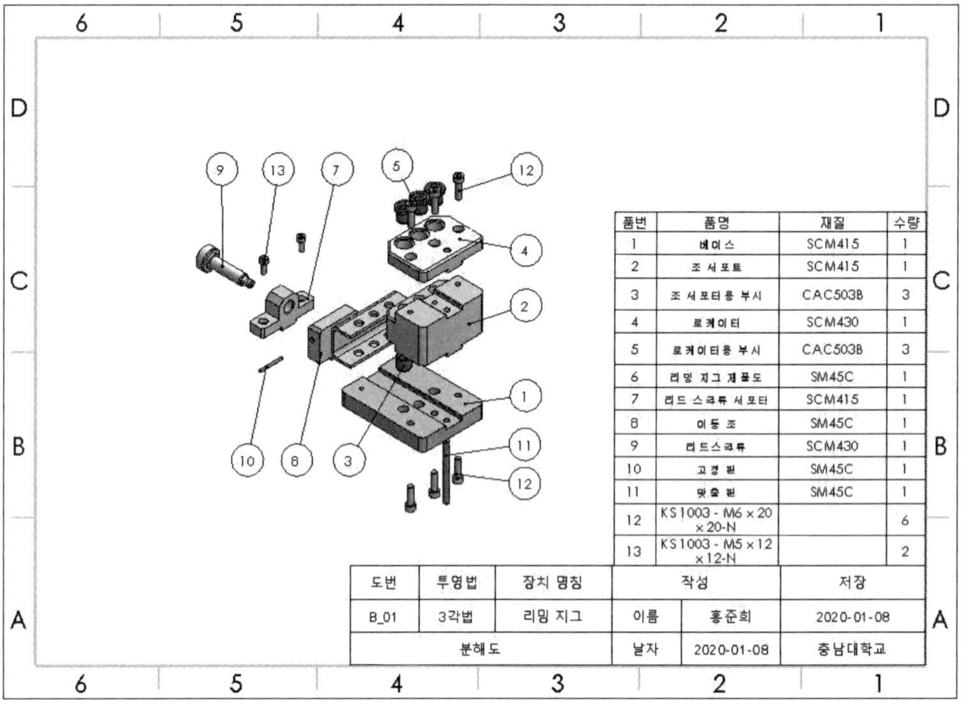

품번	품명	재질	수량
1	베이스	SCM415	1
2	조 서포트	SCM415	1
3	조 서포터용 부시	CAC503B	3
4	로케이터	SCM430	1
5	로케이터용 부시	CAC503B	3
6	리밍 지그 제품도	SM45C	1
7	리드 스크류 서포터	SCM415	1
8	이동 조	SM45C	1
9	리드스크류	SCM430	1
10	고정 핀	SM45C	1
11	맞춤 핀	SM45C	1
12	KS1003 - M6 × 20 × 20-N		6
13	KS1003 - M5 × 12 × 12-N		2

도번	투영법	장치 명칭	작성		저장
B_01	3각법	리밍 지그	이름	홍준희	2020-01-08
분해도			날자	2020-01-08	충남대학교

그림 2-3-22 분해도 완성 모습

(7) 저장하기

수행 : 최종 도면 저장하기

① 저장 도구(💾)에서 다른 이름으로 저장하기를 클릭한다.

② 저장할 디렉토리를 정하고 파일이름을 "리밍 지그_분해도"로 한다.

③ 저장 버튼을 클릭한다.

3-2-3 부품도 작성하기

3-2-3-1 베이스 부품도 작성하기

(1) 도면 작성 준비하기

수행 : 도면 작성 화면 들어가기

① 풀다운 메뉴에서 새로 만들기 아이콘을 선택한다.
② 기본 모듈 가운데 도면을 선택한다.
③ 시트 형식/크기 설정 창에서 찾아보기를 클릭한다.
④ a4-landscape.slddrt를 설정하고 열기를 한다.
⑤ 확인을 클릭한다.

(2) 시트 편집하기

수행 : 표제란 없애기

① 도면 Management 탭에서 시트형식을 선택한다.
② 시트형식 탭에서 시트 편집을 선택한다.
③ 파란색의 표제란 부분에 대해 마우스로 전체 드래그 하여 삭제 영역을 정하고 키보드의 삭제 버튼을 클릭한다.
④ 확인을 클릭한다.

수행 : 새로운 표제란 삽입하기

① 시트편집 상태에서 일반테이블을 클릭한다.
② 테이블을 삽입할 수 있는 창이 나타나며 여기서 별표 모양을 클릭하면 미리 만들어 놓은 표제란 테이블 템플릿을 찾아서 가져올 수 있다.
③ 테이블 템플릿을 오른쪽 모서리에 위치하도록 배치한다.
④ 일반테이블 편집 완료 버튼을 누른다.

(3) 모델 뷰 배치하기

수행 : 모델 뷰 레이 아웃하기

① 도면 화면 오른쪽의 뷰 팔레트를 선택하여 우측에 창을 띄운다.

② 이 창에서 윗 쪽의 " "을 클릭하여 불러 오고자 하는 파일 이름 "베이스"를 선택한다.

③ 도면 뷰에서 윗면 뷰를 드래그 하여 끌어다 도면 시트 화면에 갖다 놓는다.

④ 이어서 저면 뷰 및 우측면 뷰를 배치한다(그림 2-3-23).

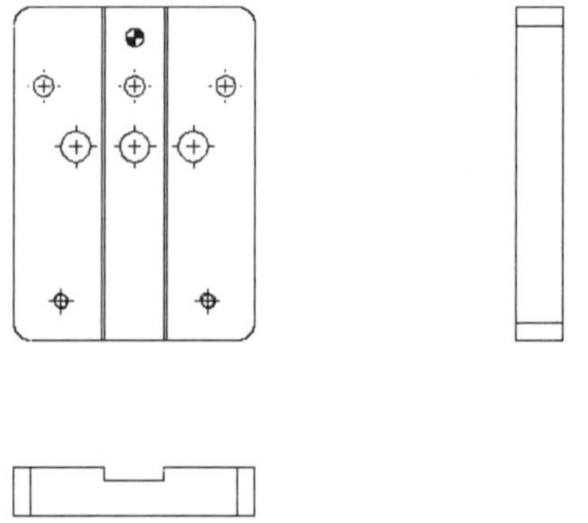

그림 2-3-23 모델 뷰 배치

(4) 우측면도와 저면도의 부분 단면도 및 중심선 표현하기

생각하기 : 부분 단면도의 경우 어디를 절단할 것인지?

그림 2-3-23을 보면 정면도의 리머 가공 여유 구멍, 조 서포터와의 체결 구멍 및 맞춤 핀 구멍이 있다. 이 3개의 구멍의 내부를 잘 표현할 수 있도록 우측면도에 대해 절단을 하면 되며, 저면도의 경우는 리드 스크류 서포터를 체결하는 구멍이 있는데 이것이 잘 보이도록 절단하면 된다.

수행 : 우측면도에 대한 부분 단면도 나타내기

① 뷰 레이아웃에서 부분 단면도 " "를 클릭한다.

② 자유곡선 스케치 도구가 나타나며 절단 영역을 스케치한다.

③ 절단 깊이 설정 창이 나타나며 여기서 물체를 자를 경우 미리 절단 깊이를 알아놓고 그 깊이를 입력해야 하는데 여기서는 41 ㎜를 입력한다.

④ 확인을 클릭한다.

수행 : 저면도에 대한 부분 단면도 나타내기

① 뷰 레이아웃에서 부분 단면도 " "를 클릭한다.

② 자유곡선 스케치 도구가 나타나며 절단 영역을 스케치한다.

③ 절단 깊이 설정 창이 나타나며 여기서 물체를 자를 경우 미리 절단 깊이를 알아놓고 그 깊이를 입력해야 하는데 여기서는 13 ㎜를 입력한다.

④ 확인을 클릭한다.

수행 : 중심선 나타내기

① 주석에서 중심선을 클릭한다.

② 자동 삽입에 뷰 선택을 체크한다(그림 2-3-24).

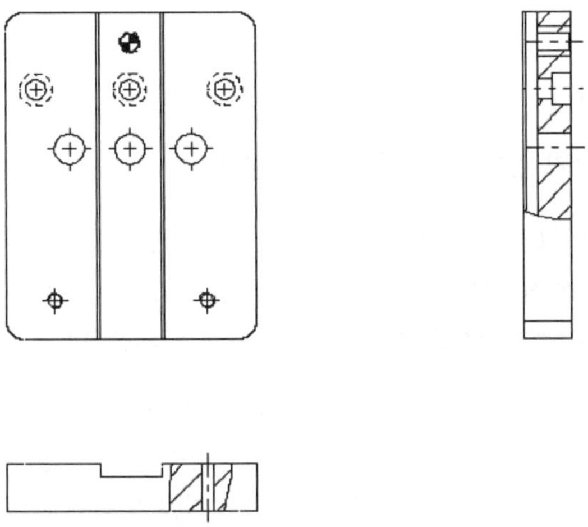

그림 2-3-24 우측면 뷰와 저면 뷰의 부분 단면도 및 중심선 표현

(5) 치수 기입하기

수행 : 모델 뷰의 치수 표시하기

① 도면 탭에서 주석을 클릭한다.

② 주석 메뉴 가운데 지능형 치수를 선택한다.

③ 그림 2-3-25와 같이 필요한 치수를 삽입한다.

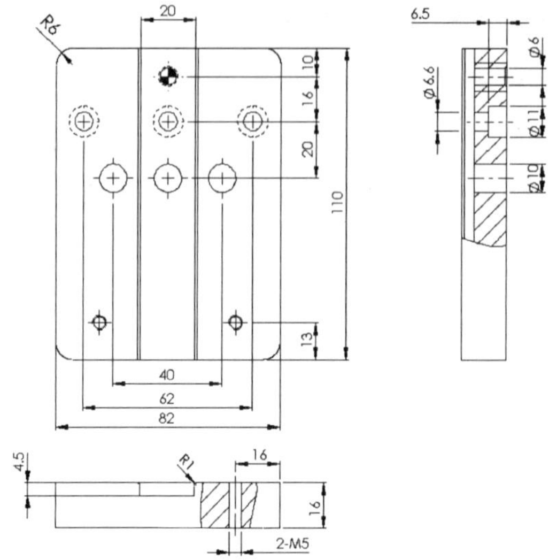

그림 2-3-25 치수 기입

(6) 치수 공차 기입하기

생각하기 : 설계조건 (a)의 치수 공차는 적절할까?

설계조건 (a)는 그림 2-3-26 (a)와 같이 맞춤 핀 구멍(∅6)의 경우는 맞춤 핀(그림 2-3-26 (b))과의 억지 끼워 맞춤(∅6N6/m6)을 말한다. 베이스의 맞춤 핀 구멍 치수공차(∅6N6)는 6등급으로 IT공차는 0.008 ㎜이고 허용한계치수는 $\phi 6^{-0.007}_{-0.015}$이며 맞춤 핀 m6의 경우 허용한계치수는 $\phi 6^{+0.012}_{+0.004}$이므로 최대 죔새=축의 최대 허용치수(6.004)-구멍의 최소 허용치수(5.985)=+0.019, 최소 죔새=축의 최소 허용치수(6.012)-구멍의 최대 허용치수(5.993)=+0.019이다. 따라서 억지 끼워 맞춤에 따른 베이스의 맞춤 핀 구멍 치수공차(∅6N6)가 적절하다.

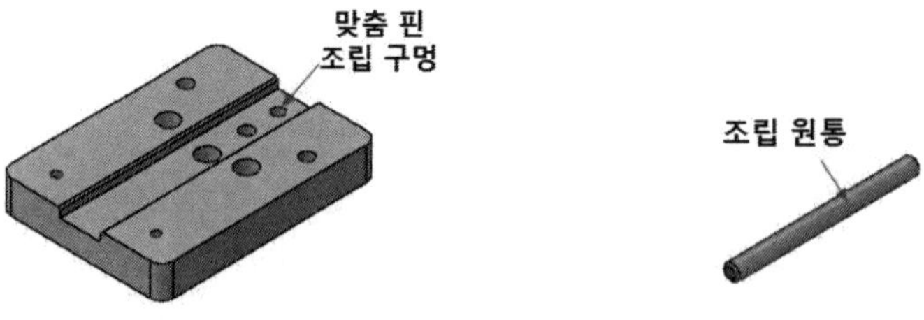

(a) 베이스 (b) 맞춤 핀

그림 2-3-26 베이스와 맞춤 핀의 끼워 맞춤 관계

수행 : 맞춤 핀 구멍 치수 공차 표시하기

① 핀 구멍인 ∅6을 클릭한다.
② 공차/정밀을 "맞춤"의 "끼워 맞춤"으로 설정한다.
③ 구멍 맞춤을 N6으로 한다. 즉, 치수공차 $\phi 6N6$을 기입한다.
④ 확인을 클릭한다(그림 2-3-28).

생각하기 : 설계조건 (b)의 치수 공차는 적절할까?

설계조건 (b)는 그림 2-3-27 (a)와 같이 베이스의 슬라이드 조립 홈과 조 서포터의 슬라이드 조립 돌출부(그림 2-3-27 (b))와의 헐거운 끼워 맞춤(20H7/h6)을 말한다. 베이스의 슬라이드 조립 홈 치수공차(20H7)는 IT 등급 7급이므로 부록1에 의해 공차가 0.021 ㎜이며, 20h6는 IT 등급 6이므로 공차가 0.013 ㎜으로 20H7의 허용한계치수는 $20^{0.021}_{0}$, 20h6의 허용한계치수는 $20^{0}_{-0.013}$이다. 헐거운 끼워 맞춤이 되기 위해서는 최대 틈새와 최소 틈새가 모두 0 또는 양(+)이어야 하는데 최대 틈새=구멍의 최대 허용치수(20.021)-축의 최소 허용치수(19.987)=0.034 ㎜이고, 최소 틈새=구멍의 최소 허용치수(20.00)-축의 최대 허용치수(20.00)=0 ㎜이다. 따라서 헐거운 끼워 맞춤에 따른 베이스의 슬라이드 조립 홈 치수공차(20H7)가 적절하다.

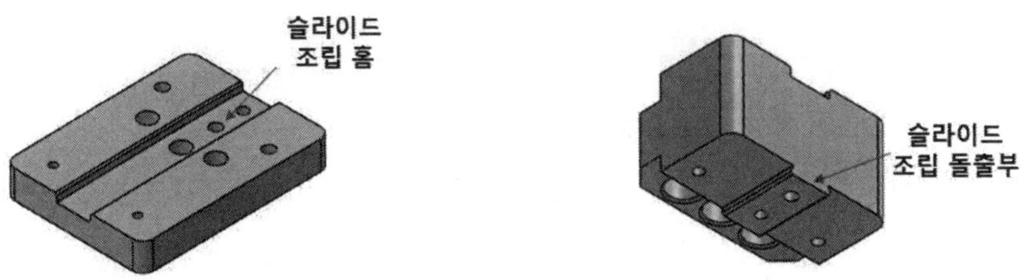

(a) 베이스 (b) 조 서포터

그림 2-3-27 베이스와 조 서포터의 끼워 맞춤 관계

수행 : 베이스의 슬라이드 조립 홈 치수 공차 표시하기

① 윗면 뷰의 이동 조 슬라이드 부분(구멍)인 20을 클릭한다.
② 공차/정밀을 "맞춤"의 "보통 맞춤"으로 설정한다.
③ 구멍 맞춤을 H7으로 한다. 즉, 치수공차 $20H7$을 기입한다.

④ 치수 텍스트에서 괄호 추가를 클릭한다.
⑤ 확인을 클릭한다(그림 2-3-28).
⑥ 한편 저면 뷰에서 이동 조 슬라이드 부분(구멍)인 20을 클릭한다.
⑦ 공차/정밀을 "맞춤"의 "보통 맞춤"으로 설정한다.
⑧ 구멍 맞춤을 H7으로 한다. 즉, 치수공차 20*H7*을 기입한다.
⑨ 확인을 클릭한다(그림 2-3-28).

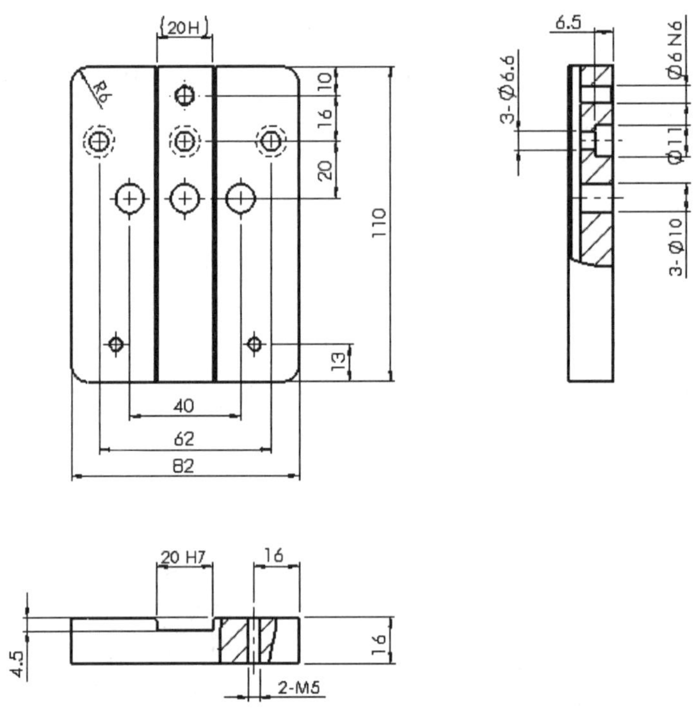

그림 2-3-28 끼워 맞춤 공차 설정 결과 모습

(7) 기하공차 기입하기

생각하기 : 데이텀A는 어떻게 선정하였을까?

베이스는 조 서포터 및 이동조 등과 조립되어야 하므로 조립면 즉, 그림 2-3-29와 같이 조 서포터 및 이동조 등과 조립되어 맞붙는 베이스의 윗면을 데이텀으로 선정하였다.

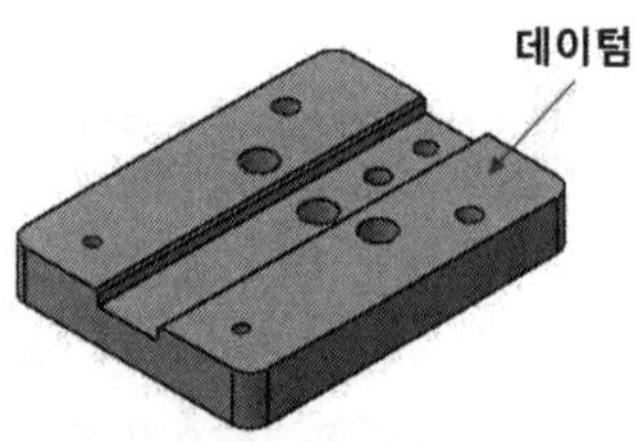

그림 2-3-29 데이텀A 설정 결과 모습

수행 : 데이텀 A 표시하기

① 도면 탭의 주석에서 "데이텀 피처"를 클릭한다.
② 해당 데이텀 면을 지정한다. 즉, 베이스 윗면을 데이텀 A로 지정한다.
③ 확인을 클릭한다(그림 2-3-30).

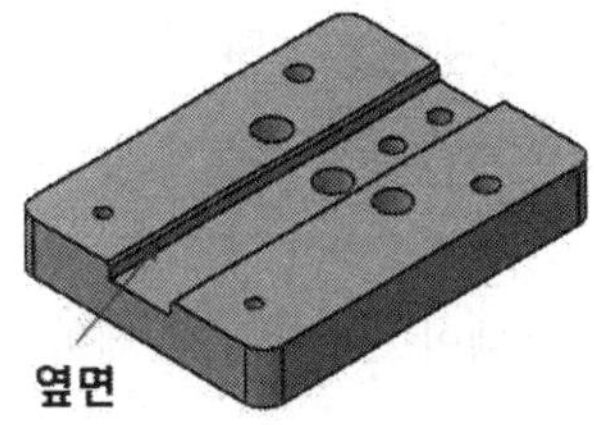

그림 2-3-30 대칭도 및 직각도 면 선정

생각하기 : 베이스 윗면에 대한 대칭도 및 직각도는 어떻게 선정하였을까?

조 서포터 결합 오목 부분의 옆면이 대칭도 관계를 가지면서 베이스의 윗면(데이텀 A)에 대해 조 서포터 결합 오목 부분의 옆면이 직각도 관계를 가져야 한다. 즉, 설계대로 IT6급이므로 부록 1에 의해 대칭도 공차는 0.013 ㎜, 직각도 공차는 0.013 ㎜를 갖도록 한다.

수행 : 대칭도 및 직각도 표시하기

① 도면 탭의 주석에서 "기하 공차"를 클릭한다.
② 기하공차 속성창이 나타나며 여기서 기호는 "대칭도(⌯)"를 설정하고 대칭도 값 공차1은 0.013을, 그리고 제1은 A를 입력한다.
③ 확인을 클릭한다.
④ 대칭도 기하 공차 표시를 앞에서 설정한 직각도 밑에 위치시킨다(그림 2-3-32).
⑤ 도면 탭의 주석에서 "기하 공차"를 클릭한다.
⑥ 기하공차 속성창이 나타나며 여기서 기호는 "직각도(⊥)"를 설정하고 직각도 값 공차1은 0.013을, 그리고 제1은 A를 입력한다.
⑦ 확인을 클릭한다.
⑧ 직각도 기하 공차 표시를 20H7의 치수선에 위치시킨다(그림 2-3-32).

생각하기 : **데이텀B는 어떻게 선정하였을까?**

베이스 옆면은 조 서포터 및 이동조 등과 직각으로 조립되어야 하므로 조립면 즉, 그림 2-3-31과 같이 베이스의 옆면을 데이텀B로 선정하였다.

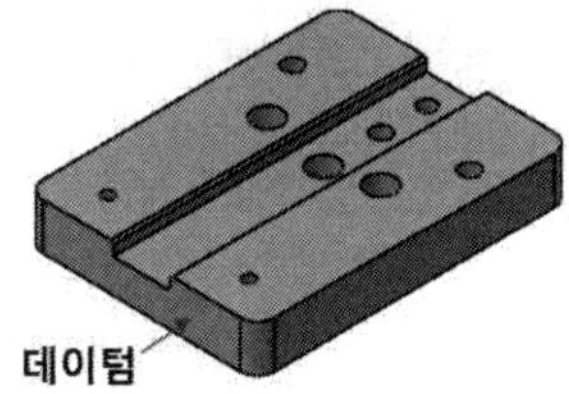

그림 2-3-31 데이텀B 설정 결과 모습

수행 : **데이텀 B 표시하기**

① 도면 탭의 주석에서 "데이텀 피처"를 클릭한다.
② 해당 데이텀 면을 지정한다. 즉, 베이스 옆면을 데이텀 B로 지정한다.
③ 확인을 클릭한다(그림 2-3-32).

생각하기 : **데이텀B에 대한 직각도는 어떻게 선정하였을까?**

데이텀B에 대해 조 서포터 결합 오목 부분의 밑면이 설계조건대로 IT6급이므로 부록1에 의해 0.013 ㎜의 직각도 공차를 가지도록 하면 된다.

수행 : **직각도 표시하기**

① 도면 탭의 주석에서 "기하 공차"를 클릭한다.
② 기하공차 속성창이 나타나며 여기서 기호는 "직각도(⊥)"를 설정하고 직각도 값 공차1은 0.013을, 그리고 제1은 B를 입력한다.
③ 확인을 클릭한다.
④ 직각도 기하 공차 표시를 (20H7)의 치수선에 위치시킨다(그림 2-3-32).

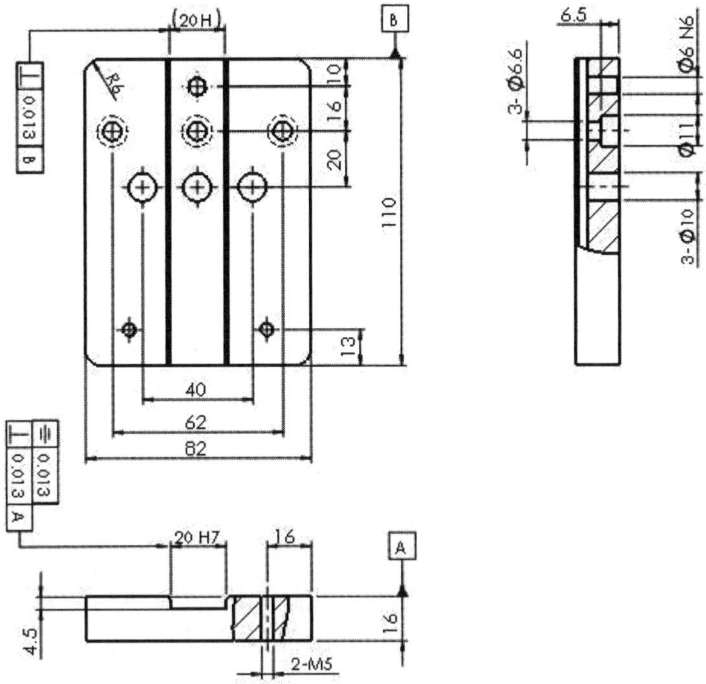

그림 2-3-32 데이텀 면 지정과 기하공차 설정 결과

(8) 표면 거칠기 기입하기

수행 : 표면 거칠기 표시하기

① 도면 탭의 주석에서 "표면 거칠기(√)"를 선택한다.

② 속성 대화창에서 기호의 종류를 선택하고 거칠기 정도를 나타내는 레이아웃을 정한다.

③ 표면 거칠기를 나타내고자 하는 면에 커서를 데고 왼쪽 버튼을 클릭한다. 만일 반대 방향으로 나타내고자 하면 각도에서 180을 기입하면 반대반향으로 된다.

④ 확인 버튼을 누른다(그림 2-3-33).

(9) 주서 기입하기

생각하기 : 가공 방법을 기입하려면 어떻게 하면 좋을까?

특별한 부분의 가공 방법을 기입하려면 주석의 노트 도구를 이용하여 구체적으로 표현하면 된다.

수행 : 가공방법 기입하기

① 도면 탭의 주석에서 "노트"를 선택한다.
② 해당 부분에 커서로 클릭하고 내용을 기입한다.
③ 확인 버튼을 누른다(그림 2-3-33).

수행 : 주서 표시하기

① 주석에서 "노트"를 선택한다.
② 도면 오른 쪽에 그림 2-3-33과 같이 노트를 기입한다.
③ 확인 버튼을 누른다.

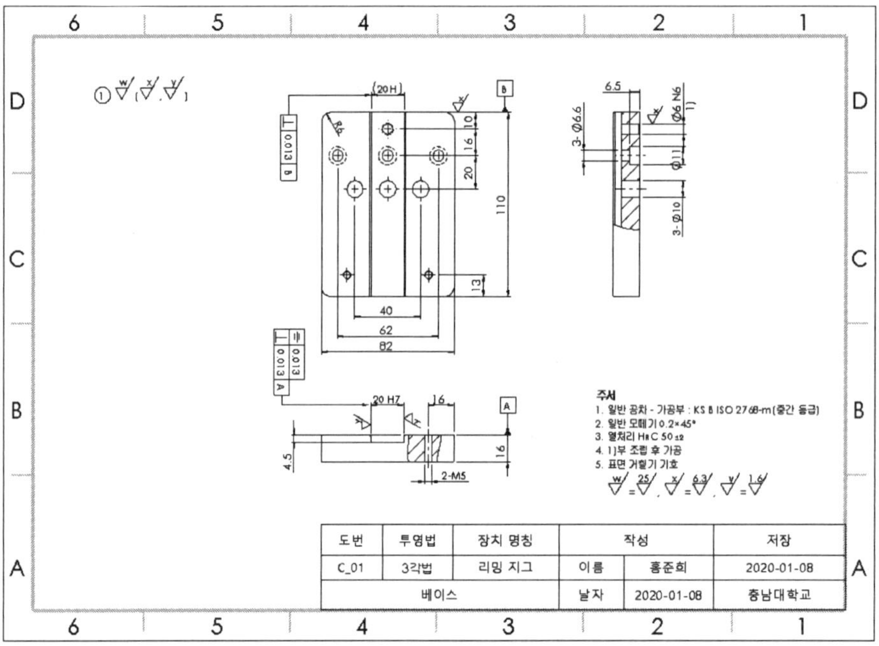

그림 2-3-33 도면의 치수, 공차 및 표면 거칠기 완료 모습

(10) 저장하기

수행 : 최종 도면 저장하기

① 저장 도구(💾)에서 다른 이름으로 저장하기를 클릭한다.
② 저장할 디렉토리를 정하고 파일이름을 "베이스"로 한다.

3-2-3-2 조 서포터 부품도 작성하기

(1) 도면 작성 준비하기

수행 : 도면 작성 화면 들어가기

① 풀다운 메뉴에서 새로 만들기 아이콘을 선택한다.
② 기본 모듈 가운데 도면을 선택한다.
③ 시트 형식/크기 설정 창에서 찾아보기를 클릭한다.
④ a4-landscape.slddrt를 설정하고 열기를 한다.
⑤ 확인을 클릭한다.

(2) 시트 편집하기

수행 : 표제란 없애기

① 도면 Management 탭에서 시트형식을 선택한다.
② 시트형식 탭에서 시트 편집을 선택한다.
③ 파란색의 표제란 부분에 대해 마우스로 전체 드래그 하여 삭제 영역을 정하고 키보드의 삭제 버튼을 클릭한다.
④ 확인을 클릭한다.

수행 : 새로운 표제란 삽입하기

① 시트편집 상태에서 일반테이블을 클릭한다.
② 테이블을 삽입할 수 있는 창이 나타나며 여기서 별표 모양을 클릭하면 미리 만들어 놓은 표제란 테이블 템플릿을 찾아서 가져올 수 있다.
③ 테이블 템플릿을 오른쪽 모서리에 위치하도록 배치한다.
④ 일반테이블 편집 완료 버튼을 누른다.

(3) 모델 뷰 배치하기

수행 : 모델 뷰 레이 아웃하기

① 도면 화면 오른쪽의 뷰 팔레트를 선택하여 우측에 창을 띄운다.

② 이 창에서 윗 쪽의 "…"을 클릭하여 불러 오고자 하는 파일 이름 "조 서포터"를 선택한다.

③ 도면 뷰에서 윗면 뷰를 드래그 하여 끌어다 도면 시트 화면에 정면도로 갖다 놓는다.

④ 이어서 저면도 및 우측면도의 3면도를 배치한다(그림 2-3-34).

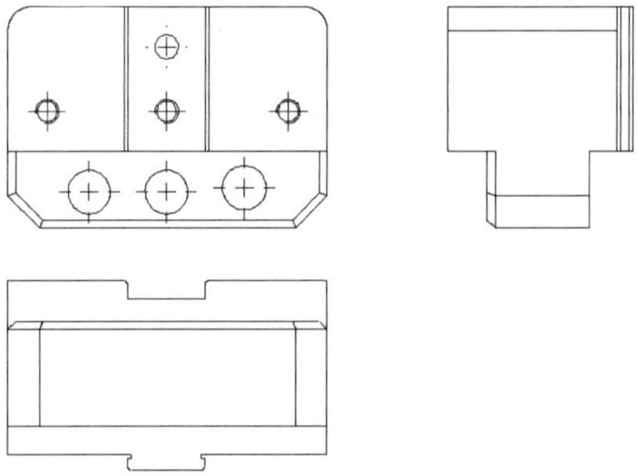

그림 2-3-34 3면도 배치

(4) 우측면도의 부분 단면도 및 중심선 표현하기

생각하기 : 부분 단면도의 경우 어디를 절단할 것인지?

그림 2-3-34를 보면 정면도의 부시 구멍, 로케이터와의 체결 구멍 및 맞춤 핀 구멍이 있다. 이 3개의 구멍의 내부를 잘 표현할 수 있도록 절단을 하면 된다. 즉, 우측면도를 전체로 절단하면 3개의 구멍이 모두 잘 보이도록 나타낼 수 있다.

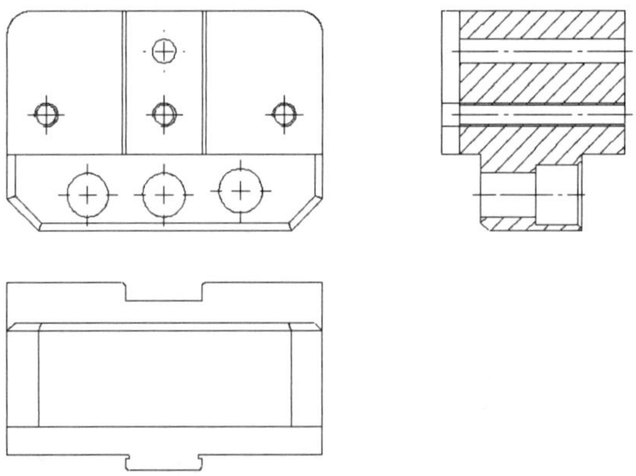

그림 2-3-35 우측면도의 부분 단면도 및 중심선 표현

수행 : 우측면도에 대한 부분 단면도 나타내기

① 뷰 레이아웃에서 부분 단면도 "[icon]"를 클릭한다.

② 자유곡선 스케치 도구가 나타나며 절단 영역(전체)을 스케치한다.

③ 절단 깊이 설정 창이 나타나며 여기서 물체를 자를 경우 미리 절단 깊이를 알아놓고 그 깊이를 입력해야 하는데 여기서는 41 ㎜를 입력한다.

④ 확인을 클릭한다(그림 2-3-35).

수행 : 중심선 나타내기

① 주석에서 중심선을 클릭한다.

② 자동 삽입에 뷰 선택을 체크한다(그림 2-3-35).

(5) 치수 기입하기

수행 : 모델 뷰의 치수 표시하기

① 도면 탭에서 주석을 클릭한다.

② 주석 메뉴 가운데 "지능형 치수"를 선택한다.

③ 그림 2-3-36과 같이 필요한 치수를 삽입한다.

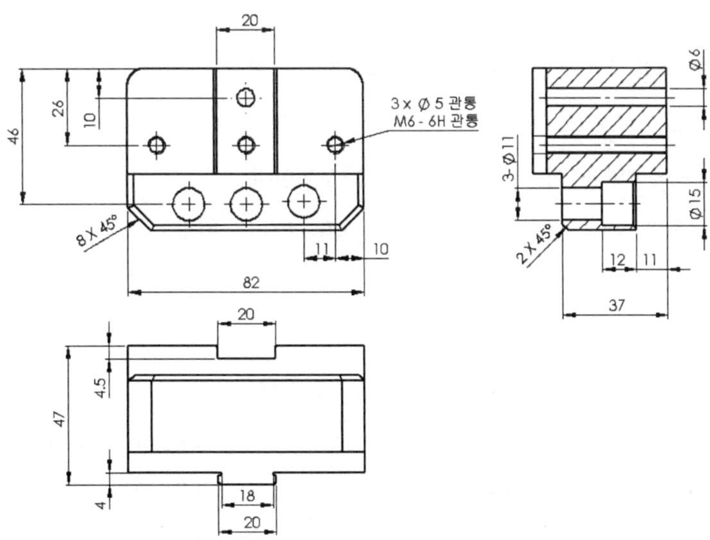

그림 2-3-36 치수 기입

(6) 치수 공차 기입하기

생각하기 : 설계조건 (a)의 치수 공차는 적절할까?

설계조건 (a)는 맞춤 핀(그림 2-3-37 (b))에 대해 조 서포터의 맞춤 핀 구멍(그림 2-3-37 (a))와의 억지 끼워 맞춤(∅6N6/m6)을 말한다. 조 서포터의 맞춤 핀 구멍 치수공차(∅6N6)는 6등급으로 IT공차는 0.008 ㎜이고 허용한계치수는 $\phi6^{-0.007}_{-0.015}$이며 맞춤 핀 m6의 경우 허용한계치수는 $\phi6^{+0.012}_{+0.004}$이므로 최대 죔새=축의 최대 허용치수(6.004)-구멍의 최소 허용치수(5.985)=+0.019, 최소 죔새=축의 최소 허용치수(6.012)-구멍의 최대 허용치수(5.993)=+0.019이다. 따라서 억지 끼워 맞춤에 따른 조 서포터의 맞춤 핀 구멍 치수공차(∅6N6)가 적절하다.

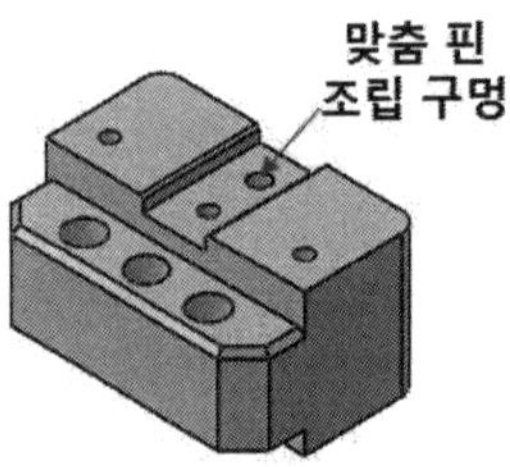

(a) 조 서포터

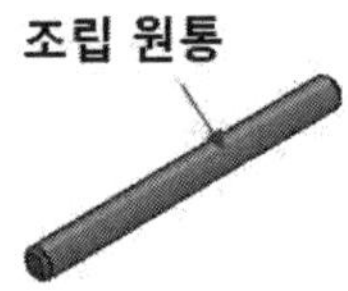

(b) 베이스용 핀

그림 2-3-37 조 서포터와 맞춤 핀의 끼워 맞춤 관계

수행 : 베이스용 핀 구멍 치수 공차 표시하기

① 핀 구멍인 ∅6을 클릭한다.

② 공차/정밀을 "맞춤"의 "끼워 맞춤"으로 설정한다.

③ 구멍 맞춤을 N6로 한다. 즉, 치수공차 $\phi6N6$을 기입한다.

④ 확인을 클릭한다(그림 2-3-40).

생각하기 : 설계조건 (b)의 치수 공차는 적절할까?

설계조건 (b)는 그림 2-3-27과 같이 베이스와 조 서포터의 끼워 맞춤으로 헐거운 끼워 맞춤(20H7/h6)를 말한다. 그런데 베이스에서 헐거운 끼워 맞춤(20H7/h6) 검토는 이미 확인하였으므로 여기서는 상용하는 구멍 기준 끼워 맞춤의 기준 구멍 H7에 대한 헐거운 끼워 맞춤으로 할 수 있는 축의 공차에 대해서 검토하면 된다. 부록 6을 참고

하면 축의 공차에는 헐거운 끼워 맞춤으로 가능한 것이 f6, g6 및 h6이 있다. 따라서 중간에 가까운 헐거운 끼워 맞춤으로 설계조건 (b)에서 h6을 선택한 것은 적절한 치수 공차가 맞다.

수행 : 베이스 조립 볼록 부분 치수 공차 표시하기

① 저면 뷰의 베이스 슬라이드 조립 부분(턱)인 20을 클릭한다.
② 공차/정밀을 "맞춤"의 "보통 맞춤"으로 설정한다.
③ 축 맞춤을 h6으로 한다. 즉, 치수공차 $20h6$을 기입한다.
④ 확인을 클릭한다(그림 2-3-40).

생각하기 : 설계조건 (c)의 치수 공차는 적절할까?

설계조건(c)는 로케이터 슬라이드 조립 돌출부(그림 2-3-38 (b))와 조 서포터의 슬라이드 조립 홈부(그림 2-3-38 (a))의 헐거운 끼워 맞춤(20H7/h6)를 말한다. 조 서포터의 슬라이드 조립 홈 치수공차(20H7)는 IT 등급 7이므로 공차가 0.021 ㎜이며, 20h6는 IT 등급 6이므로 공차가 0.013 ㎜으로 20H7의 허용한계치수는 $20_{0}^{0.021}$, 20h6의 허용한계치수는 $20_{-0.013}^{0}$이다. 헐거운 끼워 맞춤이 되기 위해서는 최대 틈새와 최소 틈새가 모두 0 또는 양(+)이어야 하는데 최대 틈새=구멍의 최대 허용치수(20.021)-축의 최소 허용치수(19.987)=0.034 ㎜이고, 최소 틈새=축의 최대 허용치수(20.00)-구멍의 최소 허용치수(20.00)=0 ㎜이다. 따라서 헐거운 끼워 맞춤에 따른 조 서포터의 슬라이드 조립 홈 치수공차(20H7)가 적절하다.

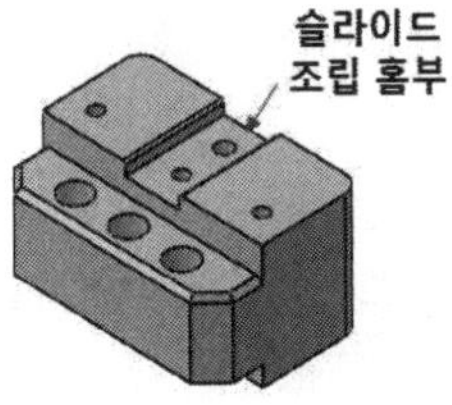

(a) 조 서포터

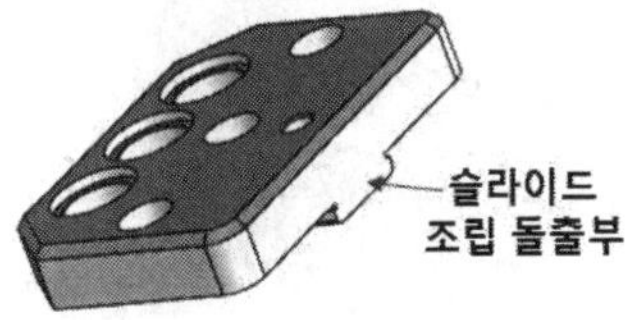

(b) 로케이터

그림 2-3-38 조 서포터와 로케이터의 끼워 맞춤 관계

수행 : 로케이터 슬라이드 조립 홈부의 치수 공차 표시하기

① 윗면 뷰의 로케이터 슬라이드 조립 부분(구멍)인 20을 클릭한다.
② 공차/정밀을 "맞춤"의 "보통 맞춤"으로 설정한다.
③ 축 맞춤을 H7으로 한다. 즉, 공차 20$H7$을 기입한다.
④ 치수 텍스트에서 괄호 추가를 클릭한다.
⑤ 확인을 클릭한다(그림 2-3-40).
⑥ 한편 저면 뷰에서 로케이터 슬라이드 조립 부분(구멍)인 20을 클릭한다.
⑦ 공차/정밀을 "맞춤"의 "보통 맞춤"으로 설정한다.
⑧ 구멍 맞춤을 H7으로 한다. 즉, 치수공차 20$H7$을 기입한다.
⑨ 확인을 클릭한다(그림 2-3-40).

생각하기 : 설계조건 (d)의 치수 공차는 적절할까?

설계조건(d)는 조 서포터용 부시(그림 2-3-39 (b))와 조 서포터 부시 조립구멍((그림 2-3-39 (a))의 억지 끼워 맞춤(∅15H7/p6)을 말한다. 조 서포터의 부시 조립구멍 치수공차(∅15H7)는 7등급으로 IT공차는 0.018 ㎜이고 허용한계치수는 $\phi 15^{0.018}_{0}$이며 조 서포터용 부시 p6의 경우 6등급으로 IT공차는 0.011 ㎜이고 허용한계치수는 $\phi 15^{+0.029}_{+0.018}$이므로 최대 죔새=축의 최대 허용치수(∅15.029)-구멍의 최소 허용치수(∅15.000)=+0.029, 최소 죔새=축의 최소 허용치수(∅15.018)-구멍의 최대 허용치수(∅15.018)=0이다. 따라서 억지 끼워 맞춤에 따른 조 서포터의 부시 조립구멍 치수공차(∅15H7)가 적절하다.

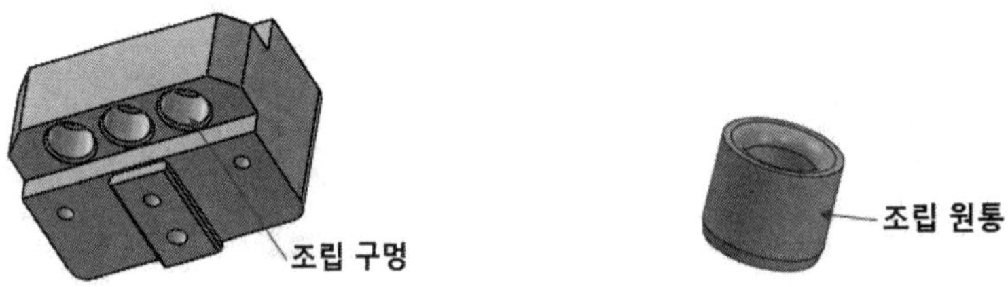

(a) 조 서포터 (b) 조 서포터용 부시

그림 2-3-39 조 서포터와 조 서포터용 부시의 끼워 맞춤 관계

수행 : 조 서포터용 부시 조립 구멍의 치수 공차 표시하기

① 저면 뷰의 조 서포터용 부시 조립 부분(구멍)인 ∅15를 클릭한다.

② 공차/정밀을 "맞춤"의 "보통 맞춤"으로 설정한다.

③ 축 맞춤을 H7으로 한다. 즉, 치수공차 $\phi 15H7$을 기입한다.

④ 확인을 클릭한다(그림 2-3-40).

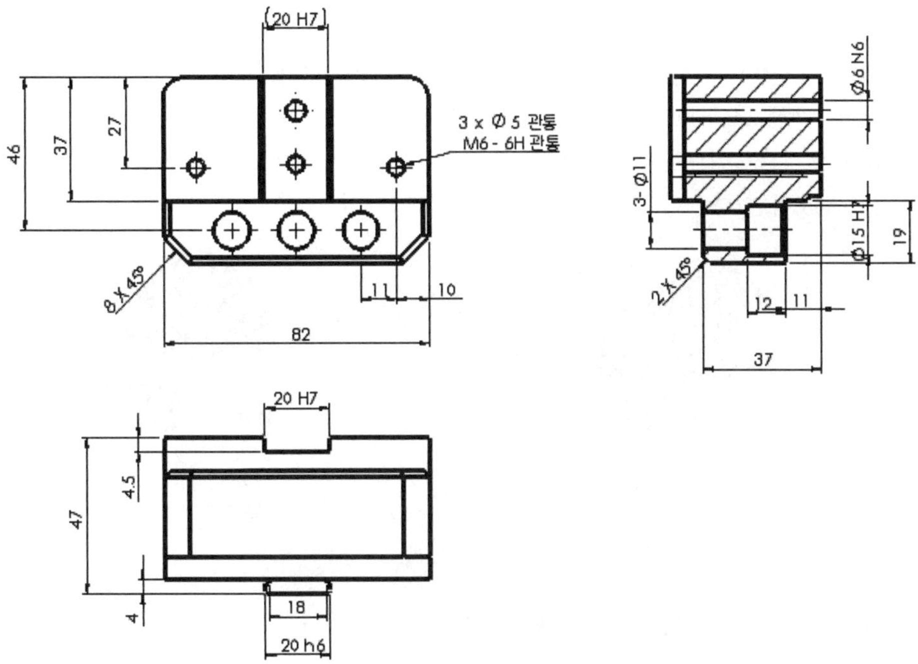

그림 2-3-40 치수 공차 설정 결과 모습

(7) 기하공차 기입하기

생각하기 : 데이텀A는 어떻게 선정하였을까?

조 서포터는 베이스 및 로케이터 등과 조립되어야 하므로 조립면 즉, 그림 2-3-41과 같이 로케이터와 조립되어 맞붙는 조 서포터의 윗면을 데이텀A로 선정하였다.

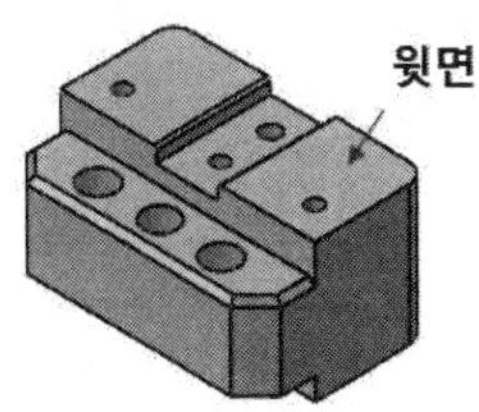

그림 2-3-41 데이텀A 설정 결과 모습

수행 : 데이텀 A 표시하기

① 도면 탭의 주석에서 "데이텀 피처"를 클릭한다.
② 조 서포터 윗면을 데이텀 면으로 지정한다(그림 2-3-47).
③ 확인을 클릭한다.

생각하기 : 데이텀 A에 대한 대칭도 및 직각도는 어떻게 선정하였을까?

로케이터 결합 오목 부분의 옆면(그림 2-3-42 (a))이 대칭도 관계를 가지면서 조 서포터의 윗면(데이텀A)에 대해 직각도 관계도 가져야 한다. 또한 조 서포터의 윗면(데이텀A)에 대해 조 서포터의 정면(그림 2-3-42 (b))도 직각도 관계를 가져야 한다. 즉, 설계대로 IT6급이므로 부록1에 의해 대칭도 공차는 0.013 ㎜, 직각도 공차는 0.013 ㎜를 갖도록 한다.

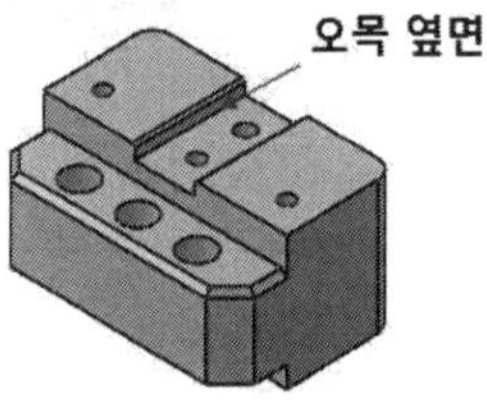

(a) 대칭도 및 직각도 면

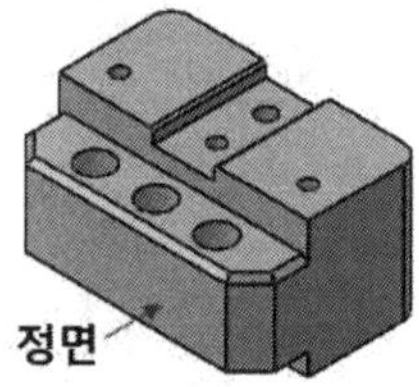

(b) 직각도 면

그림 2-3-42 데이텀A에 대한 대칭도 및 직각도 면 선정

수행 : 데이텀A에 대한 직각도 표시하기

① 도면 탭의 주석에서 "기하 공차"를 클릭한다.
② 기하공차 속성 창이 나타나며 여기서 기호는 "직각도(⊥)"를 설정하고 직각도 값 공차1은 0.013을, 그리고 제1은 A를 입력한다.
③ 확인을 클릭한다.
④ 그림 2-3-47과 같이 저면도의 직각도 기하 공차 표시를 20H7 및 20h6의 치수선에 위치시킨다.
⑤ 도면 탭의 주석에서 "기하 공차"를 클릭한다.
⑥ 기하공차 속성 창이 나타나며 여기서 기호는 "직각도(⊥)"를 설정하고 직각도 값 공차1은 0.013을, 그리고 제1은 A를 입력한다.
⑦ 확인을 클릭한다.

⑧ 그림 2-3-47과 같이 저면도의 직각도 기하 공차 표시를 우측면도의 ∅15 및 19의 치수선에 위치시킨다.

수행 : 데이텀A에 대한 대칭도 표시하기

① 도면 탭의 주석에서 "기하 공차"를 클릭한다.
② 기하공차 속성창이 나타나며 여기서 기호는 "대칭도(⌯)"를 설정하고 평행도 값 공차1은 0.016을 입력한다.
③ 확인을 클릭한다.
④ 평행도 기하 공차 표시를 저면도의 20H7에서 설정한 직각도 옆에 위치시킨다(그림 2-3-47).

생각하기 : 데이텀B는 어떻게 선정하였을까?

그림 2-3-43과 같이 부시 구멍은 데이텀A에 대해 직각이면서 조 서포터 밑면과도 직각을 유지해야 하므로 중요한 면으로서 데이텀B로 선정하였다.

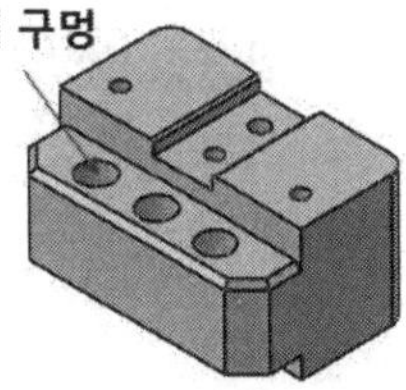

그림 2-3-43 데이텀B 설정 결과 모습

수행 : 데이텀 B 표시하기

① 도면 탭의 주석에서 "데이텀 피처"를 클릭한다.
② 우측면도의 조서포터용 부시 조립 부분인 ∅15H7의 기하공차를 데이텀 면으로 지정한다(그림 2-3-47).
③ 확인을 클릭한다.

생각하기 : 데이텀B에 대한 직각도는 어떻게 선정하였을까?

조 서포터의 부시 구멍(데이텀B)에 대해 베이스 결합 밑면(그림 2-3-44 (b))과 로케이터 결합 오목 밑면(그림 2-3-44 (c))이 직각도 관계를 가져야 한다. 즉, 설계대로 IT6급이므로 직각도 공차는 0.013 ㎜를 갖도록 한다.

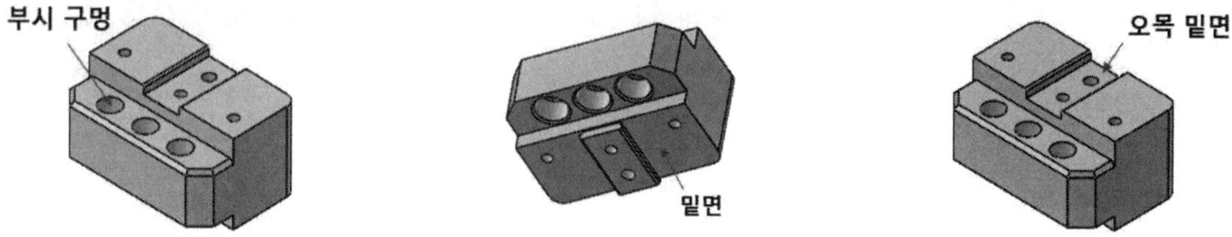

(a) 데이텀 B (b) 직각도 면1 (c) 직각도 면2

그림 2-3-44 데이텀B에 대한 직각도 면 선정

수행 : 데이텀B에 대한 직각도 표시하기

① 도면 탭의 주석에서 "기하 공차"를 클릭한다.

② 기하공차 속성 창이 나타나며 여기서 기호는 "직각도(⊥)"를 설정하고 직각도 값 공차1은 0.013을, 그리고 제1은 B를 입력한다.

③ 확인을 클릭한다.

④ 그림 2-3-47과 같이 우측면 뷰의 직각도 기하 공차 표시를 37 및 윗면 뷰의 (20H7)의 치수선에 위치시킨다.

생각하기 : 데이텀B는 어떻게 선정하였을까?

그림 2-3-45와 같이 로케이터 결합 오목 부분의 밑면은 데이텀B에 대해 직각이면서 로케이터 옆면과도 직각을 유지해야 하므로 중요한 면으로서 데이텀C로 선정하였다.

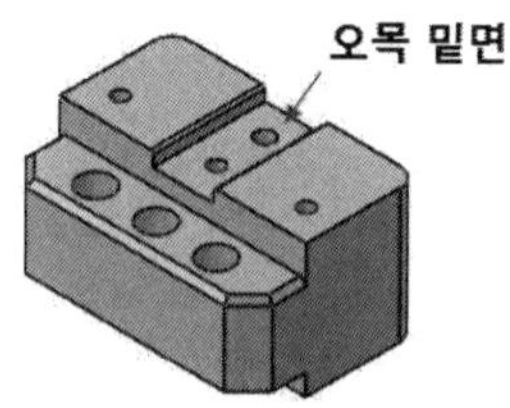

그림 2-3-45 데이텀C 설정 결과 모습

수행 : 데이텀 C 표시하기

① 도면 탭의 주석에서 "데이텀 피처"를 클릭한다.

② 윗면 뷰의 로케이터 슬라이드 조립 부분인 (20H7)의 기하공차를 데이텀 면으로 지정한다(그림 2-3-47).

③ 확인을 클릭한다.

생각하기 : **데이텀C에 대한 직각도는 어떻게 선정하였을까?**

로케이터 결합 오목 부분의 밑면(데이텀C)에 대해 조 서포터 옆면(그림 2-3-46(b))이 직각도 관계를 가져야 한다. 즉, 설계대로 직각도 공차는 0.016 ㎜를 갖도록 한다.

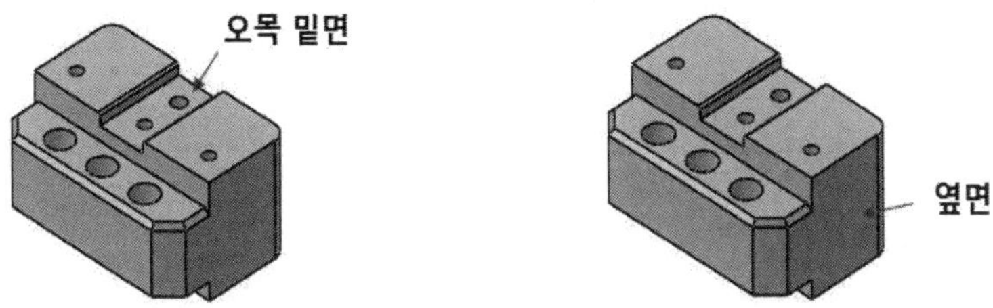

(a) 데이터 C (b) 직각도 면

그림 2-3-46 데이텀C에 대한 직각도 면 선정

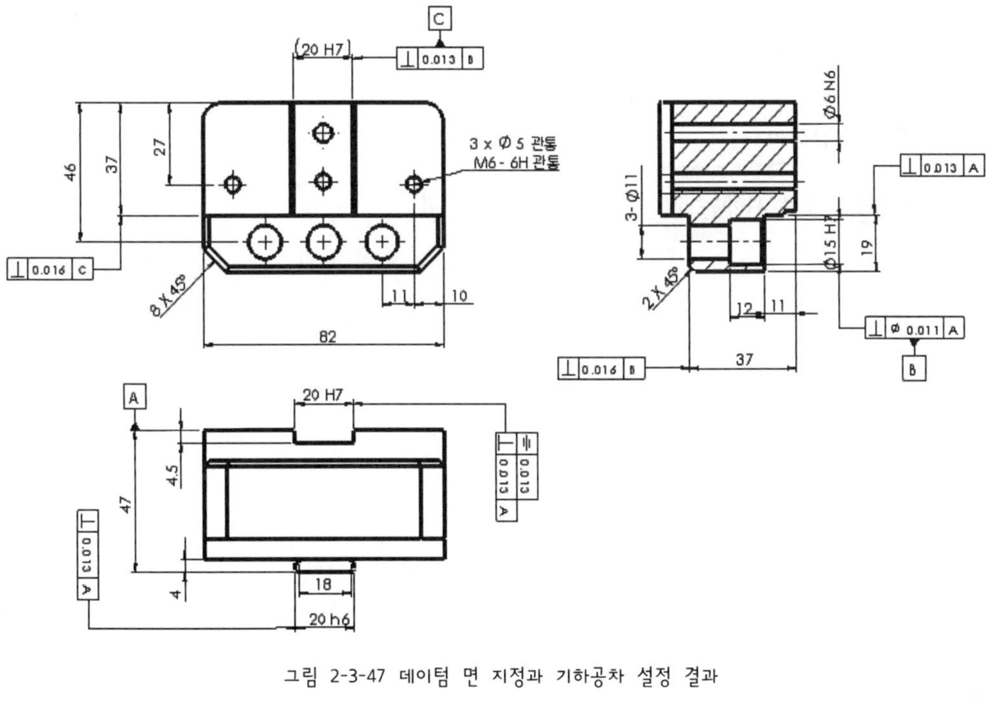

그림 2-3-47 데이텀 면 지정과 기하공차 설정 결과

수행 : 직각도 표시하기

① 도면 탭의 주석에서 “기하 공차”를 클릭한다.

② 기하공차 속성 창이 나타나며 여기서 기호는 “직각도(⊥)”를 설정하고 직각도 값 공차1은 0.016을, 그리고 제1은 C를 입력한다.

③ 확인을 클릭한다.

④ 윗면 뷰의 직각도 기하 공차 표시를 36의 치수선에 위치시킨다(그림 2-3-47).

(8) 표면 거칠기 기입하기

수행 : 표면 거칠기 표시하기

① 도면 탭의 주석에서 “표면 거칠기(√)”를 선택한다.

② 속성 대화창에서 기호의 종류를 선택하고 거칠기 정도를 나타내는 레이아웃을 정한다.

③ 표면 거칠기를 나타내고자 하는 면에 커서를 데고 왼쪽 버튼을 클릭한다. 만일 반대 방향으로 나타내고자 하면 각도에서 180을 기입하면 반대반향으로 된다.

④ 확인 버튼을 누른다(그림 2-3-48).

(9) 주서 기입하기

생각하기 : 주서에는 무엇을 기입하면 좋을까?

주서에는 특별한 부분의 가공 방법이나 표면 거칠기의 정도를 기입하는데 이것은 주석의 노트 도구를 이용하여 구체적으로 표현하면 된다. 특히 조립 후 가공 부분은 주요 내용이므로 꼭 표현하는 것이 좋다

수행 : 주서 표시하기

① 주석에서 “노트”를 선택한다.

② 도면 오른 쪽에 그림 2-3-48과 같이 노트를 기입한다.

③ 확인 버튼을 누른다.

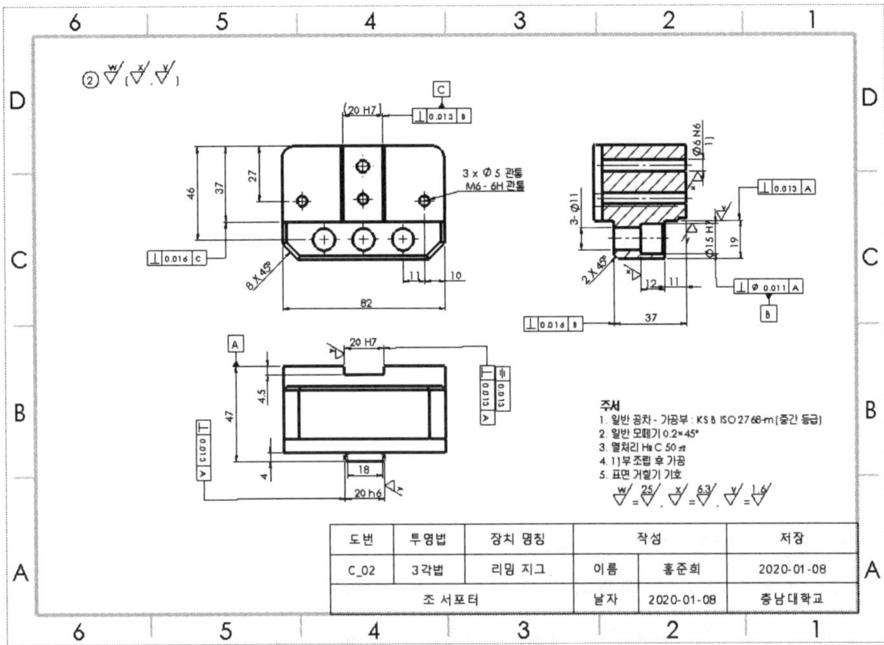

그림 2-3-48 도면의 치수, 공차 및 표면 거칠기 완료 모습

(10) 저장하기

수행 : 최종 도면 저장하기

① 저장 도구(💾)에서 다른 이름으로 저장하기를 클릭한다.

② 저장할 디렉토리를 정하고 파일이름을 "조 서포터"로 한다.

3-2-3-3 로케이터 부품도 작성하기

(1) 도면 작성 준비하기

수행 : 도면 작성 화면 들어가기

① 풀다운 메뉴에서 새로 만들기 아이콘을 선택한다.

② 기본 모듈 가운데 도면을 선택한다.

③ 시트 형식/크기 설정 창에서 찾아보기를 클릭한다.

④ a4-landscape.slddrt를 설정하고 열기를 한다.

⑤ 확인을 클릭한다.

(2) 시트 편집하기

수행 : 표제란 없애기

① 도면 Management 탭에서 시트형식을 선택한다.

② 시트형식 탭에서 시트 편집을 선택한다.

③ 파란색의 표제란 부분에 대해 마우스로 전체 드래그 하여 삭제 영역을 정하고 키보드의 삭제 버튼을 클릭한다.

④ 확인을 클릭한다.

수행 : 새로운 표제란 삽입하기

① 시트편집 상태에서 일반테이블을 클릭한다.

② 테이블을 삽입할 수 있는 창이 나타나며 여기서 별표 모양을 클릭하면 미리 만들어 놓은 표제란 테이블 템플릿을 찾아서 가져올 수 있다.

③ 테이블 템플릿을 오른쪽 모서리에 위치하도록 배치한다.

④ 일반테이블 편집 완료 버튼을 누른다.

(3) 모델 뷰 배치하기

수행 : 모델 뷰 레이 아웃하기

① 도면 화면 오른쪽의 뷰 팔레트를 선택하여 우측에 창을 띄운다.

② 이 창에서 윗 쪽의 " "을 클릭하여 불러 오고자 하는 파일 이름 "로케이터"를 선택한다.

③ 도면 뷰에서 정면 뷰를 드래그 하여 끌어다 도면 시트 화면에 정면도로 갖다 놓는다.

④ 이어서 저면도 및 우측면도를 배치한다(그림 2-3-49).

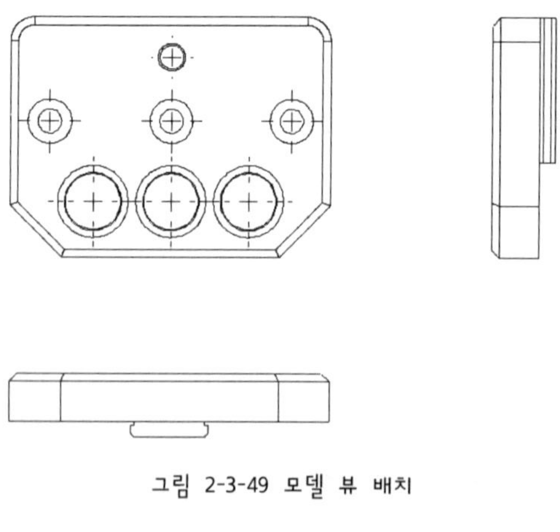

그림 2-3-49 모델 뷰 배치

(4) 우측면도의 부분 단면도 및 중심선 표현하기

생각하기 : 부분 단면도의 경우 어디를 절단할 것인지?

그림 2-3-49를 보면 정면도의 부시 구멍, 조 서포터와의 체결 구멍 및 맞춤 핀 구멍이 있다. 이 3개의 구멍의 내부를 잘 표현할 수 있도록 절단을 하면 된다. 여기서 전단면도로 표현해도 좋지만 부분 단면도를 이용해도 같은 효과를 볼 수 있으므로 방법을 생각하기로 한다. 즉, 우측면도를 전체로 절단하면 3개의 구멍이 모두 잘 보이도록 나타낼 수 있다.

수행 : 우측면도에 대한 부분 단면도 나타내기

① 뷰 레이아웃에서 부분 단면도 “ ”를 클릭한다.
② 자유곡선 스케치 도구가 나타나며 절단 영역(전체)을 스케치한다.
③ 절단 깊이 설정 창이 나타나며 여기서 물체를 자를 경우 미리 절단 깊이를 알아놓고 그 깊이를 입력해야 하는데 여기서는 41 ㎜를 입력한다.
④ 확인을 클릭한다(그림 2-3-50).

수행 : 중심선 나타내기

① 주석에서 중심선을 클릭한다.
② 자동 삽입에 뷰 선택을 체크한다(그림 2-3-50).

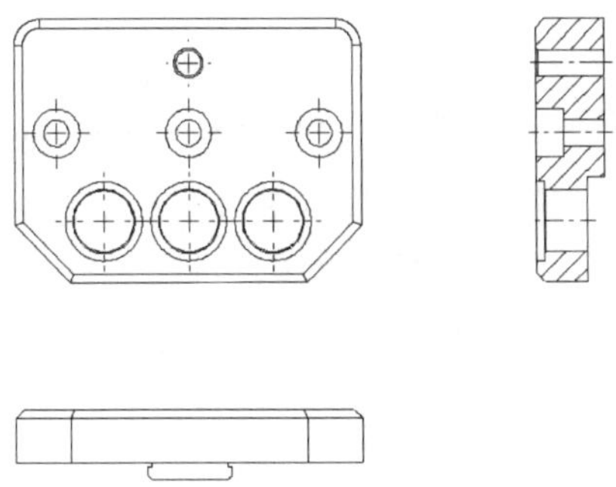

그림 2-3-50 우측면 뷰의 부분 단면도 및 중심선 표현

(5) 치수 기입하기

수행 : 모델 뷰의 치수 표시하기

① 도면 탭에서 주석을 클릭한다.
② 주석 메뉴 가운데 “지능형 치수”를 선택한다.
③ 그림 2-3-51과 같이 필요한 치수를 삽입한다.

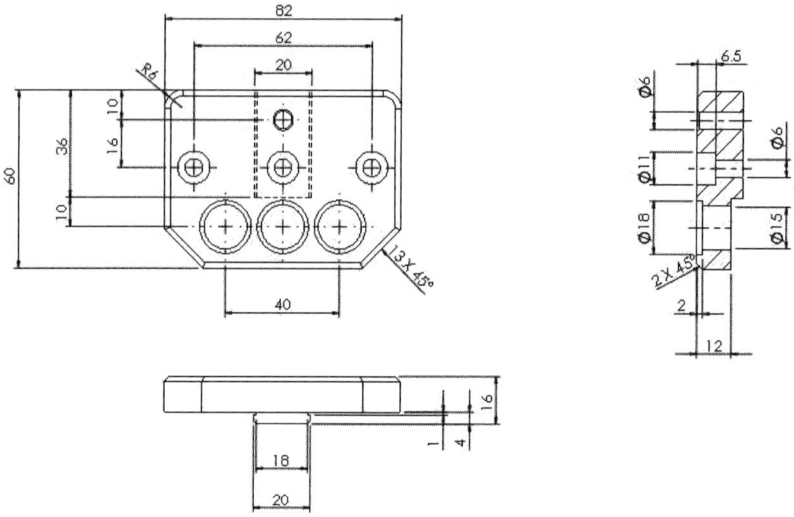

그림 2-3-51 치수 기입

생각하기 : 치수에서 정확한 치수는 어떻게 선정하면 좋을까?

치수 기입시 수치 앞뒤에 여러 보조기호를 붙이는데 치수 보조기호는 KS 규격에 정하고 있으므로 반드시 규정된 보조기호를 사용해야 한다. 치수에서 이론적으로 정확한 치수를 나타내고자 할 때 보조기호 사각형 안에 치수를 넣는다. 로케이터용 부시는 공작물 사이 거리와 3개의 부시 사이 거리가 정확한 치수를 유지해야 하므로 이 부분을 정확한 치수로 표시한다.

수행 : 정확한 치수(참값) 표시하기

① 로케이터용 부시 사이 거리인 40과 조 서포터 조립 슬라이더 사이 간격 10을 클릭한다.

② 공차/정밀을 "기본"으로 설정한다. 즉, 치수를 각각 40과 10으로 한다.

③ 확인을 클릭한다(그림 2-3-55).

(6) 치수 공차 기입하기

생각하기 : 설계조건 (a)의 치수 공차는 적절할까?

설계조건 (a)는 맞춤 핀(그림 2-3-52 (b))과 로케이터(그림 2-3-52 (a))와의 억지 끼워 맞춤(∅6N6/m6)을 말한다. 로케이터의 맞춤 핀 구멍 치수공차(∅6N6)는 6등급으로 IT공차는 0.008 ㎜이고 허용한계치수는 $\phi6^{-0.007}_{-0.015}$이며 맞춤 핀 m6의 경우 허용한계치수는 $\phi6^{+0.012}_{+0.004}$이다. 억지 끼워 맞춤이 되기 위해서는 최대 죔새와 최소 죔새가 모두 0 또는 양(+)이어야 하는데 최대 죔새=축의 최대 허용치수(6.004)-구멍의 최소 허용치수(5.985)=+0.019, 최소 죔새=축의 최소 허용치수(6.012)-구멍의 최대 허용치수(5.993)=+0.019이다. 따라서 억지 끼워 맞춤에 따른 로케이터의 맞춤 핀 구멍 치수공차(∅6N6)가 적절하다.

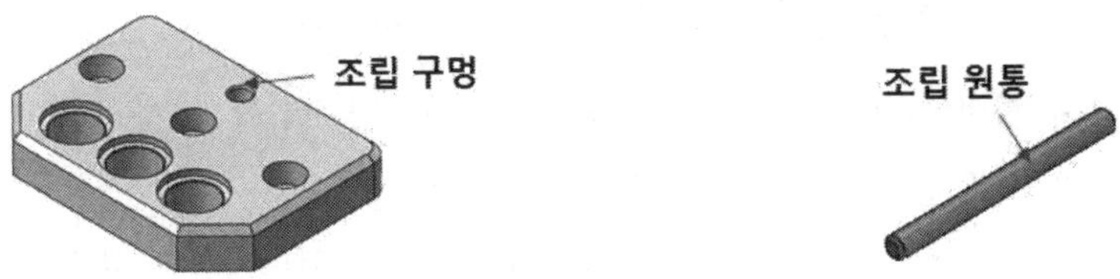

(a) 로케이터　　(b) 베이스용 핀

그림 2-3-52 로케이터와 맞춤 핀의 끼워 맞춤 관계

수행 : 베이스용 핀 구멍 치수 공차 표시하기

① 핀 구멍인 ∅6을 클릭한다.

② 공차/정밀을 “맞춤”의 “끼워 맞춤”으로 설정한다.

③ 구멍 맞춤을 N6으로 한다. 즉, 치수공차 $\phi6N6$을 기입한다.

④ 확인을 클릭한다(그림 2-3-55).

생각하기 : 설계조건 (b)의 치수 공차는 적절할까?

설계조건 (b)는 그림 2-3-53과 같이 조 서포터(그림 2-3-53 (b))와 로케이터(그림 2-3-53 (a))의 끼워 맞춤으로 헐거운 끼워 맞춤(20H7/h6)을 말한다. 그런데 조 서포터에서 헐거운 끼워 맞춤(20H7/h6) 검토는 이미 확인하였으므로 여기서는 상용하는 구멍 기준 끼워 맞춤의 기준 구멍 H7에 대한 헐거운 끼워 맞춤으로 할 수 있는 축의 공차에 대해서 검토하면 된다. 부록 6을 참고하면 축의 공차에는 헐거운 끼워 맞춤으로 가능한 것이 f6, g6 및 h6이 있다. 따라서 중간에 가까운 헐거운 끼워 맞춤으로 설계조건 (b)에서 h6을 선택한 것은 적절한 치수 공차가 맞다.

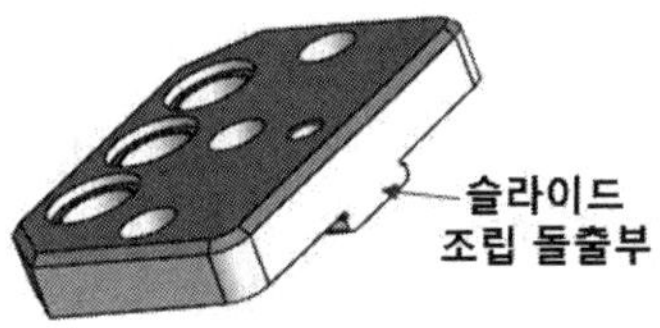

(a) 로케이터

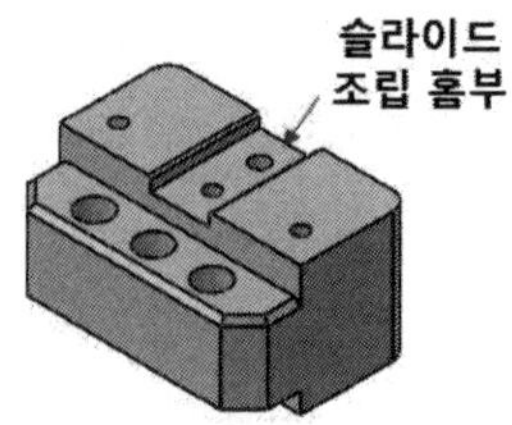

(b) 조 서포터

그림 2-3-53 로케이터와 조 서포터의 끼워 맞춤 관계

수행 : 조 서포터 조립 볼록 부분의 치수 공차 표시하기

① 저면 뷰와 정면 뷰의 조 서포터 슬라이드 조립 부분(턱)인 20을 클릭한다.
② 공차/정밀을 "맞춤"의 "보통 맞춤"으로 설정한다.
③ 축 맞춤을 h6으로 한다. 즉, 치수공차 $20h6$을 기입한다. 정면 뷰의 경우는 단지 참고로 하기 위해 ()를 추가 한다. 즉, $(20h6)$로 한다.
④ 확인을 클릭한다(그림 2-3-55).

생각하기 : 설계조건 (c)의 치수 공차는 적절할까?

설계조건(c)는 로케이터용 부시(그림 2-3-54 (b))와 로케이터의 부시 조립구멍((그림 2-3-54 (a))의 억지 끼워 맞춤(∅15H7/p6)을 말한다. 로케이터의 부시 조립구멍 치수공차(∅15H7)는 7등급으로 IT공차는 0.018 ㎜이고 허용한계치수는 $\phi15^{0.018}_{0}$이며 로케이터용 부시 p6의 경우 6등급으로 IT공차는 0.011 ㎜이고 허용한계치수는 $\phi15^{+0.029}_{+0.018}$이므로 최대 죔새=축의 최대 허용치수(∅15.029)-구멍의 최소 허용치수(∅15.000) =+0.029, 최소 죔새=축의 최소 허용치수(∅15.018)-구멍의 최대 허용치수(∅15.018)=0이다. 따라서 억지 끼워 맞춤에 따른 로케이터의 부시 조립구멍 치수공차(∅15H7)가 적절하다.

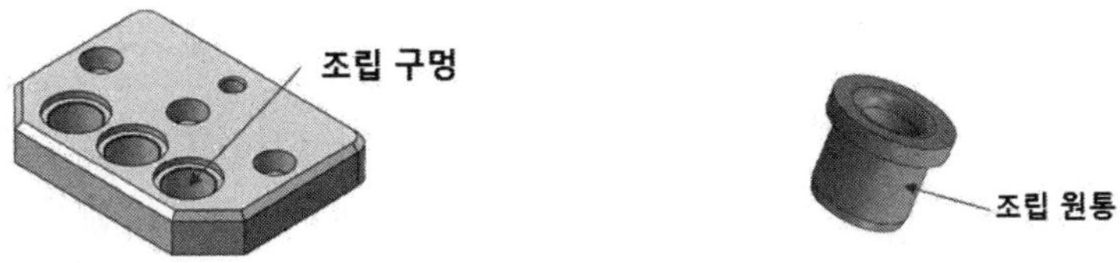

(a) 로케이터 (b) 로케이터용 부시

그림 2-3-54 로케이터와 로케이터용 부시의 끼워 맞춤 관계

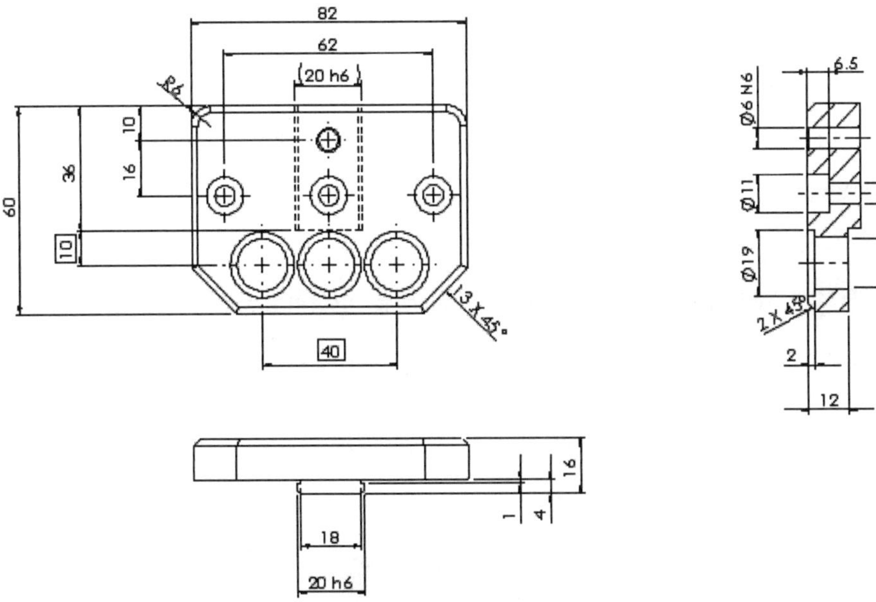

그림 2-3-55 치수 공차 설정 결과 모습

수행 : 조 서포터용 부시 조립 부분(구멍) 치수 공차 표시하기

① 저면 뷰의 조 서포터용 부시 조립 부분(구멍)인 ∅15를 클릭한다.

② 공차/정밀을 “맞춤”의 “보통 맞춤”으로 설정한다.

③ 축 맞춤을 H7으로 한다. 즉, 치수공차 $\phi 15H7$을 기입한다.

④ 확인을 클릭한다(그림 2-3-55).

(7) 기하공차 기입하기

생각하기 : 데이텀A는 어떻게 선정하였을까?

로케이터는 조 서포터와 조립되어야 하므로 조립면 즉, 그림 2-3-56과 같이 로케이터와 조립되어 맞붙는 로케이터의 밑면을 데이텀A로 선정였다다.

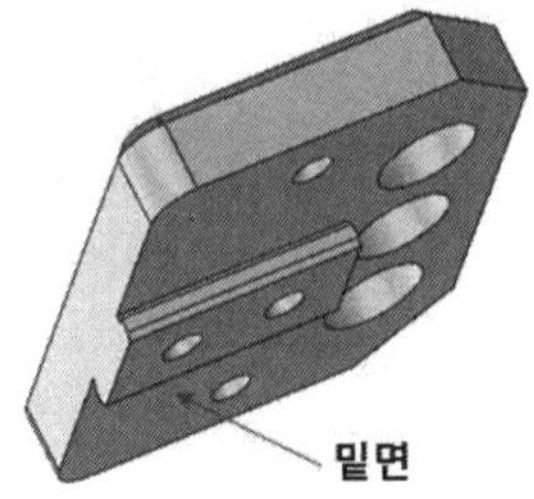

그림 2-3-56 데이텀A 설정 결과 모습

수행 : 데이텀 A 표시하기

① 도면 탭의 주석에서 "데이텀 피처"를 클릭한다.
② 로케이터와 조 서포터 접촉 부분을 데이텀 면으로 지정한다(그림 2-3-60).
③ 확인을 클릭한다.

생각하기 : 데이텀A에 대한 직각도는 어떤 면을 선정하였을까?

로케이터 밑면(데이텀A)에 대해 조 서포터 조립 옆면(그림 2-3-57 (b))과 로케이터용 부시 조립 구멍(그림 2-3-57 (c))이 직각도 관계를 가져야 한다. 즉, 설계대로 설계대로 IT6급이므로 부록1에 의해 직각도 공차는 0.013 ㎜를 갖도록 하였다.

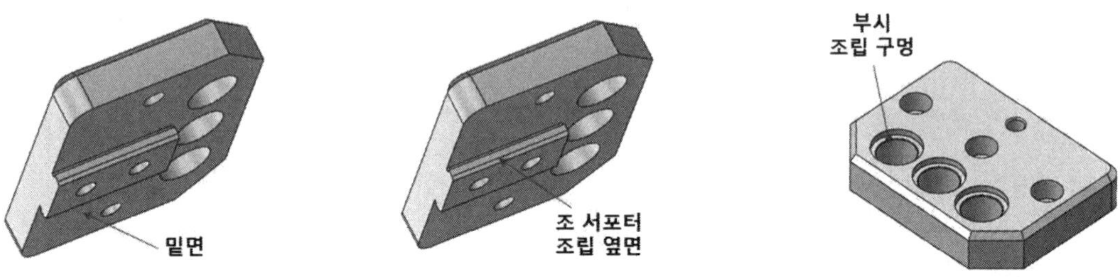

(a) 데이텀 A (b) 직각도 면1 (c) 직각도 면2

그림 2-3-57 데이텀A에 대한 직각도 면 선정

수행 : 직각도 표시하기

① 도면 탭의 주석에서 "기하 공차"를 클릭한다.
② 기하공차 속성 창이 나타나며 여기서 기호는 "직각도(⊥)"를 설정하고 직각도 값 공차1은 0.011을, 그리고 제1은 A를 입력한다.

③ 확인을 클릭한다.

④ 그림 2-3-60과 같이 저면도의 직각도 기하 공차 표시를 20h6 및 우측면도의 ∅15P6의 치수선에 위치시킨다.

생각하기 : 데이텀B는 어떻게 선정하였을까?

그림 2-3-58과 같이 부시 구멍은 데이텀A에 대해 직각이면서 조 서포터 조립 옆면과도 직각을 유지해야 하므로 중요한 면으로서 데이텀B로 선정하였다.

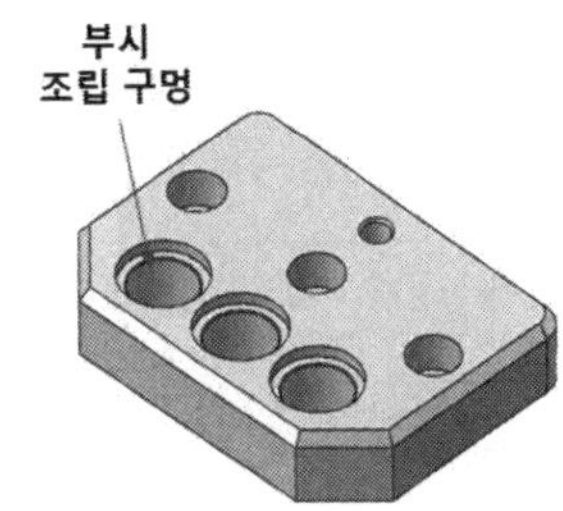

그림 2-3-58 데이텀B 설정 결과 모습

수행 : 데이텀 B 표시하기

① 도면 탭의 주석에서 "데이텀 피처"를 클릭한다.

② 우측면도의 로케이터용 부시 조립 부분인 ∅15P6의 기하공차를 데이텀 면으로 지정한다(그림 2-3-60).

③ 확인을 클릭한다.

생각하기 : 데이텀B에 대한 직각도는 어떻게 선정하였을까?

부시 구멍(데이텀B)에 대해 조 서포터 조립 옆면(그림 2-3-59 (b))이 직각도 관계를 가져야 한다. 즉, 설계대로 IT6급이므로 부록1에 의해 직각도 공차는 0.013 ㎜를 갖도록 하였다.

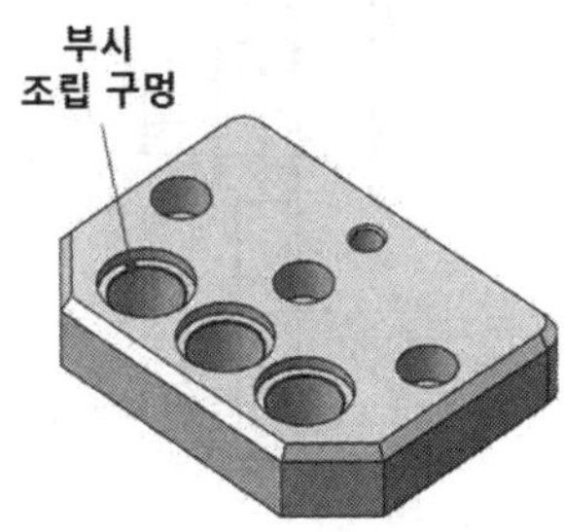

(a) 데이텀 B

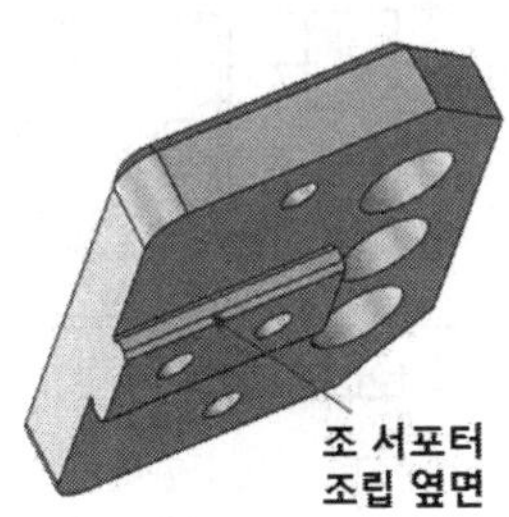

(b) 직각도 면

그림 2-3-59 데이텀B에 대한 직각도 면 선정

수행 : 직각도 표시하기

① 도면 탭의 주석에서 "기하 공차"를 클릭한다.

② 기하공차 속성 창이 나타나며 여기서 기호는 "직각도(⊥)"를 설정하고 직각도 값 공차1은 0.013을, 그리고 제1은 B를 입력한다.

③ 확인을 클릭한다.

④ 그림 2-3-60과 같이 직각도 기하 공차 표시를 정면 뷰의 (20h6)의 치수선에 위치시킨다.

생각하기 : 위치도는 어떤 면을 선정하였을까?

정확한 리밍 작업을 하기 위해서는 부시 구멍(데이텀B)이 정확한 위치 치수와 공차를 가져야 한다. 즉, 설계대로 설계대로 IT6급이므로 부록1에 의해 위치도 공차는 0.011 ㎜를 갖도록 한다.

수행 : 위치도 표시하기

① 도면 탭의 주석에서 "기하 공차"를 클릭한다.

② 기하공차 속성 창이 나타나며 여기서 기호는 "위치도(⌖)"를 설정하고 위치도 값 공차1은 0.011을 입력한다.

③ 확인을 클릭한다.

④ 그림 2-3-60과 같이 위치도 기하 공차 표시를 정면 뷰의 부시 삽입구멍의 치수선에 위치시킨다.

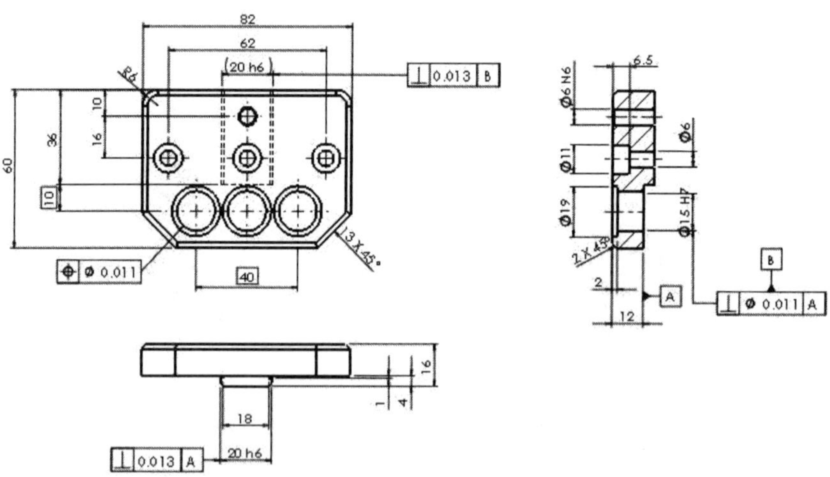

그림 2-3-60 데이텀 면 지정과 기하공차 설정 결과

(8) 표면 거칠기 기입하기

수행 : 표면 거칠기 표시하기

① 도면 탭의 주석에서 "표면 거칠기(√)"를 선택한다.

② 속성 대화창에서 기호의 종류를 선택하고 거칠기 정도를 나타내는 레이아웃을 정한다.

③ 표면 거칠기를 나타내고자 하는 면에 커서를 대고 왼쪽 버튼을 클릭한다. 만일 반대방향으로 나타내고자 하면 각도에서 180을 기입하면 반대반향으로 된다.

④ 확인 버튼을 누른다(그림 2-3-61).

(9) 주서 기입하기

생각하기 : 주서에는 무엇을 기입하였을까?

주서에는 특별한 부분의 가공 방법이나 표면 거칠기의 정도를 기입하는데 이것은 주석의 노트 도구를 이용하여 구체적으로 표현하면 된다.

수행 : 주서 표시하기

① 주석에서 "노트"를 선택한다.

② 도면 오른 쪽에 그림 2-3-61과 같이 노트를 기입한다.

③ 확인 버튼을 누른다.

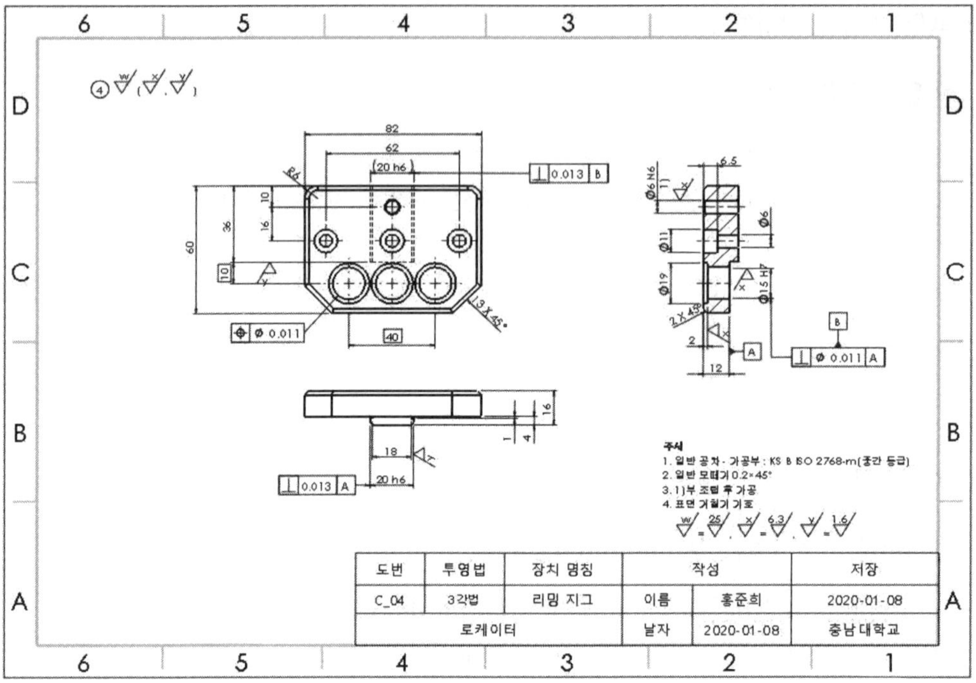

그림 2-3-61 도면의 완료 모습

(10) 저장하기

수행 : 최종 도면 저장하기

① 저장 도구( )에서 다른 이름으로 저장하기를 클릭한다.

② 저장할 디렉토리를 정하고 파일이름을 "로케이터"로 한다.

3-2-3-4 이동 조 부품도 작성하기

(1) 도면 작성 준비하기

수행 : 도면 작성 화면 들어가기

① 풀다운 메뉴에서 새로 만들기 아이콘을 선택한다.

② 기본 모듈 가운데 도면을 선택한다.

③ 시트 형식/크기 설정 창에서 찾아보기를 클릭한다.

④ a4-landscape.slddrt를 설정하고 열기를 한다.

⑤ 확인을 클릭한다.

(2) 시트 편집하기

수행 : 표제란 없애기

① 도면 Management 탭에서 시트형식을 선택한다.
② 시트형식 탭에서 시트 편집을 선택한다.
③ 파란색의 표제란 부분에 대해 마우스로 전체 드래그 하여 삭제 영역을 정하고 키보드의 삭제 버튼을 클릭한다.
④ 확인을 클릭한다.

수행 : 새로운 표제란 삽입하기

① 시트편집 상태에서 일반테이블을 클릭한다.
② 테이블을 삽입할 수 있는 창이 나타나며 여기서 별표 모양을 클릭하면 미리 만들어 놓은 표제란 테이블 템플릿을 찾아서 가져올 수 있다.
③ 테이블 템플릿을 오른쪽 모서리에 위치하도록 배치한다.
④ 일반테이블 편집 완료 버튼을 누른다.

(3) 3면도 표현하기

수행 : 투상도 작성하기

① 뷰 팔레트( )를 클릭한다.
② 뷰 팔레트에서 파트 찾기( )를 클릭하여 해당 파일인 "이동 조"를 찾고 정면도를 여러 도면 뷰에서 뒷면 뷰를 끌어 창에 놓는다.
③ 정면도로부터 좌측면도를 차례로 나타낸다(그림 2-3-62).

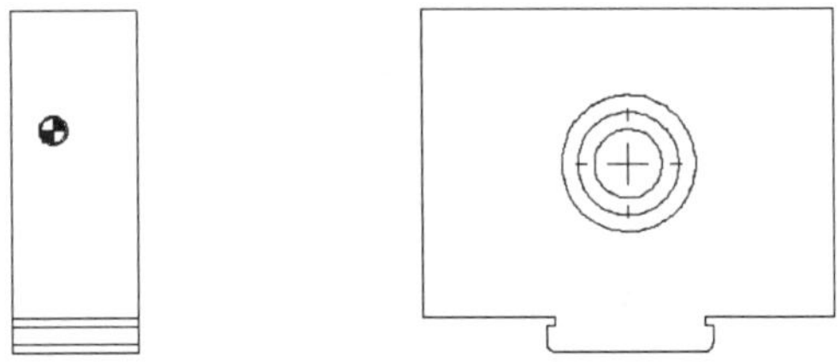

그림 2-3-62 2면도(정면도, 좌측면도)

(4) 부분 단면도 작성하기

생각하기 : 부분 단면도의 절단면 결정

그림 2-3-62를 보면 정면도와 좌측면도에서 내부를 알면 도면을 이해하기 좋은 것이 무엇일까를 생각해야 한다. 즉, 정면도의 경우는 좌측면도의 리드 스크류 고정 핀 구멍일 것이고, 좌측면도는 정면도의 리드 스크류 조립 구멍일 것이다. 따라서 이 2면도에 대해 각각 해당 부분을 자르면 된다. 단지 부분 단면도는 자르는 깊이를 정확히 알고 있어야 정확히 내부 형태를 나타낼 수 있으니 자르기 전에 중간 지점의 깊이가 어느 정도인지 확인이 필요하다.

수행 : 정면도와 좌측면도의 부분 단면도 작성 및 중심선 나타내기

① 뷰 레이아웃에서 부분 단면도를 클릭한다.
② 연필 모양의 자유 곡선 탭이 나타나며 이것을 이용하여 절단 영역을 스케치한다.
③ 정면도에 대해서는 절단 깊이를 10 ㎜로 하고 좌측면도에 대해서는 절단 깊이를 25 ㎜로 한다.
④ 완료를 클릭하면 부분 단면도가 생성된다.
⑤ 주석 탭을 클릭한다.
⑥ 중심선을 클릭하고 자동 삽입의 뷰 선택을 체크한다.
⑦ 좌측면 뷰를 클릭한다.
⑧ 확인을 클릭한다(그림 2-3-63).

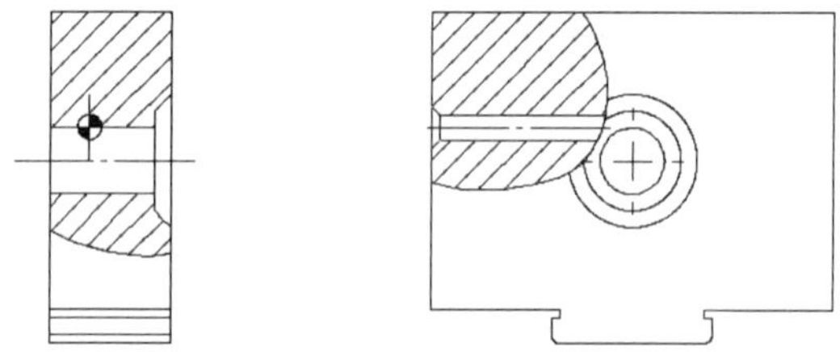

그림 2-3-63 부분도 및 중심선 표시

(6) 치수 기입하기

수행 : 치수 표시하기

① 도면 탭에서 주석을 클릭한다.
② 주석 메뉴 가운데 “지능형 치수”를 선택한다.
③ 그림 2-3-64와 같이 필요한 치수를 삽입한다.

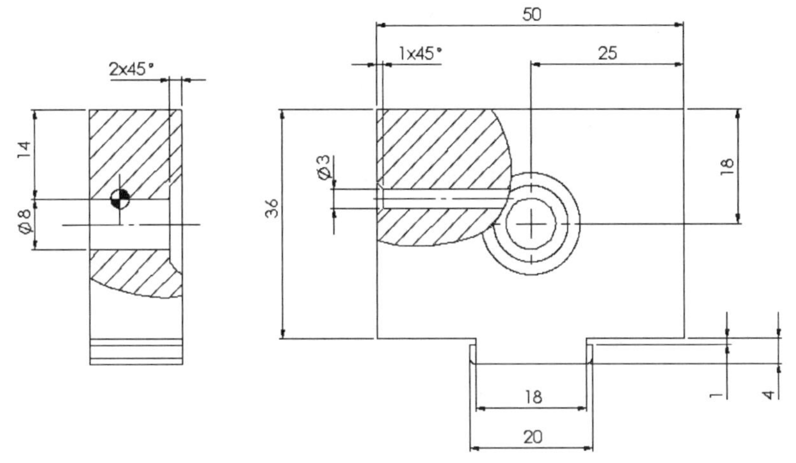

그림 2-3-64 치수 기입 완료 도면

(7) 치수 공차 기입하기

생각하기 : 설계조건 (a)의 치수 공차는 적절할까?

설계조건 (a)는 이동 조의 슬라이드 조립 돌출부(그림 2-3-65 (b))와 베이스의 슬라이드 조립 홈(그림 2-3-65 (a))과의 헐거운 끼워 맞춤(20H7/h6)을 말한다. 그런데 베이스에서 헐거운 끼워 맞춤(20H7/h6) 검토는 이미 확인하였으므로 여기서는 상용하는 구멍 기준 끼워 맞춤의 기준 구멍 H7에 대한 헐거운 끼워 맞춤으로 할 수 있는 축의 공차에 대해서 검토하면 된다. 부록 8을 참고하면 축의 공차에는 헐거운 끼워 맞춤으로 가능한 것이 f6, g6 및 h6이 있다. 따라서 중간에 가까운 헐거운 끼워 맞춤으로 설계조건 (a)에서 20h6을 선택한 것은 적절한 치수 공차가 맞다.

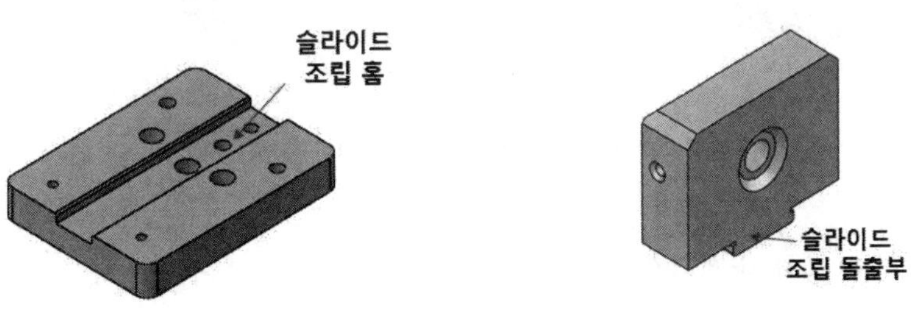

(a) 베이스 (b) 이동 조

그림 2-3-65 베이스와 이동 조의 끼워 맞춤 관계

수행 : **조립 볼록 부분의 치수 공차에 대한 기호 공차 표시하기**

① 볼록 슬라이드 부분(베이스와 조립되는 부분)인 20을 클릭한다.
② 공차/정밀을 “맞춤”의 “보통 맞춤”으로 설정한다.
③ 축 맞춤을 h6로 한다. 즉, 치수공차 $20h6$을 기입한다.
④ 확인을 클릭한다(그림 2-3-68).

생각하기 : **설계조건 (b)의 치수 공차는 적절할까?**

설계조건 (b)는 리드 스크류의 원통 부분(그림 2-3-66 (b))이 이동 조의 구멍(그림 2-3-66 (a))에 헐거운 끼워 맞춤 공차(∅8H7/g6)를 말한다. 이동 조의 구멍 끼워 맞춤 공차가 ∅8F7이 맞는 검토하기로 한다. 먼저 ∅8H7은 IT 등급 7이므로 공차가 0.015 ㎜이며, ∅8g6는 IT 등급 6이므로 공차가 0.009 ㎜이다. 따라서 ∅8H7이 한계허용치수는 $\phi 8_{0}^{0.015}$, ∅8g6의 한계허용치수는 $\phi 8_{-0.014}^{-0.005}$이므로 헐거운 끼워 맞춤이 되기 위해서는 최대 틈새와 최소 틈새가 모두 양(+)이어야 한다. 결국 최대 틈새=구멍의 최대 허용치수(∅8.015)-축의 최소 허용치수(∅7.986)=0.029 ㎜이고, 최소 틈새=구멍의 최소 허용치수(∅8.000)-축의 최대 허용치수(∅7.995)=0.005 ㎜이므로 모두 양(+)로 헐거운 끼워 맞춤으로 설계조건 (b)에서 ∅8H7을 선택한 것은 적절한 치수 공차가 맞다.

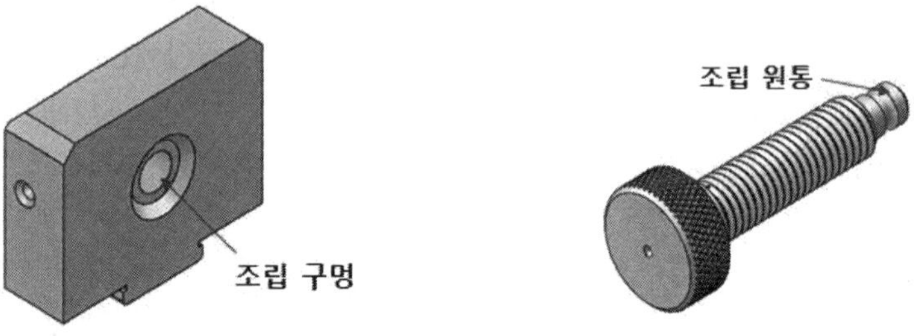

(a) 이동 조 (b) 리드 스크류

그림 2-3-66 이동조와 리드 스크류의 끼워 맞춤 관계

수행 : **치수 공차 표시하기**

① 리드 스크류 끝 부분의 이동 조와 조립되는 구멍 ∅8을 클릭한다.
② 치수 창에서 공차/정밀을 “맞춤”의 “보통 맞춤”으로 설정한다.

③ 구멍 맞춤에서 H7을 입력한다. 즉, 치수공차 $\phi 8H7$을 기입한다.

④ 확인을 클릭한다(그림 2-3-68).

생각하기 : 설계조건 (c)의 치수 공차는 적절할까?

설계조건 (c)의 끼워 맞춤은 리드 스크류 고정 핀 구멍(그림 2-3-67 (a))와 고정 핀(그림 2-3-67 (b))의 중간 끼워 맞춤(∅3F7/m6)을 말한다. 고정 핀(A종)의 경우 치수 공차 기호로 m6로 KS 규격에 정하고 있으므로 중간 끼워 맞춤이 되기 위해서는 리드 스크류 고정 핀 구멍이 F7이 맞는지 검토하면 된다. 먼저 ∅3F7은 IT 등급 7이므로 공차가 0.001 ㎜이며, ∅3m6은 IT 등급 6이므로 공차가 0.006 ㎜이다. 따라서 ∅3F7의 한계허용치수는 $\phi 3^{0.007}_{0.006}$, ∅3m6의 한계허용치수는 $\phi 3^{0.008}_{0.002}$이므로 중간 끼워 맞춤이 되기 위해서는 최대 틈새와 최대 죔새가 모두 양(+)이어야 한다. 결국, 최대 틈새=구멍의 최대 허용치수(∅3.007)-축의 최소 허용치수(∅3.002)=0.005 ㎜이고, 최대 죔새=축의 최대 허용치수(∅3.008)-구멍의 최소 허용치수(∅3.006)=0.002 ㎜이므로 모두 양(+)로 중간 끼워 맞춤으로 설계조건 (c)에서 ∅3F7을 선택한 것은 적절한 치수 공차가 맞다.

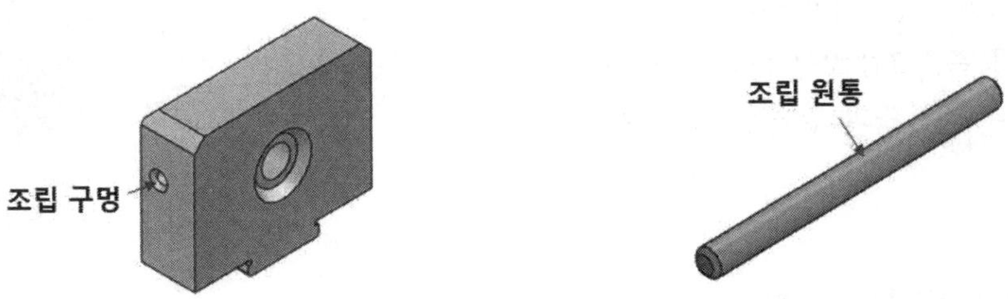

(a) 이동 조 (b) 이동 조용 핀

그림 2-3-67 이동조와 이동 조용 핀의 끼워 맞춤 관계

수행 : 축 고정용 핀 구멍의 치수 공차 표시하기

① 축 고정용 핀 구멍인 ∅3을 클릭한다.

② 공차/정밀을 “맞춤”의 “보통 맞춤”으로 설정한다.

③ 구멍 맞춤을 F7로 한다. 즉, 치수공차 $\phi 3F7$을 기입한다.

④ 확인을 클릭한다(그림 2-3-68).

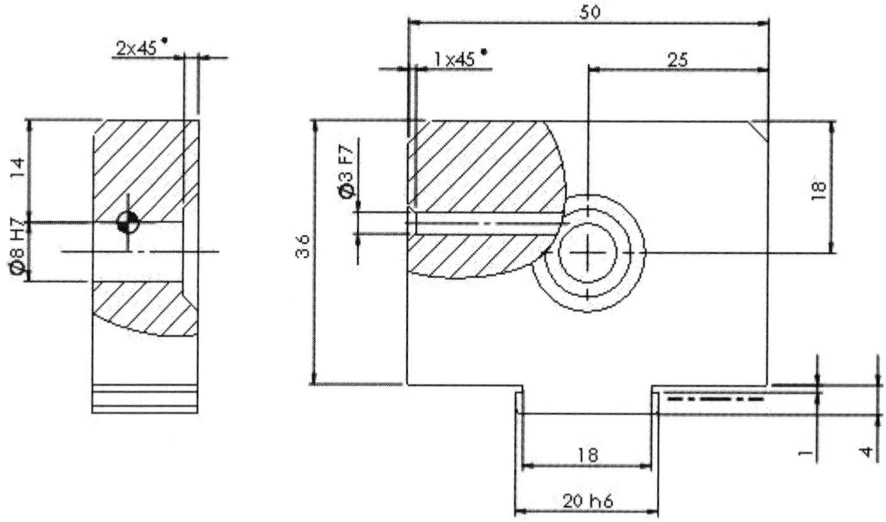

그림 2-3-68 끼워 맞춤 공차 설정 결과 모습

(8) 기하공차 기입하기

생각하기 : 데이텀A는 어떻게 선정하였을까?

이동 조는 베이스와 조립되어 움직여야 하므로 조립면 즉, 그림 2-3-69와 같이 베이스와 조립되어 맞붙는 이동 조의 밑면을 데이텀A로 선정하였다.

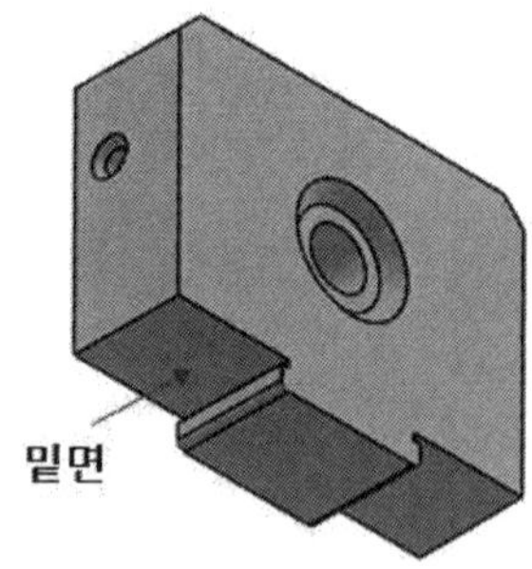

그림 2-3-69 데이텀A 설정 결과 모습

수행 : 데이텀 표시하기

① 도면 탭의 주석에서 “데이텀 피처”를 클릭한다.

② 해당 데이텀 면을 지정한다. 즉, 직각도 해당 면을 데이텀 A로 지정한다.

③ 확인을 클릭한다(그림 2-3-72).

생각하기 : 데이텀A에 대한 직각도는 어떻게 선정하였을까?

이동 조 밑면(그림 2-3-70 (a))에 대해 베이스 조립 볼록 옆면(그림 2-3-70 (b))이 직각도 관계를 가져야 한다. 즉, 설계대로 IT6급이므로 부록1에 의해 직각도 공차는 0.013 ㎜를 갖도록 하였다.

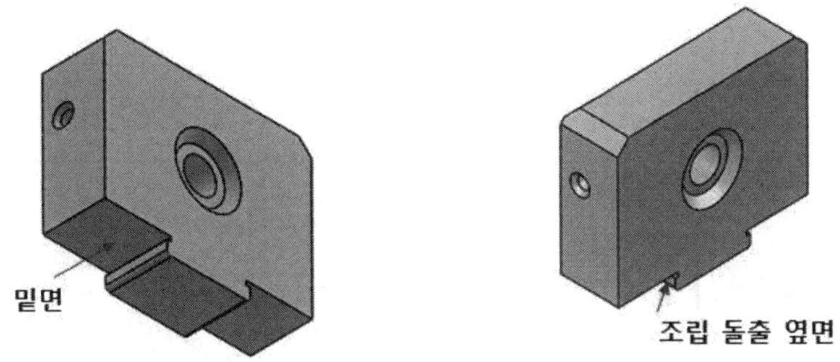

(a) 데이텀 A　　　(b) 직각도 면

그림 2-3-70 데이텀A에 대한 직각도 면 선정

수행 : 직각도 표시하기

① 도면 탭의 주석에서 "기하 공차"를 클릭한다.

② 기하공차 속성창이 나타나며 여기서 "직각도"를 설정하고 평행도 값 0.016을 기입하며 마지막으로 데이텀면을 A로 지정한다.

③ 확인을 클릭한다(그림 2-3-72).

생각하기 : 대칭도는 어떻게 선정하였을까?

그림 2-3-71과 같이 이동 조의 조립 돌출 옆면은 중심선에 대해 대칭도 관계를 가져야 한다. 즉, 설계대로 IT6급이므로 부록1에 의해 대칭도 공차는 0.013 ㎜를 갖도록 하였다.

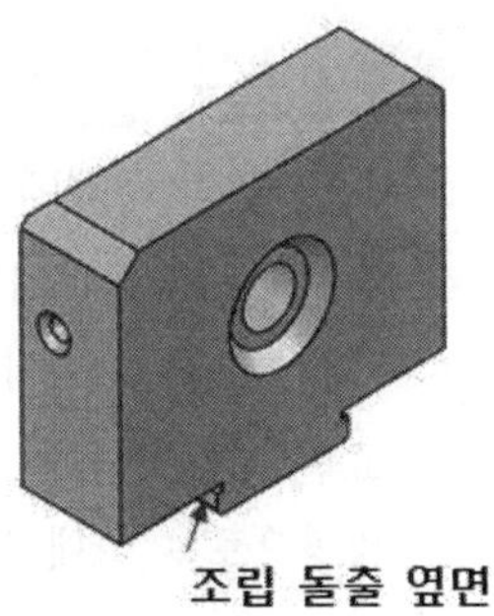

그림 2-3-71 대칭도 면 선정

수행 : 대칭도 표시하기

① 도면 탭의 주석에서 "기하 공차"를 클릭한다.

② 기하공차 속성창이 나타나며 여기서 기호는 "대칭도(⌯)"를 설정하고 대칭도 값 공차1은 0.013을 입력하고 확인을 클릭한다.

③ 대칭도 기하 공차 표시를 정면도의 20h6에서 설정한 직각도 위에 위치시킨다(그림 2-3-72).

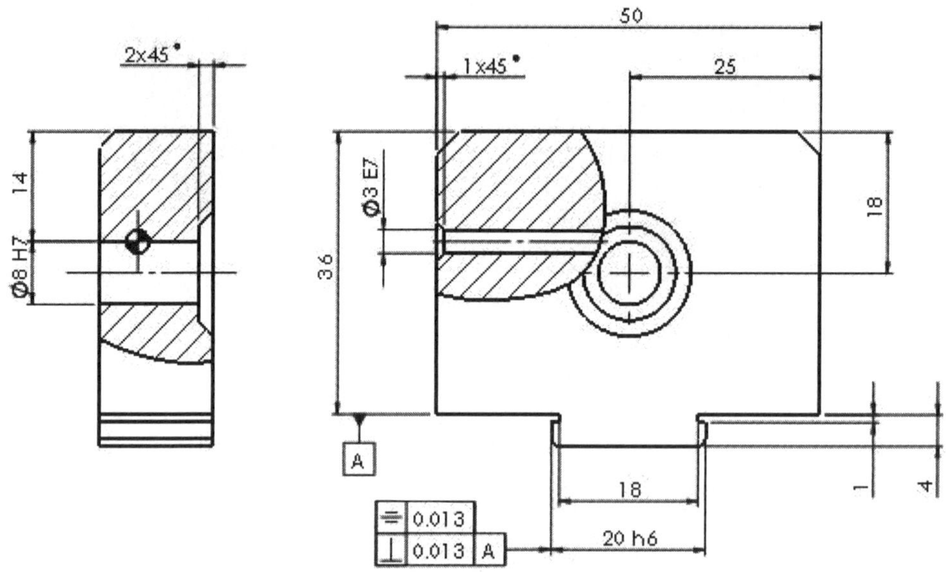

그림 2-3-72 데이텀 면 지정과 기하공차 설정 결과

(9) 표면 거칠기 기입하기

수행 : 표면 거칠기 표시하기

① 도면 탭의 주석에서 "표면 거칠기(√)"를 선택한다.

② 속성 대화창이 나타난다. 여기서 기호의 종류를 선택하고 거칠기 정도를 나타내는 레이아웃을 정한다.

③ 표면 거칠기를 나타내고자 하는 면에 커서를 데고 왼쪽 버튼을 클릭한다. 만일 반대 방향으로 나타내고자 하면 각도에서 180을 기입하면 반대반향으로 된다.

④ 확인 버튼을 누른다(그림 2-3-73).

(10) 주서 기입하기

생각하기 : 주서에는 무엇을 기입하면 좋을까?

주서에는 특별한 부분의 가공 방법이나 표면 거칠기의 정도를 기입하는데 이것은 주석의 노트 도구를 이용하여 구체적으로 표현하면 된다.

수행 : 주서 표시하기

① 주석에서 "노트"를 선택한다.
② 도면 오른 쪽에 그림 2-3-73과 같이 노트를 기입한다.
③ 확인 버튼을 누른다.

(11) 저장하기

수행 : 최종 도면 저장하기

① 저장 도구(💾)에서 다른 이름으로 저장하기를 클릭한다.
② 저장할 디렉토리를 정하고 파일이름을 "이동 조"로 한다.
③ 저장 버튼을 클릭한다.

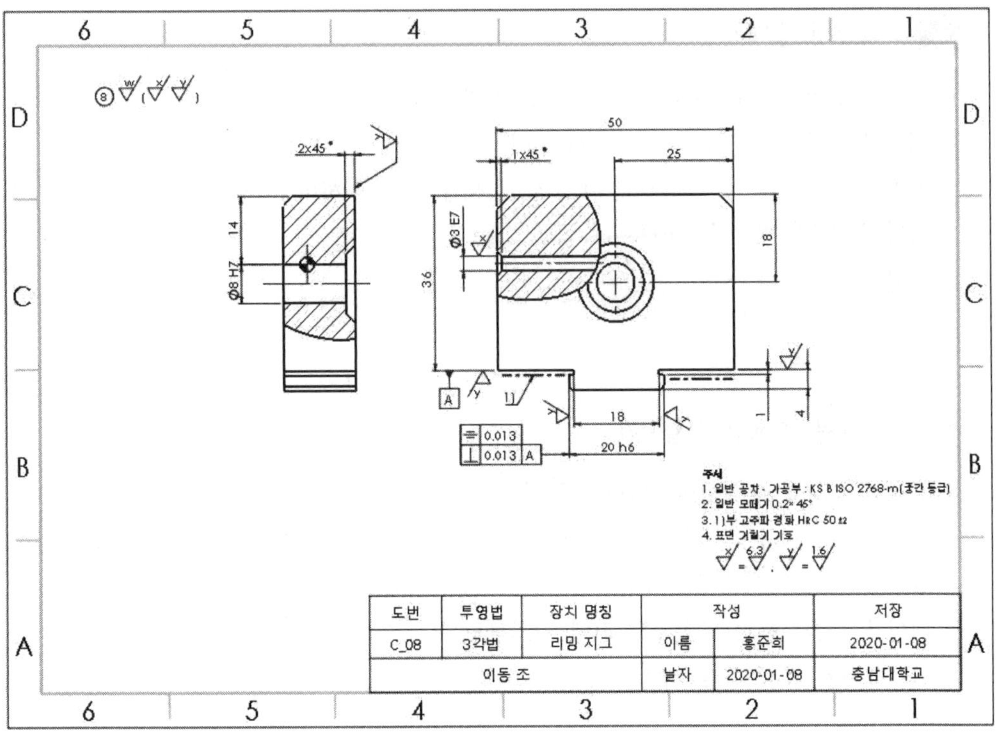

그림 2-3-73 도면 완료 모습

3-2-3-5 리드 스크류 서포터 부품도 작성하기

(1) 도면 작성 준비하기

수행 : 도면 작성 화면 들어가기

① 풀다운 메뉴에서 새로 만들기 아이콘을 선택한다.
② 기본 모듈 가운데 도면을 선택한다.
③ 시트 형식/크기 설정 창에서 찾아보기를 클릭한다.
④ a4-landscape.slddrt를 설정하고 열기를 한다.
⑤ 확인을 클릭한다.

(2) 시트 편집하기

수행 : 표제란 없애기

① 도면 Management 탭에서 시트형식을 선택한다.
② 시트형식 탭에서 시트 편집을 선택한다.
③ 파란색의 표제란 부분에 대해 마우스로 전체 드래그 하여 삭제 영역을 정하고 키보드의 삭제 버튼을 클릭한다.
④ 확인을 클릭한다.

수행 : 새로운 표제란 삽입하기

① 시트편집 상태에서 일반테이블을 클릭한다.
② 테이블을 삽입할 수 있는 창이 나타나며 여기서 별표 모양을 클릭하면 미리 만들어 놓은 표제란 테이블 템플릿을 찾아서 가져올 수 있다.
③ 테이블 템플릿을 오른쪽 모서리에 위치하도록 배치한다.
④ 일반테이블 편집 완료 버튼을 누른다.

(3) 투상도 표현하기

수행 : 투상도 작성하기

① 뷰 팔레트()를 클릭한다.

② 뷰 팔레트에서 파트 찾기()를 클릭하여 해당 파일인 “리드 스크류 서포터”를 찾고 정면도로 여러 도면 뷰에서 정면 뷰를 끌어 창에 놓는다.

③ 정면도로부터 평면도를 차례로 나타낸다(그림 2-3-74).

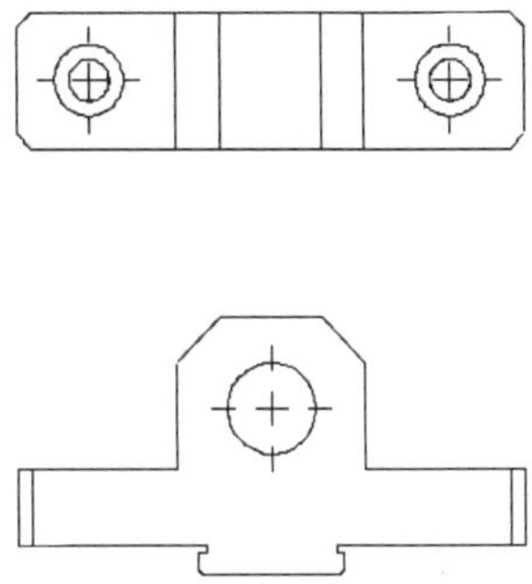

그림 2-3-74 투상도(정면도, 평면도)

(4) 부분 단면도 작성하기

생각하기 : 부분 단면도의 절단면 결정

그림 2-3-74의 투상도에서 절단하여 내부의 모양을 가장 잘 나타낼 수 있는 부분을 절단을 하면 된다. 즉, 자유 곡선을 사용하여 평면도 및 정면도 두 곳에 대해 잘 나타나도록 영역 설정을 하면 된다. 단지 부분 단면도는 자르는 깊이를 정확히 알고 있어야 정확히 내부 형태를 나타낼 수 있으니 자르기 전에 중간 지점의 깊이가 어느 정도인지 확인이 필요하다.

수행 : 정면도에서 부분 단면도 및 중심선 나타내기

① 뷰 레이아웃에서 부분 단면도를 클릭한다.

② 연필 모양의 자유 곡선 탭이 나타나며 이것을 이용하여 절단 영역을 스케치한다.

③ 절단 깊이를 12 ㎜로 한다.

④ 완료를 클릭하면 부분 단면도가 생성된다.

⑤ 주석 탭을 클릭한다.

⑥ 중심선을 클릭하고 자동 삽입의 뷰 선택을 체크한다.

⑦ 정면도를 클릭한다.

⑧ 확인을 클릭한다(그림 2-3-75).

수행 : 평면도에서 부분 단면도 및 중심선 나타내기

① 뷰 레이아웃에서 부분 단면도를 클릭한다.
② 연필 모양의 자유 곡선 탭이 나타나며 이것을 이용하여 절단 영역을 스케치한다.
③ 절단 깊이를 9㎜로 한다.
④ 완료를 클릭하면 부분 단면도가 생성된다.
⑤ 주석 탭을 클릭한다.
⑥ 중심선을 클릭하고 자동 삽입의 뷰 선택을 체크한다.
⑦ 평면도를 클릭한다.
⑧ 확인을 클릭한다(그림 2-3-75).

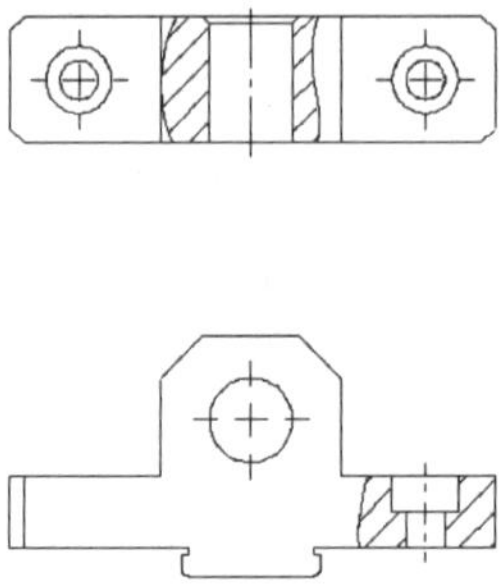

그림 2-3-75 부분 단면도 및 중심선 표시

(5) 치수 기입하기

수행 : 치수 표시하기

① 도면 탭에서 주석을 클릭한다.
② 주석 메뉴 가운데 “지능형 치수”를 선택한다.
③ 그림 2-3-76과 같이 필요한 치수를 삽입한다.

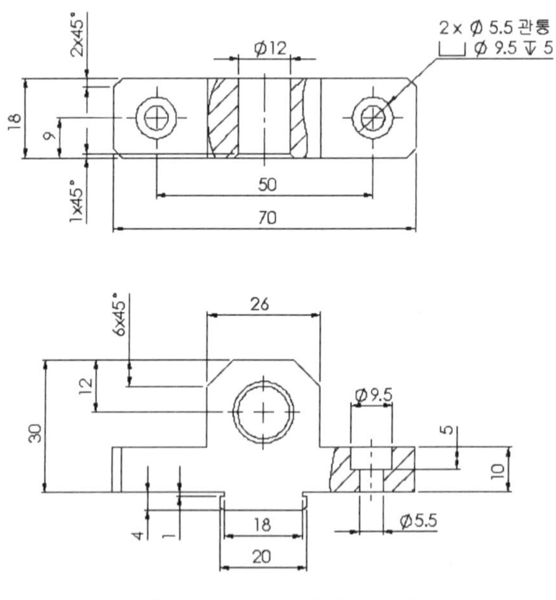

그림 2-3-76 치수 기입 완료 도면

(6) 치수 공차 기입하기

생각하기 : 설계조건 (a)의 치수 공차는 적절할까?

설계조건 (a)는 리드 스크류 서포터(그림 2-3-77 (b))와 베이스(그림 2-3-77 (a))와의 헐거운 끼워 맞춤(20H7/h6)을 말한다. 그런데 베이스에서 헐거운 끼워 맞춤(20H7/h6) 검토는 이미 확인하였으므로 여기서는 상용하는 구멍 기준 끼워 맞춤의 기준 구멍 H7에 대한 헐거운 끼워 맞춤으로 할 수 있는 축의 공차에 대해서 검토하면 된다. 부록 8을 참고하면 축의 공차에는 헐거운 끼워 맞춤으로 가능한 것이 f6, g6 및 h6이 있다. 따라서 중간에 가까운 헐거운 끼워 맞춤으로 설계조건 (a)에서 20h6을 선택한 것은 적절한 치수 공차가 맞다.

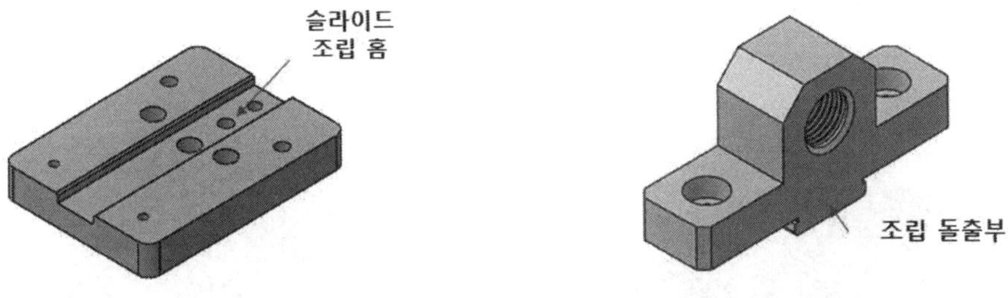

(a) 베이스　　(b) 리드 스크류 서포터

그림 2-3-77 베이스와 리드 스크류 서포터의 끼워 맞춤 관계

수행 : 볼록 슬라이드 부분의 끼워 맞춤에 대한 치수공차 기호 표시하기

① 볼록 슬라이드 부분인 20을 클릭한다.

② 공차/정밀을 "맞춤"의 "보통 맞춤"으로 설정한다.

③ 보통 맞춤에서 h6를 입력한다. 즉, 치수공차 20*h*6을 기입한다.

④ 확인을 클릭한다(그림 2-3-80).

(7) 기하공차 기입하기

생각하기 : 데이텀A는 어떻게 선정하였을까?

리드 스크류 서포터는 베이스와 조립되어야 하므로 조립면 즉, 그림 2-3-78과 같이 베이스와 조립되어 맞붙는 리드 스크류 서포터의 밑면을 데이텀A로 선정한다.

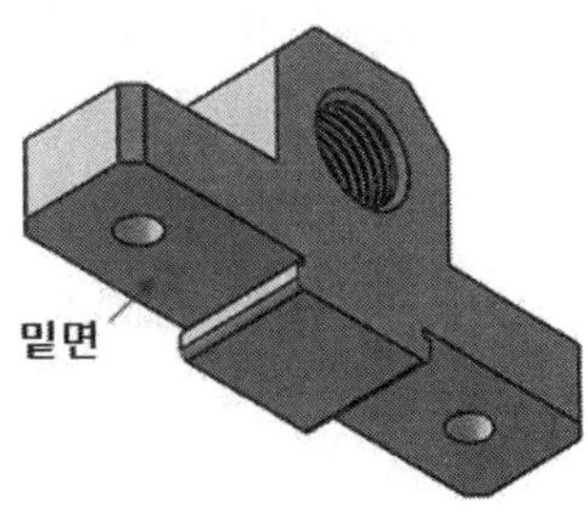

그림 2-3-78 데이텀A 설정 결과 모습

수행 : 데이텀A 표시하기

① 도면 탭의 주석에서 "데이텀 피처"를 클릭한다.
② 해당 데이텀 면을 지정한다. 즉, 직각도 해당 면을 데이텀 A로 지정한다.
③ 확인을 클릭한다(그림 2-3-80).

생각하기 : 데이텀A에 대한 직각도는 어떻게 선정하였을까?

리드 스크류 서포터 밑면(그림 2-3-79 (a))에 대해 리드 스크류 서포터 조립 옆면(그림 2-3-79 (b))이 직각도 관계를 가져야 한다. 즉, 설계대로 IT6급이므로 부록1에 의해 직각도 공차는 0.013 ㎜를 갖도록 하였다.

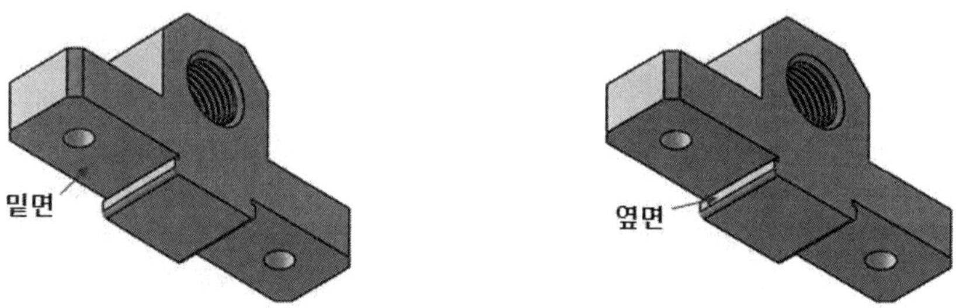

(a) 데이텀 A (b) 직각도 면

그림 2-3-79 데이텀A에 대한 직각도 면 선정

수행 : 직각도 표시하기

① 도면 탭의 주석에서 "기하 공차"를 클릭한다.
② 기하공차 속성창이 나타나며 여기서 기호는 "직각도"를 설정하고 공차는 직각도 값 0.013을 기입하고 제1 데이텀 면은 A로 지정한다.
③ 확인을 클릭한다(그림 2-3-80).
④ 직각도 기하 공차 표시를 정면도의 20h6에서 설정한 직각도 위에 위치시킨다(그림 2-3-80).

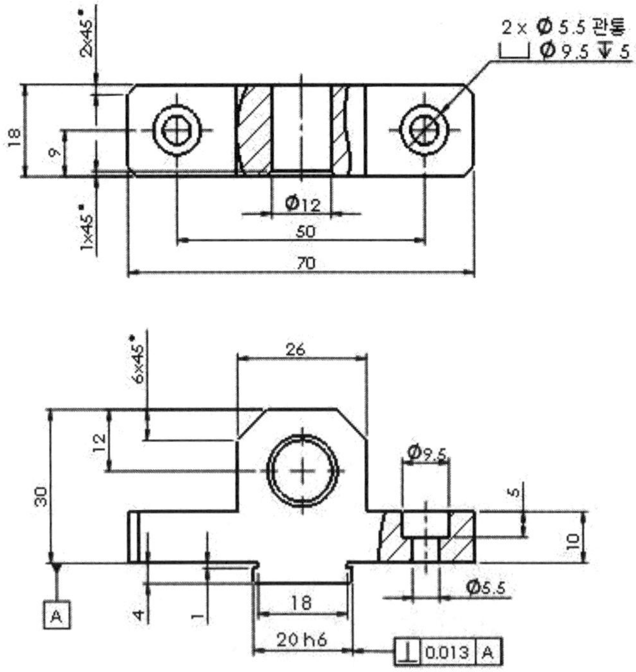

그림 2-3-80 치수 공차와 기하공차 설정 결과

(8) 표면 거칠기 기입하기

수행 : 표면 거칠기 표시하기

① 도면 탭의 주석에서 "표면 거칠기(√)"를 선택한다.

② 속성 대화창이 나타난다. 여기서 기호의 종류를 선택하고 거칠기 정도를 나타내는 레이아웃을 정한다.

③ 표면 거칠기를 나타내고자 하는 면에 커서를 데고 왼쪽 버튼을 클릭한다. 만일 반대 방향으로 나타내고자 하면 각도에서 180을 기입하면 반대반향으로 된다.

④ 확인 버튼을 누른다(그림 2-3-81).

(9) 주서 기입하기

생각하기 : 주서에는 무엇을 기입하였을까?

주서에는 특별한 부분의 가공 방법이나 표면 거칠기의 정도를 기입하는데 이것은 주석의 노트 도구를 이용하여 구체적으로 표현하면 된다.

수행 : 주서 표시하기

① 주석에서 “노트”를 선택한다.

② 도면 오른 쪽에 그림 2-3-81과 같이 노트를 기입한다.

③ 확인 버튼을 누른다.

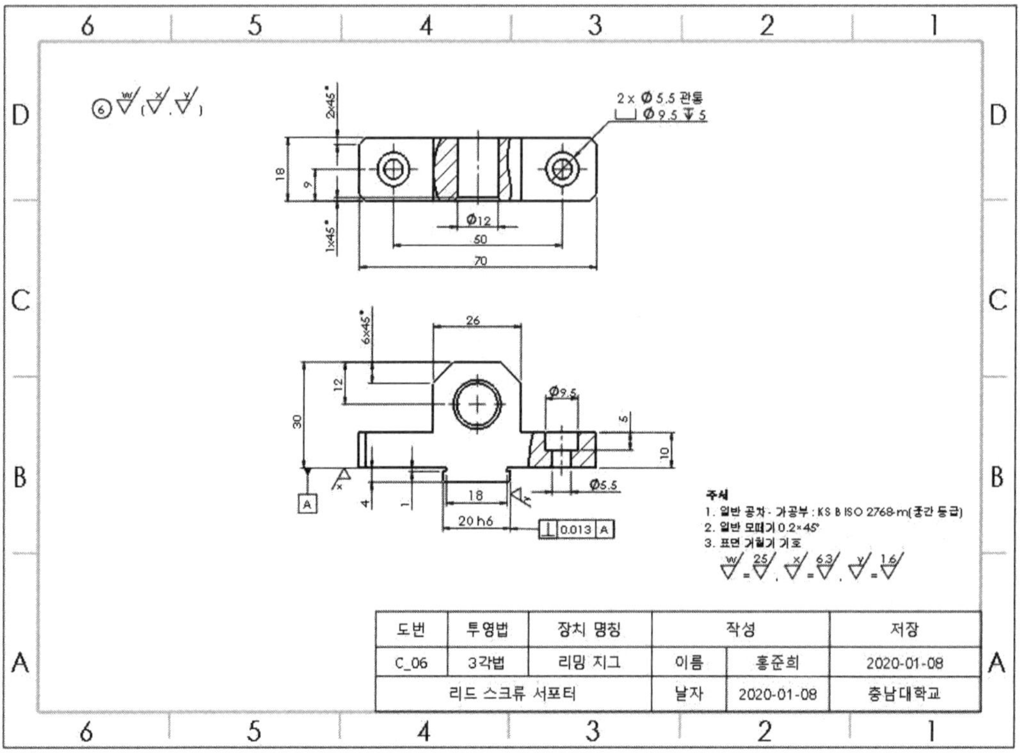

그림 2-3-81 리드 스크류 서포터의 도면 완료 모습

3-2-3-6 리드 스크류 부품도 작성하기

(1) 도면 작성 준비하기

수행 : 도면 작성 화면 들어가기

① 풀다운 메뉴에서 새로 만들기 아이콘을 선택한다.

② 기본 모듈 가운데 도면을 선택한다.

③ 시트 형식/크기 설정 창에서 찾아보기를 클릭한다.

④ a4-landscape.slddrt를 설정하고 열기를 한다.

⑤ 확인을 클릭한다.

(2) 시트 편집하기

수행 : 표제란 없애기

① 도면 Management 탭에서 시트형식을 선택한다.

② 시트형식 탭에서 시트 편집을 선택한다.

③ 파란색의 표제란 부분에 대해 마우스로 전체 드래그 하여 삭제 영역을 정하고 키보드의 삭제 버튼을 클릭한다.

④ 확인을 클릭한다.

수행 : 새로운 표제란 삽입하기

① 시트편집 상태에서 일반테이블을 클릭한다.

② 테이블을 삽입할 수 있는 창이 나타나며 여기서 별표 모양을 클릭하면 미리 만들어 놓은 표제란 테이블 템플릿을 찾아서 가져올 수 있다.

③ 테이블 템플릿을 오른쪽 모서리에 위치하도록 배치한다.

④ 일반테이블 편집 완료 버튼을 누른다.

(3) 투상도 및 상세도 표현하기

수행 : 투상도 작성하기

① 뷰 팔레트()를 클릭한다.

② 뷰 팔레트에서 파트 찾기()를 클릭하여 해당 파일인 "리드 스크류"를 찾고 정면도로 여러 도면 뷰에서 정면 뷰를 끌어 창에 놓는다.

③ 주석에서 중심선을 클릭한다.

④ 자동 삽입에 뷰 선택을 체크한다.

수행 : 상세도 작성하기

① 뷰 레이아웃에서 상세도(Ⓐ)를 클릭한다.

② 연필 표시가 나타나며 여기서 상세도 영역을 스케치하고 커서를 적당한 곳에 놓아 상세도를 배치한다.

③ 확인을 한다(그림 2-3-82).

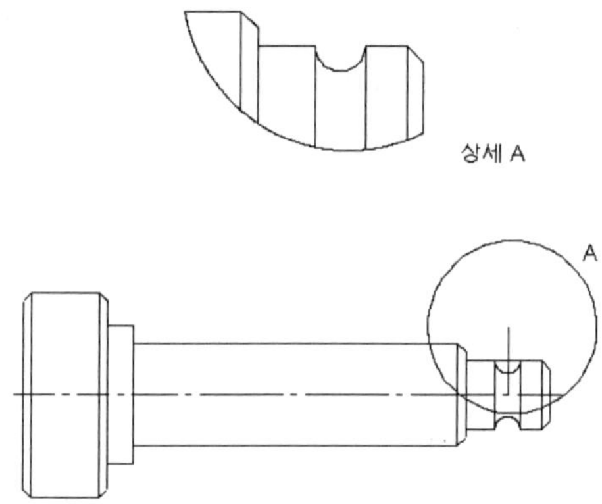

그림 2-3-82 투상도 및 상세도 결과

(4) 치수 기입하기

수행 : 치수 표시하기

① 도면 탭에서 주석을 클릭한다.

② 주석 메뉴 가운데 "지능형 치수"를 선택한다.

③ 그림 2-3-83과 같이 필요한 치수를 삽입한다.

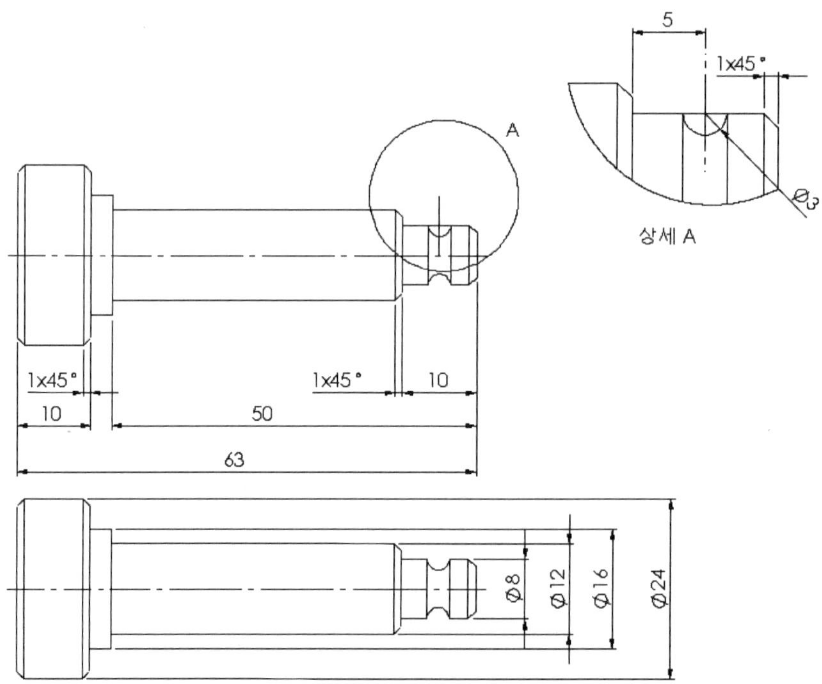

그림 2-3-83 치수 표시 및 정리하기

(5) 치수 공차 기입하기

생각하기 : 설계조건 (a)의 치수 공차는 적절할까?

설계조건 (a)는 리드 스크류의 원통 부분(그림 2-3-66 (b))이 이동 조의 구멍(그림 2-3-66 (a))에 헐거운 끼워 맞춤 공차(∅8H7/g6)를 말한다. 앞에서 헐거운 끼워 맞춤 공차(∅8H7/g6)에 대한 검토는 있었으므로 여기서는 리드 스크류의 원통 부분의 치수 공차인 ∅8g6에 대한 검토 즉, 상용하는 구멍 기준 끼워 맞춤의 기준 구멍 H7에 대한 헐거운 끼워 맞춤으로 할 수 있는 축의 공차에 대해서 검토하면 된다. 부록 8을 참고하면 축의 공차에는 헐거운 끼워 맞춤으로 가능한 것이 f6, g6 및 h6이 있다. 따라서 헐거운 끼워 맞춤으로 g6을 선택한 것은 설계조건 (a)에서 적절한 치수 공차가 맞다.

수행 : 끼워 맞춤 공차 표시하기

① 리드 스크류 끝 부분의 이동 조와 조립되는 구멍 ∅8을 클릭한다.
② 치수 창에서 공차/정밀을 "맞춤"의 "보통 맞춤"으로 설정한다.
③ 축 맞춤에서 g6를 입력한다. 즉, 치수공차를 $\phi 8g6$으로 기입한다.
④ 확인을 클릭한다(그림 2-3-84).

생각하기 : 설계조건 (b)의 치수 공차는 적절할까?

설계조건 (b)는 고정 핀에 의해 위치 고정된 리드 스크류가 위치를 벗어나지 않으면서 리드 스크류가 자유롭게 회전해야 하므로 고정 핀과 조립되는 부분의 원통 홈 부분이 고정 핀의 지름 보다 약간 크게 되어야 한다. 따라서 리드 스크류의 고정 핀 위치 홈의 치수공차 $\phi 3^{+0.2}_{+0.1}$은 적절하다.

수행 : 치수 공차 표시하기

① 상세도의 고정 핀 중심 거리 5를 클릭한다.
② 치수 창에서 공차/정밀을 "대칭"으로 설정한다.
③ 최대 편차를 0.05로 한다. 즉, 공차 5±0.05를 입력한다.
④ 텍스트 글꼴 메뉴가 나타나며 여기서 공차의 글꼴 크기는 치수의 기타를 클릭하여 치수 글꼴 사용 체크를 없애고 글꼴을 체크한다.

⑤ 글꼴 배율을 치수 글꼴 크기에 비해 0.7배율이 되도록 한다.

⑥ 확인을 클릭한다(그림 2-3-84).

⑦ 리드 스크류의 가운데 상세도의 고정 핀 외경 Ø3을 클릭한다.

⑧ 치수 창에서 공차/정밀을 "좌우 상칭"으로 설정한다.

⑨ 최대 편차를 0.2, 최소 편차를 0.1로 한다. 즉, 공차 $\phi 3^{+0.2}_{+0.1}$를 입력한다.

⑩ 텍스트 글꼴 메뉴가 나타나며 여기서 공차의 글꼴 크기는 치수의 기타를 클릭하여 치수 글꼴 사용 체크를 없애고 글꼴을 체크한다.

⑪ 글꼴 배율을 치수 글꼴 크기에 비해 0.7배율이 되도록 한다.

⑫ 확인을 클릭한다(그림 2-3-84).

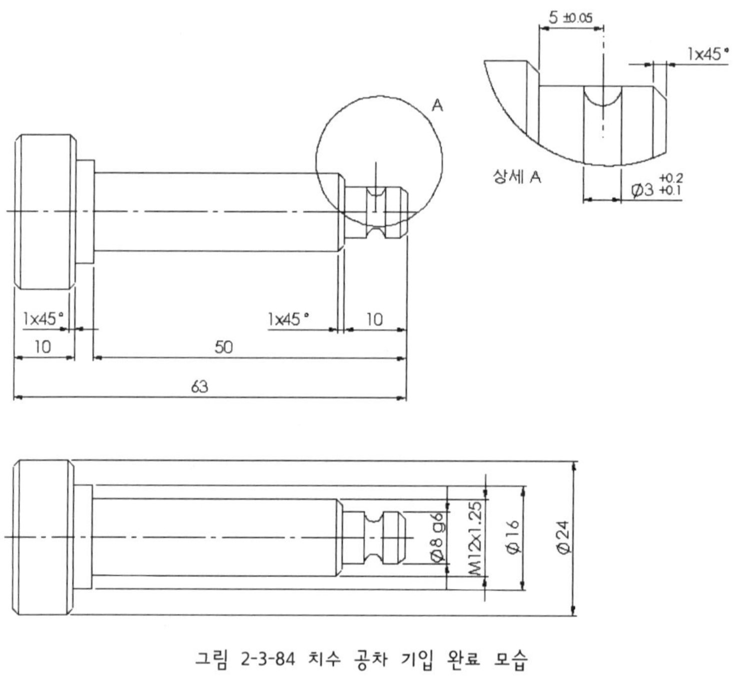

그림 2-3-84 치수 공차 기입 완료 모습

(6) 기하 공차 기입하기

수행 : 원통도 표시하기

① 도면 탭의 주석에서 "기하 공차"를 클릭한다.

② 기하공차 속성창이 나타나며 여기서 기호 "원통도", 공차1 "0.009"를 설정한다.

③ 확인을 클릭한다(그림 2-3-85).

④ 원통도 기하 공차 표시를 정면도의 ∅8g6에 위치시킨다(그림 2-3-85).

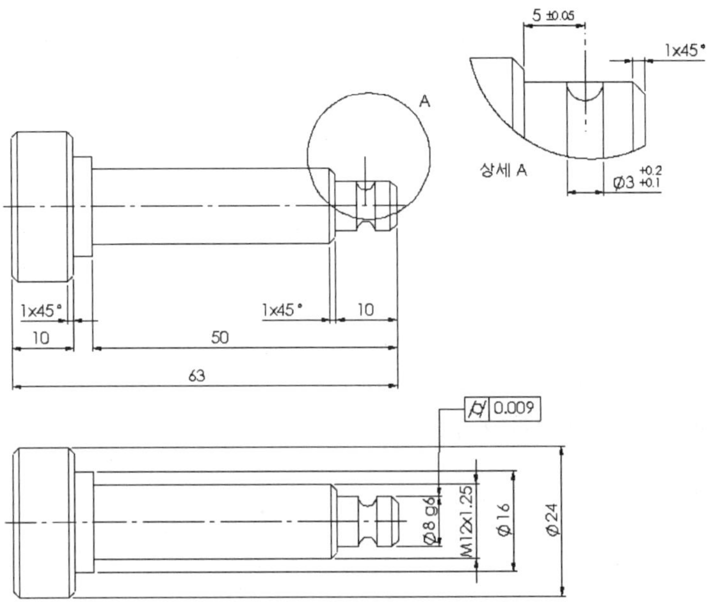

그림 2-3-85 기하공차 지정 결과

(7) 센터 구멍 및 널링 기입하기

수행 : 센터 구멍 표시하기

① 스케치 탭에서 선 도구를 사용하여 V를 센터 구멍 부분에 스케치 한다.

② 도면 탭의 주석에서 "노트"를 선택한다.

③ 노트에 "60 A형, 2 ∀"를 기입한다.

④ 노트 밑에 스케치로 선을 스케치한다.

⑤ 도면 탭의 주석에서 "노트"를 선택한다.

⑥ 노트에 "KS B 0410"을 기입한다.

⑦ 확인 버튼을 누른다(그림 2-3-86).

수행 : 널링 표시하기

① 스케치 탭에서 사각형 도구를 사용하여 사각형을 널링 표시 부분에 스케치 한다.
② 사각형에 커서를 데고 오른쪽 버튼을 누른다.
③ 서브 메뉴 가운데 주석을 클릭하고 그 가운데 "영역 해칭/채우기"를 선택한다.
④ 속성 창에서 해칭패턴을 "ISO (Plastic)"을 선택한다.
⑤ 해칭영역은 "영역"을 체크하고 확인을 클릭한다.
⑥ 주석 탭으로 가서 노트를 클릭한다.
⑦ 노트에 "KS B 0901"를 기입한다.
⑧ 노트 위에 스케치로 선을 스케치한다.
⑨ 도면 탭의 주석에서 "노트"를 선택한다.
⑩ 노트에 "빗줄형 널링 m0.3"을 기입한다.
⑪ 확인 버튼을 누른다(그림 2-3-86).

(8) 표면 거칠기 기입하기

수행 : 표면 거칠기 표시하기

① 도면 탭의 주석에서 "표면 거칠기(√)"를 선택한다.
② 표면거칠기 속성 대화창에서 기호의 종류를 선택하고 거칠기 정도를 나타내는 레이아웃을 정한다.
③ 표면 거칠기를 나타내고자 하는 면에 커서를 데면 황색으로 변하고 그 때 왼쪽 버튼을 클릭한다.
④ 확인 버튼을 누른다(그림 2-3-87).

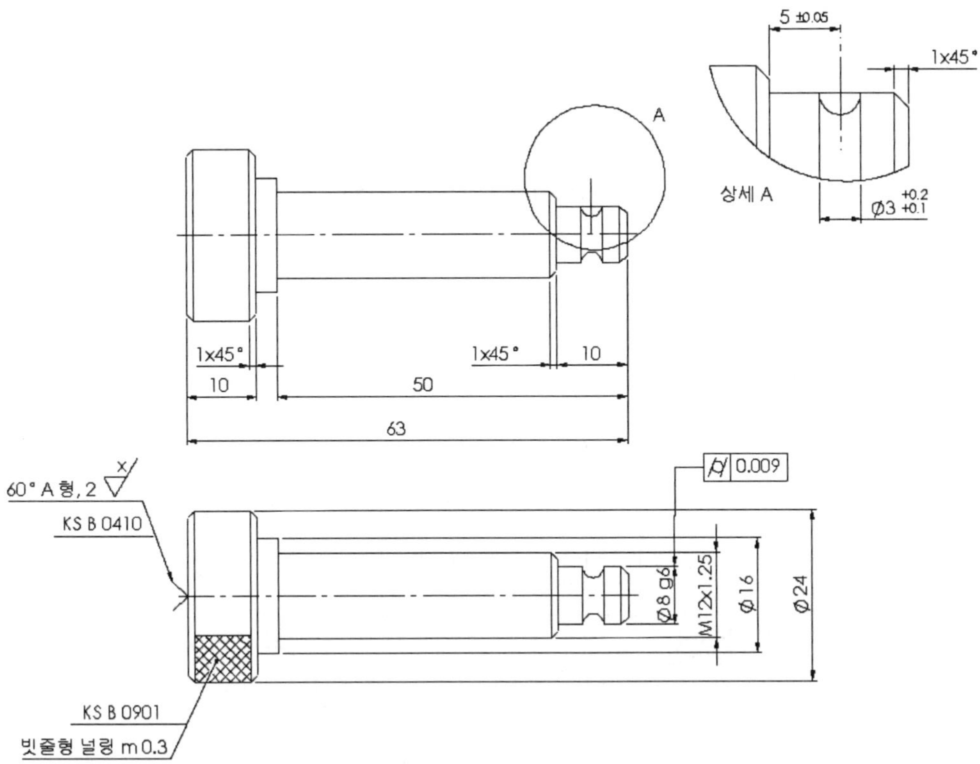

그림 2-3-86 센터 구멍과 널링 표시 결과

(9) 주서 기입하기

생각하기 : 주서에는 무엇을 기입하면 좋을까?

주서에는 특별한 부분의 가공 방법이나 표면 거칠기의 정도를 기입하는데 이것은 주석의 노트 도구를 이용하여 구체적으로 표현하면 된다.

수행 : 주서 표시하기

① 주석에서 "노트"를 선택한다.

② 도면 오른 쪽에 그림 2-3-87과 같이 노트를 기입한다.

③ 확인 버튼을 누른다.

(10) 저장하기

수행 : 최종 도면 저장하기

① 저장 도구(💾)에서 다른 이름으로 저장하기를 클릭한다.

② 저장할 디렉토리를 정하고 파일이름을 "리드 스크류"로 한다.

③ 저장 버튼을 클릭한다.

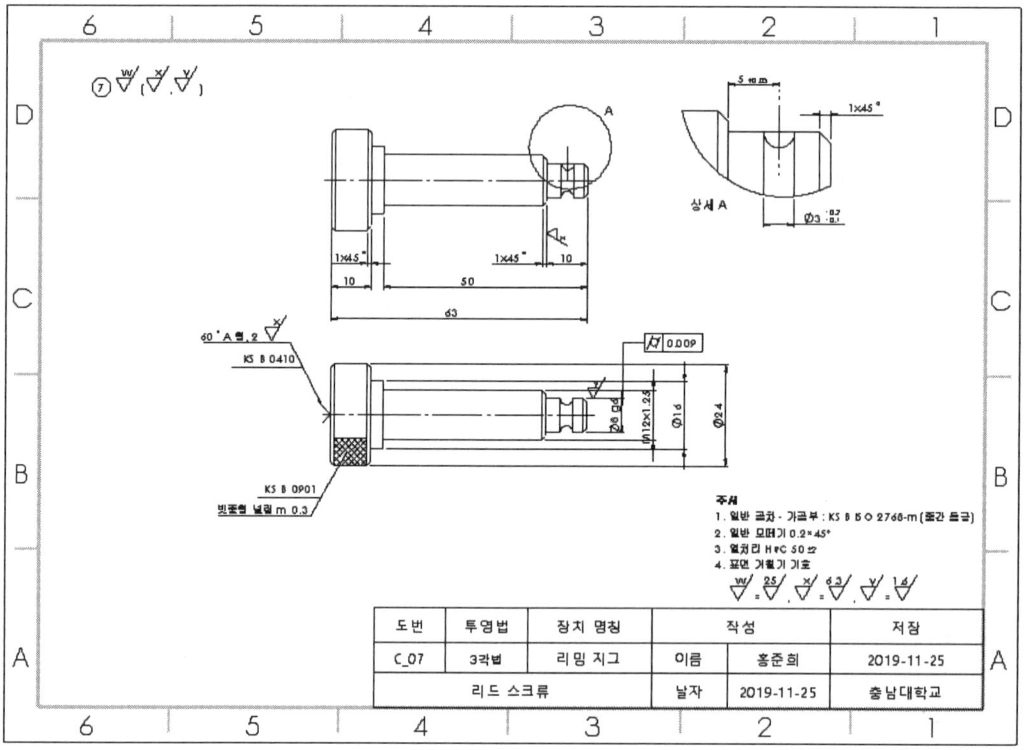

그림 2-3-87 리드 스크류의 도면 완료 모습

3-2-3-7 로케이터용 부시 부품도 작성하기

(1) 도면 작성화면 설정하기

수행 : 도면 작성 화면 들어가기

① 풀다운 메뉴에서 새로 만들기 아이콘을 선택한다.

② 기본 모듈 가운데 도면을 선택한다.

③ 시트 형식/크기 설정 창에서 찾아보기를 클릭한다.
④ a4-landscape.slddrt를 설정하고 열기를 한다.
⑤ 확인을 클릭한다.

(2) 시트 편집하기

수행 : 표제란 없애기

① 도면 Management 탭에서 시트형식을 선택한다.
② 시트형식 탭에서 시트 편집을 선택한다.
③ 표제란 부분을 마우스로 전체 드래그 하여 삭제 영역을 정하고 키보드의 삭제 버튼을 클릭한다.
④ 확인을 클릭한다.

수행 : 새로운 표제란 삽입하기

① 시트편집 상태에서 일반테이블을 클릭한다.
② 테이블을 삽입할 수 있는 창이 나타나며 여기서 별표 모양을 클릭하면 미리 만들어 놓은 표제란 테이블 템플릿을 찾아서 가져올 수 있다.
③ 테이블 템플릿을 오른쪽 모서리에 위치하도록 배치한다.
④ 일반테이블 편집 완료 버튼을 누른다.

(3) 모델 뷰 표현하기

생각하기 : 부시 부품의 도면은 어떻게 나타내어야 할까?

부시 부품은 완전히 회전체 형상이므로 도면으로 나타낼 때 보다 확실히 내부 형태를 알기 위해 반단면도로 반쪽의 내부 형태를 볼 수 있도록 하는 것이 좋다. 따라서 모델 뷰는 실선이 많이 존재하고 절단면으로 했을 때 내부 형태를 잘 나타낼 수 있는 면을 모델 뷰로 나타내면 된다.

수행 : 모델 뷰 정하기

① 뷰 팔레트(아이콘)를 클릭한다.
② 뷰 팔레트에서 파트 찾기(…)를 클릭하여 해당 파일인 "로케이터용 부시"를 찾고 정면도로 여러 도면 뷰에서 우측면 뷰를 끌어 창에 놓는다.

(4) 반 단면도 작성하기

수행 : 반 단면도 작성하기

① 뷰 레이아웃에서 단면도를 클릭한다.
② 절단선의 종류에서 반단면도를 클릭한다.
③ 절단선을 구성하기 위해 원의 구멍 중심을 클릭한다.
④ 단면이 나타나며 이 반 단면도를 그림 2-3-88과 같이 정면도의 오른쪽에 배치한다.
⑤ 완료를 클릭한다.

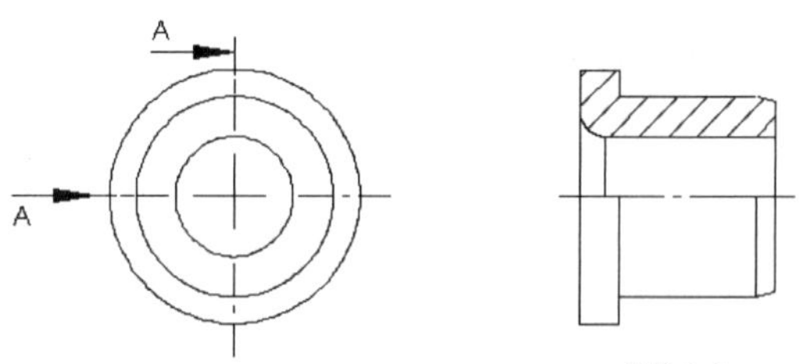

그림 2-3-88 반 단면도 생성 모습

(5) 치수 기입 및 치수선 정리하기

생각하기 : 반단면도에서 반지름 표시를 지름 표시로 어떻게 바꾸는지?

그림 2-3-88의 반단면도를 자동 치수 표기하면 회전체이므로 반지름 표시가 되는데 보통은 지름으로 표시하며, 따라서 지름으로 표시하기 위해서는 보이는 부분은 지능형 치수를 이용하여 표시하면 되지만 치수 앞에 ∅가 없으므로 치수를 클릭하여 치수 창이 나타나면 ∅를 치수 앞에 붙여 주면 된다. 그러나 부시를 반단면도로 나타냈기 때문에 반쪽은 내부이고 반쪽은 외부이므로 반쪽의 내부 치수를 지름으로 표시하기 위해서는 우선 반쪽의 치수 보조선과 치수선이 보이지 않게 해야 한다. 그리고 지름의 치

수와 그 앞에 ∅를 붙여 나타내어야 한다. 이런 경우 서브 메뉴 가운데 “치수 보조선 숨기기”와 “치수선 숨기기”가 있는데 이것을 이용하여 나타내어야 한다.

수행 : 부품의 전체 치수 표시하기

① 도면 탭에서 주석을 클릭한다.

② 주석 메뉴 가운데 모델항목( )을 선택한다.

③ 확인을 클릭하면 도면의 일반적인 모든 치수가 그림 2-3-89 (a)와 같이 표시된다.

수행 : 치수 정리 및 지름 표시하기

① 부시 머릿 부분과 브래킷 조립 부분의 지름은 지능형 치수를 이용하여 나타낸다.

② 그림 2-3-89 (b)와 같이 치수 앞에 ∅를 삽입한다.

③ 축이 조립되는 부시의 안쪽 반지름 치수 보조선에 커서를 데면 노란색으로 활성화 하고 마우스 오른쪽 버튼을 누른다.

④ 서브 메뉴가 나오고 메뉴 가운데 “치수보조선 숨기기”를 클릭한다.

⑤ 이번에는 반지름 치수선에 커서를 데면 노란색으로 활성화 하고 마우스 오른쪽 버튼을 누른다.

⑥ 서브 메뉴가 나오고 메뉴 가운데 “치수선 숨기기”를 클릭한다.

⑦ 치수를 지름 치수로 바꾸고 그 앞에 ∅를 삽입한다(그림 2-3-89 (b)).

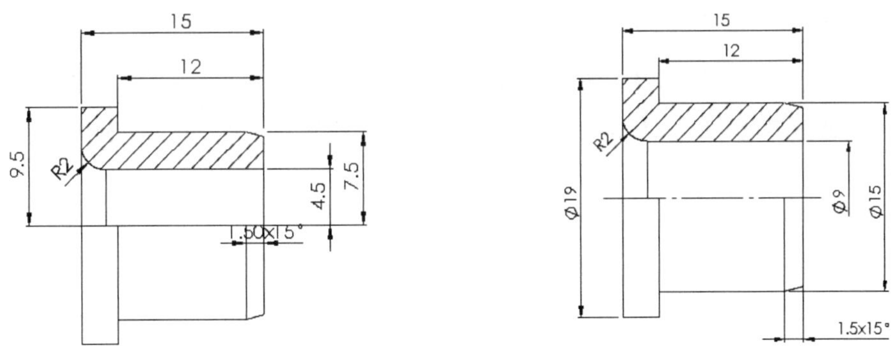

(a) 원래 치수 생성 모습 (b) 치수선 숨기기 및 지름 표시

그림 2-3-89 반단면도에서 치수 표시 과정

(6) 치수 공차 기입하기

생각하기 : 설계조건 (a)의 치수 공차는 적절할까?

설계조건(a)는 로케이터용 부시(그림 2-3-54 (b))와 로케이터의 부시 조립구멍((그림 2-3-54 (a))의 억지 끼워 맞춤(∅15H7/p6)을 말한다. 억지 끼워 맞춤에 대해서는 앞에서 검토했으므로 여기서는 부시의 외경이 억지 끼워 맞춤이 되기 위해서는 부록 8에 의해 n6, p6, r6 및 s6 가운데 p6을 선택한 것은 적절하다.

수행 : 부시 외경의 끼워 맞춤 공차 표시하기

① 도면에서 부시 외경 "∅15"를 클릭한다.
② 치수 창에서 공차/정밀을 "맞춤"의 "보통 맞춤"으로 설정한다.
③ 축 맞춤에서 p6을 입력한다. 즉, 치수공차를 $\phi 15p6$로 기입한다.
④ 확인을 클릭한다(그림 2-3-90).

생각하기 : 설계조건 (b)의 치수 공차는 적절할까?

로케이트용 부시의 내경은 리머가 움직이도록 하는 가이드 역할을 하므로 리머의 치수 공차 기호가 h6라고 하면 내경은 헐거운 끼워 맞춤 형태로 하여 상용 끼워 맞춤에 의해 F6, G6, F7 및 G7 가운데 G7을 선택한 것은 설계조건(b)가 적절하다.

수행 : 부시 내경 치수 공차 표시하기

① 도면에서 부시 내경 "∅9"를 클릭한다.
② 반지름을 지름으로 표시했기 때문에 치수 텍스트에서 부시가 리머를 안내하는 구멍 ∅9에 대해 치수공차 ∅9G7을 직접 기입한다.
③ 확인을 클릭한다(그림 2-3-90).

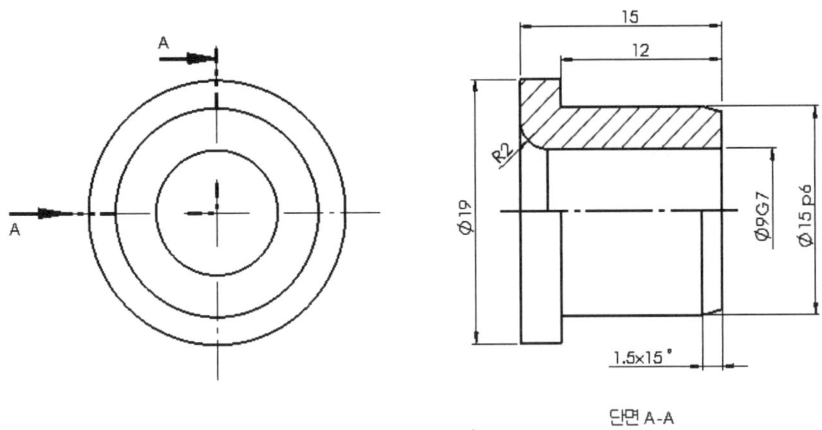

그림 2-3-90 치수 공차 기입 완료 모습

(7) 기하 공차 기입하기

수행 : 진원도 표시하기

① 도면 탭의 주석에서 "기하 공차"를 클릭한다.

② 기하공차 속성창이 나타나며 여기서 "원통도"를 설정하고 원통도 값 0.009를 기입한다.

③ 확인을 클릭한다.

④ 원통도 기하 공차 표시를 정면도의 Ø9G7에 위치시킨다(그림 2-3-82).

생각하기 : 데이텀A는 어떻게 선정하면 좋을까?

로케이트용 부시는 리머가 상하로 움직이면서 가공을 하는 안내 역할을 하므로 원주 흔들림이 제한을 받아야 한다. 따라서 그림 2-3-91과 같이 로케이터 부시의 안쪽 면을 데이텀A로 선정한다.

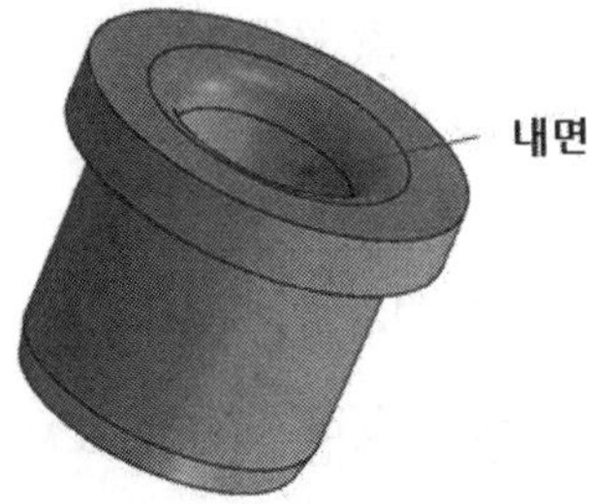

그림 2-3-91 데이텀A 설정 결과 모습

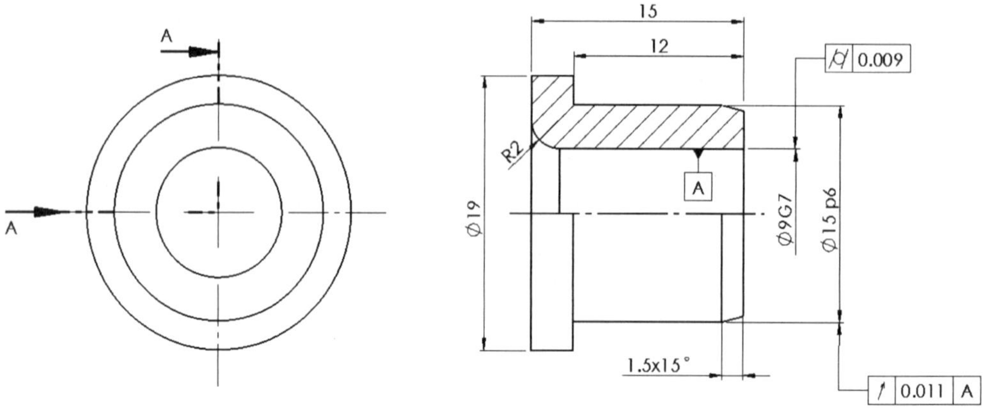

단면 A-A

그림 2-3-92 데이터 A 지정과 기하공차 지정 결과

수행 : 데이텀 표시하기

① 도면 탭의 주석에서 “데이텀 피처”를 클릭한다.

② 해당 데이텀 면을 지정한다. 즉, 원통도 해당 면을 데이텀 A로 지정한다(그림 2-3-92).

③ 확인을 클릭한다.

수행 : 원주 흔들림 표시하기

① 도면 탭의 주석에서 “기하 공차”를 클릭한다.

② 기하공차 속성창이 나타나며 여기서 “원주 흔들림”을 설정하고 원주 흔들림 값 0.011 및 데이텀 면 A를 설정한다.

③ 확인을 클릭한다.

④ 원주 흔들림도 기하 공차 표시를 정면도의 ⌀15p6에 위치시킨다(그림 2-3-92).

(8) 표면 거칠기 기입하기

수행 : 표면 거칠기 표시하기

① 도면 탭의 주석에서 “표면 거칠기(√)”를 선택한다.

② 표면 거칠기 속성 대화창에서 기호의 종류를 선택하고 거칠기 정도를 나타내는 레이아웃을 정한다.

③ 표면 거칠기를 나타내고자 하는 면에 커서를 데고 왼쪽 버튼을 클릭한다. 만일 반대 방향으로 나타내고자 하면 각도에서 180을 기입하면 반대반향으로 된다.

④ 확인 버튼을 누른다(그림 2-3-93).

(9) 주서 기입하기

생각하기 : 주서에는 무엇을 기입하면 좋을까?

주서에는 특별한 부분의 가공 방법이나 표면 거칠기의 정도를 기입하는데 이것은 주석의 노트 도구를 이용하여 구체적으로 표현하면 된다.

수행 : 주서 표시하기

① 주석에서 “노트”를 선택한다.

② 도면 오른 쪽에 그림 2-3-93과 같이 노트를 기입한다.

③ 확인 버튼을 누른다.

(10) 저장하기

수행 : 최종 도면 저장하기

① 저장 도구( )에서 다른 이름으로 저장하기를 클릭한다.

② 저장할 디렉토리를 정하고 파일이름을 “로케이터용 부시”로 한다.

③ 저장 버튼을 클릭한다.

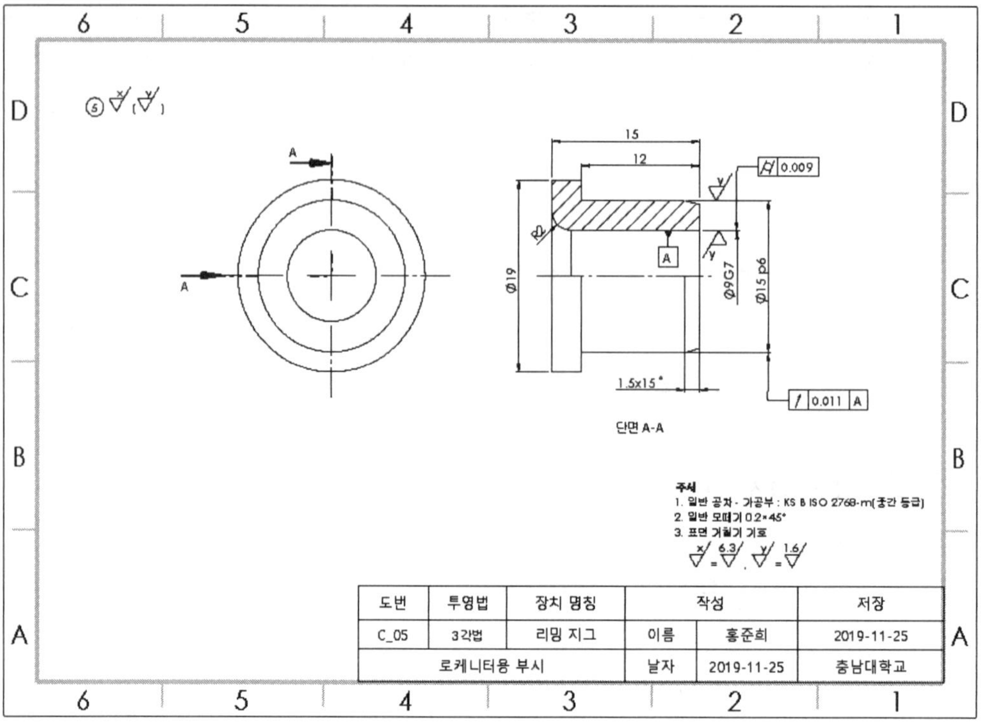

그림 2-3-93 도면의 치수, 치수공차 및 기하공차 완료 모습

3-2-3-8 조 서포터용 부시 부품도 작성하기

(1) 도면 작성화면 설정하기

수행 : 도면 작성 화면 들어가기

① 풀다운 메뉴에서 새로 만들기 아이콘을 선택한다.

② 기본 모듈 가운데 도면을 선택한다.

③ 시트 형식/크기 설정 창에서 찾아보기를 클릭한다.

④ a4-landscape.slddrt를 설정하고 열기를 한다.

⑤ 확인을 클릭한다.

(2) 시트 편집하기

수행 : 표제란 없애기

① 도면 Management 탭에서 시트형식을 선택한다.

② 시트형식 탭에서 시트 편집을 선택한다.

③ 표제란 부분을 마우스로 전체 드래그 하여 삭제 영역을 정하고 키보드의 삭제 버튼을 클릭한다.

④ 확인을 클릭한다.

수행 : 새로운 표제란 삽입하기

① 시트편집 상태에서 일반테이블을 클릭한다.

② 테이블을 삽입할 수 있는 창이 나타나며 여기서 별표 모양을 클릭하면 미리 만들어 놓은 표제란 테이블 템플릿을 찾아서 가져올 수 있다.

③ 테이블 템플릿을 오른쪽 모서리에 위치하도록 배치한다.

④ 일반테이블 편집 완료 버튼을 누른다.

(3) 모델 뷰 표현하기

수행 : 모델 뷰 정하기

① 뷰 팔레트()를 클릭한다.

② 뷰 팔레트에서 파트 찾기()를 클릭하여 해당 파일인 "조 서포터용 부시"를 찾고 정면도로 여러 도면 뷰에서 윗면 뷰를 끌어 창에 놓는다.

(4) 반 단면도 작성하기

수행 : 반 단면도 작성하기

① 뷰 레이아웃에서 단면도를 클릭한다.

② 절단선의 종류에서 반단면도를 클릭한다.

③ 절단선을 구성하기 위해 원의 구멍 중심을 클릭한다.

④ 단면이 나타나며 이 반 단면도를 그림 2-3-94와 같이 정면도의 오른쪽에 배치한다.

⑤ 완료를 클릭한다.

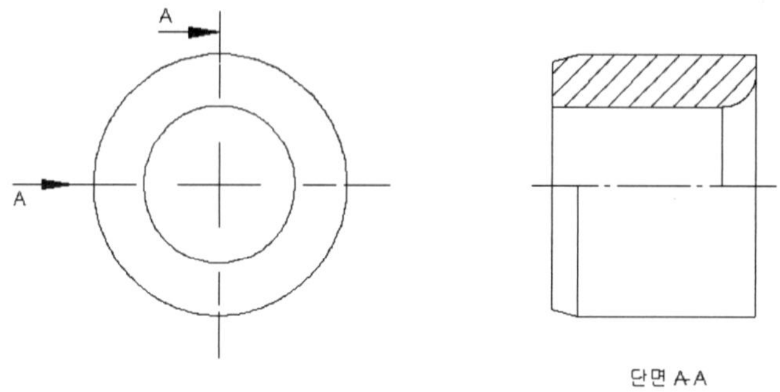

그림 2-3-94 반 단면도 생성 모습

(5) 치수 기입 및 치수선 정리하기

수행 : 치수 및 지름 표시하기

① 도면 탭에서 주석을 클릭한다.

② 주석 메뉴 가운데 지능형 치수를 선택한다.

③ 부시의 안쪽 반지름 치수 보조선에 커서를 데면 노란색으로 활성화 하고 마우스 오른쪽 버튼을 누른다.

④ 서브 메뉴가 나오고 메뉴 가운데 "치수보조선 숨기기"를 클릭한다.

⑤ 이번에는 반지름 치수선에 커서를 데면 노란색으로 활성화 하고 마우스 오른쪽 버튼을 누른다.

⑥ 서브 메뉴가 나오고 메뉴 가운데 "치수선 숨기기"를 클릭한다.

⑦ 치수를 지름 치수로 바꾸고 그 앞에 ∅를 삽입한다(그림 2-3-95).

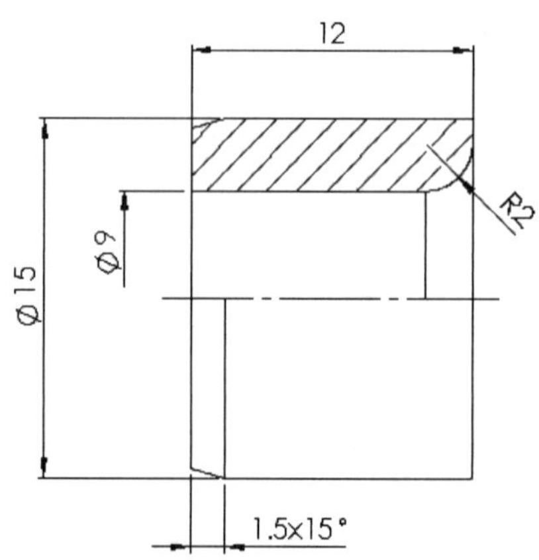

그림 2-3-95 반단면도에서 치수 표시

(6) 치수 공차 기입하기

생각하기 : 설계조건 (a)의 치수 공차는 적절할까?

설계조건(a)는 조 서포터용 부시(그림 2-3-39 (b))와 조 서포터 부시 조립구멍((그림 2-3-39 (a))의 억지 끼워 맞춤(∅15H7/p6)을 말한다. 억지 끼워 맞춤에 대해서는 앞에서 검토했으므로 여기서는 부시의 외경이 억지 끼워 맞춤이 되기 위해서는 부록 8에 의해 n6, p6, r6 및 s6 가운데 p6을 선택한 것은 적절하다.

수행 : 부시 외경의 치수 공차 표시하기

① 도면에서 부시 외경 "∅15"를 클릭한다.
② 치수 창에서 공차/정밀을 "맞춤"의 "보통 맞춤"으로 설정한다.
③ 축 맞춤에서 p6을 입력한다. 즉, 치수공차 $\phi 15p6$을 기입한다.
④ 확인을 클릭한다(그림 2-3-96).

생각하기 : 설계조건 (b)의 치수 공차는 적절할까?

조 서포터용 부시의 내경은 리머가 움직이도록 하는 가이드 역할을 하므로 리머의 치수 공차 기호가 h6라고 하면 내경은 헐거운 끼워 맞춤 형태로 하여 상용 끼워 맞춤에 의해 F6, G6, F7 및 G7 가운데 G7을 선택한 것은 설계조건(b)가 적절하다.

수행 : 부시 내경 치수 공차 표시하기

① 도면에서 부시 내경 "∅9"를 클릭한다.
② 반지름을 지름으로 표시했기 때문에 치수 텍스트에서 부시가 리머를 안내하는 구멍 ∅9에 대해 공차 ∅9G7을 직접 기입한다.
③ 확인을 클릭한다(그림 2-3-96).

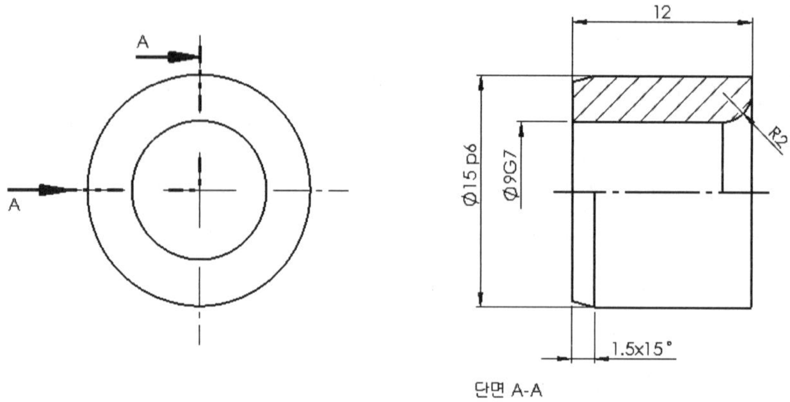

그림 2-3-96 치수 공차 기입 완료 모습

(7) 기하 공차 기입하기

수행 : 진원도 표시하기

① 도면 탭의 주석에서 "기하 공차"를 클릭한다.
② 기하공차 속성창이 나타나며 여기서 "원통도"를 설정하고 원통도 값 0.009를 기입한다.
③ 확인을 클릭한다.
④ 원통도 기하 공차 표시를 정면도의 ∅9G6에 위치시킨다(그림 2-3-97).

수행 : 데이텀A 표시하기

① 도면 탭의 주석에서 "데이텀 피처"를 클릭한다.
② 해당 데이텀 면을 지정한다. 즉, 원통도 해당 면을 데이텀 A로 지정한다.
③ 확인을 클릭한다.

수행 : 원주 흔들림 표시하기

① 도면 탭의 주석에서 "기하 공차"를 클릭한다.
② 기하공차 속성창이 나타나며 여기서 "원주 흔들림"을 설정하고 원주 흔들림 값 0.011 및 데이텀 A를 설정한다.
③ 확인을 클릭한다.
④ 원주 흔들림도 기하 공차 표시를 정면도의 ∅15n6에 위치시킨다(그림 2-3-97).

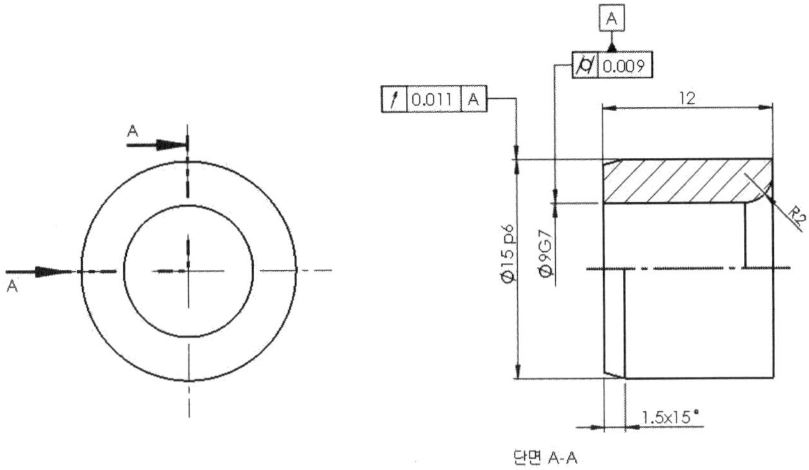

그림 2-3-97 데이텀 면 지정과 기하공차 지정 결과

(8) 표면 거칠기 기입하기

수행 : 표면 거칠기 표시하기

① 도면 탭의 주석에서 "표면 거칠기(√)"를 선택한다.

② 표면 거칠기 속성 대화창에서 기호의 종류를 선택하고 거칠기 정도를 나타내는 레이아웃을 정한다.

③ 표면 거칠기를 나타내고자 하는 면에 커서를 데고 왼쪽 버튼을 클릭한다. 만일 반대방향으로 나타내고자 하면 각도에서 180을 기입하면 반대반향으로 된다.

④ 확인 버튼을 누른다(그림 2-3-98).

(9) 주서 기입하기

생각하기 : 주서에는 무엇을 기입하면 좋을까?

주서에는 특별한 부분의 가공 방법이나 표면 거칠기의 정도를 기입하는데 이것은 주석의 노트 도구를 이용하여 구체적으로 표현하면 된다.

수행 : 주서 표시하기

① 주석에서 “노트”를 선택한다.
② 도면 오른 쪽에 그림 2-3-98과 같이 노트를 기입한다.
③ 확인 버튼을 누른다.

(10) 저장하기

수행 : 최종 도면 저장하기

① 저장 도구( )에서 다른 이름으로 저장하기를 클릭한다.
② 저장할 디렉토리를 정하고 파일이름을 “조 서포터용 부시”로 한다.
③ 저장 버튼을 클릭한다.

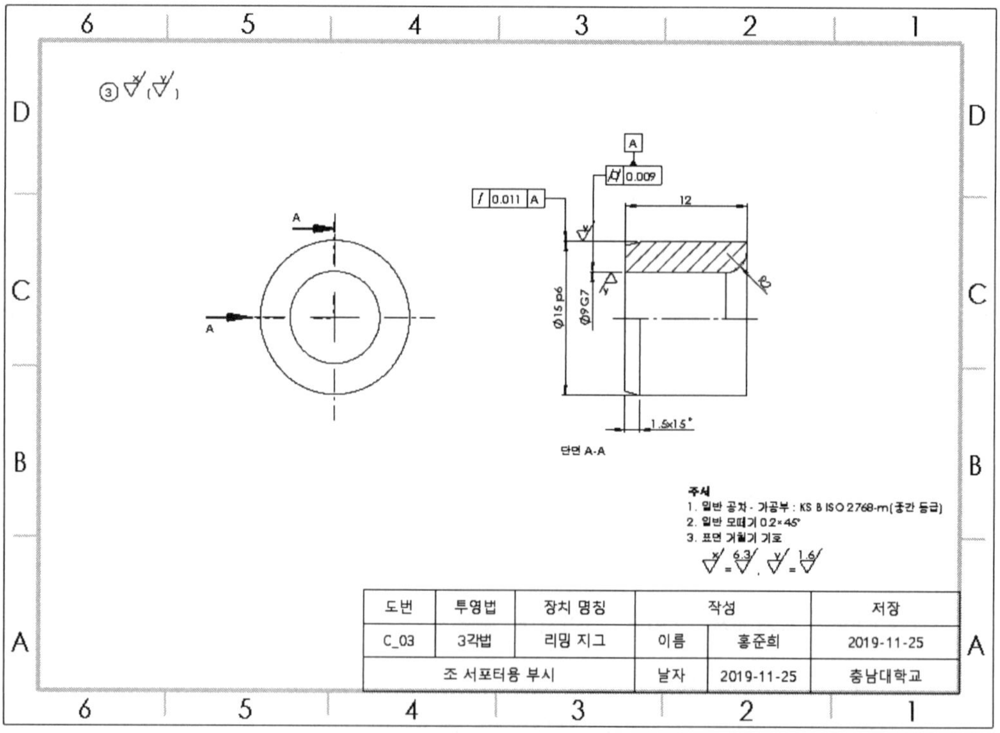

그림 2-3-98 도면의 치완료 모습

3-3 학습 정리

3-3-1 끼워 맞춤 공차 종합정리

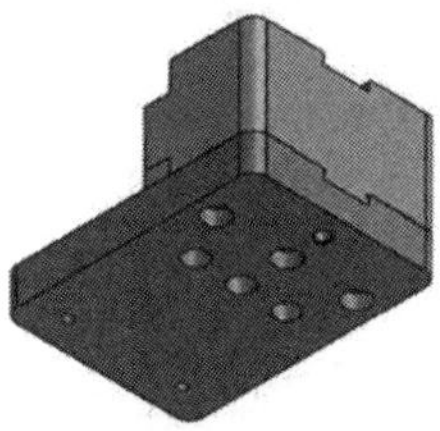	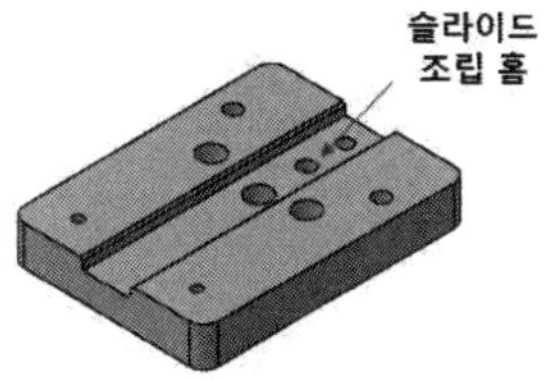	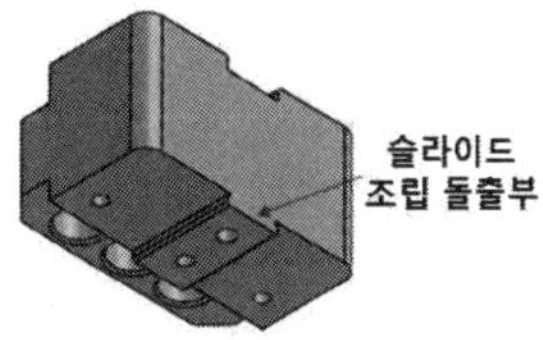
조립 대상	베이스	조 서포터
끼워 맞춤 공차	20H7/h6	대칭도 [⌯ | 0.013]
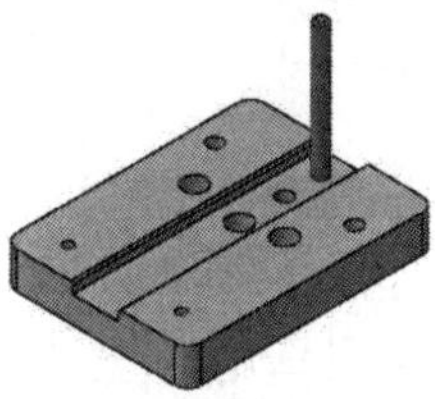	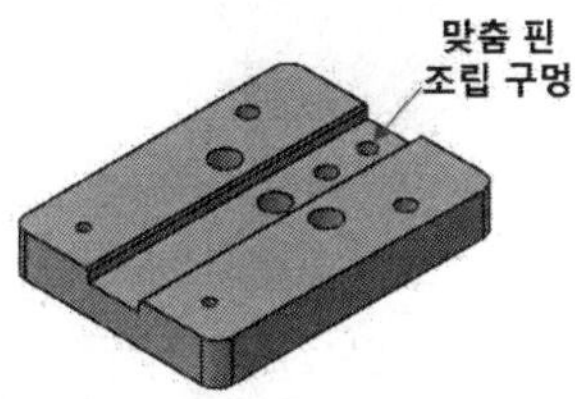	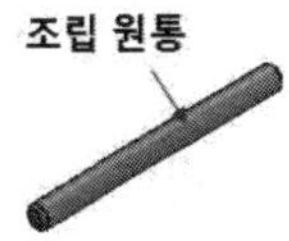
조립 대상	베이스	맞춤 핀
끼워 맞춤 공차	∅6N6/m6	직각도 [⊥ | 0.013 | A]
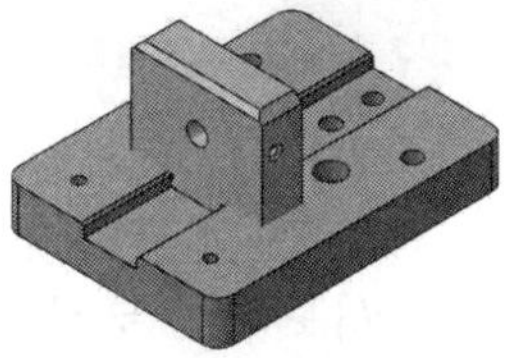	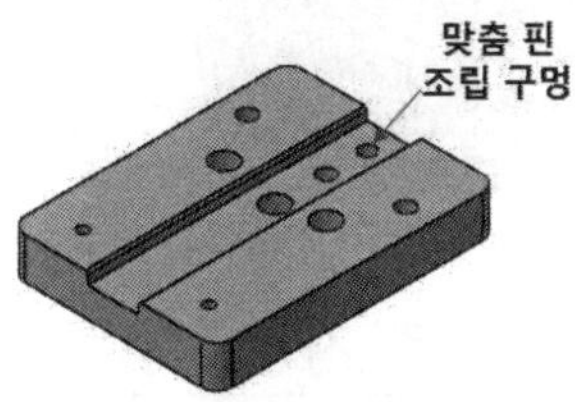	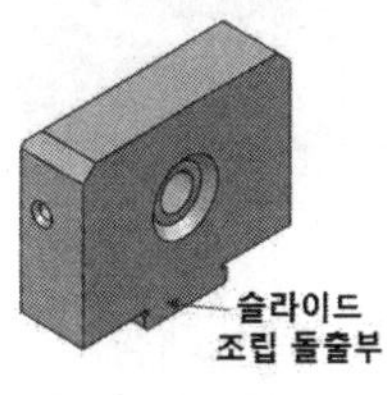
조립 대상	베이스	이동 조
끼워 맞춤 공차	20H7/h6	직각도 [⊥ | 0.013 | B]
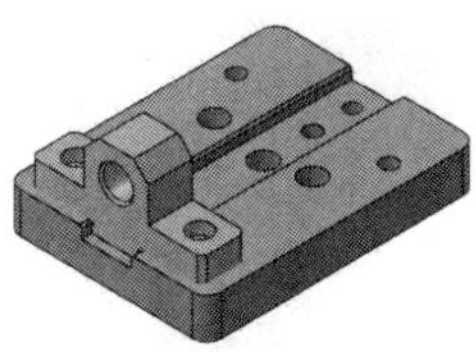	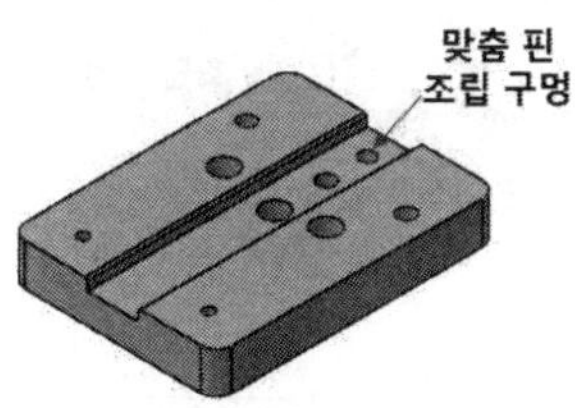	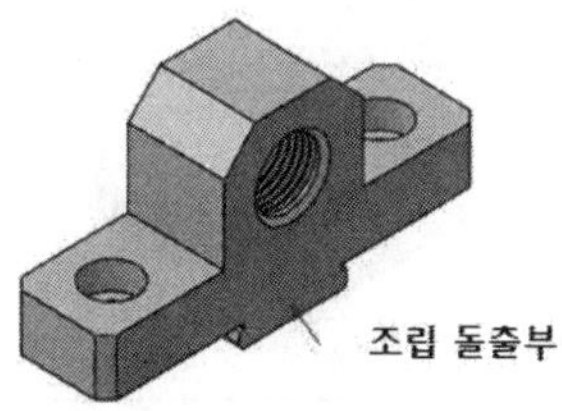
조립 대상	베이스	리드 스크류 서포터
끼워 맞춤 공차	20H7/h6	

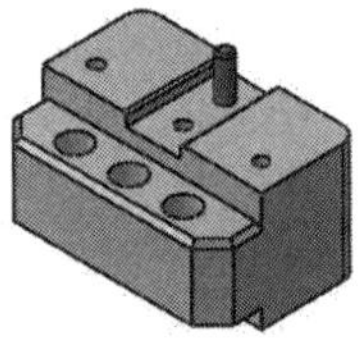 조립 대상	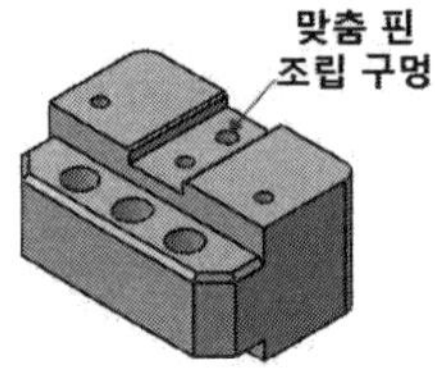 조 서포터	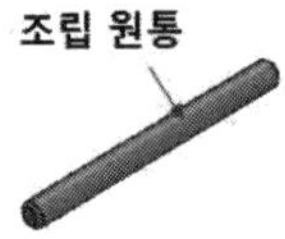 맞춤 핀
끼워 맞춤 공차	∅6N6/m6	직각도 ⊥ 0.013 A
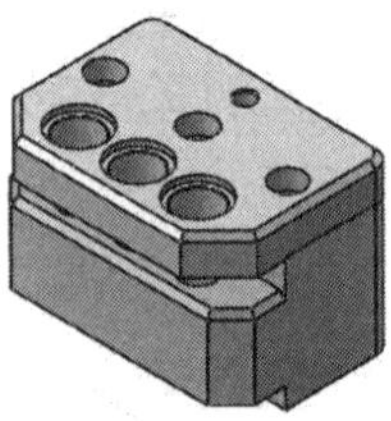 조립 대상	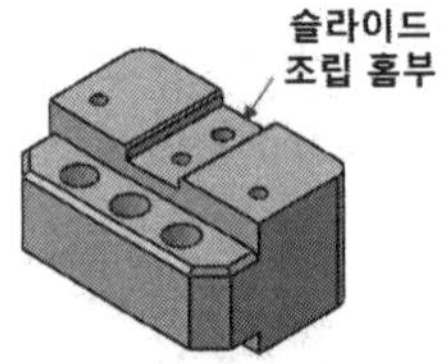 조 서포터	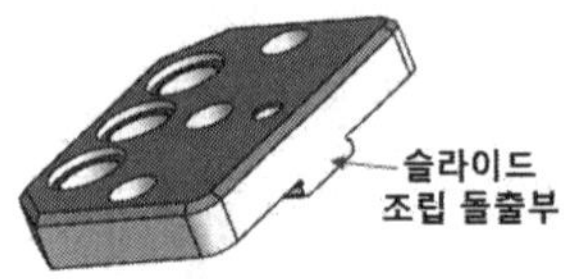 로케이터
끼워 맞춤 공차	20H7/h6	직각도 ⊥ 0.013 A
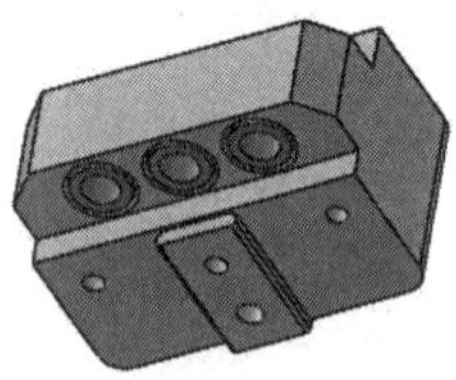 조립 대상	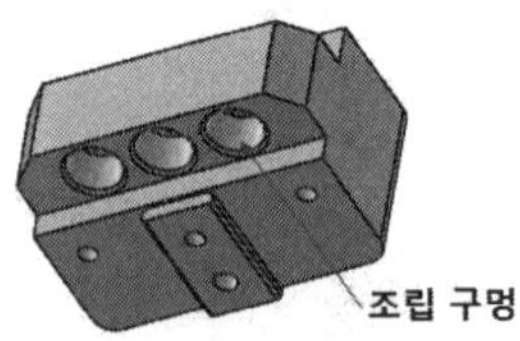 조 서포터	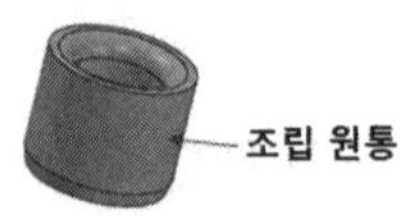 조 서포터용 부시
끼워 맞춤 공차	∅15H7/p6	직각도 ⊥ 0.016 B
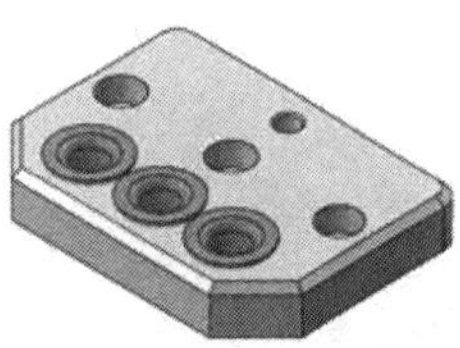	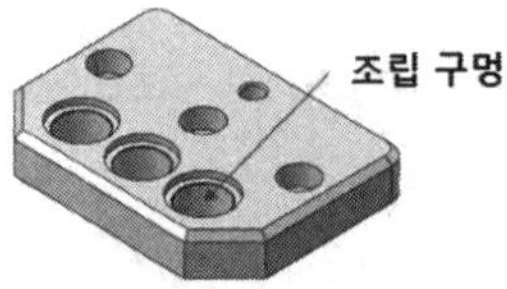	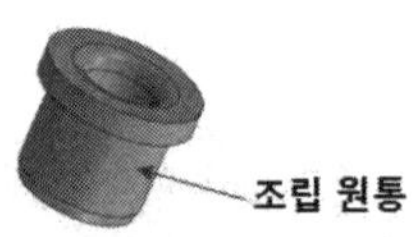
조립 대상	로케이터	로케이터용 부시
끼워 맞춤 공차	∅15H7/p6	직각도 ⊥ 0.013 B

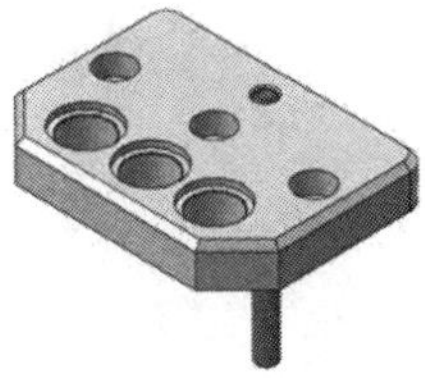	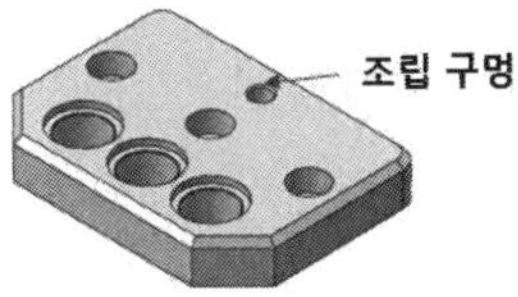	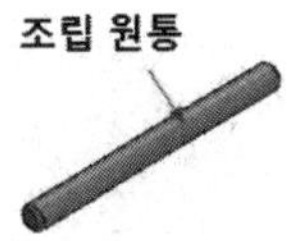
조립 대상	로케이터	맞춤 핀
끼워 맞춤 공차	∅6N6/m6	
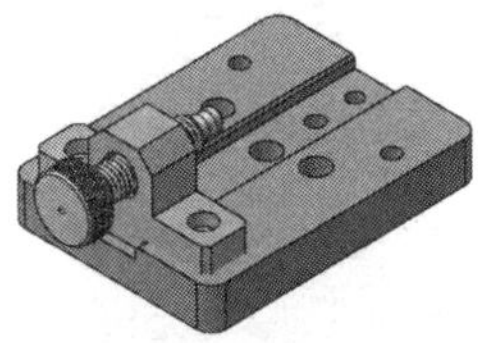	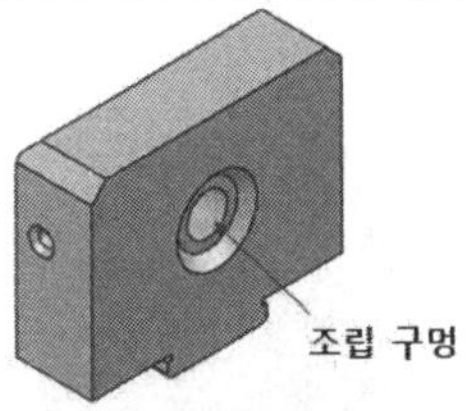	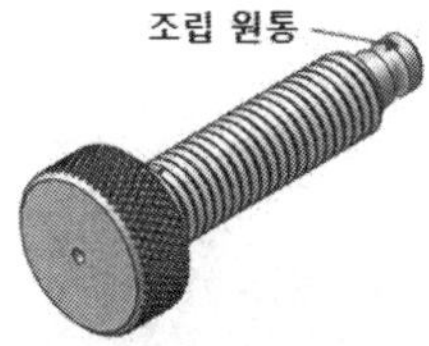
조립 대상	이동 조	리드 스크류
끼워 맞춤 공차	∅8H7/g6	
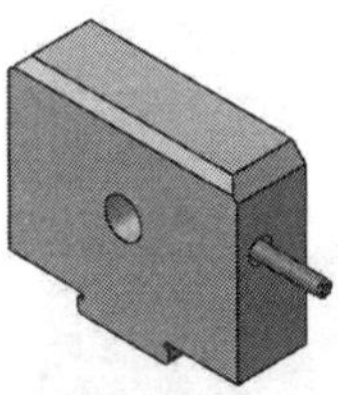	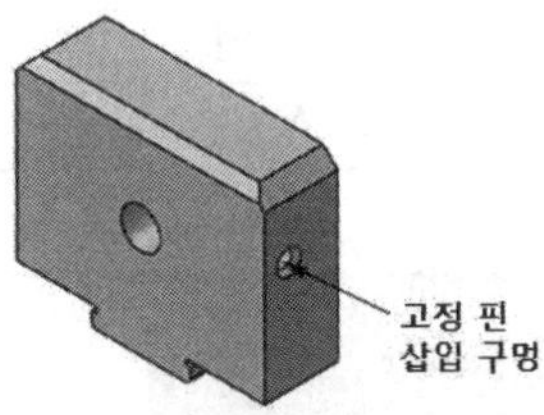	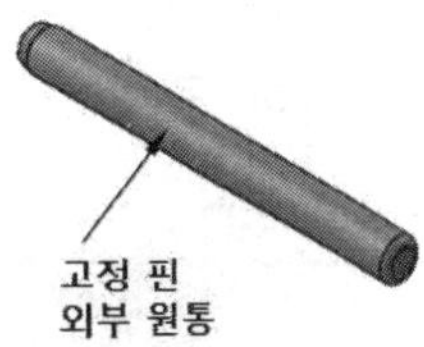
조립 대상	이동 조	고정 핀
끼워 맞춤 공차	∅3F7/m6	

<table>
<tr><td>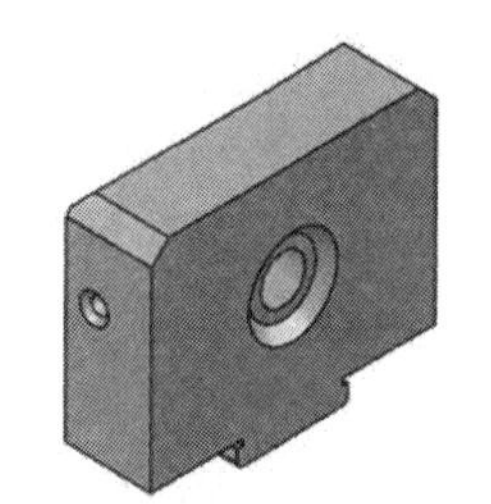</td><td></td><td>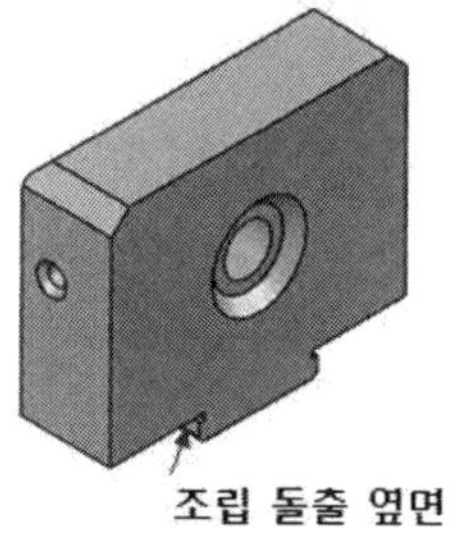</td></tr>
<tr><td>이동 조</td><td>기준 면</td><td>관련 면</td></tr>
<tr><td>기하 공차</td><td></td><td>대칭도 ⌯ 0.013</td></tr>
<tr><td>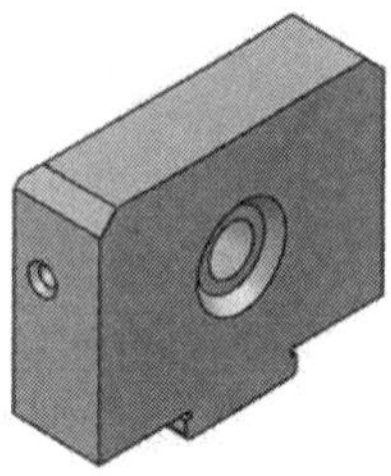</td><td>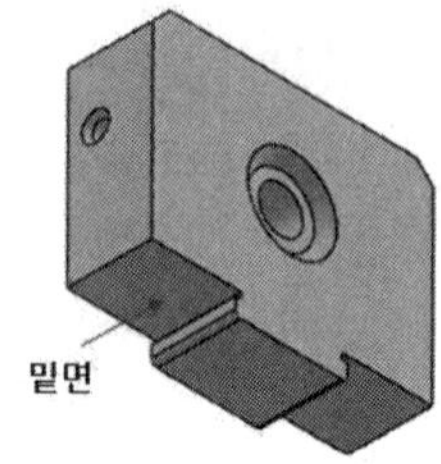</td><td>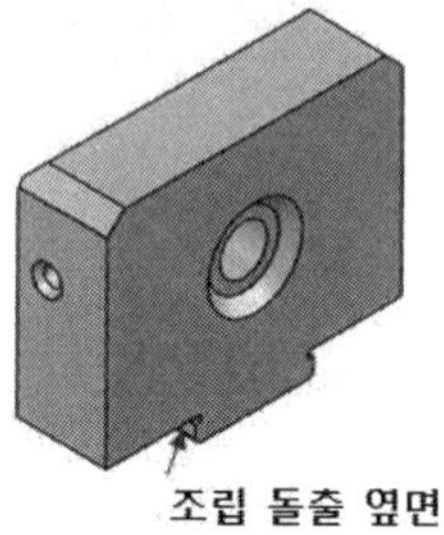</td></tr>
<tr><td>이동 조</td><td>기준 면</td><td>관련 면</td></tr>
<tr><td>기하 공차</td><td>A</td><td>직각도 ⊥ 0.013 A</td></tr>
<tr><td>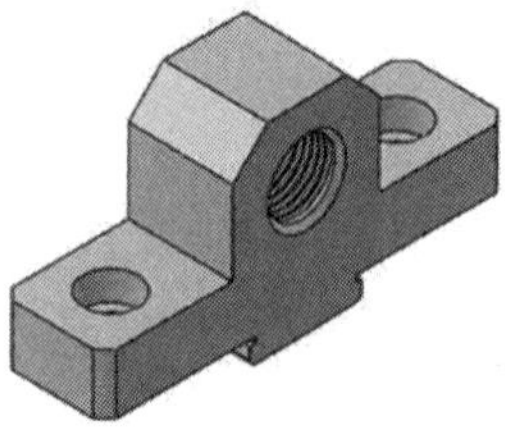</td><td>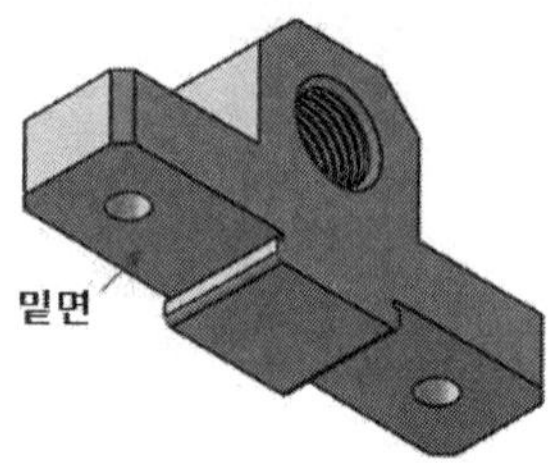</td><td>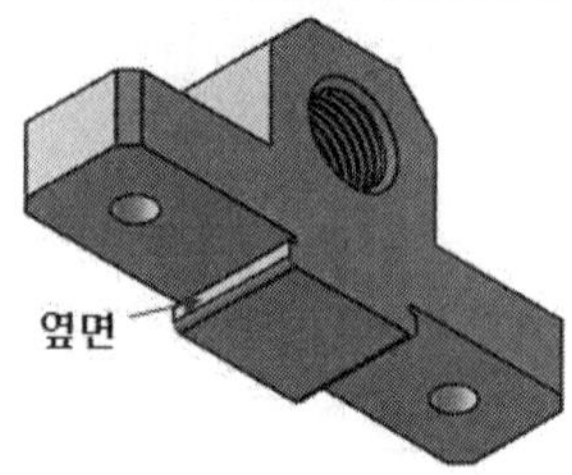</td></tr>
<tr><td>리드 스크류 서포터</td><td>기준 면</td><td>관련 면</td></tr>
<tr><td>기하 공차</td><td>A</td><td>직각도 ⊥ 0.02 A</td></tr>
<tr><td>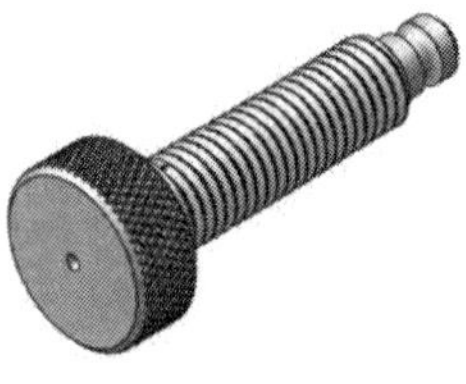</td><td></td><td>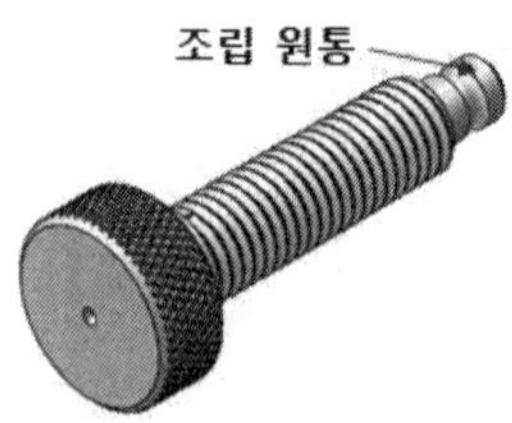</td></tr>
<tr><td>리드 스크류</td><td>기준 면</td><td>관련 면</td></tr>
<tr><td>기하 공차</td><td></td><td>원통도 ⌭ 0.009</td></tr>
</table>

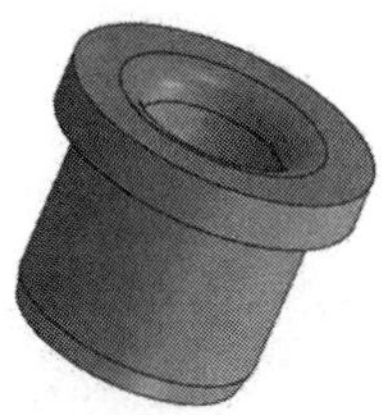		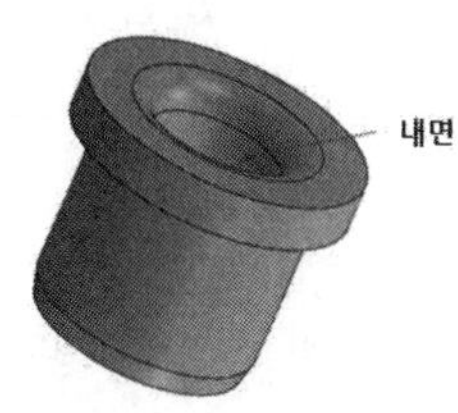
로케이터용 부시	기준 면	관련 면
기하 공차		원통도 ⌭ 0.009
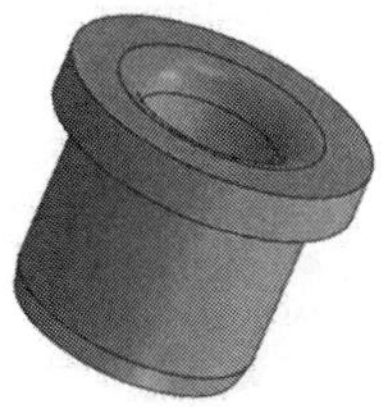	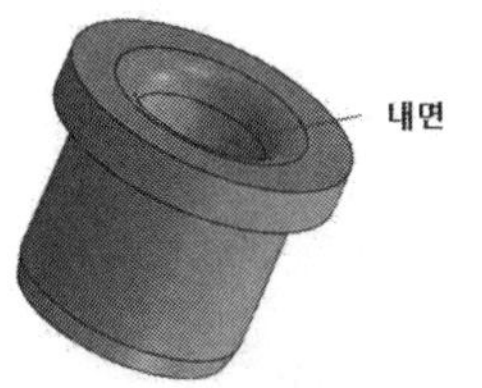	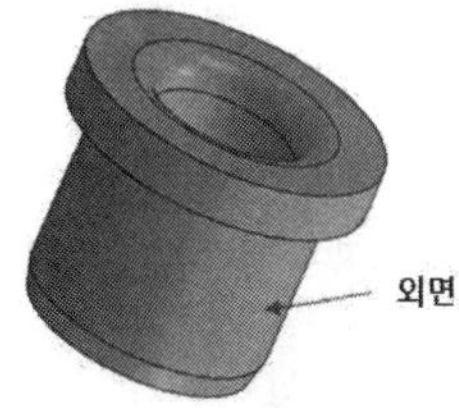
로케이터용 부시	기준 면	관련 면
기하 공차	A	원주 흔들림 ↗ 0.011 A
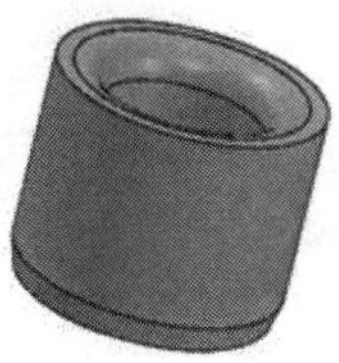		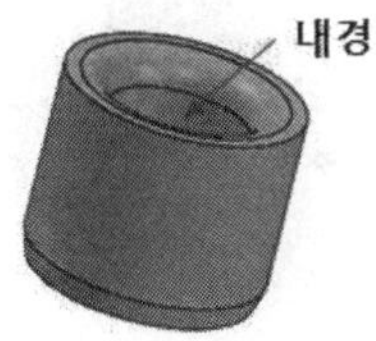
조 사포터용 부시	기준 면	관련 면
기하 공차		원통도 ⌭ 0.009
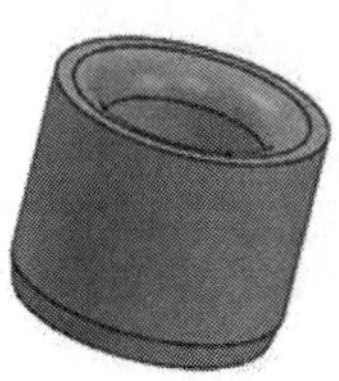	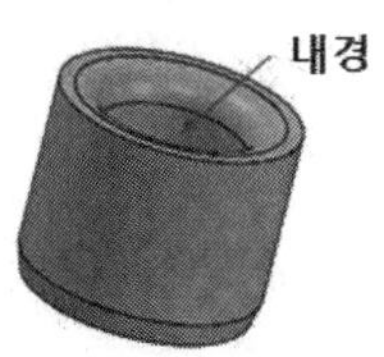	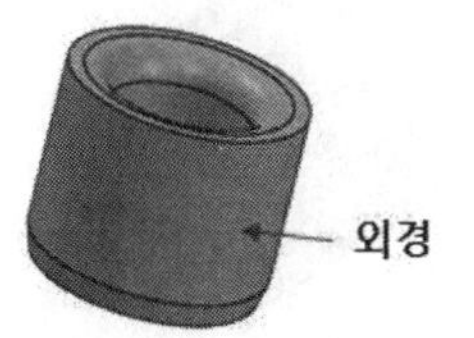
조 사포터용 부시	기준 면	관련 면
기하 공차	A	원주 흔들림 ↗ 0.011 A

3-3-2 기하 공차 종합정리

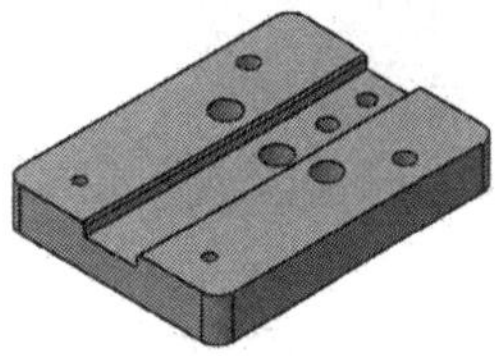		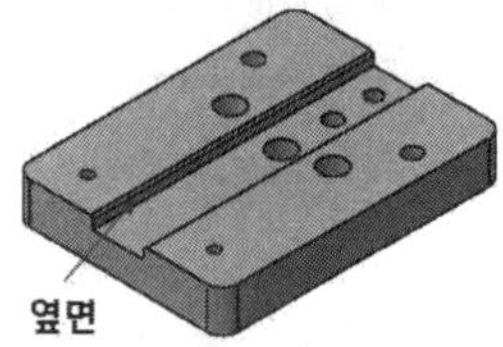
베이스	기준 면	관련 면
기하 공차		대칭도 ⌯ 0.013
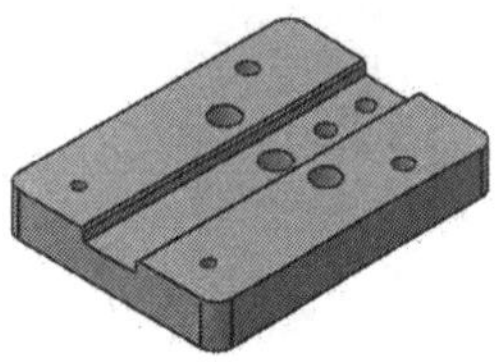	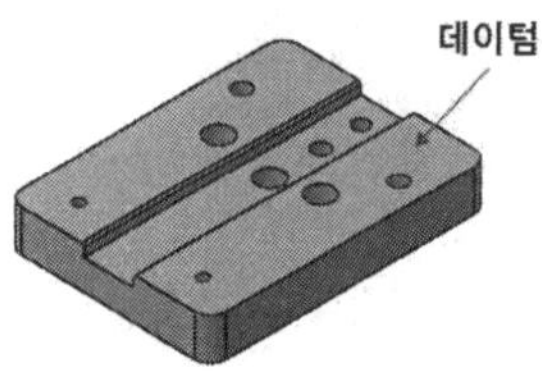	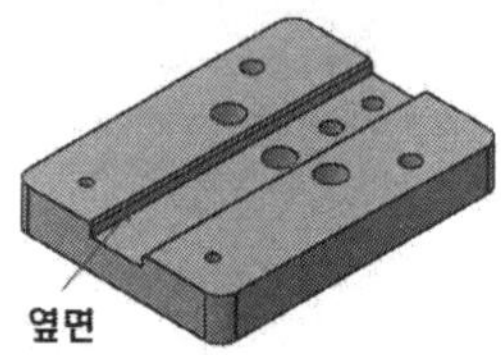
베이스	기준 면	관련 면
기하 공차	A	직각도 ⊥ 0.013 A
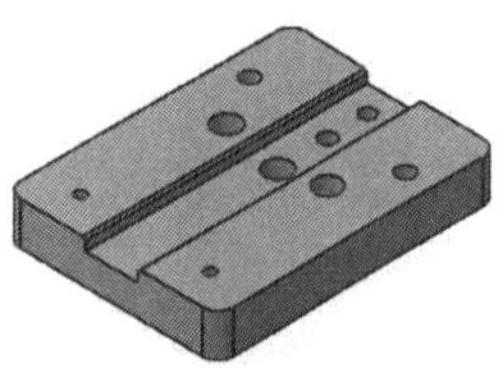	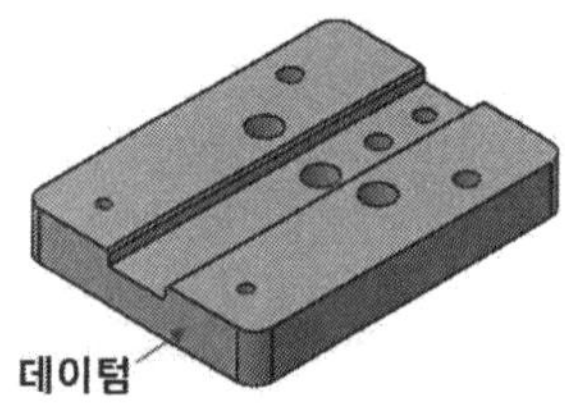	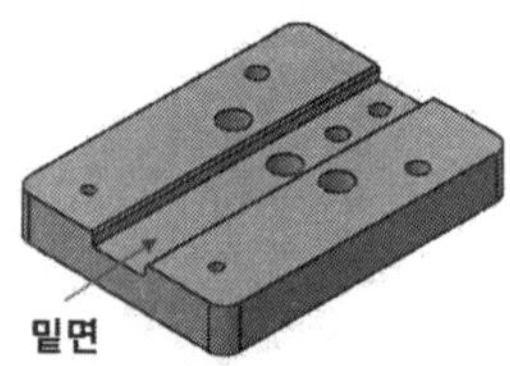
베이스	기준 면	관련 면
기하 공차	B	직각도 ⊥ 0.013 B
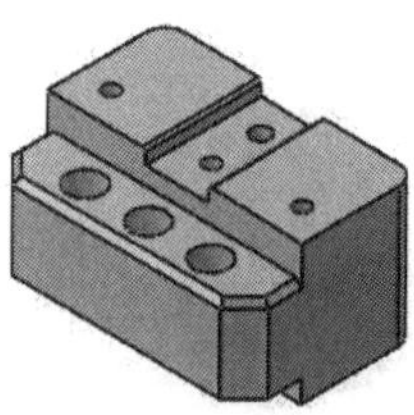		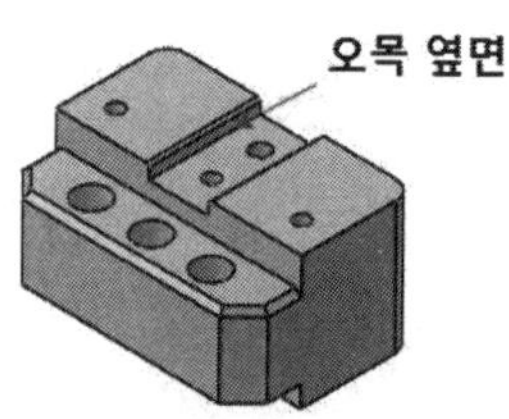
조 서포터	기준 면	관련 면
기하 공차		대칭도 ⌯ 0.013

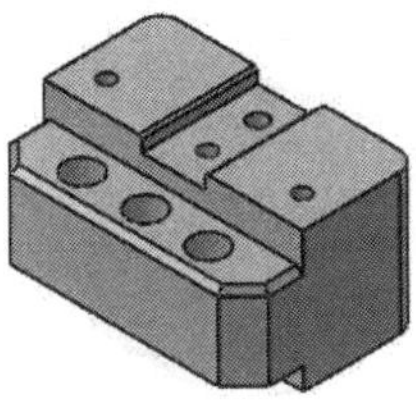	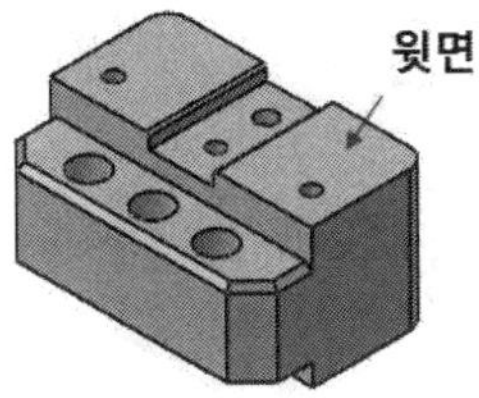	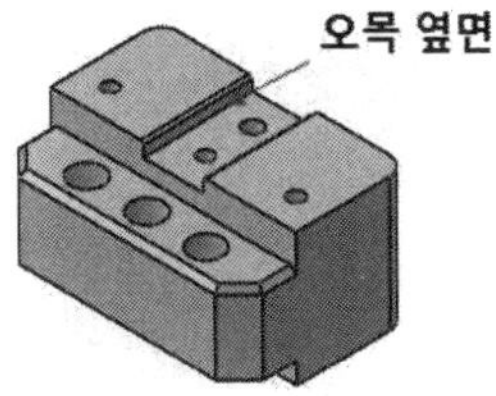
조 서포터	기준 면	관련 면
기하 공차	A	직각도 ⊥ 0.013 A
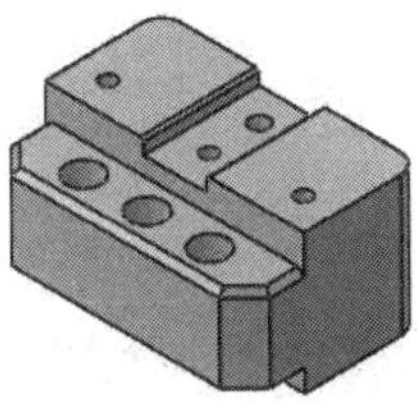	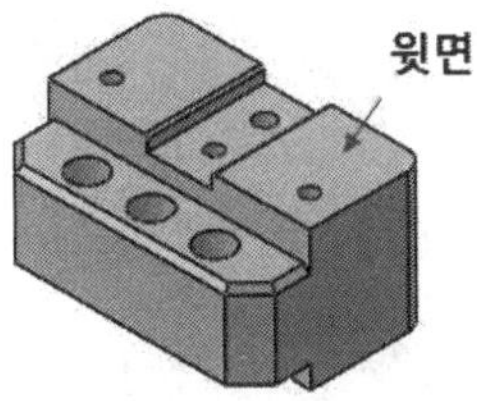	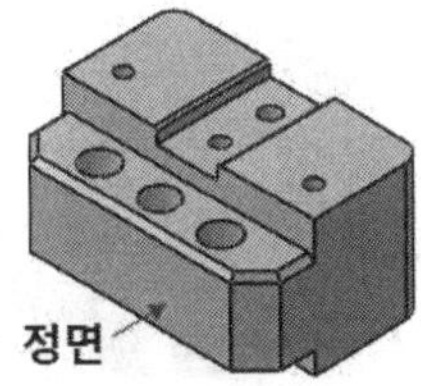
조 서포터	기준 면	관련 면
기하 공차	A	직각도 ⊥ 0.013 A
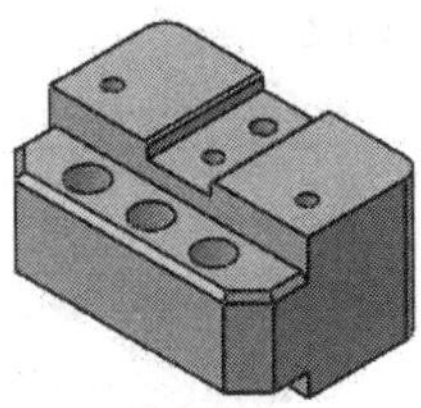	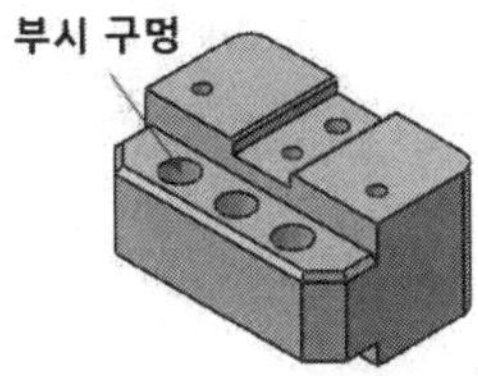	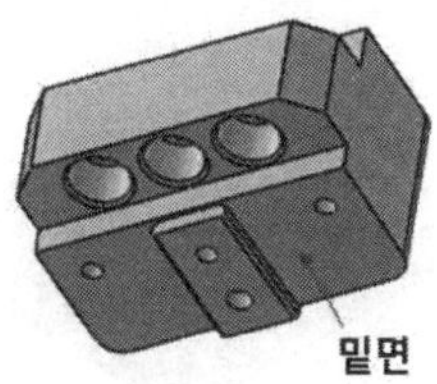
조 서포터	기준 면	관련 면
기하 공차	B	직각도 ⊥ 0.016 B
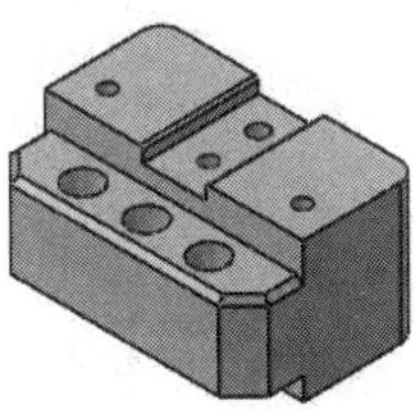	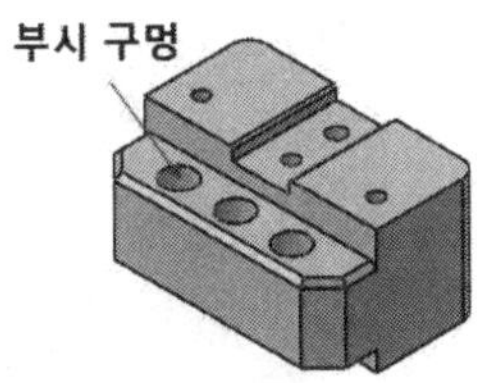	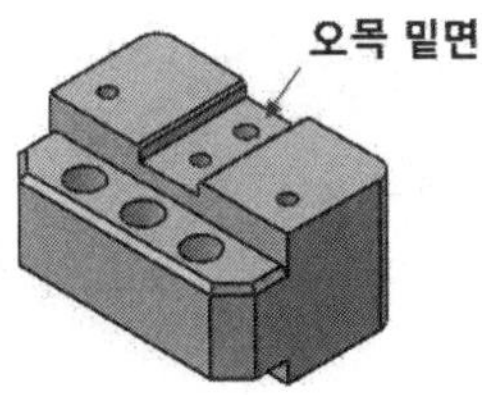
조 서포터	기준 면	관련 면
기하 공차	B	직각도 ⊥ 0.013 B

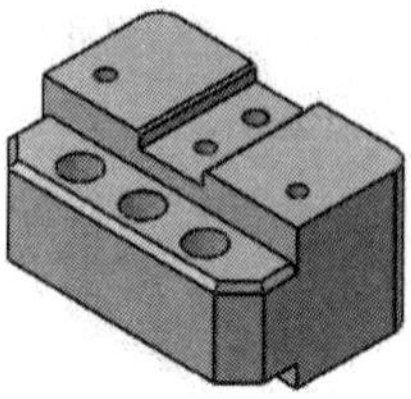	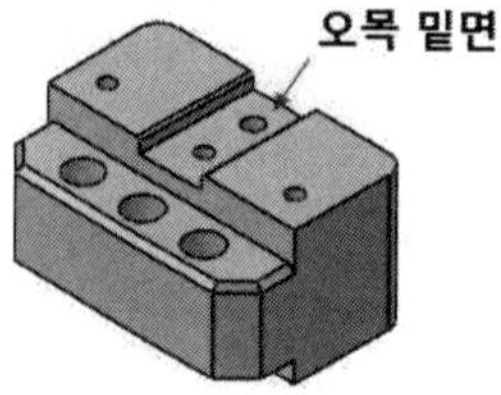	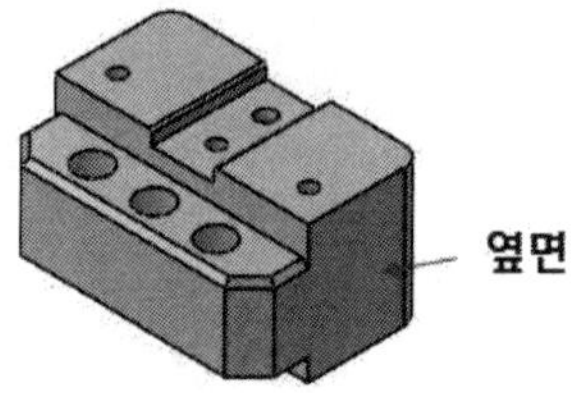
조 서포터	기준 면	관련 면
기하 공차	C	직각도 ⊥ 0.016 C
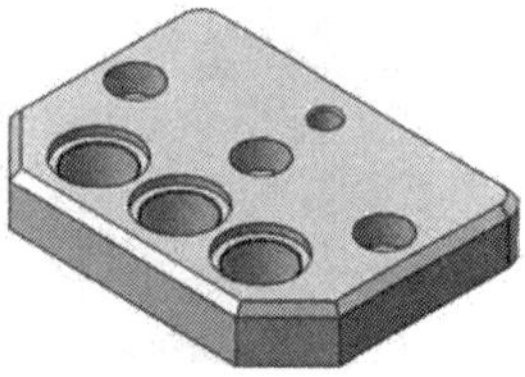	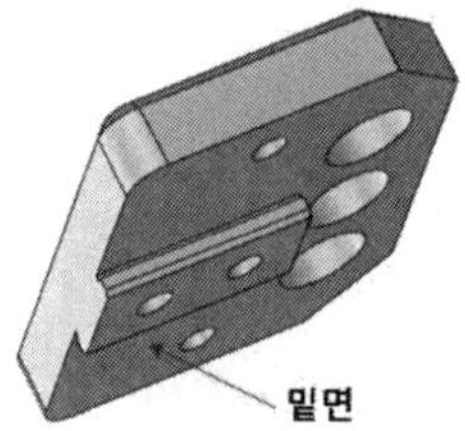	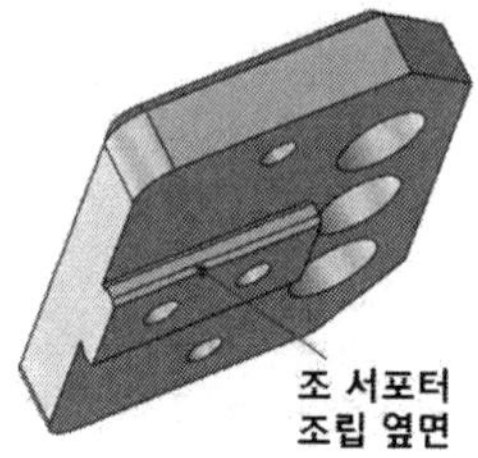
로케이터	기준 면	관련 면
기하 공차	A	직각도 ⊥ 0.013 A
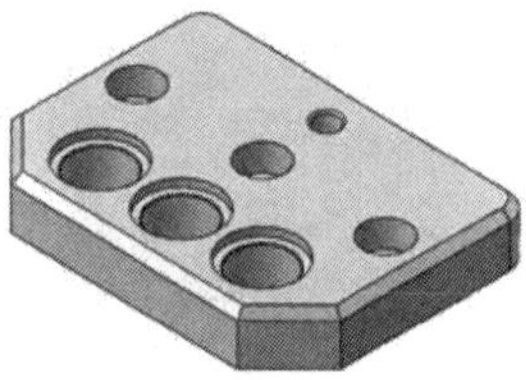	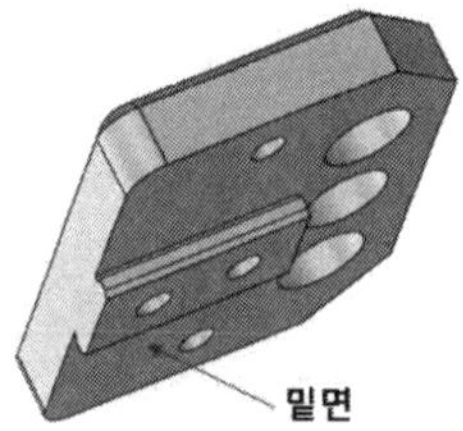	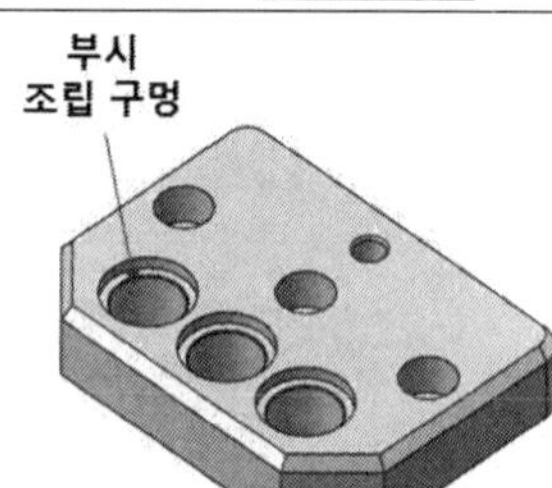
로케이터	기준 면	관련 면
기하 공차	A	직각도 ⊥ 0.013 A
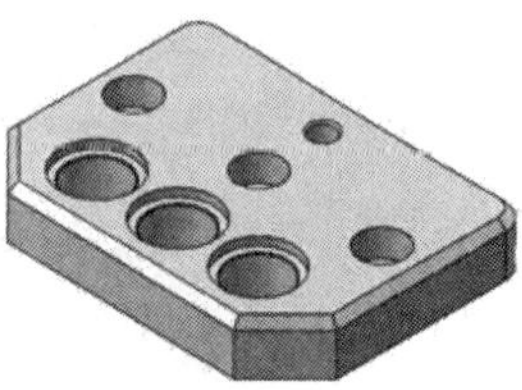	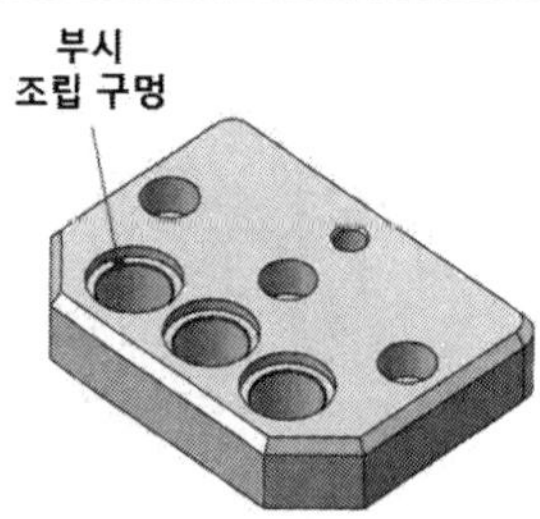	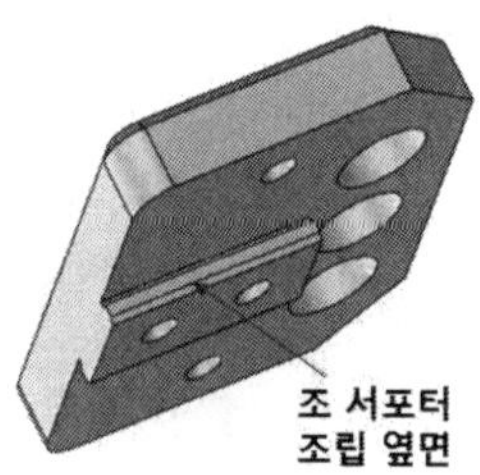
로케이터	기준 면	관련 면
기하 공차	B	직각도 ⊥ 0.013 B

<table>
<tr><td>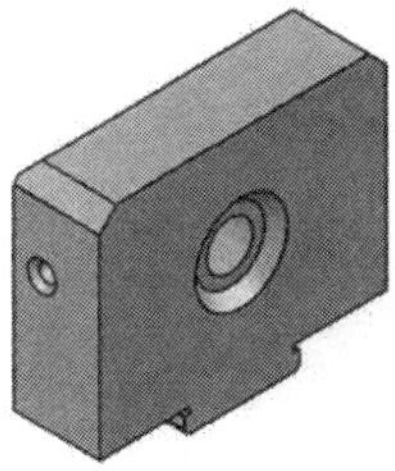
이동 조</td><td>
기준 면</td><td>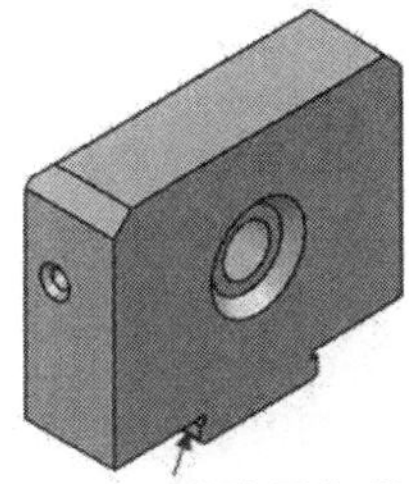
관련 면</td></tr>
<tr><td>기하 공차</td><td></td><td>대칭도 ⌯ 0.013</td></tr>
<tr><td>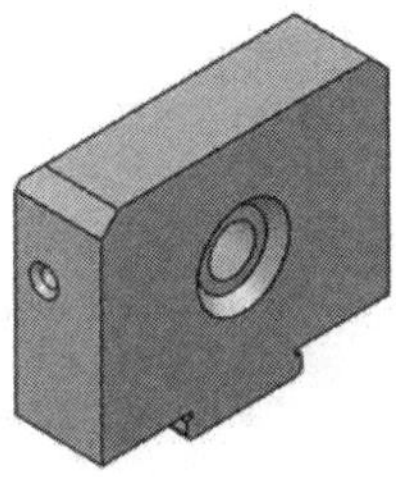
이동 조</td><td>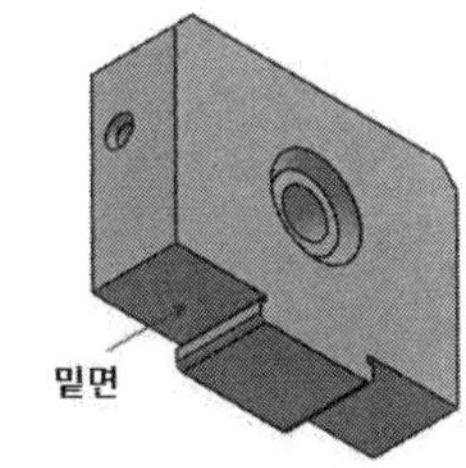
기준 면</td><td>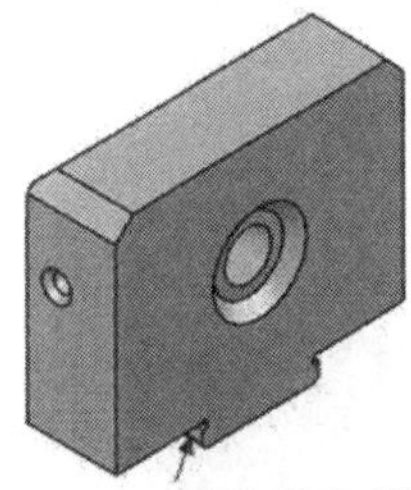
관련 면</td></tr>
<tr><td>기하 공차</td><td>A</td><td>직각도 ⊥ 0.013 A</td></tr>
<tr><td>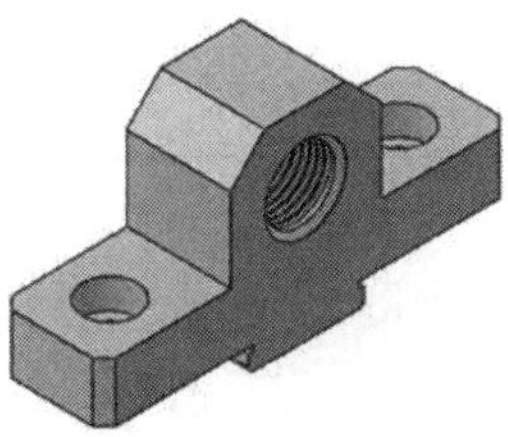
리드 스크류 서포터</td><td>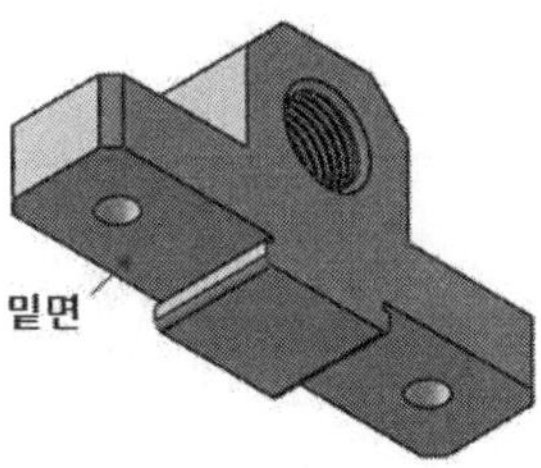
기준 면</td><td>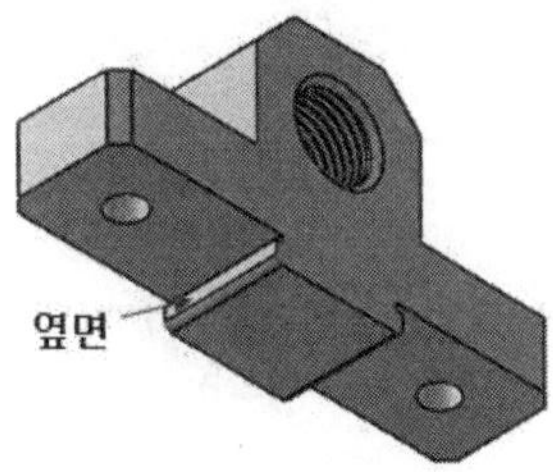
관련 면</td></tr>
<tr><td>기하 공차</td><td>A</td><td>직각도 ⊥ 0.02 A</td></tr>
<tr><td>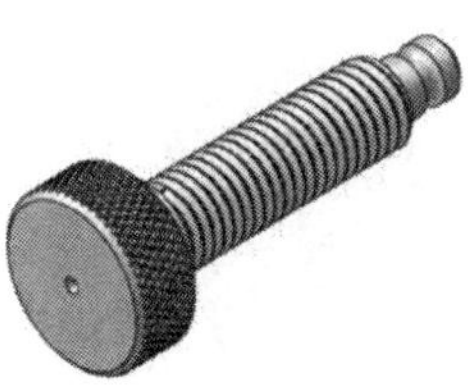</td><td></td><td>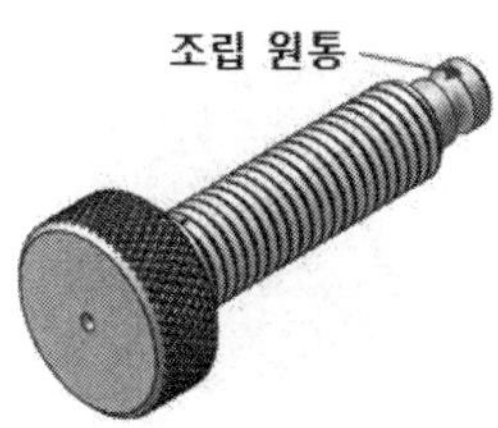</td></tr>
<tr><td>리드 스크류</td><td>기준 면</td><td>관련 면</td></tr>
<tr><td>기하 공차</td><td></td><td>원통도 ⌭ 0.009</td></tr>
</table>

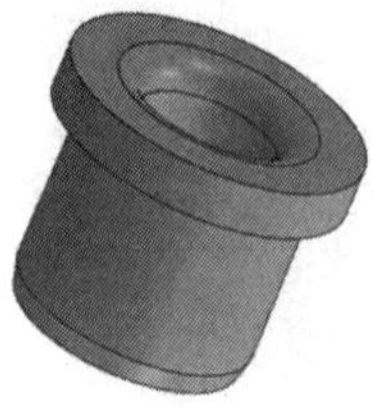 로케이터용 부시	기준 면	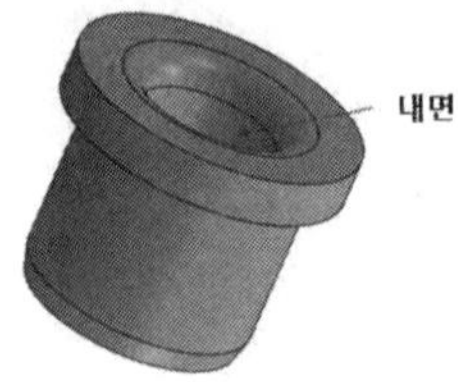 관련 면
기하 공차		원통도 [⌭ 0.009]
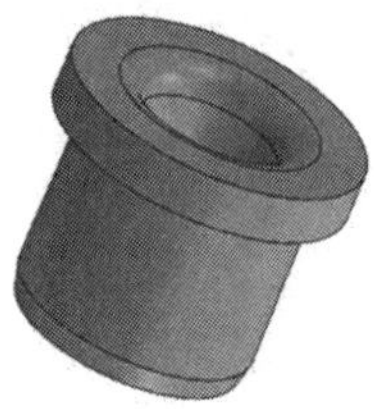 로케이터용 부시	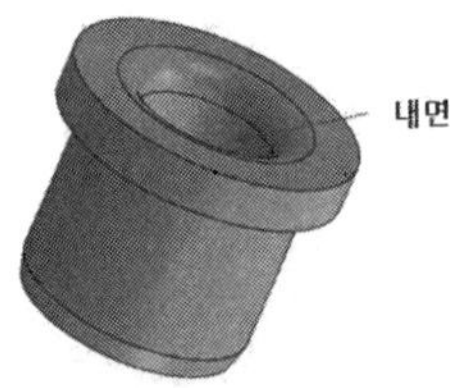 기준 면	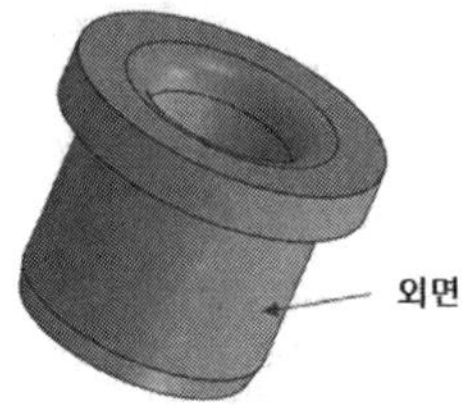 관련 면
기하 공차	A	원주 흔들림 [↗ 0.011 A]
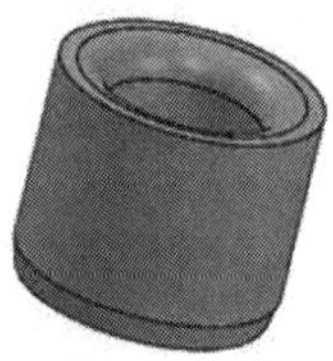 조 사포터용 부시	기준 면	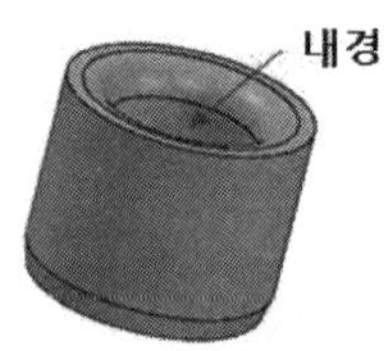 관련 면
기하 공차		원통도 [⌭ 0.009]
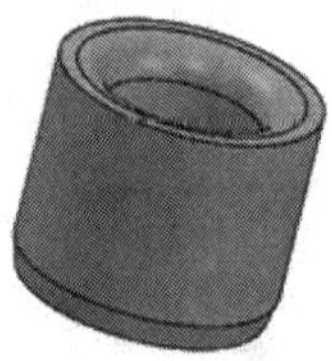	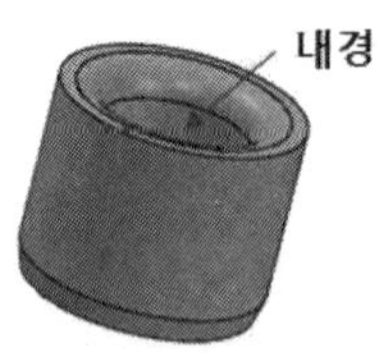	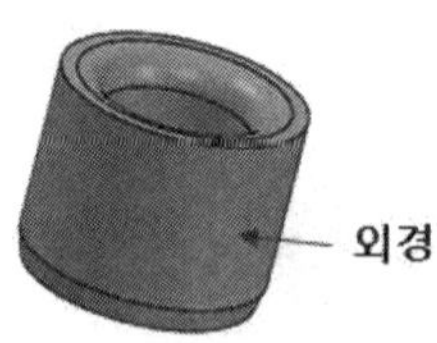
조 사포터용 부시	기준 면	관련 면
기하 공차	A	원주 흔들림 [↗ 0.011 A]

3-4 자율 평가

이 자율평가의 목적은 앞에서 익힌 부품도 작성과정을 다 이해하고 주어진 문제에 대한 설명이 가능한지를 확인하기 위함이다. 자기 스스로 평가 문제에 답하고 답안을 비교 평가해 봄으로써 본인의 부족한 점에 대해 파악하는 태도를 기르고 부족하다면 다른 사람의 도움을 받거나 본인 스스로 앞의 내용을 더욱 자세히 학습하는 자기주도 학습에 목적이 있다.

3-4-1 자율평가 문제

그림 2-1-1의 리밍 지그에서 부품이 다음과 같이 주어진 설계 변경 사항에 따라 작업을 실시하라.

(1) 부품 설계 변경 사항

- 가공 제품이 문제 그림 2-1과 같이 변경되었을 때 가공 제품의 변경에 따라 그림 2-1-1의 리밍 지그를 설계 변경하라.

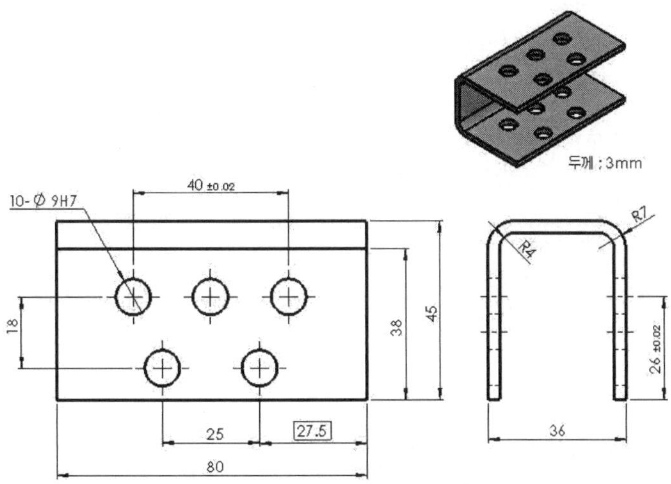

문제그림 2-1 가공 제품

(2) 도면 작성 작업

- A4 시트로 한다.
- 투상도, 치수, 치수공차, 끼워맞춤 공차 및 기하 공차 등은 한국산업표준(KS)에 따라 도면을 작성한다.
- 치수는 부품 설계 변경 조건에 맞춰 기입하며 척도는 적합하게 선정한다.
- 표제란의 도번은 “자7_1”, 제목은 “리밍 지그”로 한다.

3-4-2 자율평가 답안

(1) 조립도 도면

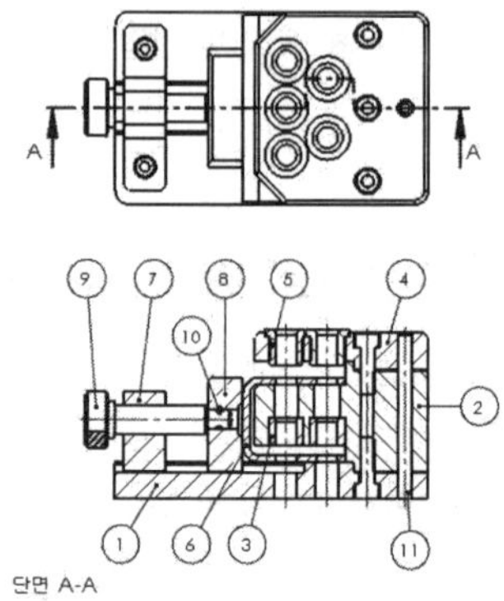

품번	품명	재질	수량
1	자_베이스	SCM415	1
2	자_조 서포터	SCM415	1
3	자_조 서포터용 부시	CAC503B	5
4	자_로케이터	SCM430	1
5	자_로케이터용 부시	CAC503B	5
6	자_리밍 지그 가공제품	SM45C	1
7	자_리드 스크류 서포터	SCM415	1
8	자_이동 조	SM45C	1
9	자_리드스크류	SM45C	1
10	자_고정 핀	SCM415	1
11	자_맞춤 핀	SCM415	1

도번	투영법	장치 명칭	작성		저장
A_01	3각법	자_리밍 지그	이름	홍준희	2020-01-21
조립도			날자	2020-01-21	충남대학교

(2) 분해도 도면

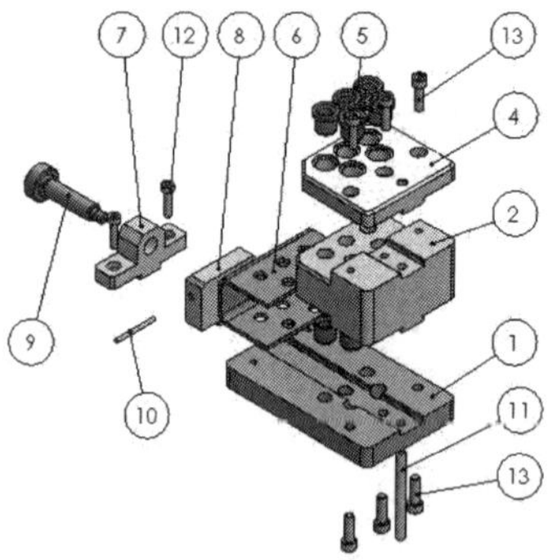

품번	품명	재질	수량
1	자_베이스	SCM415	1
2	자_조 서포터	SCM415	1
3	자_조 서포터용 부시	CAC503B	5
4	자_로케이터	SCM430	1
5	자_로케이터용 부시	CAC503B	5
6	자_리밍 지그 가공제품	SM45C	1
7	자_리드 스크류 서포터	SCM415	1
8	자_이동 조	SM45C	1
9	자_리드스크류	SM45C	1
10	자_고정 핀	SCM415	1
11	자_맞춤 핀	SCM415	1
12	KS 1003 - M5 x 20 x 20-N		2
13	KS 1003 - M6 x 20 x 20-N		6

도번	투영법	부품명칭	작성		저장
B_01	3각법	자_리밍 지그	이름	홍준희	2020-01-21
분해도			날자	2020-01-21	충남대학교

(3) 부품도 도면

① 베이스

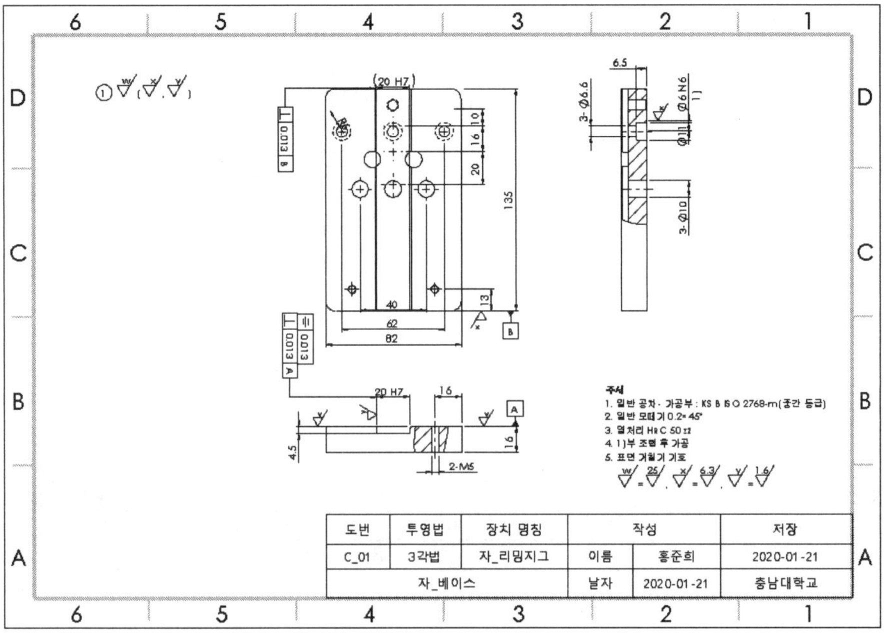

② 조 서포터

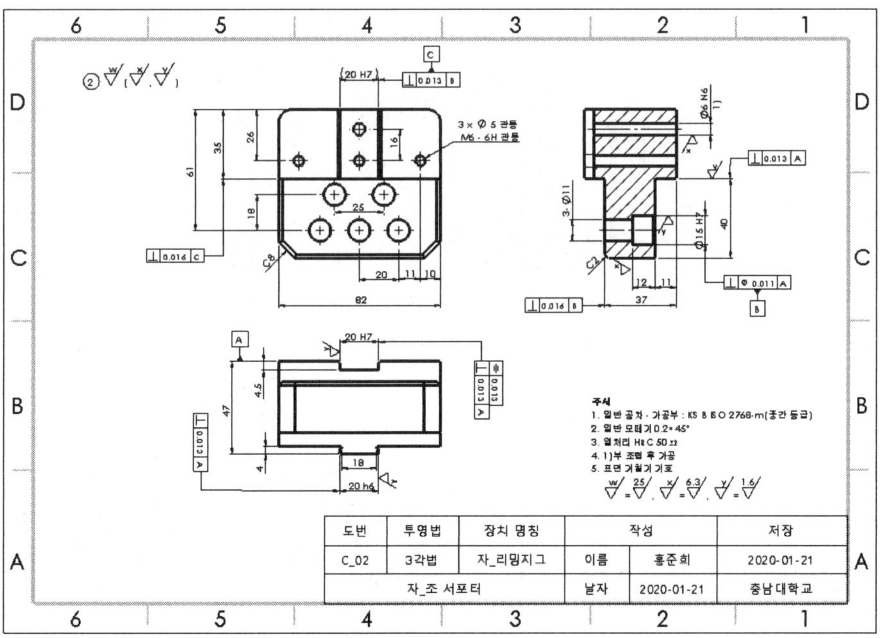

③ 조 서포터용 부시

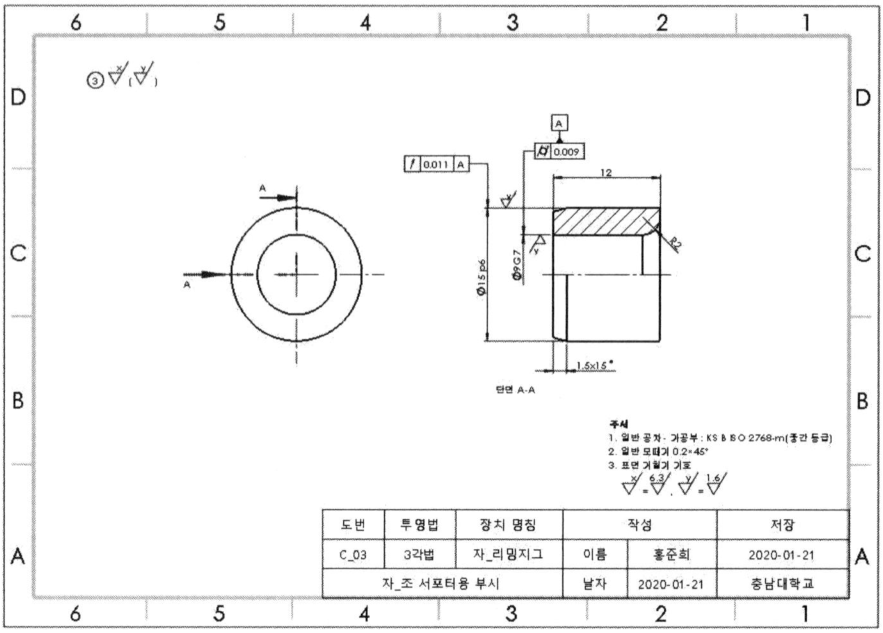

④ 로케이터

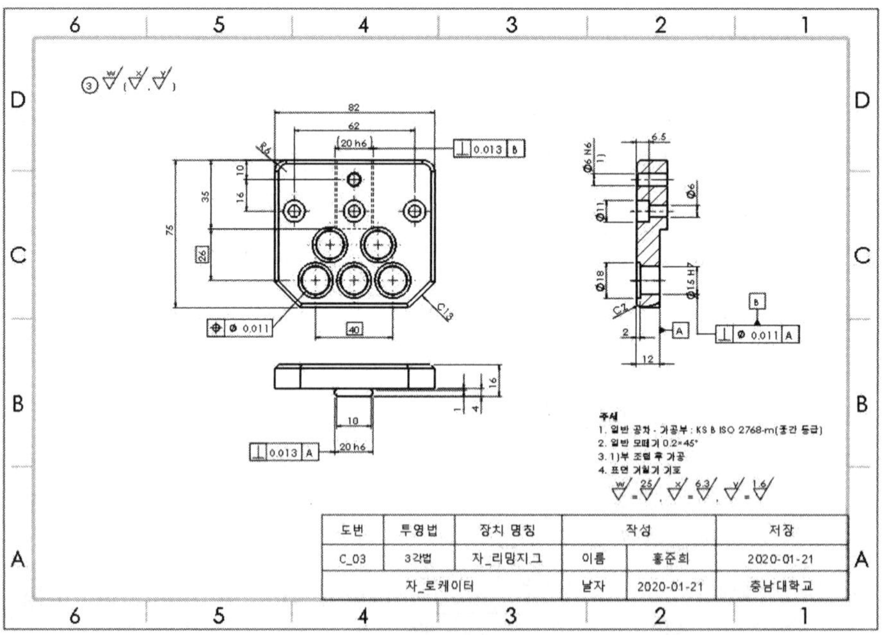

⑤ 로케이터용 부시

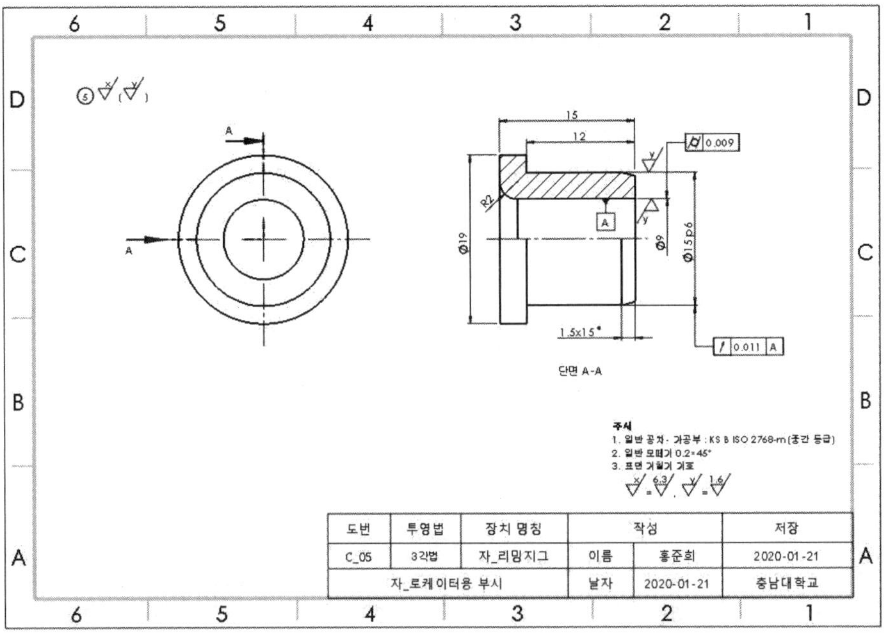

⑥ 리드 스크류 서포터

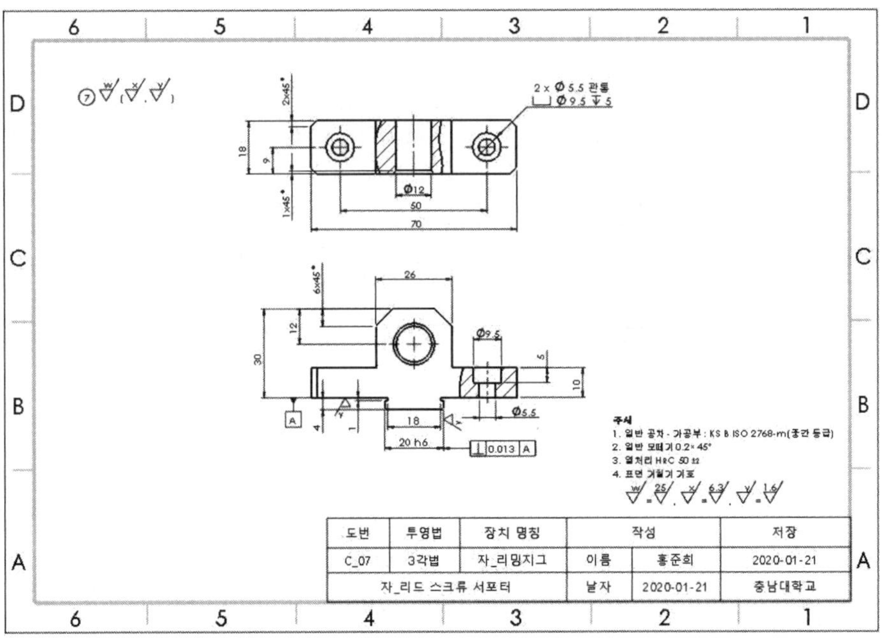

⑦ 리드 스크류

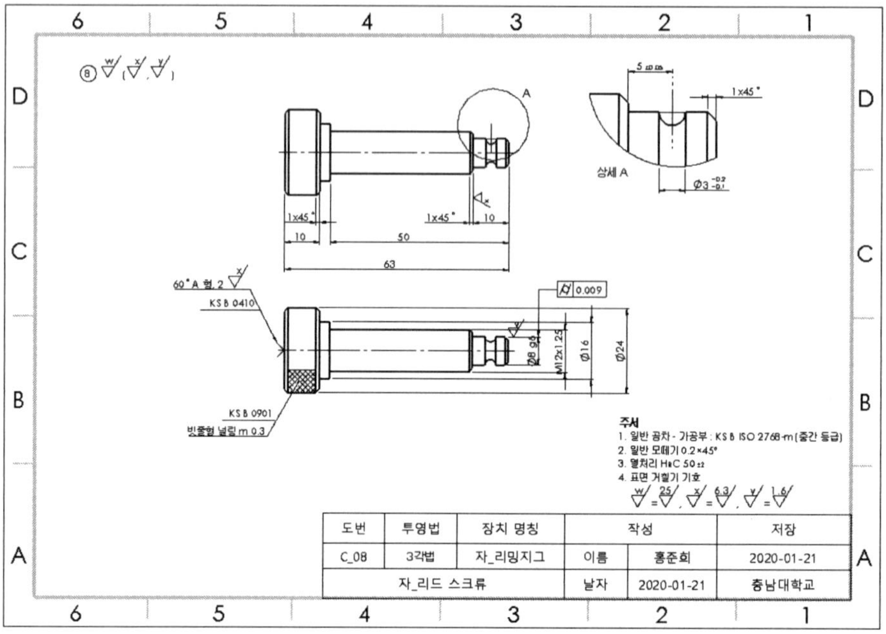
상세 A
60° A 형, 2
KS B 0410
KS B 0901
빗줄형 널링 m 0.3
주서
1. 일반 공차 - 가공부 : KS B ISO 2768-m(중간 등급)
2. 일반 모떼기 0.2×45°
3. 열처리 HRC 50±2
4. 표면 거칠기 기호
도번
투영법
장치 명칭
작성
저장
C_08
3각법
자_리밍지그
이름
홍준희
2020-01-21
자_리드 스크류
날자
2020-01-21
충남대학교

⑧ 이동 조

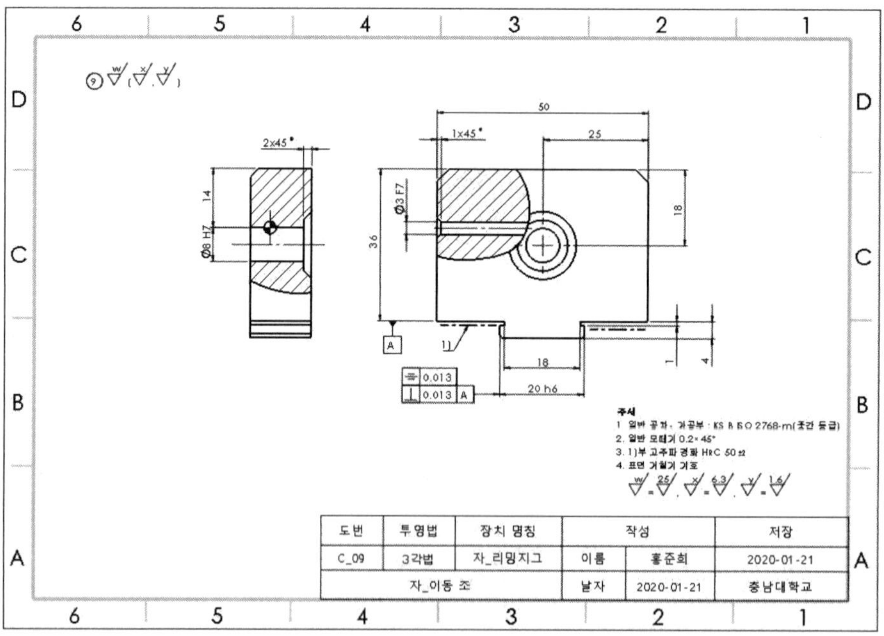
주서
1. 일반 공차 - 가공부 : KS B ISO 2768-m(중간 등급)
2. 일반 모떼기 0.2×45°
3. 1)부 고주파 경화 HRC 50±2
4. 표면 거칠기 기호
도번
투영법
장치 명칭
작성
저장
C_09
3각법
자_리밍지그
이름
홍준희
2020-01-21
자_이동 조
날자
2020-01-21
충남대학교

자율평가 결과 점검표

학습자 성명 :	평가 날짜 :
평가 제목 : 리밍 지그의 도면 작성	

		성취 수준		
		하지 못했음	일부만 했음	완전히 하였음
베이스	KS 규격에 따른 부품도 표현			
자_조 서포터	KS 규격에 따른 부품도 표현			
자_조 서포터용 부시	KS 규격에 따른 부품도 표현			
자_로케이터	KS 규격에 따른 부품도 표현			
자_로케이터용 부시	KS 규격에 따른 부품도 표현			
자_리드 스크류 서포터	KS 규격에 따른 부품도 표현			
자_리드 스크류	KS 규격에 따른 부품도 표현			
자_이동 조	KS 규격에 따른 부품도 표현			

성취수준 : 위의 모든 항목에 대해 "완전히 하였음", 즉 완성도 100%로 답하여야 합니다. 만일 "하지 못했음" 또는 "일부만 했음"에 답을 했다면 앞에서 학습한 내용을 다시 한 번 확인 하여 다시 수행하고 필요한 경우에는 교육자 또는 전문가와 상의하기 바랍니다.

Appendix

치공구 형상설계 실전편 1

부록

부록 1 주로 끼워 맞춤을 적용하는 IT 공차표

(단위 : ㎛)

치수 구분[㎜] 초과	등급 이하	IT5 (5급)	IT6 (6급)	IT7 (7급)	IT8 (8급)	IT9 (9급)	IT10 (10급)
–	3	4.0	6.0	10	14	25	40
3	6	5.0	8.0	12	18	30	48
6	10	6.0	9.0	15	22	36	58
10	18	8.0	11	18	27	43	70
18	30	9.0	13	21	33	52	84
30	50	11	16	25	39	62	100
50	80	13	19	30	46	74	120
80	120	15	22	35	54	87	140
120	180	18	25	40	63	100	160
180	250	20	29	46	72	115	185
250	315	23	32	52	81	130	210
315	400	25	36	57	89	140	230
400	500	27	40	63	97	155	250

부록 2 IT 기본 공차 등급과 가공방법과의 관계

(단위 : ㎜)

공차 등급		보통 치수에 대한 허용편차							
호칭	설명	06에서 30이하	3초과 60이하	6초과 300이하	30초과 1200이하	120초과 4000이하	400초과 10000이하	1000초과 20000이하	2000초과 40000이하
f	정밀	±0.05	±0.05	±0.1	±0.15	±0.2	±0.3	±0.5	–
m	중간	±0.1	±0.1	±0.2	±0.3	±0.5	±0.8	±1.2	±0.2
c	거침	±0.2	±0.3	±0.5	±0.8	±1.2	±2.0	±3.0	±4.0
v	매우 거침	–	±0.5	±1.0	±1.5	±2.5	±4.0	±6.0	±8.0

부록 3 일반 공차의 도면 표시 및 공차 등급(KS B ISO 2768-m)

(단위 : ㎜)

등급 / 기준 치수	A급 (정밀급)	B급 (중급)	C급 (보통급)
120이하	±1.8	±2.8	±4.5
120초과 315이하	±2.5	±4.0	±6.0
315초과 630이하	±3.5	±5.5	±9.0
630초과 1250이하	±5.0	±8.0	±12.0
1250초과 2500이하	±9.0	±14.0	±22.0
2500초과 5000이하	–	±20.0	±35.0
5000초과 10000이하	–	–	±63.0

부록 4 주조부의 일반 치수공차(KS B 0250)

(단위 : ㎜)

주조한 대로의 주조품의 기준치수		전체 주조 공차															
초과	이하	주조 공차 등급 CT															
		1	2	3	4	5	6	7	8	9	10	11	12	13	14	15	16
–	10	0.09	0.13	0.18	0.26	0.36	0.52	0.74	1	1.5	2	2.8	4.2	–	–	–	–
10	16	0.1	0.14	0.2	0.28	0.38	0.54	0.78	1.1	1.6	2.2	3	4.4	–	–	–	–
16	25	0.11	0.15	0.22	0.3	0.42	0.58	0.82	1.2	1.7	2.4	3.2	4.6	6	8	10	12
25	40	0.12	0.17	0.24	0.32	0.46	0.64	0.9	1.3	1.8	2.6	3.6	5	7	9	11	14
40	63	0.13	0.18	0.26	0.36	0.5	0.7	1	1.4	2	2.8	4	5.6	8	10	12	16
63	100	0.14	0.2	0.28	0.4	0.56	0.78	1.1	1.6	2.2	3.2	4.4	6	9	11	14	18
100	160	0.15	0.22	0.3	0.44	0.62	0.88	1.2	1.8	2.5	3.6	5	7	10	12	16	20
160	250	–	0.24	0.34	0.5	0.7	1	1.4	2	2.8	4	5.6	8	11	14	18	22
250	400	–	–	0.4	0.56	0.78	1.1	1.6	2.2	3.2	4.4	6.2	9	12	16	20	25
400	630	–	–	–	0.64	0.9	1.2	1.8	2.6	3.6	5	7	10	14	18	22	28
630	1000	–	–	–	–	1	1.4	2	2.8	4	6	8	11	16	20	25	32
1000	1600	–	–	–	–	–	1.6	2.2	3.2	4.6	7	9	13	18	23	29	37
1600	2500	–	–	–	–	–	–	2.6	3.8	5.4	8	10	15	21	26	33	42
2500	4000	–	–	–	–	–	–	–	4.4	6.2	9	12	17	24	30	38	49
4000	6300	–	–	–	–	–	–	–	–	7	10	14	20	28	35	44	56
6300	10000	–	–	–	–	–	–	–	–	–	11	16	23	32	40	50	64

부록 5 상용하는 끼워 맞춤 구멍의 치수 허용차[KS B 0401]

(단위 : ㎛)

치수 구분(㎜)		B	C		D			E			F		
		B10	C9	C10	D8	D9	D10	E7	E8	E9	F6	F7	F8
초과	이하												
–	3	+180 +140	+85 +60	+100 +60	+34 +20	+45 +20	+60 +20	+24 +14	+28 +14	+39 +14	+12 +6	+16 +6	+20 +6
3	6	+188 +140	+100 +70	+118 +70	+48 +30	+60 +30	+78 +30	+32 +20	+38 +20	+50 +20	+18 +10	+22 +10	+28 +10
6	10	+208 +150	+116 +80	+138 +80	+62 +40	+76 +40	+98 +40	+40 +25	+47 +25	+61 +25	+22 +13	+28 +13	+35 +13
10	14	+220 +150	+138 +95	+165 +95	+77 +50	+93 +50	+120 +50	+50 +32	+59 +32	+72 +32	+27 +16	+34 +16	+43 +16
14	18												
18	24	+244 +160	+162 +110	+194 +110	+98 +65	+117 +65	+149 +65	+61 +40	+73 +40	+92 +40	+33 +20	+41 +20	+53 +20
24	30												
30	40	+270 +170	+182 +120	+220 +120	+119 +80	+142 +80	+180 +80	+75 +50	+89 +50	+112 +50	+41 +25	+50 +25	+64 +25
40	50	+280 +180	+192 +130	+230 +130									
50	65	+310 +190	+214 +140	+260 +140	+146 +100	+174 +100	+220 +100	+90 +60	+106 +60	+134 +60	+49 +30	+60 +30	+76 +30
65	80	+320 +200	+224 +150	+270 +150									
80	100	+360 +220	+257 +170	+310 +170	+174 +120	+207 +120	+260 +120	+107 +72	+126 +72	+156 +72	+58 +36	+71 36	+90 +36
100	120	+380 +240	+267 +180	+320 +180									
120	140	+420 +260	+300 +200	+360 +200	+208 +145	+245 +145	+305 +145	+125 +85	+148 +85	+185 +85	+68 +43	+83 +43	+106 +43
140	160	+440 +280	+310 +210	+370 +210									
160	180	+470 +310	+330 +230	+390 +230									
180	200	+525 +340	+355 +240	+425 +240	+242 +170	+285 +170	+355 +170	+146 +100	+172 +100	+215 +100	+79 +50	+96 +50	+122 +50
200	225	+565 +380	+375 +260	+445 +260									
225	250	+605 +420	+395 +280	+465 +280									
250	280	+690 +480	+430 +300	+510 +300	+271 +190	+320 +190	+400 +190	+162 +110	+191 +110	+240 +110	+88 +56	+108 +56	+137 +56
280	315	+750 +540	+460 +330	+540 +330									
315	355	+830 +600	+500 +360	+590 +360	+299 +210	+350 +210	+440 +210	+182 +125	+214 +125	+265 +125	+98 +62	+119 +62	+151 +62
355	400	+910 +680	+540 +400	+630 +400									
400	450	+1010 +760	+595 +440	+690 +440	+327 +230	+385 +230	+480 +230	+198 +135	+232 +135	+290 +135	+108 +68	+131 +68	+165 +68
450	500	+1090 +840	+630 +480	+730 +480									

이어서

↪ 이어서

(단위 : ㎛)

치수 구분(㎜)		G		H						JS		
		G6	G7	H5	H6	H7	H8	H9	H10	JS5	JS6	JS7
초과	이하											
–	3	+8 +2	+12 +2	+4 0	+6 0	+10 0	+14 0	+25 0	+40 0	±2	±3	±5
3	6	+12 +4	+16 +4	+5 0	+8 0	+12 0	+18 0	+30 0	+48 0	±2.5	±4	±6
6	10	+14 +5	+20 +5	+6 0	+9 0	+15. 0	+22 0	+36 0	+58 0	±3	±4.5	±7.5
10 14	14 18	+17 +6	+24 +6	+8 0	+11 0	+18 0	+27 0	+43 0	+70 0	±4	±5.5	±9
18 24	24 30	+20 +7	+28 +7	+9 0	+13 0	+21 0	+33 0	+52 0	+84 0	±4.5	±6.5	±10.5
30 40	40 50	+25 +9	+34 +9	+11 0	+16 0	+25 0	+39 0	+62 0	+100 0	±5.5	±8	±12.5
50 65	65 80	+29 +10	+40 +10	+13 0	+19 0	+30 0	+46 0	+74 0	+120 0	±6.5	±9.5	±15
80 100	100 120	+34 +12	+47 +12	+15 0	+22 0	+35 0	+54 0	+87 0	+140 0	±7.5	±11	±17.5
120 140 160	140 160 180	+39 +14	+54 +14	+18 0	+25 0	+40 0	+63 0	+100 0	+160 0	±9	±12.5	±20
180 200 225	200 225 250	+44 +15	+61 +15	+20 0	+29 0	+46 0	+72 0	+115 0	+185 0	±10	±14.5	±23
250 280	280 315	+49 +17	+69 +17	+23 0	+32 0	+52 0	+81 0	+130 0	+210 0	±11.5	±16	±26
315 355	355 400	+54 +18	+75 −18	+25 0	+36 0	+57 0	+89 0	+140 0	+230 0	±12.5	±18	±28.5
400 450	450 500	+60 +20	+83 +20	+27 0	+40 0	+63 0	+97 0	+155 0	+250 0	±13.5	±20	±31.5

이어서 ↪

↳ 이어서

(단위 : μm)

치수 구분(㎜)		K			M			N		P	
		K5	K6	K7	M5	M6	M7	N6	N7	P6	P7
초과	이하										
–	3	0 -4	0 -6	0 -10	-2 -6	-2 -8	-2 -8	-4 -10	-4 -14	-6 -12	-6 -16
3	6	0 -5	+2 -6	+3 -9	-3 -8	-1 -9	0 -12	-5 -13	-4 -16	-9 -17	-8 -20
6	10	+1 -5	+2 -7	+5 -10	-4 -10	-3 -12	0 -15	-7 -16	-4 -19	-12 -21	-9 -24
10 14	14 18	+2 -6	+2 -9	+6 -12	-4 -12	-4 -15	0 -18	-9 -20	-5 -23	-15 -26	-11 -29
18 24	24 30	+1 -8	+2 -11	+6 -15	-5 -14	-4 -17	0 -21	-11 -24	-7 -28	-18 -31	-14 -35
30 40	40 50	+2 -9	+3 -13	+7 -18	-5 -16	-4 -20	0 -25	-12 -28	-8 -33	-21 -37	-17 -42
50 65	65 80	+3 -10	+4 -15	+9 -21	-6 -19	-5 -24	0 -30	-14 -33	-9 -39	-26 -45	-21 -51
80 100	100 120	+2 -13	+4 -18	+10 -25	-8 -23	-6 -28	0 -35	-16 -38	-10 -45	-30 -52	-24 -59
120 140 160	140 160 180	+3 -15	+4 -21	+12 -28	-9 -27	-8 -33	0 -40	-20 -45	-12 -52	-36 -61	-28 -68
180 200 225	200 225 250	+2 -18	+5 -24	+13 -33	-11 -31	-8 -37	0 -46	-22 -51	-14 -60	-41 -70	-33 -79
250 280	280 315	+3 -20	+5 -27	+16 -36	-13 -36	-9 -41	0 -52	-25 -57	-14 -66	-47 -79	-36 -88
315 355	355 400	+3 -22	+7 -29	+17 -40	-14 -39	-10 -46	0 -57	-26 -82	-16 -73	-51 -81	-41 -98
400 450	450 500	+2 -25	+8 -32	+18 -45	-16 -43	-10 -50	0 -63	-27 -67	-17 -80	-55 -95	-45 -108

이어서 ↳

➴ 이어서

(단위 : ㎛)

치수 구분(㎜)		R	S	T	U	X
		R7	S7	T7	U7	X10
초과	이하					
–	3	-10 -20	-14 -24	–	-18 -28	-20 -30
3	6	-11 -23	-15 -27	–	-19 -31	-24 -36
6	10	-13 -28	-17 -32	–	-22 -37	-28 -43
10	14	-16 -34	-21 -39	–	-26 -44	-33 -51
14	18					-38 -56
18	24	-20 -41	-27 -48	–	-33 -54	-46 -67
24	30			-33 -54	-40 -61	-56 -77
30	40	-25 -50	-34 -59	-39 -64	-51 -76	–
40	50			-45 -70	-61 -86	
50	65	-30 -60	-42 -72	-55 -85	-76 -106	–
65	80	-32 -62	-48 -78	-64 -94	-91 -121	
80	100	-38 -73	-58 -93	-78 -113	-111 -146	–
100	120	-41 -76	-66 -101	-91 -126	-131 -166	
120	140	-48 -88	-77 -117	-107 -147	–	–
140	160	-50 -90	-85 -125	-119 -159		
160	180	-53 -93	-93 -133	-131 -171		
180	200	-60 -106	-105 -151	–	–	–
200	225	-63 -109	-113 -159			
225	250	-67 -113	-123 -169			
250	280	-74 -126	–	–	–	–
280	315	-78 -130				
315	355	-87 -144	–	–	–	–
355	400	-93 -150				
400	450	-103 -166	–	–	–	–
450	500	-109 -172				

부록 6 상용하는 끼워 맞춤 축의 치수허용차[KS B 0401]

(단위 : ㎛)

치수 구분(㎜)		*b*	*c*	*d*		*e*			*f*		
		b9	c9	d8	d9	e7	e8	e9	f6	f7	f8
초과	이하										
–	3	-140 -165	-60 -85	-20 -34	-20 -45	-14 -24	-14 -28	-14 -29	-6 -12	-6 -16	-6 -20
3	6	-140 -170	-70 -100	-30 -48	-30 -60	-20 -32	-20 -38	-20 -50	-10 -18	-10 -22	-10 -28
6	10	-150 -186	-80 -116	-40 -62	-40 -76	-25 -40	-25 -47	-25 -61	-13 -22	-13 -28	-13 -35
10	14	-150 -193	-95 -138	-50 -77	-50 -93	-32 -59	-32 -59	-32 -75	-16 -27	-16 -34	-16 -43
14	18										
18	24	-160 -212	-110 -162	-65 -98	-65 -117	-40 -61	-40 -73	-40 -92	-20 -33	-20 -41	-20 -53
24	30										
30	40	-170 -232	-120 -182	-80 -119	-80 -142	-50 -75	-50 -89	-50 -112	-25 -41	-25 -50	-25 -64
40	50	-180 -242	-130 -192								
50	65	-190 -264	-140 -214	-100 -146	-100 -174-	-60 -90	-60 -106	-60 -134	-30 -49	-30 -60	-30 -76
65	80	-200 -274	-150 -224								
80	100	-220 -307	-170 -257	-120 -174	-120 -207	-72 -107	-72 -126	-72 -159	-36 -58	-36 -71	-36 -90
100	120	-240 -327	-180 -267								
120	140	-260 -360	-200 -300	-145 -208	-145 -245	-85 -125	-85 -148	-85 -185	-43 -68	-43 -83	-43 -106
140	160	-280 -380	-210 -310								
160	180	-310 -410	-230 -330								
180	200	-340 -455	-240 -355	-170 -242	-170 -285	-100 -146	-100 -172	-100 -215	-50 -79	-50 -96	-50 -122
200	225	-380 -495	-260 -375								
225	250	-420 -535	-280 -395								
250	280	-480 -610	-300 -430	-190 -271	-190 -320	-110 -162	-110 -191	-110 -240	-56 -88	-56 -108	-56 -137
280	315	-540 -670	-330 -460								
315	355	-600 -740	-360 -500	-210 -299	-210 -350	-125 -182	-125 -214	-125 -265	-62 -98	-62 -119	-62 -151
355	400	-680 -820	-400 -540								
400	450	-760 -915	-440 -595	-230 -327	-230 -385	-135 -198	-135 -232	-135 -290	-68 -108	-68 -131	-68 -165
450	500	-840 -995	-480 -635								

이어서 ☞

이어서

(단위 : ㎛)

치수 구분 (㎜)		g			h						js			
		g4	g5	g6	h4	h5	h6	h7	h8	h9	js4	js5	js6	js7
초과	이하													
–	3	-2 -5	-2 -6	-2 -8	0 -3	0 -4	0 -6	0 -10	0 -14	0 -25	±1.5	±2	±3	±5
3	6	-4 -8	-4 -9	-4 -9	0 -4	0 -5	0 -8	0 -12	0 -18	0 -30	±2	±2.5	±4	±6
6	10	-5 -9	-5 -11	-5 -14	0 -4	0 -6	0 -9	0 -15	0 -22	0 -36	±2	±3	±4.5	±7.5
10	14	-6 -11	-6 -14	-6 -17	0 -5	0 -8	0 -11	0 -18	0 -27	0 -43	±2.5	±4	±5.5	±9
14	18													
18	24	-7 -13	-7 -16	-7 -20	0 -6	0 -9	0 -13	0 -21	0 -33	0 -52	±3	±4.5	±6.5	±10.5
24	30													
30	40	-9 -16	-9 -20	-9 -25	0 -7	0 -11	0 -16	0 -25	0 -39	0 -62	±3.5	±5.5	±8	±12.5
40	50													
50	65	-10 -18	-10 -23	-10 -29	0 -8	0 -13	0 -19	0 -30	0 -46	0 -74	±4	±6.5	±9.5	±15
65	80													
80	100	-12 -22	-12 -27	-12 -34	0 -10	0 -15	0 -22	0 35	0 -54	0 -87	±5	±7.5	±11	±17.5
100	120													
120	140	-14 -26	-14 -32	-14 -39	0 -12	0 -18	0 -25	0 -40	0 -63	0 -100	±6	±9	±12.5	±20
140	160													
160	180													
180	200	-15 -29	-15 -35	-15 -44	0 -14	0 -20	0 -29	0 -46	0 -72	0 -115	±7	±10	±14.5	±23
200	225													
225	250													
250	280	-17 -33	-17 -40	-17 -49	0 -16	0 -23	0 -32	0 -52	0 -81	0 -130	±8	±11.5	±16	±26
280	315													
315	355	-18 -36	-18 -36	-18 -43	0 -18	0 -25	0 -36	0 -57	0 -89	0 -140	±9	±12.5	±18	±28.5
355	400													
400	450	-20 -40	-20 -47	-20 -60	0 -20	0 -27	0 -40	0 -63	0 -97	0 -155	±10	±13.5	±20	±31.5
450	500													

이어서

↳ 이어서

(단위 : ㎛)

치수 구분 (㎜)		*k*			*m*			*n*	*p*
		k4	k5	k6	m4	m5	m6	n6	p6
초과	이하								
–	3	+3 0	+4 0	+6 0	+5 +2	+6 +2	+8 +2	+10 +4	+12 +6
3	6	+5 +1	+6 +1	+9 +1	+8 +4	+9 +4	+12 +4	+16 +8	+20 +12
6	10	+6 +1	+7 +1	+10 +1	+10 +6	+12 +6	+15 +6	+19 +10	+24 +15
10	14	+6 +1	+9 +1	+12 +1	+12 +7	+15 +7	+18 +7	+23 +12	+29 +18
14	18								
18	24	+8 +2	+11 +2	+15 +2	+14 +8	+17 +8	+21 +8	+28 +15	+35 +22
24	30								
30	40	+9 +2	+13 +2	+18 +2	+16 +9	+20 +9	+25 +9	+33 +17	+42 +26
40	50								
50	65	+10 +2	+15 +2	+21 +2	+19 +11	+24 +11	+30 +11	+39 +20	+51 +32
65	80								
80	100	+13 +3	+18 +3	+25 +3	+23 13	+28 +13	+35 +13	+45 +23	+59 +37
100	120								
120	140	+15 +3	+21 +3	+28 +3	+27 +15	+33 +15	+40 +15	+52 +27	+68 +43
140	160								
160	180								
180	200	+18 +4	+24 +4	+33 +4	+31 +17	+37 +17	+46 +17	+60 +31	+79 +50
200	225								
225	250								
250	280	+20 +4	+27 +4	+36 +4	+36 +20	+43 +20	+52 +20	+66 +34	+88 +56
280	315								
315	355	+22 +4	+29 +4	+40 +4	+39 +21	+46 +21	+57 +21	+73 +37	+98 +62
355	400								
400	450	+25 +5	+32 +5	+45 +5	+43 +23	+50 +23	+63 +23	+80 +40	+108 +68
450	500								

이어서 ↳

➾ 이어서

(단위 : ㎛)

치수 구분 (㎜)		r	s	t	u	x
		r6	s6	t6	u6	x6
초과	이하					
–	3	+16 +10	+20 +14	–	+24 +18	+26 +20
3	6	+23 +15	+27 +19	–	+31 +23	+36 +28
6	10	+28 +19	+32 +23	–	+37 +28	+43 +34
10	14	+34 +23	+39 +28	–	+44 +33	+40 +56
14	18					
18	24	+41 +28	+48 +35	–	+54 +41	+67 +54
24	30			+54 +41	+61 +48	+77 +64
30	40	+50 +34	+59 +43	+48 +70	+76 +60	–
40	50			–	+86 +70	
50	65	+60 +41	+72 +53	+85 +66	+106 +87	–
65	80	+62 +43	+78 +59	+94 +75	+121 +102	
80	100	+73 +51	+93 +71	+113 +91	+146 +124	–
100	120	+76 +54	+101 +79	+126 +104	+166 +144	
120	140	+88 +63	+117 +92	+147 +122	–	–
140	160	+90 +65	+125 +100	+159 +134		
160	180	+93 +68	+133 +108	+171 +146		
180	200	+106 +77	+151 +122	–	–	–
200	225	+109 +80	+159 +130			
225	250	+113 +84	+169 +140			
250	280	+126 +94	–	–	–	–
280	315	+130 +98				
315	355	+144 +108	–	–	–	–
355	400	+150 +114				
400	450	+166 +126	–	–	–	–
450	500	+172 +132				

부록 7 지그용 고정 부시의 치수 공차[KS B 1030]

<table>
<tr><th rowspan="2">d_1
드릴용(G6)
리머용(F7)</th><th colspan="2">d</th><th colspan="2">d_2</th><th rowspan="2">공차$\left(l_{-0.5}^{\ \ 0}\right)$</th><th rowspan="2">$l_1$</th><th rowspan="2">$l_2$</th><th rowspan="2">$R$</th></tr>
<tr><th>기준
치수</th><th>허용차
($h9$)</th><th>기준
치수</th><th>허용차</th></tr>
<tr><td>1 이하</td><td>3</td><td>+0.012
+0.006</td><td>7</td><td rowspan="3">0
-0.220</td><td rowspan="2">6 8</td><td rowspan="3">2</td><td rowspan="9">1.5</td><td rowspan="2">0.5</td></tr>
<tr><td>1초과 1.5이하</td><td>4</td><td rowspan="2">+0.020
+0.012</td><td>8</td></tr>
<tr><td>1.5초과 2이하</td><td>5</td><td>9</td><td>6 8 10 12</td><td rowspan="2">0.8</td></tr>
<tr><td>2초과 3이하</td><td>7</td><td rowspan="3">+0.024
+0.015</td><td>11</td><td rowspan="4">0
-0.270</td><td rowspan="2">8 10 12 16</td><td rowspan="2">2.5</td></tr>
<tr><td>3초과 4이하</td><td>8</td><td>12</td><td rowspan="2">1.0</td></tr>
<tr><td>4초과 6이하</td><td>10</td><td>14</td><td rowspan="2">10 12 16 20</td><td rowspan="3">3</td></tr>
<tr><td>6초과 8이하</td><td>12</td><td rowspan="3">+0.029
+0.018</td><td>16</td><td rowspan="3">2.0</td></tr>
<tr><td>8초과 10이하</td><td>15</td><td>19</td><td rowspan="2">0
-0.330</td><td rowspan="2">12 16 20 25</td></tr>
<tr><td>10초과 12이하</td><td>18</td><td>22</td><td>4</td></tr>
</table>

부록 8 상용하는 끼워 맞춤

상용하는 끼워 맞춤은 H 구멍을 기준으로 하고 이에 적당한 축을 선택하여 필요한 죔새 또는 틈새를 주는 끼워 맞춤(구멍 기준 끼워 맞춤) 또는 h 축을 기준 축으로 하여 이것에 적당한 구멍을 선택하여 필요한 죔새 또는 틈새를 주는 끼워 맞춤(축 기준 끼워 맞춤)의 어느 것으로 한다.

상용하는 구멍 기준 끼워 맞춤

기준구멍	축의 공차역 클래스																
	헐거운 끼워 맞춤							중간 끼워 맞춤			억지 끼워 맞춤						
H6						g5	h5	js5	k5	m5							
					f6	g6	h6	js6	k6	m6	n6	p6					
H7					f6	g6	h6	js6	k6	m6	n6	p6	r6	s6	t6	u6	x6
				e7	f7			js7									
H8					f7												
				e8	f8												
			d9	e9													
H9			d8	e8													
		c9	d9	e9													
H10	b9	c9	d9														

상용하는 축 기준 끼워 맞춤

기준축	구멍의 공차역 클래스																
	헐거운 끼워 맞춤							중간 끼워 맞춤			억지 끼워 맞춤						
h5							H6	JS6	K6	M6	N6	P6					
h6					F6	G6	H6	JS6	K6	M6	N6	P6					
					F7	G7	H7	JS7	K7	M7	N7	P7	R7	S7	T7	U7	X7
h7				E7	F7		H7										
					F8		H8										
h8			D8	E8	F8		H8										
			D9	E9			H9										
h9			D8	E8			H8										
		C9	D9	E9			H9										
	B10	C10	D10														

부록 9 기계가공에 대한 형상공차 적용 기준 예

기계가공에 따른 각종 기하공차를 적용할 때 공차를 IT등급으로 선정하는 방법 외에 가공물의 단위길이에 따라 기하공차를 적용하는 기준 예를 나타낸다.

(단위 : ㎜)

가공방법	진원도	평면도	평행도	진직도	평면		원통면	
					직각도	경사도	직각도	경사도
드릴링	–	–	–	–	–	–	$\frac{1}{10^3}$	$\frac{1}{10^3}$
밀링 슬로팅 플레이닝	–	$\frac{5}{10^5}$	–	$\frac{1}{10^4}$	$\frac{1}{10^4}$	$\frac{1}{10^3}$	$\frac{1}{10^4}$	$\frac{3}{10^4}$
선삭 보링	IT4	$\frac{5}{10^5}$	$\frac{1}{10^4}$	$\frac{1}{10^4}$	$\frac{1}{10^4}$	$\frac{3}{10^4}$	$\frac{1}{10^4}$	$\frac{3}{10^4}$
정밀선삭 정밀보링	IT2	$\frac{3}{10^5}$	$\frac{4}{10^5}$	$\frac{4}{10^5}$	$\frac{5}{10^6}$	$\frac{3}{10^4}$	$\frac{5}{10^5}$	$\frac{3}{10^4}$
원통 연삭	IT3	–	$\frac{5}{10^5}$	$\frac{5}{10^5}$	–	–	$\frac{5}{10^5}$	$\frac{3}{10^4}$
정밀원통 연삭	IT1	–	$\frac{2}{10^5}$	$\frac{2}{10^5}$	–	–	$\frac{2}{10^5}$	$\frac{1}{10^4}$
평면연삭	–	$\frac{3}{10^5}$	–	–	$\frac{5}{10^5}$	$\frac{3}{10^4}$	$\frac{5}{10^5}$	$\frac{3}{10^4}$
정밀평면연삭	–	$\frac{3}{10^5}$	–	–	$\frac{2}{10^5}$	$\frac{1}{10^4}$	$\frac{2}{10^5}$	$\frac{1}{10^4}$

예) 기하공차 값을 구하는 방법

(1) 진원도 적용 예

- 적용 조건 : ∅25 선삭 또는 보링 가공
- 적용 공차값 : 0.006(IT4급 적용 시)
- 적용 기준 : IT기본 공차에서 IT4급 값 0.006 ㎜

(2) 평면도 적용 예

- 적용 조건 : 길이 300 ㎜ 밀링 가공
- 적용 공차값의 산출 : $300 \times \frac{5}{10^5} = 0.015$

부록 10 열처리 경도별 구분

경도	구분
HRC 40±2	기어의 이나 스프로킷의 이가 작은 경우 HRC 50±2 이상의 경도로 열처리를 실시하면 강도가 강하여 쉽게 이가 파손될 가능성이 있으므로 이가 파손되지 않도록 하기 위해 사용된다.
HRC 50±2	보통 전동 축과 같이 운전 중에 지속적으로 하중을 받는 부분에 사용되며 일반적으로 널리 사용되고 열처리 강도가 크게 요구되는 곳에 사용된다.
HRC 60±2	보통 드릴 부시의 경우처럼 공구와 부시 간에 직접적인 마찰이 발생하는 부분에 적용된다. 또한 내륜이 없는 니들 베어링의 축 부분에 사용된다.

치공구 형상설계 실전편 I

2020년 2월 10일 초판 인쇄

2020년 2월 15일 인쇄 발행

저　　자　홍준희

발 행 인　송기수

발 행 처　도서출판 GS인터비전

편 집 처　도서출판 GS인터비전

인 쇄 처　대명프린팅

등록번호　제 25100-2016-000050 호

I S B N　979-11-5576-324-7(94550)
979-11-5576-265-3

주　　소 서울 은평구 증산로 15길 69 2층

전　　화 02-976-7898

팩　　스 02-6468-7898

홈페이지 gsintervision.co.kr

E-Mail gsinter7@gmail.com

정 가　33,000원